国家卫生和计划生育委员会"十三五"规划教材

全国中等卫生职业教育教材

十三五

供医学检验技术专业用　　　　第3版

生物化学及检验技术

主　编　艾旭光　姚德欣

副主编　王治西　雷　呈

编　者（以姓氏笔画为序）

U0208128

王　璇（许昌学院）

王治西（甘肃中医药大学）

艾旭光（许昌学院）

卢　杰（大庆医学高等专科学校）

任丽娟（许昌市中心医院）

杨秀玲（通化市卫生学校）

张　婧（赣南卫生健康职业学院）

姚德欣（赣南卫生健康职业学院）

蒲克俭（甘肃卫生职业学院）

雷　呈（南阳医学高等专科学校）

人民卫生出版社

图书在版编目（CIP）数据

生物化学及检验技术 / 艾旭光，姚德欣主编. —3 版. —北京：人民卫生出版社，2017

ISBN 978-7-117-24620-0

Ⅰ.①生… Ⅱ.①艾… ②姚… Ⅲ.①生物化学－医学检验－中等专业学校－教材 Ⅳ.①R446.1

中国版本图书馆 CIP 数据核字（2017）第 142539 号

| 人卫智网 | www.ipmph.com | 医学教育、学术、考试、健康、购书智慧智能综合服务平台 |
| 人卫官网 | www.pmph.com | 人卫官方资讯发布平台 |

生物化学及检验技术
第 3 版

主　　编：艾旭光　　姚德欣
出版发行：人民卫生出版社（中继线 010-59780011）
地　　址：北京市朝阳区潘家园南里 19 号
邮　　编：100021
E - mail：pmph @ pmph.com
购书热线：010-59787592　010-59787584　010-65264830
印　　刷：保定市中画美凯印刷有限公司
经　　销：新华书店
开　　本：787×1092　1/16　　印张：27　　插页：2
字　　数：674 千字
版　　次：2002 年 7 月第 1 版　　2017 年 8 月第 3 版
　　　　　2023 年 1 月第 3 版第 8 次印刷（总第 24 次印刷）
标准书号：ISBN 978-7-117-24620-0/R·24621
定　　价：46.00 元
打击盗版举报电话：010-59787491　E-mail：WQ @ pmph.com
（凡属印装质量问题请与本社市场营销中心联系退换）

出版说明

为全面贯彻党的十八大和十八届三中、四中、五中全会精神,依据《国务院关于加快发展现代职业教育的决定》要求,更好地服务于现代卫生职业教育快速发展的需要,适应卫生事业改革发展对医药卫生职业人才的需求,贯彻《医药卫生中长期人才发展规划(2011—2020年)》《现代职业教育体系建设规划(2014—2020年)》文件精神,人民卫生出版社在教育部、国家卫生和计划生育委员会的领导和支持下,按照教育部颁布的《中等职业学校专业教学标准(试行)》医药卫生类(第二辑)(简称《标准》),由全国卫生职业教育教学指导委员会(简称卫生行指委)直接指导,经过广泛的调研论证,成立了中等卫生职业教育各专业教育教材建设评审委员会,启动了全国中等卫生职业教育第三轮规划教材修订工作。

本轮规划教材修订的原则:①明确人才培养目标。按照《标准》要求,本轮规划教材坚持立德树人,培养职业素养与专业知识、专业技能并重,德智体美全面发展的技能型卫生专门人才。②强化教材体系建设。紧扣《标准》,各专业设置公共基础课(含公共选修课)、专业技能课(含专业核心课、专业方向课、专业选修课);同时,结合专业岗位与执业资格考试需要,充实完善课程与教材体系,使之更加符合现代职业教育体系发展的需要。在此基础上,组织制订了各专业课程教学大纲并附于教材中,方便教学参考。③贯彻现代职教理念。体现"以就业为导向,以能力为本位,以发展技能为核心"的职教理念。理论知识强调"必需、够用";突出技能培养,提倡"做中学、学中做"的理实一体化思想,在教材中编入实训(实验)指导。④重视传统融合创新。人民卫生出版社医药卫生规划教材经过长时间的实践与积累,其中的优良传统在本轮修订中得到了很好的传承。在广泛调研的基础上,再版教材与新编教材在整体上实现了高度融合与衔接。在教材编写中,产教融合、校企合作理念得到了充分贯彻。⑤突出行业规划特性。本轮修订紧紧依靠卫生行指委和各专业教育教材建设评审委员会,充分发挥行业机构与专家对教材的宏观规划与评审把关作用,体现了国家卫生计生委规划教材一贯的标准性、权威性、规范性。⑥提升服务教学能力。本轮教材修订,在主教材中设置了一系列服务教学的拓展模块;此外,教材立体化建设水平进一步提高,根据专业需要开发了配套教材、网络增值服务等,大量与课程相关的内容围绕教材形成便捷的在线数字化教学资源包,通过扫描每章标题后的二维码,可在手机等移动终端上查看和共享对应的在线教学资源,为教师提供教学素材支撑,为学生提供学习资源服务,教材的教学服务能力明显增强。

　　人民卫生出版社作为国家规划教材出版基地,有护理、助产、农村医学、药剂、制药技术、营养与保健、康复技术、眼视光与配镜、医学检验技术、医学影像技术、口腔修复工艺等 24 个专业的教材获选教育部中等职业教育专业技能课立项教材,相关专业教材根据《标准》颁布情况陆续修订出版。

医学检验技术专业编写说明

2010年，教育部公布《中等职业学校专业目录（2010年修订）》，将医学检验专业（0810）更名为医学检验技术专业（100700），目的是面向医疗卫生机构，培养从事临床检验、卫生检验、采供血检验及病理技术等工作的、德智体美全面发展的高素质劳动者和技能型人才。人民卫生出版社积极落实教育部、国家卫生和计划生育委员会相关要求，推进《标准》实施，在卫生行指委指导下，进行了认真细致的调研论证工作，规划并启动了教材的编写工作。

本轮医学检验技术专业规划教材与《标准》课程结构对应，设置公共基础课（含公共选修课）、专业基础课、专业技能课（含专业核心课、专业方向课、专业选修课）教材。其中专业核心课教材根据《标准》要求设置共8种。

本轮教材编写力求贯彻以学生为中心、贴近岗位需求、服务教学的创新教材编写理念，教材中设置了"学习目标""病例/案例""知识链接""考点提示""本章小结""目标测试""实训/实验指导"等模块。"学习目标""考点提示""目标测试"相互呼应衔接，着力专业知识掌握，提高专业考试应试能力。尤其是"病例/案例""实训/实验指导"模块，通过真实案例激发学生的学习兴趣、探究兴趣和职业兴趣，满足了"真学、真做、掌握真本领""早临床、多临床、反复临床"的新时期卫生职业教育人才培养新要求。

全国中等卫生职业教育
国家卫生和计划生育委员会"十三五"规划教材目录

总序号	适用专业	分序号	教材名称	版次
1	中等卫生	1	职业生涯规划	2
2	职业教育	2	职业道德与法律	2
3	各专业	3	经济政治与社会	1
4		4	哲学与人生	1
5		5	语文应用基础	3
6		6	数学应用基础	3
7		7	英语应用基础	3
8		8	医用化学基础	3
9		9	物理应用基础	3
10		10	计算机应用基础	3
11		11	体育与健康	2
12		12	美育	3
13		13	病理学基础	3
14		14	病原生物与免疫学基础	3
15		15	解剖学基础	3
16		16	生理学基础	3
17		17	生物化学基础	3
18		18	中医学基础	3
19		19	心理学基础	3
20		20	医学伦理学	3
21		21	营养与膳食指导	3
22		22	康复护理技术	2
23		23	卫生法律法规	3
24		24	就业与创业指导	3
25	护理专业	1	解剖学基础 **	3
26		2	生理学基础 **	3
27		3	药物学基础 **	3
28		4	护理学基础 **	3

续表

总序号	适用专业	分序号	教材名称	版次
29		5	健康评估**	2
30		6	内科护理**	3
31		7	外科护理**	3
32		8	妇产科护理**	3
33		9	儿科护理**	3
34		10	老年护理**	3
35		11	老年保健	1
36		12	急救护理技术	3
37		13	重症监护技术	2
38		14	社区护理	3
39		15	健康教育	1
40	助产专业	1	解剖学基础**	3
41		2	生理学基础**	3
42		3	药物学基础**	3
43		4	基础护理**	3
44		5	健康评估**	2
45		6	母婴护理**	1
46		7	儿童护理**	1
47		8	成人护理（上册）–内外科护理**	1
48		9	成人护理（下册）–妇科护理**	1
49		10	产科学基础**	3
50		11	助产技术**	1
51		12	母婴保健	3
52		13	遗传与优生	3
53	护理、助产	1	病理学基础	3
54	专业共用	2	病原生物与免疫学基础	3
55		3	生物化学基础	3
56		4	心理与精神护理	3
57		5	护理技术综合实训	2
58		6	护理礼仪	3
59		7	人际沟通	3
60		8	中医护理	3
61		9	五官科护理	3
62		10	营养与膳食	3
63		11	护士人文修养	1
64		12	护理伦理	1
65		13	卫生法律法规	3

续表

总序号	适用专业	分序号	教材名称	版次
66		14	护理管理基础	1
67	农村医学	1	解剖学基础 **	1
68	专业	2	生理学基础 **	1
69		3	药理学基础 **	1
70		4	诊断学基础 **	1
71		5	内科疾病防治 **	1
72		6	外科疾病防治 **	1
73		7	妇产科疾病防治 **	1
74		8	儿科疾病防治 **	1
75		9	公共卫生学基础 **	1
76		10	急救医学基础 **	1
77		11	康复医学基础 **	1
78		12	病原生物与免疫学基础	1
79		13	病理学基础	1
80		14	中医药学基础	1
81		15	针灸推拿技术	1
82		16	常用护理技术	1
83		17	农村常用医疗实践技能实训	1
84		18	精神病学基础	1
85		19	实用卫生法规	1
86		20	五官科疾病防治	1
87		21	医学心理学基础	1
88		22	生物化学基础	1
89		23	医学伦理学基础	1
90		24	传染病防治	1
91	营养与保	1	正常人体结构与功能 *	1
92	健专业	2	基础营养与食品安全 *	1
93		3	特殊人群营养 *	1
94		4	临床营养 *	1
95		5	公共营养 *	1
96		6	营养软件实用技术 *	1
97		7	中医食疗药膳 *	1
98		8	健康管理 *	1
99		9	营养配餐与设计 *	1
100	康复技术	1	解剖生理学基础 *	1
101	专业	2	疾病学基础 *	1
102		3	临床医学概要 *	1

续表

总序号	适用专业	分序号	教材名称	版次
103		4	药物学基础	2
104		5	康复评定技术 *	2
105		6	物理因子治疗技术 *	1
106		7	运动疗法 *	1
107		8	作业疗法 *	1
108		9	言语疗法 *	1
109		10	中国传统康复疗法 *	1
110		11	常见疾病康复 *	2
111	眼视光与	1	验光技术 *	1
112	配镜专业	2	定配技术 *	1
113		3	眼镜门店营销实务 *	1
114		4	眼视光基础 *	1
115		5	眼镜质检与调校技术 *	1
116		6	接触镜验配技术 *	1
117		7	眼病概要	1
118		8	人际沟通技巧	1
119	医学检验	1	无机化学基础 *	3
120	技术专业	2	有机化学基础 *	3
121		3	生物化学基础	3
122		4	分析化学基础 *	3
123		5	临床疾病概要 *	3
124		6	生物化学及检验技术	3
125		7	寄生虫检验技术 *	3
126		8	免疫学检验技术 *	3
127		9	微生物检验技术 *	3
128		10	临床检验	3
129		11	病理检验技术	1
130		12	输血技术	1
131		13	卫生学与卫生理化检验技术	1
132		14	医学遗传学	1
133		15	医学统计学	1
134		16	检验仪器使用与维修 *	1
135		17	医学检验技术综合实训	1
136	医学影像	1	解剖学基础 *	1
137	技术专业	2	生理学基础 *	1
138		3	病理学基础 *	1
139		4	影像断层解剖	1

续表

总序号	适用专业	分序号	教材名称	版次
140		5	医用电子技术 *	3
141		6	医学影像设备 *	3
142		7	医学影像技术 *	3
143		8	医学影像诊断基础 *	3
144		9	超声技术与诊断基础 *	3
145		10	X 线物理与防护 *	3
146		11	X 线摄影化学与暗室技术	3
147	口腔修复	1	口腔解剖与牙雕刻技术 *	2
148	工艺专业	2	口腔生理学基础 *	3
149		3	口腔组织及病理学基础 *	2
150		4	口腔疾病概要 *	3
151		5	口腔工艺材料应用 *	3
152		6	口腔工艺设备使用与养护 *	2
153		7	口腔医学美学基础 *	3
154		8	口腔固定修复工艺技术 *	3
155		9	可摘义齿修复工艺技术 *	3
156		10	口腔正畸工艺技术 *	3
157	药剂、制药	1	基础化学 **	1
158	技术专业	2	微生物基础 **	1
159		3	实用医学基础 **	1
160		4	药事法规 **	1
161		5	药物分析技术 **	1
162		6	药物制剂技术 **	1
163		7	药物化学 **	1
164		8	会计基础	1
165		9	临床医学概要	1
166		10	人体解剖生理学基础	1
167		11	天然药物学基础	1
168		12	天然药物化学基础	1
169		13	药品储存与养护技术	1
170		14	中医药基础	1
171		15	药店零售与服务技术	1
172		16	医药市场营销技术	1
173		17	药品调剂技术	1
174		18	医院药学概要	1
175		19	医药商品基础	1
176		20	药理学	1

** 为"十二五"职业教育国家规划教材

* 为"十二五"职业教育国家规划立项教材

前　言

为了适应现代职业教育发展,促进职业教育专业教学科学化、标准化、规范化,参照教育部医药卫生类《中等职业学校专业教学标准(试行)》,在全国卫生职业教育教学指导委员会指导下,由教学一线的生物化学及检验技术专家,秉承深化专业课程体系与教学方法改革、提高卫生技术专业人才教育教学质量的精神,组成了生物化学及检验技术教材编写团队,在2版《生物化学检验技术》的基础上,根据全国中等卫生职业教育规划教材的要求,编写了医学检验专业的《生物化学及检验技术》。

随着科学技术的发展和经济社会的进步,临床生物化学知识和技术人才培养日显重要。《生物化学及检验技术》的编写人员紧扣中等卫生职业教育医学检验专业培养目标,根据本轮教材的整体规划,结合专业特点,对本教材进行认真的结构设计和内容界定。本教材立足“三基”、“五性”,即“基本理论、基本知识和基本技能”,“思想性、科学性、先进性、启发性和适用性”,满足岗位需要、教学需要和社会需要及个人发展需要。

本教材以教学内容和临床应用为主,共4篇(24章),分别为生物化学基本知识、生物化学及检验技术总论、体液常用代谢物检验和器官功能的检验。本教材还有独立的网络配套富媒体,从而使《生物化学及检验技术》的系统性和整体性得到充分的保障。

教材各章节的编者以科学严谨的态度、务实高效的作风、锐意创新的精神参与教材编写的各个环节,确保了《生物化学及检验技术》的内容、结构、形式都有了明显的改进;在编写过程中,各种思想理念不断碰撞、融合,最后得到统一,使得教材保质、保量顺利完成,在此深表感谢。教材编写过程中,得到了许昌学院的高度重视和大力支持,教材编写秘书王璇老师在沟通、协调等方面做了大量的工作,在此表示衷心的感谢。

由于编者水平有限,编写时间紧、任务重,尽管我们尽了最大的努力,但仍然会存在许多不足和错误之处,敬请各位同仁、专家与师生的批评指正!

艾旭光　姚德欣

2017 年 6 月

目 录

第一篇　生物化学基本知识

第二篇　生物化学及检验技术总论

第三篇　体液常用代谢物检验

第四篇　器官功能的检验

第一章 绪　论

生物化学(biochemistry)是从分子水平探讨生命现象的本质,研究生物体内化学分子与化学反应的一门生命科学,是从生理学中分离出来的基础生命科学,又称为生命的化学。

生物化学检验技术是研究测定人体体液化学成分的方法学及其临床应用的技术学科,属于临床实验诊断技术的重要分支;同时生物化学检验技术也是临床生物化学或临床化学的检验技术应用部分,所以又称为临床化学检验,是医学检验专业的一门专业课程。

生物化学及检验技术是综合生物化学基础知识、化学与物理学等技术应用及其与临床医学相结合的一门比较成熟的、独立的、应用性学科,生物化学检验技术是临床生物化学中一个重要组成部分,是化学、物理学、生物化学与临床医学相结合的应用学科;近年来又利用数学、分子生物学、免疫学及计算机技术等领域的新成果、新技术来推动临床生物化学检验技术的发展。生物化学检验技术着重应用化学、生物化学的理论与实验诊断技术,对人体组织和体液的各种化学成分和含量进行定性或定量分析测定,进而了解这些成分在人体生理或病理过程中所产生的质和量改变,为疾病诊断、疗效和预后及预防等提供实验依据,也为临床医学提供理论依据。

第一节　生物化学及检验技术的发展

一、生物化学的发展阶段

生物化学的历史渊源久长,但其真正的系统研究始于 18 世纪,作为一门独立的学科是在 20 世纪初期,从生理学中分离而形成,阶段的划分只是相对而言。

1. 静态生物化学阶段　从 18 世纪中叶至 20 世纪初,主要特点是对生物体各种组成成分进行分离、纯化、结构测定及理化性质的研究,称为叙述生物化学阶段。其间对糖、脂和氨基酸的性质进行了较为系统的研究,发现了人类必需氨基酸、必需脂肪酸,发现了核酸、维生素、激素和"可溶性催化剂"等。

2. 动态生物化学阶段　20 世纪中叶是生物化学蓬勃发展的阶段,主要特点是研究生物体内物质代谢途径、代谢调节及整个代谢网络的完善，尤其是化学分析和核素示踪技术的发现与应用，基本确定了三大营养物质的代谢途径，称为代谢生物化学阶段。前期确定了糖酵解、三羧酸循环及脂肪分解等重要分解代谢途径；后期阐明了氨基酸、碱基、脂肪酸的生物合成途径。

3. 分子生物学阶段　20 世纪下叶以来，主要特点是研究生物大分子的结构与功能，并向物理学、技术科学、微生物学、遗传学、细胞学等其他学科的渗透，产生了分子生物学，成为生物化学的主体，称之为分子生物学阶段。

各种分子生物学技术除了支撑生物化学之外，被其他学科应用，产生分子遗传学、分子生理学、分子免疫学等，使得整个生命科学研究处在科技发展的前沿。

二、生物化学检验技术的发展阶段

生物化学检验技术是比较年轻的应用性学科，与物理学、化学、生物化学、分子生物学、免疫学、计算机科学等多个领域的技术应用相互联系、相互渗透、相互促进，在多学科、多领域的交叉融合中快速发展，其发展也主要经历了三个阶段。

1. 初期阶段　20 世纪 50 年代前，早期分析项目少、可靠性差，后期精确度大大提高，标本用量趋向微量。

19 世纪末，对血液、尿液等化学成分的分析检测是采用经典的重量分析法和容量分析法，所需样本用量多、操作方法复杂、耗费时间较长，且灵敏度不高等，局限了它在临床上的应用。20 世纪初，特别是 1904 年 Folin 首创比色法测定肌酐之后，建立了一系列血液生物化学成分测定的比色分析法；20 世纪 30 年代后的光谱光度分析仪的发展，从光电比色计、光度计发展到了可见分光光度法和紫外分光光度法，使得临床生物化学检验有了长足的发展。

值得一提的是我国近代生物化学事业的开拓者和奠基人吴宪教授，对血液分析、无蛋白血滤液的制备和血糖的测定（Folin-Wu 法）及改进与发展新的比色分析技术做出了重要贡献，并提出了蛋白质变性理论和抗原抗体反应的相关机制。

2. 快速发展阶段　20 世纪 50 年代开始，主要包括自动生化分析、酶学分析技术以及各种复杂的实验技术逐步进入临床实验室，生物化学检验项目不断增多，促进了分析测定技术向机械化、自动化、智能化方向发展。

20 世纪 50 年代后借助分子、原子、离子和原子团的特性，逐步形成了火焰分光光度法、原子吸收分光光度法、紫外分光光度法、荧光分光光度法、比浊分析法等一系列光谱光度分析技术，以及离心法、层析法、电流法、电位法、免疫化学技术、核素技术等检测技术，使得生物化学检验技术步入快速发展期。

20 世纪 50 年代后的血清酶活力测定建立的酶学分析技术，扩大了生物化学检验技术的内涵，同工酶、指标酶和酶 - 免疫技术等又极大地丰富了酶学分析技术，并使样品测定做到微量、快速、准确、特异性更强。

1957 年 Skcggs 在临床生物化学实验室中引进了连续流动式生化自动分析装置，1964 年多通道分析仪和离心式分析仪，配以电脑处理机，形成了半自动和全自动生化分析仪。自动生化分析仪的使用可提供检测大批标本的工作程序，改进了对检测结果的处理和使用，也可设计出各种组合报告；例如将蛋白质、血清酶、电解质和血液气体等多种项目配套分析结果，经过综合分析处理，使数据转化为更高层次的报告。

为了解某一器官功能状况，还可组合一系列相关试验，经综合分析做出评价；如在肝功能、肾功能、呼吸功能、心肌损害、肿瘤标志、血脂分析以及内分泌功能检测方面的成套试验已被广泛组合应用。自动生化分析仪的使用，使临床生物化学分析的质和量获得精确的保证，标志着临床生物化学检验技术已达到自动化的程度，也为检验工作者和患者带来快速便捷；例如一种小型的自动化纸片法血糖快速测定仪已逐步在社区医院及家庭使用，为社区糖尿病患者快速监控血糖变化提供方便。

3. 分子生物学技术阶段 分子生物学技术的开发及应用为生物化学检验发展开辟了新纪元，主要有遗传疾病检验和生物传感器。

20 世纪 50 年代的分子生物学的兴起，使得生物化学进入了一个崭新发展阶段，其技术也为生物化学检验技术中的推广和应用开创了一片新天地。DNA 探针和生物芯片为标志的临床分子生物学检测技术使遗传性疾病、代谢性疾病、恶性肿瘤和内分泌疾病等的早期、准确、方便的实验诊断成为现实；生物传感器为特征的小型化、智能化、个性化检验仪器也将为检验工作者和病人带来更多福音。

第二节 生物化学及检验技术的主要研究内容

一、生物化学的主要研究内容

生物化学的研究内容十分广泛，其主要内容包括以下几个方面。

1. 物质组成及生物分子 生物体是由一定的物质成分按一定的规律和方式组织而成，研究生物体内的化学变化首先要研究其物质组成。现已测得人体约含水 55%~67%，蛋白质 15%~18%，脂类 10%~15%，无机盐 3%~4% 及糖类 1%~2% 等，除此之外，还有核酸、激素、维生素等其他物质。所有这些物质不是杂乱无章地堆集在一起，而是按一定的组织形式，构成了能够体现各种生命活动的生物学结构。

生物体内的核酸、蛋白质、脂类和糖类等，在不同种类和同一种类的不同生物体间罕见完全相同的分子结构，这些分子量大而结构复杂的有机分子，称之为生物大分子。当生物大分子被水解时，就可以发现其构成的基本单位，如蛋白质中的氨基酸、核酸中的核苷酸、脂类中的脂肪酸及糖类中的单糖等，这些小而简单的分子可以看作是生物大分子的构件或称为构件分子。构件分子的种类不多，在各种生物体内基本上都是一样的，实际上生物体内的生物大分子是由为数不多的几种构件以共价键连接而成的空间结构复杂多样的有机大分子。

维生素、激素、氨基酸及其衍生物、肽、核苷酸及其衍生物等，在生物体中也担负着非常重要的生物学功能，是生物体内的具有生物学活性的有机小分子。生物体内参加各种化学反应的各种物质包括各种分子和离子，其中不仅有生物大分子，还有更多更重要的是小的分子和离子，没有小分子和离子的参加，不能移动或移动不便的生物大分子便不能产生巧夺天工的生物化学反应。

2. 物质代谢 生物体区别于非生物体的基本特征是新陈代谢，即主要包括物质和能量的有序性代谢及其信息相互交流。

生物体内的化学反应包括两个方面，即合成代谢与分解代谢。在合成代谢中，利用各种原料，使体内的各种生物结构能够生长、发育、修补、替换并进行繁殖；在分解代谢中，营养物质作为能源物质，经过生物氧化，释放能量，完成各种各样的生物学活动。

蛋白质、脂类和糖类是人们最重要的三大营养物质。据估计一个人在其一生中（按60岁计算），通过物质代谢与其体外环境交换的物质，约需10 000kg糖类，1600kg蛋白质和1000kg脂类。当然其他的物质如微量元素、维生素等也是人体不可或缺的物质，对生命活动的维持也是不可缺少的必需物质。

3. 繁殖与遗传　生物体有别于非生物体的另一重要特征是具有繁殖能力及遗传特性。现已确定，脱氧核糖核酸（DNA）是遗传的主要物质基础，遗传信息的传递方向一般为DNA → RNA → 蛋白质，1958年，DNA双螺旋结构的发现人之一 F. Crick 把这种遗传信息传递模式称为中心法则。自1970年 H. Temin 发现逆转录后，又对中心法则进行了补充与完善。

4. 细胞信息传递　生物体的生长发育主要受遗传信息及环境变化信息的调节控制。遗传信息决定个体发育的基本模式，在很大程度上受控于环境的刺激或环境信息，而环境又有外环境和内环境之分，内外环境的联系即细胞信号转导。细胞信号转导主要研究细胞感受、转导环境刺激的分子途径及其在生物个体发育过程中调节基因表达和代谢的生理反应，这是近年来分子生物学的最前沿和最新成果，也是生物化学的研究热点之一。

二、生物化学检验技术的主要研究内容

（一）生化检验的常规技术

1. 光谱分析技术　利用各种化学物质（包括分子、原子、基团及高分子化合物）所具有的发射、吸收或散射光谱的特征，来确定待测物质的性质、结构或含量。光谱分析技术主要有发射光谱分析技术、吸收光谱分析技术和散射光谱分析技术，既可以对待测定物质的结构，也可以对其进行定性或定量分析；主要应用于氨基酸含量测定、蛋白质含量测定、核酸测定、酶活性测定、生物大分子的鉴定和酶的催化反应动力学的研究。

2. 电泳　由于许多生物分子都带有电荷，带电颗粒在电场作用下，向着与电荷相反的电极移动的现象；利用混合物中各组分所带电荷性质、电荷数量及其分子量不同，在同一电场中，各组分流动的方向和速度也各不相同，从而达到分离鉴定各组分的目的。电泳主要包括纸电泳、薄膜电泳、凝胶电泳和毛细管电泳。

3. 离心技术　离心是利用旋转运动的离心力以及物质的沉降系数或浮力密度的差异进行分离、浓缩和提纯的一种方法。颗粒的沉降速度取决于离心机的转速及其自身与中心轴的距离，由于生物分子的大小、形状和密度不同、且以不同的速率沉降，从而达到分离各组分的目的。

4. 层析技术　利用混合物中各组分理化性质（如吸附力、分子形状、大小、分子极性、分子亲和力、溶解度等）的差异，使各组分不同程度地分布在两相（固定相和流动相）中，随着流动相从固定相上流过，不同组分以不同速度移动而达到分离的目的。层析技术主要有分配层析、凝胶层析、离子交换层析、亲和层析和聚焦层析。

5. 电化学分析技术　将电极浸入待测溶液中组成原电池，其中一支电极的电位已知且恒定（参比电极），另一支电极的电极（指示电极）电位与待测离子的活度有关；由于生物分子的电化学性质不同，进而可以测定其电位、电流或电量的变化进行物质分析。目前常用的参比电极有甘汞电极和银 - 氯化银电极。电化学分析主要有电位法、电导法和电容量法。

（二）生化检验的新兴技术

1. 高效液相色谱分析法　高效液相色谱分析法（HPLC）是用特制微粒（< 10μm）充填

层析柱作为固定相,通过高压使液体流动相快速通过层析柱而达到快速有效分离液相中各种物质的层析技术。具有分离效果好、速度快、检测灵敏度高等特点。在医药卫生和生物化学领域得到广泛的应用,蛋白质、糖类、核酸、氨基酸、生物碱、类固醇和类脂等大分子及高分子聚合物都能用 HPLC 测定。

2. 毛细管电泳技术　毛细管电泳(CE)又称毛细管区带电泳,是在毛细管($\varphi2\sim75\mu m$)中装入缓冲液,从其一端注入样品,在毛细管两端加高压直流电实现对样品的分离,分离后的样品依次通过设在毛细管一端的检测器检出。

该法克服了传统区带电泳的热扩散和样品扩散等问题,实现了快速和高效分离,毛细管电泳具有高灵敏度(紫外检测可达 $10^{-15}\sim10^{-13}$mol,激光诱导荧光检测可达 $10^{-21}\sim10^{-19}$mol)、高分辨率(每米理论塔板数为几十万,乃至千万)、高速度(最快可在 60 秒)、样品量少(nl 级)、成本低(几毫升的流动相和价格低廉的毛细管)的特点。目前毛细管电泳广泛应用于氨基酸分析、蛋白质分离、指纹图谱研究、分离寡核苷酸、DNA 酶切片段及 PCR 产物的鉴定、DNA 测序等。

与高效液相色谱法比较,相同点:都是高效分离技术,均可自动化操作。不同之处:①毛细管电泳用迁移时间取代高效液相分离中的保留时间,分析时间快,不超过 30 分钟;②塔板高度和溶质的扩散系数成正比,对扩散系数小的生物大分子,毛细管柱效要比高效液相高得多;③毛细管电泳样品为 nl 级、流动相用量几毫升、能实现微量制备,而高效液相分离样品为 μl 级、流动相用量几百毫升或更多,实现常量制备。

3. 生物芯片技术　生物芯片是采用光导原位合成或微量点样等方法,将大量生物大分子如核酸片段、多肽分子甚至组织切片及细胞等生物样品有序地固化于支持物,然后与已标记的待测生物样品中靶分子杂交,通过特定的仪器如激光共聚焦扫描或电荷偶联摄像机对杂交信号的强度进行快速、并行、高效地检测分析,从而判断样品中靶分子的数量。由于常用玻片/硅片作为固相支持物,且在制备过程中模拟计算机芯片的制备技术,所以称为生物芯片技术。

根据芯片上固定的探针分为:基因芯片、蛋白质芯片、细胞芯片、组织芯片等。根据原理不同,有元件型微阵列芯片、通道型微阵列芯片、生物传感芯片等新型生物芯片。生物芯片技术常用于基因测序、新药开发、寻找新基因等。

(三)生化检验技术的临床应用

1. 阐述有关疾病的生物化学基础和疾病发生发展过程中的生物化学变化。

如肥胖是Ⅱ型糖尿病最重要的诱发因素,其原因为胰岛素调节外周组织对葡萄糖的利用显著降低,肝糖异生的抑制作用降低,游离脂肪酸升高,而胰岛素水平高于正常;胰岛素与受体的亲和力降低;胰岛 β 细胞功能不足或严重缺陷。

糖尿病除了与遗传因素有关外,更主要与胰岛素抵抗有关。现代胰岛素抵抗概念则是指胰岛素在周围组织摄取和清除葡萄糖的作用降低,或为原发性,或与环境综合作用的结果。机制可能是摄食过多、体力活动过少、胰岛素受体异常、胰岛素受体基因改变、胰岛素受体抗体、胰岛素受体后环节障碍、胰岛素反向调节激素水平升高等。

糖尿病发病机制的研究进展既是生物化学技术发展的成果,也是生化检验技术不断提升的目标。

2. 开发应用生物化学检验方法和技术,对检验结果的数据及其临床意义做出科学评价,从而指导临床诊疗。

酸碱平衡是临床上遇到问题较多、且很棘手的问题,随着临床用药复杂化,对于酸碱平衡要求也越来越高,对其研究也越来越深,处理办法也越来越多。目前血气分析采用自动化分析仪,同时测出 pH、PO_2、PCO_2 三项指标,然后利用有关公式自动计算出其他酸碱平衡指标,评价人体内酸碱平衡状态、各种疾病导致的酸碱平衡紊乱,再结合电解质的测定,根据相关原理和公式,就可以判断病人的双重甚至三重酸碱平衡失调,在各种急、危、重症病人的抢救时,提供可靠的治疗与预后评估依据。酸碱平衡的研究进展,一方面得益于临床信息的汇集和总结,另一方面得益于自动化技术和计算机技术的进步。

肿瘤标志物又称肿瘤标记物,是指特征性存在于恶性肿瘤细胞,或由恶性肿瘤细胞异常产生的物质,或是宿主对肿瘤的刺激反应而产生的物质,并能反映肿瘤发生、发展或监测对肿瘤治疗反应的一类物质。肿瘤标志物存在于肿瘤患者的组织、体液和排泄物中,能够用免疫学、生物学及化学的方法检测。常见的有:①肿瘤细胞的代谢产物,如糖酵解产物、组织多肽抗原、核酸分解产物;②分化紊乱的细胞基因产物,如异位的 ACTH 片段,甲胎蛋白、癌胚抗原、胎儿同工酶;③肿瘤细胞坏死崩解、释放进入血液循环的物质,主要是某些细胞骨架蛋白成分,如细胞角质素片段抗原 21-1(Cyfra21-1),多胺类物质;④肿瘤宿主细胞的细胞反应性产物,如 VCA-IgA、EA-IgA。肿瘤标志物可以用于肿瘤的早期发现,肿瘤普查、筛查,肿瘤的诊断、鉴别诊断与分期,肿瘤患者手术、化疗、放疗疗效监测,肿瘤复发的指标,肿瘤的预后判断,寻找不知来源的转移肿瘤的原发灶。

第三节 生物化学及检验技术的主要内容与学习方法

生物化学检验技术是一门实践性强、操作要求高的技术学科,是以无机化学、分析化学、仪器分析、物理学,尤其是生物化学作为基础,专业性强、临床应用突出,所以学习的内容相对比较丰富。

一、主要学习内容

第一篇着重生物化学基础知识的学习,内容涉及化学部分、代谢部分和部分器官与专题,针对性比较强,是传统生物化学中的主要组成部分。第二篇介绍生化实验室的基本要求和生物化学检验技术的基本技术,并把现代生化实验室中最新成果——自动化分析技术列入本篇,同时把酶学分析技术独立成章。第三篇以体液作为重点进行介绍,包括糖类、脂类、蛋白质和无机离子及微量元素的检测技术。第四篇以器官为重点进行介绍,包括肝胆、肾脏、心血管和内分泌的功能的检验技术,并把血气分析和妊娠与新生儿的检验技术一并介绍。

二、主要学习方法

1. 掌握基本理论 主要包括生物化学基本理论和实验仪器的基本原理。掌握正常人体的各种生物分子组成、进行的各种生物化学反应及人体各个器官的生物化学代谢特点;熟悉生物化学实验室常用仪器的基本原理、基本构造和使用方法;由正常过渡到病理,并了解目前的前沿动态。

2. 理论联系实际 在掌握基本理论的前提下,把人体的化学组成和化学变化在实验室中检测出来,做到理论联系实际,把学习到的知识在实验室中得到验证,在学习工作中形成生物化学检验技术专业的逻辑体系。

3. **熟练基本操作** 在严格实验操作规范和操作的前提下，反复操作、同时对比、前后对照，让规范成为自己的习惯，让标准成为自己的品质，使自己真正成为一个让病人称心、让医生放心的医学检验技术工作者。

4. **不断结合临床** 一个优秀的医学检验技术工作者，要学会不断收集各种病人检验信息并进行适时总结，要学会不断关注前沿动态的研究成果进行实验探索，要学会不断进行检测项目和检测操作的技术改进，以期达到更好地为医生的诊疗和病人的健康服务。

（艾旭光）

第二章　生物大分子的结构与功能

学习目标

1. 掌握：蛋白质和核酸的元素组成、基本组成单位，掌握蛋白质的重要理化性质。
2. 熟悉：蛋白质的各级结构及维持力量，熟悉 DNA 双螺旋结构及核酸的重要理化性质。
3. 了解：DNA 碱基组成特点和 tRNA 三叶草形结构特点。

　　自然界中蛋白质种类繁多，约有 100 亿种，体内蛋白质约占人体固体成分的 45%，几乎分布于所有的组织器官，种类多达 10 万余种。蛋白质具有十分重要的生理功能，例如：构成组织细胞；维持组织的更新、生长和修复；作为生物活性物质参与肌肉收缩、调节物质代谢、运输化学成分、催化代谢反应、防御保护等体内多种生理功能。

　　核酸是遗传的物质基础，根据核酸分子中所含戊糖的不同，可将其分为两大类，即含脱氧核糖的脱氧核糖核酸（DNA）和含核糖的核糖核酸（RNA）。DNA 主要存在于细胞核内，与蛋白质组成染色质，DNA 是储存遗传信息的分子，决定着生物体的遗传特征。RNA 主要存在于细胞质中，少量在细胞核内，主要功能是参与遗传信息的传递和表达。RNA 按其生物学功能可分为信使核糖核酸（mRNA）、转运核糖核酸（tRNA）和核糖体核糖核酸（rRNA），它们在蛋白质的生物合成中都起重要作用。

第一节　蛋白质的结构与功能

一、蛋白质的分子组成

（一）蛋白质的元素组成

　　元素分析结果表明，组成蛋白质分子的元素主要有碳（50%～55%）、氢（6%～7%）、氧（19%～24%）、氮（13%～19%）。大部分蛋白质还含有硫（0～4%），有的还含有少量的磷或铁、锰、铜、锌、钴等元素。

　　蛋白质元素组成的一个重要特点：一切蛋白质都含有氮，且含氮量相对恒定，平均为16%，即每克氮相当于 6.25g 蛋白质。由于体内含氮的物质主要是蛋白质，因此，可用定氮法（如凯氏定氮法）测得的样品含氮量乘以 6.25，即可计算出样品中的蛋白质含量。

$$100g\ 样品中的蛋白质含量（g\%）=每克样品中的含氮克数 \times 6.25 \times 100$$

（二）蛋白质的基本组成单位——氨基酸

各种蛋白质经酸、碱或蛋白水解酶作用后，最终的水解产物都是氨基酸，因此，氨基酸是蛋白质的基本组成单位。

1. 氨基酸结构　自然界中的氨基酸有 300 余种，但组成人体蛋白质的氨基酸仅有 20种，且除甘氨酸外，均属于 L-α- 氨基酸。

L-α- 氨基酸的结构通式可用下式表示（R 为侧链）：

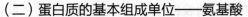

其特点是：①除脯氨酸为亚氨基酸外，其余 19 种均符合上述通式；②除甘氨酸的 R 为H 外，其他氨基酸的 α- 碳原子都是不对称碳原子，因而有两种不同的构型，即 L 型和 D 型，组成人体蛋白质的氨基酸都是 L 型；③不同氨基酸的 R 侧链各异，它们的分子量、解离程度和化学反应性质也不相同。

2. 氨基酸分类　根据氨基酸 R 侧链的酸碱性不同可将人体蛋白质的 20 种氨基酸分成三类。

（1）酸性氨基酸：其特征是侧链含有羧基，易解离出 H^+ 而具有酸性。此类氨基酸有天冬氨酸和谷氨酸两种。

（2）碱性氨基酸：其特征是侧链含有易接受 H^+ 的基团而具有碱性。此类氨基酸有赖氨酸、精氨酸和组氨酸三种。

（3）中性氨基酸：除上述两种酸性氨基酸和三种碱性氨基酸外，其余均为中性氨基酸，其特征是 R 侧链显中性。

二、蛋白质的结构与功能

上述 20 种氨基酸可按不同种类、不同数量和不同顺序，通过肽键连接形成复杂多样的，并具有一定空间结构的蛋白质分子，由此来发挥其特有的生物学功能。根据蛋白质结构的不同层次，可将蛋白质分子结构分为一级结构、二级结构、三级结构和四级结构。其中一级结构为蛋白质的基本结构，二、三、四级结构为其空间结构。

（一）蛋白质的基本结构

1. 肽键与肽　一个氨基酸的 α- 羧基与另一个氨基酸的 α- 氨基脱水缩合而成的化学键（—CONH—）称为肽键。

$$NH_2-\underset{\underset{R_1}{|}}{\overset{\overset{H}{|}}{C}}-\underset{O}{\overset{}{C}}-\boxed{OH \quad H}-N-\underset{\underset{R_2}{|}}{\overset{\overset{H}{|}}{C}}-COOH \longrightarrow H_2O + NH_2-\underset{\underset{R_1}{|}}{\overset{\overset{H}{|}}{C}}-\underset{O}{\overset{}{C}}-\underset{H}{\overset{}{N}}-\underset{\underset{R_2}{|}}{\overset{\overset{H}{|}}{C}}-COOH$$

缩合　　　　　　　　　　　　　　　　　　肽键

二肽

肽键为共价键，是蛋白质分子中的主键，参与组成肽键的 6 个原子基本上是处于同一平面上，故这一平面称为肽键平面。若干个氨基酸之间通过肽键连接形成的化合物称为肽。

由两个氨基酸形成的肽称二肽，由三个氨基酸形成的肽称三肽，以此类推。一般十肽以下统称为寡肽，十肽以上称为多肽，但寡肽与多肽的区分并无严格界限。蛋白质就是由数十个到数百个氨基酸分别以肽键相互连接而形成的多肽链。有些蛋白质分子只由一条多肽链组成，有些蛋白质分子则由两条或多条多肽链构成。

多肽链中的氨基酸已不是完整的氨基酸分子，所以称为氨基酸残基。氨基酸缩合成肽后，只有在肽的两端各有自由的 α- 氨基和 α- 羧基，因此，它们分别称为末端氨基（简称 N 末端）和末端羧基（简称 C 末端），在书写多肽链时，习惯上将 N 末端写在左边，C 末端写在右边。

2. 蛋白质的一级结构　蛋白质的一级结构是指氨基酸在蛋白质多肽链中的排列顺序。一级结构是蛋白质空间结构的基础，维持蛋白质一级结构的作用力是肽键（主键），在某些蛋白质的一级结构中还含有二硫键，二硫键（—S—S—）是由两个半胱氨酸残基上的巯基（—SH）脱氢氧化生成的。图 2-1 示胰岛素的一级结构。

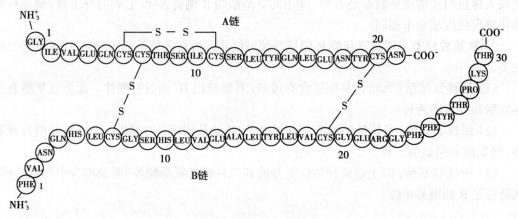

图 2-1　胰岛素一级结构

（二）蛋白质的空间结构

蛋白质多肽链可折叠、卷曲成一定的空间结构，蛋白质的空间结构分为二级结构、三级结构和四级结构。

1. 蛋白质的二级结构　蛋白质的二级结构是指多肽链的主链原子沿着长轴方向折叠或盘曲所形成的有规律的、重复出现的空间结构。

α- 螺旋和 β- 折叠是蛋白质二级结构中最常见的构象形式，此外还包括 β- 转角和无规卷曲。通常在一种蛋白质分子中可同时交替出现数种二级结构形式。维持蛋白质二级结构的主要作用力是主链内或主链间所形成的氢键。

（1）α- 螺旋：α- 螺旋结构是指多肽链的主链围绕中心轴有规律的螺旋式上升所形成的螺旋状结构（图 2-2）。其要点如下：螺旋走向为顺时针方向，称右手螺旋；螺旋上升一圈（螺距）包含 3.6 个氨基酸残基，约为 0.54nm，氨基酸的侧链伸向螺旋外侧；α- 螺旋依靠上下螺旋圈之间肽键上的 C=O 和 —NH— 形成的氢键，使螺旋结构保持稳定。

（2）β- 折叠：又称 β- 片层，是多肽链的一种有规律的、充分伸展的锯齿状结构（图 2-3）。在 β- 片层结构中，多肽链主链走向有如折纸状，以 α- 碳原子为旋转点，相邻的肽键平面依次折叠成锯齿状结构，而氨基酸残基侧链交替地位于锯齿状结构的上下方。若干个 β- 片层结构可顺向平行排列，也可逆向平行排列，链间依靠氢键维持结构稳定。

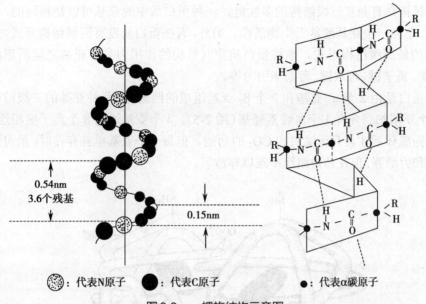

⬚：代表N原子　　●：代表C原子　　•：代表α碳原子

图2-2　α-螺旋结构示意图

研究表明，蛋白质分子是由许多 α-螺旋和 β-折叠，再加上一些 β-转角或无规卷曲的肽链部分装配而成，不同的蛋白质其结构不同。

2. 三级结构　蛋白质的三级结构是指蛋白质分子或亚基内所有原子的空间排列，既包括主链原子，也包括侧链原子的三维空间排布（图2-4）。

维持蛋白质三级结构的作用力主要是多肽链侧链基团间所形成的次级键（副键）如氢键、离子键、疏水键、范德华力和共价键二硫键等，其中以疏水键最为重要。具有三级结构的某些蛋白质多肽链即可表现出生物学活性，对这类蛋白质分子来说，三级结构是其分子结构的高级形式。

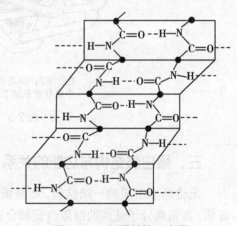

图2-3　β-折叠结构示意图

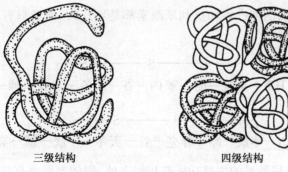

三级结构　　　　　　　四级结构

图2-4　蛋白质的三、四级结构

3. 四级结构　蛋白质的四级结构是指各亚基之间的空间排布及亚基间的连接和相互作用所形成的更高级的空间结构（图2-4）。

亚基是指具有独立三级结构的多肽链。一种蛋白质中的亚基可以是相同的，也可以是不相同的，单独一个亚基通常无生物活性。另外，有些蛋白质没有四级结构形式，三级结构即为它们的最高级结构形式。维持蛋白质空间结构的作用力是各亚基之间所形成的次级键，如氢键、离子键、疏水键、范德华引力等。

血红蛋白是由 2 个 α- 亚基和 2 个 β- 亚基组成的四聚体，两种亚基的三级结构颇为相似，且每个亚基都结合有 1 个血红素辅基（图 2-5）。4 个亚基通过 8 个离子键相连，形成血红蛋白的四聚体后才具有运输氧和 CO_2 的功能。但每一个亚基单独存在时，虽可结合氧且与氧的亲和力增强，但在体内组织中难以释放氧。

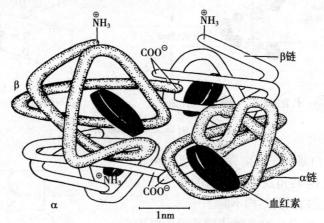

血红蛋白由4条多肽链组成，各多肽链均结合至一个血红素基团上，含有相同的两条α链和两条β链

图 2-5　血红蛋白的四级结构

三、蛋白质结构与功能的关系

无论是蛋白质的一级结构，还是蛋白质的空间结构，都与其功能活性密切相关。实践证明，蛋白质分子结构的细微改变都会影响到蛋白质的功能活性。

（一）蛋白质一级结构与功能的关系

1. 相似结构表现相似功能　即一级结构相似的多肽或蛋白质，其空间结构以及功能也相似。例如神经垂体释放的催产素和抗利尿激素都是环八肽，两者只有两个氨基酸不同，而其余氨基酸是相同的。

抗利尿激素　　H_2N—半胱—酪—苯丙—谷—天冬—半胱—脯—精—甘

催产素　　H_2N—半胱—酪—异亮—谷—天冬—半胱—脯—亮—甘

因此，催产素和抗利尿激素的生理功能有相似之处，即催产素兼有抗利尿激素样作用，而抗利尿激素也兼有催产素样作用。

2. 不同结构具有不同功能　尽管抗利尿激素和催产素具有相似的功能，但毕竟其结构不完全相同，因此其生物学活性又有很大差别。催产素对子宫平滑肌和乳腺导管的收缩作用远较抗利尿激素为强，但催产素对血管平滑肌的收缩效应（加压）和利尿作用仅为抗利尿激素的1%左右。这充分体现了蛋白质一级结构与功能的关系。

（二）蛋白质空间结构与功能的关系

蛋白质的功能与其空间结构（构象）密切相关。蛋白质的空间结构是其生物活性的基础，空间结构发生改变，其功能活性也随之改变。以核糖核酸酶为例说明蛋白质空间结构与功能的关系。

核糖核酸酶是由124个氨基酸残基组成的单链蛋白质，分子中有4个二硫键及许多氢键维系其空间结构。如用蛋白变性剂尿素溶液和巯基乙醇处理核糖核酸酶，尿素可破坏维系其空间结构的氢键，巯基乙醇可将其分子中的二硫键还原为巯基，使该酶的正常构象（二级、三级结构）发生改变，但其一级结构未被破坏，此时该酶活性逐渐消失。但若通过透析方法除去尿素和巯基乙醇，并经氧化恢复多肽链上的二硫键，则酶分子的三级结构可逐渐恢复，同时其活性也得到恢复（图2-6）。以上现象充分说明了核糖核酸酶的空间结构与功能之间的密切关系。

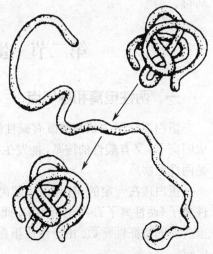

图2-6 核糖核酸酶的变性与恢复

（三）蛋白质结构改变与疾病

蛋白质生物功能的发挥依赖其特定的一级结构和空间结构，因此，无论一级结构还是空间结构的变化，都会引起蛋白质功能的变化。如果发生结构异常改变的蛋白质，其作用重要且无可替代，直接影响生物体的某一功能时，即产生疾病。

1. 一级结构改变与疾病（分子病） 遗传物质（DNA）的异常导致蛋白质一级结构改变而引起其生物学功能改变的遗传性疾病称为分子病。目前已发现的分子病有数百种。镰刀状红细胞性贫血，是一种典型的分子病，它是由于患者体内遗传密码发生改变，导致血红蛋白 β- 链（有146个氨基酸组成）第6位上的氨基酸残基由正常人的谷氨酸残基被缬氨酸残基所取代（表2-1）而致的一种血红蛋白异常病。这种疾病仅一个氨基酸的微小变化，就使患者红细胞在氧分压较低的情况下呈镰刀状并极易聚集溶血，严重影响血红蛋白携带 O_2 的功能。

表2-1 镰刀状红细胞性贫血症血红蛋白遗传信息的异常

正常	DNA	……	TGT	GGG	**CTT**	CTT	TTT	……
	mRNA	……	ACA	CCC	**GAA**	GAA	AAA	……
	HbAβ 链 N 端	……	苏	脯	**谷**	谷	赖	……
异常	DNA	……	TGT	GGG	CAT	CTT	TTT	……
	mRNA	……	ACA	CCC	GUA	GAA	AAA	……
	HbSβ 链 N 端	……	苏	脯	**缬**	谷	赖	……

HbA：正常成人血红蛋白　　HbS：镰刀状红细胞性贫血症血红蛋白

2. 空间结构改变与疾病（构象病） 除蛋白质一级结构改变可导致疾病发生外，近年来已发现蛋白质一级结构不变而仅其构象发生改变也可导致疾病发生，有人称此类疾病为构象病。

例如引发疯牛病的朊病毒（prion），它是由一种存在于牛脑中正常的蛋白质分子转变而来的，正常时此蛋白质空间结构中含有多个 α- 螺旋，在某种未知因素作用下，α- 螺旋可转变成 β- 折叠，成为一种异常的蛋白质分子，尽管其一级结构是正常的，但因其空间结构改变，从而对蛋白质水解不敏感，对热稳定且具有传染能力，因而产生了可导致疯牛病的朊病毒。

第二节　蛋白质的理化性质及应用

一、两性电离和等电点

蛋白质分子中氨基酸既有碱性的氨基，能发生碱式电离，在酸性溶液中结合 H^+ 而解离成阳离子；又有酸性的羧基，能发生酸式电离，在碱性溶液中释放 H^+ 而解离成阴离子，所以是两性电解质。

蛋白质在一定的 pH 溶液中解离成正、负离子的趋势相等，所带正、负电荷相等，成为兼性离子（两性离子），净电荷为零，此时溶液的 pH 值称为该蛋白质的等电点（pI）。等电点是蛋白质的特征性常数，由于组成蛋白质的氨基酸种类、数量不同，不同的蛋白质有不同的等电点。

当蛋白质溶液的 pH>pI 时，该蛋白质颗粒带负电荷（阴离子）；当蛋白质溶液的 pH<pI 时，该蛋白质颗粒带正电荷（阳离子）；当蛋白质溶液的 pH=pI 时，该蛋白质颗粒不带电。体内各种蛋白质的等电点不同，但大多数接近于 pH 5.0，所以在人体体液 pH 7.4 的环境中，大多数蛋白质解离成阴离子。

由于蛋白质在高于或低于等电点的 pH 溶液中都是带电的，在电场中能向正极或负极移动，因此，根据蛋白质电离的性质，利用蛋白质电泳技术可将不同蛋白质从混合物中分离出来，如采用醋酸纤维素薄膜电泳可将血清蛋白质分为清蛋白、α_1- 球蛋白、α_2- 球蛋白、β- 球蛋白和 γ- 球蛋白 5 种成分。

二、亲水胶体性质

蛋白质为生物大分子，其分子颗粒大小已达到胶体颗粒的范围（1～100nm），因此具有某些胶体性质。

在蛋白质颗粒中，疏水基团大多位于分子内部，而亲水基团多分布于分子表面，可吸引水分子，使其表面形成一层水化膜，从而阻断蛋白质颗粒的相互聚集，防止溶液中的蛋白质沉淀析出。在非等电点的 pH 溶液中，蛋白质颗粒表面带有相同电荷而相互排斥，从而进一步阻止蛋白质颗粒的相互聚集。蛋白质分子表面水化膜和蛋白质表面的同种电荷是蛋白质在溶液中稳定的两个重要因素，若用物理或化学方法破坏这两个稳定因素，蛋白质就容易从溶液中沉淀析出（图2-7）。

蛋白质的颗粒很大，不能透过半透膜。实验室常选用孔径不同的半透膜（透析袋）来分离蛋白质，我们把利用透析袋把大分子蛋白质与小分子化合物分开的方法叫透析（dialysis）。人体的细胞膜、线粒体膜和微血管壁等都具有半透膜的性质，这有助于体内各种蛋白质有规律地分布在膜内外，对维持细胞内外的水和电解质平衡具有重要的生理意义。

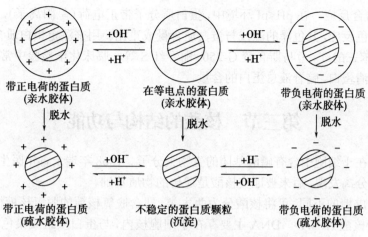

图 2-7　蛋白质表面的水化膜和同种电荷

三、变性作用

蛋白质在某些物理因素或化学因素的作用下,次级键断裂、空间结构破坏,从而导致其理化性质的改变和生物学活性的丧失,这种现象称为蛋白质的变性作用。其中物理因素有加热、高压、振荡或搅拌、紫外线照射、超声波及 X 射线等;化学因素有强酸、强碱、重金属离子和尿素、乙醇、丙酮等有机溶剂。蛋白质变性主要是次级键和空间结构受到破坏,其分子中的肽键和一级结构未发生改变。

蛋白质变性在实际应用中具有重要意义。例如用 75% 乙醇、高温、高压和紫外线等消毒杀菌;临床实验室常用钨酸、三氯醋酸沉淀蛋白质制备无蛋白血滤液,采用热凝法检查尿蛋白;低温保存激素、酶、疫苗和免疫血清等蛋白质生物制剂。

四、紫外吸收性质及呈色反应

(一) 蛋白质的紫外吸收特征可用于定量分析

蛋白质分子中常含有酪氨酸和色氨酸残基,这两种氨基酸分子中的共轭双键在 280nm 波长处有特征性吸收峰。在此波长处,蛋白质的吸光度值与其浓度呈正比关系,因此,常利用蛋白质的紫外吸收特性来测定其含量。

(二) 蛋白质的呈色反应可用于定性、定量分析

蛋白质分子可与多种化学试剂反应,生成有色的化合物,这些呈色反应常用于蛋白质的定性或定量。

1. 双缩脲反应　蛋白质和多肽在碱性溶液中与硫酸铜反应,生成紫红色的复合物,这一反应称为双缩脲反应。其色泽的深浅与蛋白质含量成正比。由于氨基酸不出现此反应,当蛋白质不断水解成氨基酸时,其双缩脲呈色深度就逐渐下降。因此,临床检验中常用双缩脲法来测定蛋白质(血清总蛋白、血浆纤维蛋白原)的含量及检验蛋白质的水解程度。

2. 酚试剂反应　蛋白质分子中的酪氨酸残基在碱性铜试剂存在下,与酚试剂(磷钨酸和磷钼酸)反应生成蓝色化合物。此反应的灵敏度比双缩脲反应高 100 倍,比紫外分光光度法提高 10～20 倍。临床上常用酚试剂反应来测定血清黏蛋白、脑脊液中的蛋白质等微量蛋白质的含量。

3. 染料结合反应 在 pH<pI 环境中,蛋白质分子带正电荷(呈阳离子),能与阴离子染料结合产生颜色反应,其色泽的深浅与蛋白质含量成正比。用来测定蛋白质含量的染料有:溴甲酚绿、邻苯三酚红、考马斯亮蓝 G-250、丽春红 S 等。临床化学检验中常用染料结合反应来测定血清清蛋白、脑脊液总蛋白的含量。

第三节 核酸的结构与功能

核酸是存在于细胞中含有磷酸基团的生物大分子。1868 年瑞士青年医生 F.Miescher 在脓细胞中首次分离发现,后来被证实核酸是遗传的物质基础。

根据所含戊糖的不同,可将核酸分为两大类,即含脱氧核糖的脱氧核糖核酸(DNA)和含核糖的核糖核酸(RNA)。DNA 主要存在于细胞核内,与蛋白质组成染色质,DNA 是储存遗传信息的分子,决定着生物体的遗传特征。RNA 主要存在于细胞质中,少量在细胞核内,参与遗传信息的传递和表达。RNA 按其生物学功能可分为信使核糖核酸(mRNA)、转运核糖核酸(tRNA)和核糖体核糖核酸(rRNA)三种,它们都在蛋白质的生物合成中起重要作用。

一、核酸的分子组成

核酸是由许多个核苷酸连接而成的生物大分子。核酸在核酸酶的作用下水解成核苷酸,核苷酸进一步水解产生核苷(或脱氧核苷)和磷酸,核苷完全水解得到戊糖和含氮碱等基本成分。

$$核酸 \xrightarrow{水解} 核苷酸 \xrightarrow{水解} \begin{cases} 磷酸 \\ 核苷 \begin{cases} 戊糖 \\ 含氮碱基 \end{cases} \end{cases}$$

(一)核酸的基本成分

核酸是由 C、H、O、N、P 五种元素组成,其中 P 元素的含量比较恒定,约占 9%～10%。因此,测定生物样品中磷的含量即可推算出其核酸含量。核酸的其余两种成分是戊糖和含氮碱基。

1. 磷酸 DNA 和 RNA 分子中都有磷酸组成,其分子式为 H_3PO_4。

2. 戊糖 组成核酸的戊糖有 D- 核糖和 D-2- 脱氧核糖两种。RNA 分子中含 D- 核糖,DNA 分子中含 D-2- 脱氧核糖。其结构式见图 2-8。

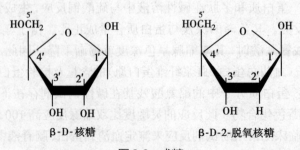

β-D- 核糖   β-D-2- 脱氧核糖

图 2-8　戊糖

3. 含氮碱 核酸中的含氮碱有嘌呤碱和嘧啶碱两类。嘌呤碱主要有腺嘌呤(A)和鸟嘌呤(G)两种;嘧啶碱主要有胞嘧啶(C)、尿嘧啶(U)和胸腺嘧啶(T)三种(图2-9)。

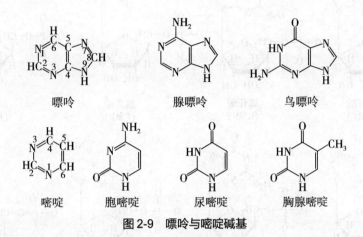

嘌呤　　　　腺嘌呤　　　　鸟嘌呤

嘧啶　　胞嘧啶　　尿嘧啶　　胸腺嘧啶

图2-9 嘌呤与嘧啶碱基

其中 DNA 分子中主要含 A、G、C、T 四种碱基,RNA 分子中主要含 A、G、C、U 四种碱基。两类核酸的基本组成成分见表2-2。

表2-2 两类核酸的基本组成成分

基本成分	RNA	DNA
磷酸	磷酸	磷酸
戊糖	D-核糖	D-2-脱氧核糖
碱基	腺嘌呤(A)、鸟嘌呤(G)、胞嘧啶(C)、尿嘧啶(U)	腺嘌呤(A)、鸟嘌呤(G)、胞嘧啶(C)、胸腺嘧啶(T)

(二)组成核酸的基本单位——核苷酸

1. 核苷 含氮碱与戊糖通过糖苷键连接形成的化合物称为核苷。其中,戊糖的第1位碳原子(C-1′)与嘌呤碱的第9位氮原子(N-9)或嘧啶碱的第1位氮原子(N-1)相连接,形成核糖核苷或脱氧核糖核苷(图2-10)。

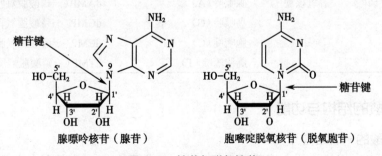

腺嘌呤核苷(腺苷)　　　　胞嘧啶脱氧核苷(脱氧胞苷)

图2-10 核苷与脱氧核苷

2. 核苷酸 核苷中戊糖 C-5′ 上羟基与磷酸通过磷酸酯键连接生成核苷酸,称为 5′-核苷酸。核苷酸分子中含核糖者称为核糖核苷酸;含脱氧核糖者称为脱氧核糖核苷酸(脱氧核苷酸)(图2-11)。

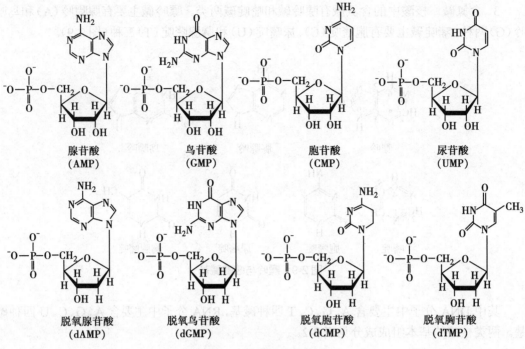

图 2-11 核苷酸的结构式

组成 RNA 的基本单位有 AMP、GMP、CMP、UMP 四种，组成 DNA 的基本单位有 dAMP、dGMP、dCMP、dTMP 四种。组成两类核酸的基本成分和基本单位见表 2-3。

表 2-3 组成两类核酸的基本成分和基本单位

	基本成分			基本单位
	磷酸	戊糖	碱基	核苷酸
RNA	磷酸	核糖	腺嘌呤（A）	AMP（一磷酸腺苷）
			鸟嘌呤（G）	GMP（一磷酸鸟苷）
			胞嘧啶（C）	CMP（一磷酸胞苷）
			尿嘧啶（U）	UMP（一磷酸尿苷）
DNA	磷酸	脱氧核糖	腺嘌呤（A）	dAMP（一磷酸脱氧腺苷）
			鸟嘌呤（G）	dGMP（一磷酸脱氧鸟苷）
			胞嘧啶（C）	dCMP（一磷酸脱氧胞苷）
			胸腺嘧啶（T）	dTMP（一磷酸脱氧胸苷）

二、核酸的结构与功能

（一）核酸的一级结构

核酸分子中，相邻的两个核苷酸之间，前一个戊糖的 C-3′ 上的羟基与后一个核苷酸 C-5′ 上的磷酸脱水缩合形成 3′, 5′- 磷酸二酯键。多个核苷酸可通过磷酸二酯键连接成很长的多核苷酸链，即核酸。链的两端分别称为 5′- 末端和 3′- 末端，5′- 末端通常写在左侧，3′- 末端通常写在右侧。因此，核酸分子具有方向性，通常以 5′ → 3′ 方向为正向（图 2-12）。

目前多核苷酸链常用最简式表示，就是按顺序书写每一核苷酸的含氮碱基，如 5′-A-U-

G-C-U-A-C-U-G-A-C-C-A-U-……-G-G-U-A-C-A-3′。

多核苷酸链中核苷酸的排列顺序称为核酸的一级结构。DNA 的一级结构是指多核苷酸链中脱氧核苷酸的排列顺序。不同的核酸分子中核苷酸的数目和排列顺序千差万别,即不同的核酸其一级结构不同。由于各种核苷酸之间的差别只是碱基的不同,因此,核苷酸的排列顺序也称为碱基的排列顺序。

(二)核酸的空间结构

1. DNA 的空间结构　Watson 和 Crick 根据 DNA 的 X- 射线衍射图及化学分析的结果,于 1953 年提出了 DNA 的二级结构为双螺旋结构的学说。

双螺旋结构的要点如下:

(1) DNA 由两条多核苷酸链组成,这两条链互相平行、方向相反(一条为 5′ → 3′ 走向,另一条为 3′ → 5′ 走向),共同围绕同一中心轴以右手螺旋方式盘旋构成了双螺旋结构(图 2-13)。

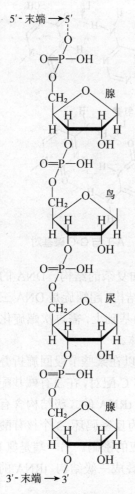

图 2-12　RNA 多核苷酸链片段

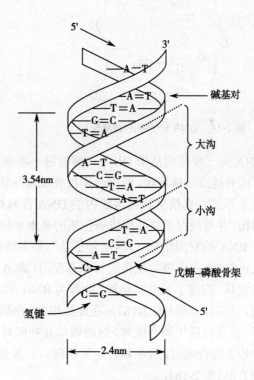

图 2-13　DNA 的双螺旋结构

(2) 两链以磷酸和脱氧核糖为骨架,位于双螺旋的外侧,碱基位于双螺旋内侧,两条链上相对应的碱基按照碱基互补规律,通过氢键形成碱基配对(图 2-14),即 A 与 T 通过两个氢键、G 与 C 通过三个氢键配对(图 2-15)。每一碱基对中的两个碱基称为互补碱基,DNA

分子中的两条链称为互补链。由此可知,只要知道 DNA 分子中一条链的核苷酸排列顺序,就可根据碱基互补规律确定另一条链的核苷酸序列。

(3) 双螺旋的直径为 2nm,碱基平面与中心轴垂直。碱基对之间距离为 0.34nm,每一螺旋内含 10 个碱基对,故螺距为 3.4nm。

(4) DNA 分子中互补碱基之间的氢键和相邻碱基平面之间的碱基堆积力是维持 DNA 双螺旋结构稳定的主要作用力。

双螺旋结构学说具有十分重要的生物学意义,它为生物体内 DNA 功能的研究奠定了科学基础,推动了现代分子生物学的发展。

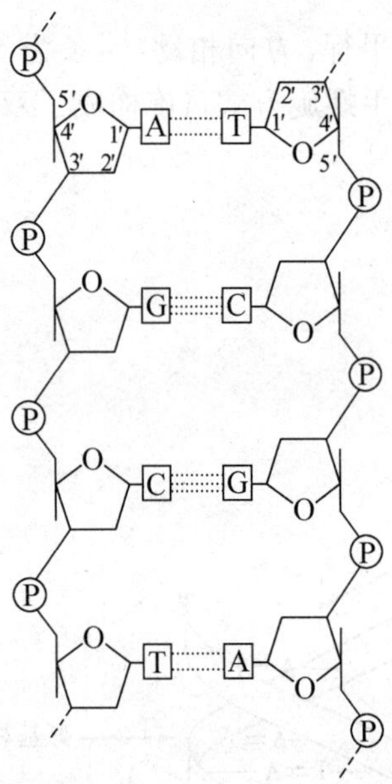

图 2-14 DNA 分子中的碱基配对

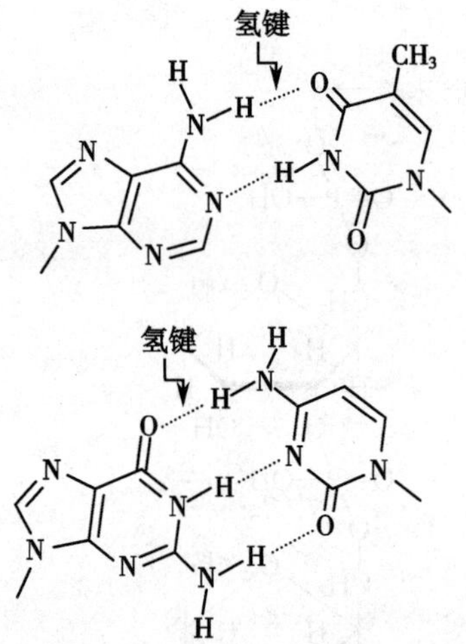

图 2-15 A-T 与 G-C 碱基对

DNA 的三级结构是指 DNA 双螺旋进一步盘曲形成更加复杂的结构。DNA 的双螺旋结构可成开链或闭链环状,经进一步折叠成麻花状的超螺旋结构,超螺旋是 DNA 三级结构的最常见形式。真核生物细胞核内的 DNA 在双螺旋结构的基础上,需再次螺旋化形成超螺旋结构,并与蛋白质共同构成染色质的基本单位——核小体。

2. RNA 的空间结构　RNA 分子是一条多核苷酸链,可以在某些节段回旋折叠形成局部的双链结构,在双链内也可进行碱基配对,即 A 与 U、G 与 C 配对,在没有碱基配对的节段形成突环,构成了发夹状结构,此即为 RNA 的二级结构。tRNA 的二级结构含有 3 个发夹结构,呈三叶草形(图 2-16)。在此结构中,顶端的一环称为反密码环,3 个核苷酸构成反密码子,在蛋白质生物合成时,借助碱基互补配对来识别相应的密码。另一端是氨基酸臂,在蛋白质生物合成时,携带和转运氨基酸。二级结构可再折叠成三级结构,tRNA 的三级结构呈倒 L 形(图 2-16)。

(三) 核酸的功能

1. DNA 的功能　DNA 是遗传的物质基础,是遗传信息的载体。DNA 的功能是储存生命活动的全部遗传信息,决定着细胞和个体的遗传型,是物种保持进化和世代繁衍的物质基础。

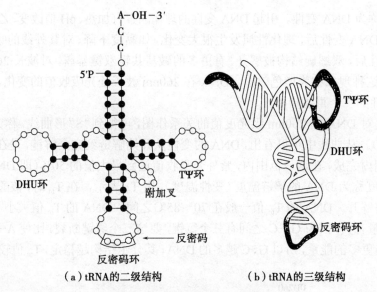

（a）tRNA的二级结构　　　　　（b）tRNA的三级结构

图2-16　tRNA的二级、三级结构

DNA的基本功能一方面是以自身遗传信息序列为模板复制自身,将遗传信息保守地传给后代,称为基因遗传,另一方面是DNA将基因中的遗传信息通过转录传递给RNA,再由RNA作为模板通过翻译指导合成各种有功能的蛋白质,称为基因表达。

2. RNA的功能　根据RNA的功能进行分类。

（1）信使RNA（mRNA）:蛋白质生物合成的直接模板,含量仅占RNA总量的3%,mRNA可在细胞核内转录DNA基因序列信息,自身成为遗传信息载体即信使,并携带至细胞质,指导蛋白质分子的合成。

（2）转运RNA（tRNA）:蛋白质合成过程中作为转运氨基酸的工具,在三类RNA中分子量最小,其功能是作为各种氨基酸的转运载体,在蛋白质合成中起着活化与转运氨基酸的作用。

（3）核糖体RNA（rRNA）:蛋白质合成的场所,在细胞内含量最多,约占RNA总量的80%以上,其功能是与核糖体蛋白组成核糖体,在细胞质为蛋白质提供合成场所,充当"装配机"。核糖体由两个易于解聚的大、小亚基组成,rRNA在蛋白质生物合成中具有重要作用,不同rRNA能与mRNA、tRNA相结合,并促进大小亚基结合。

第四节　核酸的理化性质及应用

一、核酸的一般性质

核酸是分子量很大的生物大分子,具有生物大分子的一般特性。核酸分子既含有酸性的磷酸基,又含有碱基,故为两性电解质。因磷酸基酸性较强,故核酸常显酸性。

核酸中的嘌呤和嘧啶分子都含有共轭双键,使核酸分子对紫外线（波长250~280nm）有强烈的吸收作用,其最大吸收峰在260nm处。这一性质可用于核酸的定性定量分析。

二、核酸的变性与复性

1. 变性　在某些理化因素的作用下,DNA分子中氢键断裂、双螺旋结构松开,形成单链线状结构,称为 DNA 变性。引起 DNA 变性的理化因素有加热、pH 值改变、乙醇、丙酮、尿素、酰胺等。DNA 变性后,理化性质发生很大变化,如黏度下降、对紫外线的吸收增加等。

DNA 变性后,双螺旋结构被解开,有更多的碱基共轭双键暴露,对波长 260nm 的紫外光吸收增强,这种现象称为增色效应。DNA 在 260nm 波长处光吸收值的变化,常作为监测 DNA 是否变性的一个重要指标。

若以温度对 DNA 在 260nm 吸光度值的关系作图,可得到“S”形曲线,称为 DNA 解链曲线(图 2-17)。从曲线中可以看出,DNA 的变性从开始解链到完全解链,是在一个相当狭窄的温度范围内完成,在这一范围内,紫外光吸收值达到最大值的 50%(即 DNA 分子 50% 解链)时的温度称为 DNA 的解链温度(变性温度),用 T_m 表示。在 T_m 时,核酸分子内 50% 的双链结构被解开。DNA 的 T_m 值一般在 70~85℃之间。DNA 的 T_m 值大小与 DNA 分子中 G、C 的含量有关,因为 G—C 之间有三个氢键,要这三个氢键断裂,比使 A—T 之间的两个氢键断裂需更多的能量,所以 G、C 越多的 DNA,其分子结构越稳定,T_m 值较高。

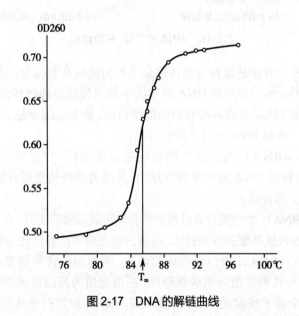

图 2-17　DNA 的解链曲线

2. 复性　变性 DNA 在适宜条件下,两条彼此分开的链经碱基互补可重新形成双螺旋结构,这一过程称为复性。热变性的 DNA 经缓慢冷却即可复性,这一过程也称为退火。复性后的 DNA,其理化性质和生物学活性得到相应恢复。

DNA 复性受温度影响,最适宜的复性温度比 T_m 约低 25℃,这个温度叫做退火温度。复性时,温度只有缓慢降低才能使碱基重新配对而复性,如果将热变性的 DNA 溶液温度骤然降低,则变性的 DNA 分子很难复性,这是因 DNA 分子两条链的碱基来不及配对所致。

三、核酸的分子杂交

分子杂交技术是以核酸的变性与复性为基础的一种技术。不同来源的核酸变性后,合并在一起进行复性,只要它们存在大致相同的碱基互补配对序列,就可形成杂化双链,此过程叫做杂交。杂交分子可以是不同来源的 DNA 与 DNA、DNA 与 RNA 或 RNA 与 RNA。

分子杂交技术可以确定不同核酸之间是否具有同源性(相同的碱基序列)。用核素标记一个已知序列的寡核苷酸（是指二至十个甚至更多个核苷酸残基以磷酸二酯键连接而成的线性多核苷酸片段），与待测 DNA 单链混合在一起，如寡核苷酸与待测 DNA 单链能进行杂交反应，就可确定待测 DNA 含有与寡核苷酸相同的序列，具有同源性，这种被标记的寡核苷酸，叫做 DNA 探针。杂交和探针技术对核酸结构和功能的研究，对遗传性疾病的诊断、亲缘关系的鉴定、物种进化的分析，以及对肿瘤病因学及基因工程的研究等方面已有比较广泛的应用。

本章小结

蛋白质是生物大分子，是生命活动的物质基础。组成蛋白质的元素主要有碳、氢、氧、氮、硫等，其中氮的含量比较恒定，平均为 16%。

蛋白质的基本组成单位是氨基酸，组成人体蛋白质的 20 种氨基酸除甘氨酸外都是 L-α- 氨基酸。氨基酸有中性氨基酸、酸性氨基酸和碱性氨基酸。蛋白质结构包含蛋白质的一级结构和二、三、四级结构，二级结构的主要形式是 α- 螺旋和 β- 折叠。蛋白质的结构包含蛋白质的一级结构和二、三、四级结构，二级结构的主要形式是 α- 螺旋和 β- 折叠。蛋白质的结构与功能密切相关，遗传物质（DNA）异常导致蛋白质一级结构改变而引起其生物学功能改变的遗传病称为分子病。蛋白质具有两性电离和等电点、胶体性质、变性、紫外吸收性质及呈色反应等理化性质。蛋白质颗粒表面的水化膜和相同电荷是蛋白质稳定存在的两个重要因素，若去除这两因素，蛋白质即可发生沉淀。多种理化因素可导致蛋白质变性，蛋白质变性在医学实践中具有重要意义。

核酸是生物体内重要的高分子化合物，它分为 DNA 和 RNA 两大类。DNA 主要分布在核内，它是遗传的物质基础。RNA 主要分布在胞质，它与蛋白质生物合成密切相关。RNA 可分为 mRNA、tRNA 和 rRNA 三种。

核酸主要由 C、H、N、O 和 P 组成，其基本组成单位是核苷酸。DNA 分子中主要含有 A、G、C 和 T 四种碱基，RNA 分子中主要含有 A、G、C 和 U 四种碱基，DNA 两条链之间具有 A-T、G-C 碱基配对关系，RNA 的碱基配对关系为 A-U、G-C。核酸具有基本结构和空间结构，DNA 的二级结构为双螺旋结构，tRNA 的二级结构为三叶草形结构。DNA 的基本功能是决定生物遗传信息复制和基因转录的模板，RNA 的功能主要是参与蛋白质生物合成。核酸具有多种重要理化性质，其中紫外吸收特性被广泛用来对核酸、核苷酸等进行定性定量分析。在某些理化因素作用下核酸可发生变性，并在一定条件下复性，以变性与复性为基础建立的分子杂交技术在基因研究及临床诊断等方面有广泛应用。

（姚德欣）

 思考题

1. 蛋白质和核酸的元素组成、基本组成单位各是什么？
2. 蛋白质有哪些重要的理化性质？这些理化性质有何实际应用？
3. 什么是蛋白质的一、二、三、四级结构？维持各级结构的化学键有哪些？
4. 试比较 DNA 与 RNA 在组成成分及生理功能上的异同。

第三章　酶

　　生物体是由有序的、连续的化学分子所构成，同时这些化学分子发生由酶所催化的有规律的、可调节的化学变化，即新陈代谢。酶是活细胞产生的、具有高度特异性和高度催化效率的蛋白质，是极为重要的生物催化剂，与一般催化剂相比，高效性和特异性是其基本特点，同时还具有可调节性、敏感性和温和性等特点。酶与医学的关系非常密切，酶的异常是导致许多疾病发生的原因，在疾病的诊断和治疗上也有酶的应用。

第一节　酶的分子结构、功能与作用机制

一、酶的分子组成

　　大多数酶的化学本质是蛋白质，根据其化学组成不同可分为单纯酶（simple enzyme）和结合酶（conjugated enzyme）两大类。

　　1. 单纯酶　　单纯酶是由氨基酸组成的单纯蛋白质。如淀粉酶、蛋白酶、核糖核酸酶等水解酶都属于单纯酶。此类酶的活性仅由蛋白质的结构决定。

　　2. 结合酶　　结合酶由蛋白质和非蛋白质两部分组成。如乳酸脱氢酶、转氨酶、羧化酶等均属于结合酶类。结合酶中的蛋白质部分称为酶蛋白（apoenzyme），非蛋白质部分称为辅助因子（cofactor）。酶蛋白与辅助因子以共价键或非共价键结合成具有催化活性的全酶（holoenzyme）。酶蛋白和辅助因子单独存在时均无活性，只有构成全酶才有活性。结合酶的催化功能是由酶蛋白和辅助因子两部分共同决定的。

酶蛋白　＋　辅助因子　＝　全酶

（无活性）　　（无活性）　　（有活性）

　　根据辅助因子与酶蛋白结合的紧密程度不同，将其分为辅酶和辅基。与酶蛋白结合疏松，经透析或超滤能与酶蛋白分离的辅助因子称为辅酶（coenzyme）。与酶蛋白结合紧密，经透析或超滤不能与酶蛋白分开的辅助因子称为辅基（prosthetic group）。酶促反应的特异性是由酶蛋白决定的，而辅助因子则决定酶促反应的性质。

辅助因子的化学本质有两类。一类是金属离子,如 K^+、Mg^{2+}、Zn^{2+}、Cu^{2+}、Fe^{2+} 等。金属离子在酶促反应中起多种作用,如稳定酶分子构象,或在酶与底物间起连接作用等。另一类是低分子有机物,主要是 B 族维生素或其衍生物(表 3-1),在酶促反应中起传递电子、原子和化学基团的作用。

表 3-1　含 B 族维生素的辅酶或辅基

辅酶或辅基	维生素	主要功能	结合酶举例
焦磷酸硫胺素(TPP)	维生素 B_1	脱羧	α- 酮酸氧化脱氢酶系
黄素单核苷酸(FMN)	维生素 B_2	递氢	黄酶
黄素腺嘌呤二核苷酸(FAD)	维生素 B_2	递氢	琥珀酸脱氢酶
烟酰胺腺嘌呤二核苷酸(NAD^+)	维生素 PP	递氢	乳酸脱氢酶
烟酰胺腺嘌呤二核苷酸磷酸($NADP^+$)	维生素 PP	递氢	6- 磷酸葡萄糖脱氢酶
磷酸吡哆醛、磷酸吡多胺	维生素 B_6	转移氨基	丙氨酸氨基转移酶
辅酶 A(HS-CoA)	泛酸	转移酰基	酰基转移酶
四氢叶酸(FH_4)	叶酸	转移一碳单位	一碳单位转移酶
甲基钴胺素	维生素 B_{12}	转移甲基	N^5-CH_3-FH_4 转移酶

二、必需基团与活性中心

1. 必需基团　酶分子中存在许多功能基团,其中与酶活性密切相关的基团称为酶的必需基团(essential group)。常见的必需基团有半胱氨酸残基的巯基、组氨酸残基的咪唑基、丝氨酸残基的羟基及酸性氨基酸残基的羧基等。这些必需基团在酶蛋白的一级结构上可能相距较远,但在肽链盘绕、折叠形成空间结构时彼此靠近,相对集中在一起形成具有特定空间构象的区域,此区域能与底物特异性结合,并将底物转化为产物,该区域称为酶的活性中心(active center)。对于结合酶来说,辅酶与辅基也可参与活性中心的组成。

另外,酶活性中心外还有些化学基团可以维持酶的空间结构而使酶保持活性,这些基团称为活性中心外的必需基团。

2. 酶的活性中心　在酶的分子结构中,能够结合、并能催化底物为产物的区域,称为酶的活性中心。酶活性中心内的必需基团分为结合基团(binding group)与催化基团(catalytic group)两种。结合基团与底物结合,形成酶 - 底物复合物,它决定酶对底物的选择性即酶的特异性;催化基团影响底物中某种化学键的稳定性,使原来的化学键断裂并形成新的化学键,底物转变成产物。有些必需基团兼有结合和催化两方面的功能。

酶的活性中心并不是酶的结构中心,它通常位于酶分子表面,或为凹陷,或为裂隙(图 3-1)。不同的酶有不同的活性中心,它是酶具有特异性的结构基础。活性中心是酶催化的关键部位,如果被其他物质占领或受到破坏,酶则失去活性。

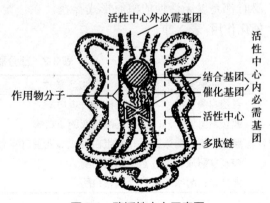

活性中心外必需基团

活性中心内必需基团

结合基团
催化基团

作用物分子

活性中心

多肽链

图 3-1　酶活性中心示意图

三、酶原及其激活

1. 酶原　有些酶在细胞内合成或初分泌时，是没有活性的，这种无活性的酶前体称为酶原（zymogen）。如胃肠道的蛋白酶、血液中参与凝血过程的酶类、免疫系统的补体等在初分泌时都是以酶原的形式存在的。这些酶原之所以没有活性，是因为其活性中心未形成或被掩盖。

2. 酶原的激活　酶原在一定条件下，通过水解一个或几个肽键，除去一个或几个肽段，从而暴露或形成活性中心，就转变成有活性的酶，这个过程称为酶原的激活（zymogen activation）。可见，酶原激活的实质就是活性中心暴露或形成的过程。如胰蛋白酶原在胰腺细胞内合成和初分泌时，是没有活性的胰蛋白酶原，分泌到小肠后，在肠激酶的作用下，从N-端水解掉一个六肽，酶分子的空间构象发生改变，形成活性中心，胰蛋白酶原即可激活转变为胰蛋白酶，如图3-2所示。

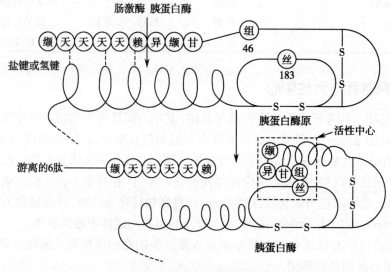

图3-2　胰蛋白酶原的激活

消化道的蛋白酶如胃蛋白酶、胰凝乳蛋白酶、胰蛋白酶、弹性蛋白酶、羧基肽酶在初分泌时都是以无活性的酶原形式存在。在一定条件下被激活，转变成有活性的酶，才能发挥催化作用（表3-2）。

表3-2　部分酶原的激活过程

酶原	激活条件	激活的酶	水解下的片段
胃蛋白酶原	盐酸或胃蛋白酶	胃蛋白酶	六个多肽片段
胰蛋白酶原	肠激酶或胰蛋白酶	胰蛋白酶	一个六肽
胰凝乳蛋白酶原	胰蛋白酶或凝乳蛋白酶	凝乳蛋白酶	两个二肽
羧基肽酶原A	胰蛋白酶	羧基肽酶A	几个碎片
弹性蛋白酶原	胰蛋白酶	弹性蛋白酶	几个碎片

3. 酶原及其激活的生理意义　一方面它保证合成酶的细胞本身不受蛋白酶的消化破坏，另一方面使它们在特定的生理条件和规定的部位受到激活并发挥其生理作用。如组织

或血管内膜受损后激活凝血因子，参与凝血过程；胃主细胞分泌的胃蛋白酶原和胰腺细胞分泌的凝乳蛋白酶原、胰蛋白酶原、弹性蛋白酶原等分别在胃和小肠激活成相应的活性酶，促进食物蛋白质的消化就是明显的例证。特定肽键的断裂所导致的酶原激活在生物体内广泛存在，是生物体的一种重要的调控酶活性的方式。如果酶原的激活过程发生异常，将导致一系列疾病的发生。出血性胰腺炎的发生就是由于蛋白酶原在未进小肠时就被激活，激活的蛋白酶水解自身的胰腺细胞，导致胰腺出血、肿胀。

四、同工酶

同工酶（isoenzyme）是指能催化相同的化学反应，但酶蛋白的分子结构、理化性质乃至免疫学特性不同的一组酶。同工酶是长期进化过程中基因分化的产物，可由不同的基因或等位基因编码。目前已发现有几百种同工酶，如乳酸脱氢酶、核糖核酸酶、胆碱酯酶、肌酸磷酸激酶等。同工酶存在于同一种属或同一机体的不同组织，甚至在同一组织细胞的不同亚细胞结构中。

同工酶由多亚基组成，这些亚基可能相同也可能不同。同工酶因组成的亚基种类或比例不同，功能也有所不同。例如乳酸脱氢酶是由两种亚基组成的四聚体。两种亚基即骨骼肌型（M 型）和心肌型（H 型）。两种亚基以不同比例可组成五种四聚体：LDH_1（H_4）、LDH_2（H_3M_1）、LDH_3（H_2M_2）、LDH_4（H_1M_3）、LDH_5（M_4）（文末彩图 3-3）。电泳时它们都移向正极，其电泳速度由 LDH_1 到 LDH_5 依次递减。各种 LDH 同工酶在不同组织中的含量不同，在一定程度上决定了不同的组织具有不同的代谢特点。心肌中以 LDH_1 较为丰富，肝脏和骨骼肌中含 LDH_5 较多。在心肌 LDH_1 以催化乳酸脱氢酶生成丙酮酸为主，在肝脏和骨骼肌中 LDH_5 以催化丙酮酸还原为乳酸为主。

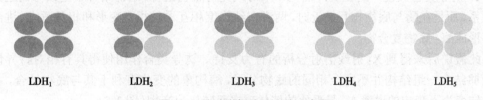

图 3-3　乳酸脱氢酶同工酶示意图

当组织病变时，可能有某种特殊的同工酶释放到血液中，形成特殊的同工酶谱。因此在临床生化检验中，通过检测病人血清中同工酶的电泳图谱，可以辅助诊断哪些组织细胞发生病变。例如，心肌受损病人血清 LDH_1 含量上升，肝细胞受损病人血清 LDH_5 含量增高。

第二节　酶促反应及其影响因素

一、酶促反应机制

（一）酶比一般催化剂更有效地降低反应的活化能

化学反应中，底物由非活化分子转变成活化分子所需的能量称为活化能（activation energy）。反应所需的活化能越小，反应速度就越快。酶与一般化学催化剂相比，能更有效、显著的降低反应所需的活化能，故其催化效率极高，能大幅度加快反应速度（图 3-4）。

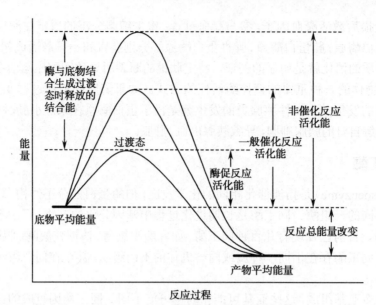

图 3-4 酶降低反应活化能示意图

（二）酶与底物结合形成中间产物

酶催化底物反应时，必须首先与底物结合形成不稳定的 ES 这一过渡性中间产物，改变了反应的途径，从而降低反应的活化能，加快反应的速度。酶与底物结合的过程是释能反应，释放的结合能是降低反应活化能的主要能量来源。酶活性部位的结合基团能否有效地与底物结合，并将底物转化为过渡态，是酶能否发挥其催化作用的关键。

1. 诱导契合假说　酶在发挥催化作用前须先与底物结合，这种结合不是锁与钥匙的机械关系，而是在酶与底物相互接近时，两者在结构上相互诱导相互变形和相互适应，进而结合并形成酶 - 底物复合物。

此假说后来得到 X- 射线衍射分析的有力支持。诱导契合作用使得具有相对特异性的酶能够结合一组结构并不完全相同的底物分子，酶构象的变化有利于其与底物结合，并使底物转变为不稳定的过渡态，易受酶的催化攻击而转化为产物（图 3-5）。

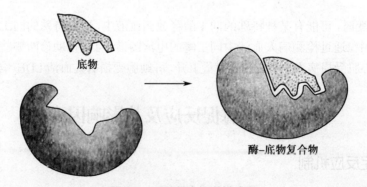

图 3-5　诱导契合假说模式图

2. 邻近效应与定向排列　在两个以上底物参加的反中，底物之间必须以正确的方向相互碰撞，才有可能发生反应。酶在反应中将诸底物结合到酶的活性中心，使它们相互接近并形成有利于反应的正确定向关系（图3-6）。这种邻近效应与定向排列实际上是将分子间的反应变成类似于分子内的反应，从而提高反应速率。

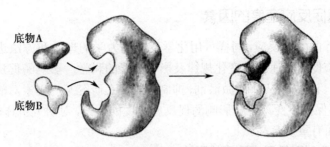

图3-6 邻近效应与定向排列模式图

3. 表面效应 酶的活性中心多形成疏水"口袋"，这样就造成一种有利于酶与其特定底物结合并催化其反应的环境。酶促反应在此疏水环境中进行，使底物分子脱溶剂化，排除周围大量水分子对酶和底物分子中功能基团的干扰性吸引和排斥，防止水化膜的形成，利于底物与酶分子的密切接触和结合，这种现象称为表面效应（图3-7）。

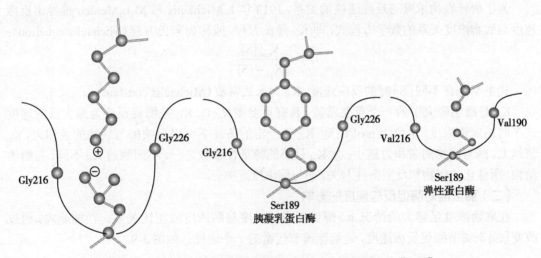

图3-7 胰蛋白酶、胰凝乳蛋白酶和弹性蛋白酶活性中心"口袋"

（三）酶的多元催化作用

1. 酸-碱化作用 酶分子所含有的多种功能基团具有不同的解离常数，即解离程度有差异。酶活性中心上有些基团是质子供体（酸），有些基团是质子受体（碱）。这些基团参与质子的转移，使反应速率提高$10^2 \sim 10^5$倍，称为酸-碱化作用。

2. 亲核催化和亲电子催化作用 亲核催化是酶活性中心亲核基团（如丝氨酸蛋白酶的Ser-OH、巯基酶的Cys-SH、谷氨酰胺合成酶的Tyr-OH等）释出的电子攻击过渡态底物上具有部分正电性的原子或基团，形成瞬时共价键，底物被激活。

亲电催化是酶活性中心内亲电子基团与富含电子的底物形成共价键。由于酶分子的氨基酸侧链缺乏有效的亲电子基团，常常需要缺乏电子的辅助因子的参加。

实际上许多酶促反应涉及多种催化机制的参与，共同完成催化反应。例如，胰凝乳蛋白酶195位的丝氨酸残基上-OH是催化基团，此-OH的氧原子含有未配对电子，在57位组氨酸残基碱催化的帮助下,对肽键进行亲核攻击,使其断裂。胰凝乳蛋白酶与肽链羧基侧形成共价的酰基酶,后者再水解生成游离的酶。

二、影响酶促反应速度的因素

生物体内进行的酶促反应,同样可用化学反应动力学的理论和方法进行研究。酶促反应动力学是研究酶促反应速度的变化规律及影响因素的科学。影响酶促反应速度的因素有底物浓度、酶浓度、温度、酸碱性、激活剂、抑制剂等。在研究某一因素对酶促反应速度的影响时,其他因素要保持不变。了解影响酶促反应速度的因素,对研究机体的物质代谢、药物作用的机制等方面有重要意义。

(一)底物浓度对酶促反应速度的影响

在[E]、pH、温度等条件不变的情况下,[S]与V的关系呈矩形双曲线(rectangular hyperbola),如图3-8。

该曲线表明,当[S]很低时,V随[S]的增加迅速增加,二者成正比,表现为一级反应;随着底物浓度的升高,反应速度也增加,但不呈正比的增加;当底物浓度足够大时,反应速度不再随底物浓度的增加而改变,表现为零级反应,此时的反应速度为最大反应速度。

为了解释底物浓度与反应速度的关系,1913年 L.Michaelis 与 M.L.Menten 推导出反应速度与底物浓度关系的数学方程式,即米-曼氏方程,或称为米氏方程(Michaelis equation):

$$V = \frac{V_{max}[S]}{K_m + [S]}$$

式中 V 是在不同[S]时的反应速度,K_m 为米式常数(Michaelis constant)。

K_m 是酶学研究中的一个重要常数,具有重要意义:① K_m 是酶促反应为最大反应速度一半时的底物浓度,单位为 mol/L;② K_m 在一定的条件下可以反映酶与底物的亲和力,K_m 值越大,酶与底物的亲和力越小;③ K_m 是酶的特征性常数之一,不同酶的 K_m 不同,与酶的结构、所催化的底物和反应条件有关,而与酶浓度无关。

(二)酶浓度对酶促反应速度的影响

在底物浓度足够大的情况下,酶促反应的速度与酶浓度成正比关系。在细胞内,通过改变[E]来调节酶促反应速度,是细胞调节代谢的一个途径。如图3-9。

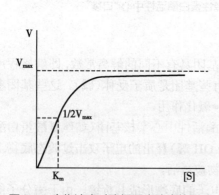

图3-8 底物浓度对酶促反应速度的影响

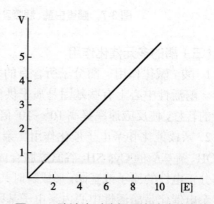

图3-9 酶浓度对酶促反应速度的影响

(三)温度对酶促反应速度的影响

温度对酶促反应速度具有双重影响。一方面,酶促反应和一般化学反应一样,升高温度可促进底物分子的热运动,增加其有效碰撞,加快反应速度。一般情况下,温度每增高10℃,酶促反应的速度可加快1～2倍。另一方面,酶是蛋白质,具有蛋白质的一切属性,温度过高会使酶开始变性,甚至完全变性,此时酶促反应的速度随温度的升高反而降低。酶活性最大,反应速度最快时的温度称为最适温度(图3-10)。

最适温度不是酶的特征性常数,它与反应时间及其他反应条件有关。酶可以短时间内耐受较高的温度,如果延长反应时间,最适温度降低。

(四)pH对酶促反应速度的影响

酶是蛋白质,具有两性电离的特性。在不同的pH条件下,酶的可电离基团呈现不同的解离状态。另外,底物和辅助因子也可因pH的改变影响其解离状态。只有当酶、底物、辅助因子的可电离基团的电离状态,是它们之间结合的最佳状态时,酶的活性最大,酶促反应的速度最快,此时的pH是酶的最适pH(图3-11)。每一种酶都有其各自的最适pH,体内大多数酶的最适pH都接近中性,也有少数例外。如胃蛋白酶的最适pH为1.8,精氨酸酶为9.8。

偏离最适pH,不论pH是升高还是降低,都会影响酶、底物、辅助因子的可电离基团的电离状态,妨碍它们之间的结合,使酶活性降低,反应速度变慢。酶的最适pH也不是酶的特征性常数。

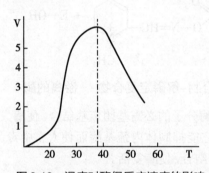

图3-10 温度对酶促反应速度的影响

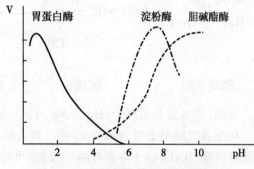

图3-11 pH对酶促反应速度的影响

(五)激活剂对酶促反应速度的影响

使酶从无活性到有活性或者使酶活性增加的物质称为酶的激活剂。在化学本质上,激活剂包括金属离子、阴离子和小分子有机物。如:Mg^{2+}是多种激酶和合成酶的激活剂,Cl^-是唾液淀粉酶的激活剂,胆汁酸盐是胰脂肪酶的激活剂。激活剂可分为必需激活剂和非必需激活剂两类。

1.必需激活剂 使酶由无活性变为有活性的激活剂称为必需激活剂。必需激活剂对酶促反应是不可缺少的,大多为金属离子,如果缺乏这些金属离子,酶无活性。

2.非必需激活剂 有一些酶,激活剂不存在时仍有一定的催化活性,但催化效率较低,加入激活剂后,酶的催化活性显著提高,此种酶的激活剂称为非必需激活剂。许多有机化合物类激活剂都属此类。

(六)抑制剂对酶促反应速度的影响

使酶催化活性下降但不引起酶蛋白变性的物质称为酶的抑制剂(inhibitor,I)。抑制剂对酶的抑制作用是有选择性的,一种抑制剂通常只能抑制一类或几类酶。无选择的引起酶蛋白变性失活的理化因素则不属于抑制剂范畴。

抑制剂与酶结合的方式不同、牢固程度也不同，产生的抑制作用亦不同。据此抑制作用可分为不可逆性抑制和可逆性抑制。

1. 不可逆性抑制 抑制剂与酶分子中的必需基团以共价键结合，使酶活性丧失，不能用透析、超滤等方法去除抑制剂，这种抑制作用称为不可逆性抑制（irreversible inhibition）。这时抑制剂与酶结合是不可逆反应。大多数毒物中毒的机制都属于不可逆性抑制作用。这种抑制作用只能靠某些药物来解除，从而使酶恢复活性。

例如，农药有机磷杀虫剂（敌百虫、敌敌畏、对硫磷等）能专一性的使胆碱酯酶等羟基酶活性中心的羟基（-OH）磷酰化而使酶失去活性。胆碱酯酶催化乙酰胆碱水解，有机磷杀虫剂中毒时，胆碱酯酶活性受到抑制，胆碱能神经末梢分泌的乙酰胆碱不能及时水解，引起胆碱能神经兴奋性增强，表现出一系列中毒症状。临床上常采用碘解磷定（解磷定）治疗有机磷杀虫剂的中毒。

$$\underset{\text{有机磷杀虫剂}}{\begin{matrix}R_1O\\R_1O\end{matrix}\!P\!\begin{matrix}=O\\O-X\end{matrix}} + \underset{\text{胆碱酯酶}}{E\!-\!OH} \longrightarrow \underset{\text{磷酰化酶}}{\begin{matrix}R_1O\\R_1O\end{matrix}\!P\!\begin{matrix}=O\\O-E\end{matrix}} + X\!-\!OH$$

磷酰化酶　　　　　解磷定　　　　有机磷化合物–解磷定复合物　　游离的酶

又如，某些重金属离子（Hg^{2+}、Ag^+、Pb^{2+}、As^{3+}）可与酶分子的必需基团巯基结合，使酶失活。化学毒气路易士气（lewisite）是一种含砷化合物，它能抑制体内巯基酶而使人畜中毒。二巯基丙醇（BAL）分子中含有两个巯基，可与这些毒物结合，使酶复活。

$$酶\!\!\begin{matrix}\text{SH}\\\text{SH}\end{matrix} + Pb^{++}(Hg^{++}\text{或}Cu^{++}) \longrightarrow 酶\!\!\begin{matrix}\text{S}\\\text{S}\end{matrix}\!Pb^{++}(Hg^{++}\text{或}Cu^{++})+2H^+$$

二巯基丁二酸

2. 可逆性抑制 抑制剂与酶或酶-底物复合物以非共价键结合，使酶活性降低，用透析或超滤的方法可除去抑制剂，这种抑制作用称为可逆性抑制（reversible inhibition）。可逆性抑制常见的有竞争性抑制和非竞争性抑制。

（1）竞争性抑制：抑制剂与酶作用的底物结构相似，可与底物竞争性结合酶的活性中心，阻碍酶与底物结合而使酶的活性降低，这种抑制作用称为竞争性抑制（competitive inhibition）。抑制剂和底物对游离酶的结合有竞争作用，互相排斥，已结合底物的 ES 复合体，不能再结合 I。同样已结合抑制剂的 EI 复合体，不能再结合 S，从而产生了抑制（文末彩图3-12）。

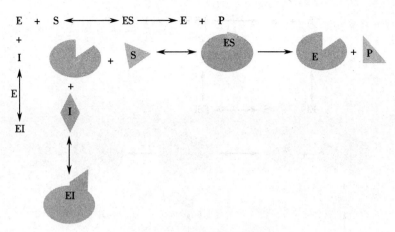

图3-12 竞争性抑制的机制

竞争性抑制作用的强弱取决于抑制剂浓度与底物浓度的比值。因此通过增加底物浓度可以使竞争性抑制作用减弱甚至解除，这是竞争性抑制的重要特征。

有些药物的作用原理属于酶的竞争性抑制。例如磺胺类药物就是通过竞争性抑制作用抑制细菌生长的。细菌不能直接利用环境中的叶酸，而是利用对氨基苯甲酸（PABA）、二氢蝶呤和谷氨酸在二氢叶酸合成酶的作用下，合成二氢叶酸（FH_2），后者在二氢叶酸还原酶的作用下进一步还原生成四氢叶酸（FH_4）。FH_4 是一碳单位的载体，是细菌合成核苷酸、核酸不可缺少的原料。磺胺药与 PABA 结构相似，是二氢叶酸合成酶的竞争性抑制剂，阻碍细菌体内 FH_2 及 FH_4 的合成，进而干扰细菌核苷酸、核酸的合成，使细菌不能生长繁殖。由于竞争性抑制的特点，临床使用磺胺药物时首剂加倍，以后按时服药，以保持较高的血药浓度来增加抑制剂的作用，能更好地发挥磺胺药的抗菌作用。

NH_2—〈苯环〉—COOH　　　NH_2—〈苯环〉—SO_2NHR

　　对氨基苯甲酸　　　　　　　　磺胺药

$$
\begin{matrix}
\text{对氨基苯甲酸} \\
\text{二氢蝶呤} \xrightarrow[\text{磺胺药}(-)]{\text{二氢叶酸合成酶}} \text{二氢叶酸} \xrightarrow[\text{TMP}(-)]{\text{二氢叶酸合成酶}} \text{四氢叶酸} \\
\text{谷氨酸}
\end{matrix}
$$

（2）非竞争性抑制：抑制剂与底物的结构不相似，与酶活性中心外的必需基团结合，抑制酶活性，这种抑制作用称为非竞争性抑制（non-competitive inhibition）。这时抑制剂和底物之间无竞争关系，抑制剂与酶的结合不影响底物与酶的结合，底物与酶的结合也不影响抑制剂与酶的结合，但酶-底物-抑制剂复合物（ESI）不能释放出产物，从而产生了抑制（文末彩图3-13）。

非竞争性抑制的强弱仅取决于抑制剂的浓度。因此增加底物浓度不能使非竞争性抑制作用减弱或解除，这是不同于竞争性抑制的重要特征。

（3）反竞争性抑制作用：反竞争性抑制作用比较少见，抑制剂不能与处于自由状态下的酶结合，而只能和酶-底物复合物（ES）结合，在酶促反应动力学上表现为 V_{max} 和 K_m 值都变小（文末彩图3-14）。这种抑制作用可能发生在多亚基酶中。

$$E + S \longleftrightarrow ES \longrightarrow E + P$$

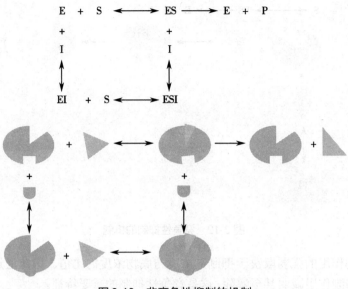

图 3-13 非竞争性抑制的机制

$$E + S \longleftrightarrow ES \longrightarrow E + P$$

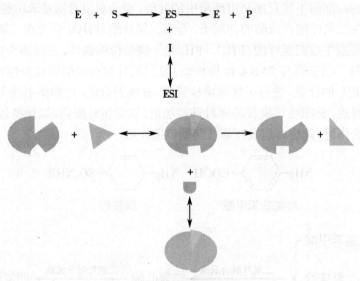

图 3-14 反竞争性抑制的机制

第三节 物质代谢调节

代谢调节普遍存在于生物界,既是生命现象所特有的一个基本特征,也是进化过程中逐步形成的一种适应能力,进化程度愈高的生物其代谢调节方式愈复杂愈精细。通过细胞内代谢物浓度的变化,对酶的活性及含量进行调节的作用方式,称为细胞水平的代谢调节;内分泌器官或细胞分泌的激素对其他细胞发挥代谢调节的作用方式,称为激素水平的代谢调节;在中枢神经系统的控制下,通过神经纤维及神经递质对靶细胞直接发生影响,或通过某些激素的分泌来调节靶细胞的代谢及功能,并通过各种激素的互相协调而对机体代谢进行综合调节,称为整体水平的代谢调节。

一、细胞水平的调节

（一）酶的区域性分布

物质代谢途径是由一系列酶促反应组成,有关酶类常常组成酶体系,分布于细胞的某一区域或亚细胞结构中。例如:糖酵解酶系、磷酸戊糖途径酶系、糖原合成及分解酶系、脂肪酸合成酶系均存在于胞质中,三羧酸循环酶系、氧化磷酸化酶系、脂肪酸 β- 氧化酶系则分布于线粒体,而核酸合成酶系绝大部分集中于细胞核内。

各种物质代谢的酶在细胞内的区域性分布,使得有关代谢途径分别在细胞的不同区域内进行,各种物质代谢途径互不干扰,从而保证代谢的高效进行。例如脂肪酸的合成是以乙酰辅酶 A 为原料在胞质内进行,而脂肪酸 β- 氧化生成的乙酰辅酶 A 则是在线粒体内进行。

（二）关键酶的调节

细胞内某一代谢途径的方向和速度是由其中一个或几个酶的活性所决定的,这些决定代谢方向和调节代谢速度的酶称为调节酶或关键酶。如 6- 磷酸果糖激酶 -1 是糖酵解途径的关键酶之一,乙酰辅酶 A 羧化酶是脂肪酸合成的关键酶。关键酶所催化的反应具有下述特点:①催化的反应速度最慢,因此又称为限速酶,它的活性决定整个代谢途径的总速度;②催化的反应为不可逆反应或非平衡反应,因此它的活性决定整个代谢途径的方向;③这类酶的活性除受底物控制外,还受多种代谢物或效应剂的调节。

细胞水平代谢调节主要是通过调节关键酶活性,按调节效应的快慢分为快速调节及迟缓调节两类。快速调节在数秒及数分钟内即可发生,是通过改变酶的分子结构,从而改变其活性来调节酶促反应速度,分为别构调节及化学修饰调节两种。迟缓调节则是通过对酶蛋白分子的合成或降解以改变细胞内酶的含量,从而调节酶促反应速度,一般需数小时或几天才能实现。

1. 别构调节 别构调节在生物界普遍存在,是一种较常见的快速调节。别构效应剂或是酶的底物、酶体系的终产物、或其他小分子代谢物,其在细胞内的浓度改变能灵敏地反映代谢途径的强度和能量供求情况,从而改变关键酶构象和酶活性,调节物质代谢的强度、方向以及细胞内能量的供需平衡。

别构调节的生理意义如下:①通过别构调节可使代谢物的生成不致过多。代谢途径终产物常可使催化该途径起始反应的酶受到抑制,即反馈抑制。这类抑制多为别构抑制,例如长链脂肪酸可反馈抑制异柠檬酸脱氢酶,从而抑制三羧酸循环的速率。②通过别构调节可节约能量。例如 G-6-P 抑制糖原磷酸化酶以阻断糖酵解及糖的氧化,使 ATP 不致产生过多,造成浪费;同时 G-6-P 又激活糖原合酶,使多余的磷酸葡萄糖合成糖原,能量得以有效储存。③别构调节可使不同代谢途径相互协调。例如柠檬酸既可别构抑制磷酸果糖激酶 -1,又可别构激活乙酰辅酶 A 羧化酶,使多余的乙酰辅酶 A 合成脂肪酸。

2. 化学修饰调节 在化学修饰调节中磷酸化与脱磷酸最为多见。酶蛋白分子中丝氨酸、苏氨酸及酪氨酸的羟基是磷酸化修饰的位点。在蛋白激酶的催化下,由 ATP 提供磷酸基和能量,酶蛋白进行磷酸化反应;而脱磷酸则是由磷蛋白磷酸酶催化的水解反应。

化学修饰调节的特点如下:①酶一般具有活性(或高活性)和无活性(或低活性)两种形式,且在不同酶的催化下发生互相转变,催化互变反应的酶在体内又受其他调节因素如激素的控制;②发生了共价键的变化;③调节过程是酶促反应,有级联放大效应;④是体内调节酶活性经济而有效的方式。

3. 酶量的调节

（1）酶蛋白合成的诱导与阻遏：通常将加速酶合成的化合物称为酶的诱导剂,减少酶合成的化合物称为酶的阻遏剂。酶的底物、产物、激素或药物均可影响酶的合成：①底物对酶合成的诱导,如尿素循环的酶可受食入蛋白质增多而诱导其合成增加；②产物对酶合成的阻遏,如 HMGCoA 还原酶是胆固醇合成的关键酶,肝中该酶的合成可被胆固醇阻遏；③激素对酶合成的诱导,如胰岛素能诱导糖酵解和脂肪酸合成途径中关键酶的合成,糖皮质激素则能诱导糖异生关键酶的合成；④很多药物和毒物可诱导、加速肝细胞微粒体中单加氧酶或其他一些药物代谢酶的合成,从而使药物失活,具有解毒作用。然而,这也是引起耐药现象的原因。如苯巴比妥可诱导、加速单胺氧化酶的合成,加速自身降解,引起耐药性。

（2）酶蛋白降解：由于细胞蛋白水解酶主要存在于溶酶体中,能改变蛋白水解酶活性或影响蛋白酶从溶酶体释出速度的因素,都可影响酶蛋白的降解速度。

二、激素水平的调节

激素作用的一个重要特点就是表现出较高的组织特异性和效应特异性,即不同的激素作用于不同的组织产生不同的生物学效应。激素之所以能对特定的组织或细胞（即靶组织或靶细胞）发挥作用,是由于该组织或细胞存在着能特异识别和结合相应激素的受体。当激素与靶细胞受体结合后,能将激素的信号跨膜传递入细胞内,转化为一系列细胞内的化学反应,最终表现出激素的生物学效应。

三、整体水平的调节

机体还可通过神经系统及神经体液途径,对机体的生理功能及物质代谢进行调节,适应内外环境的变化,维持内环境的相对恒定。现以饥饿及应激为例说明激素的整体水平调节。

（一）饥饿

昏迷、食管及幽门梗阻等病理状态或特殊情况下不能进食时,若不能及时治疗或补充食物,则机体物质代谢在整体调节下发生一系列的改变。

1. 短期饥饿 不进食 1～3 天以后,肝糖原显著减少,血糖趋于降低,引起胰岛素分泌减少和胰高血糖素分泌增加。

（1）肌肉蛋白质分解加强：释放入血的氨基酸量增加,肌肉蛋白质分解的氨基酸大部分转变为丙氨酸和谷氨酰胺释放入血液循环。

（2）糖异生作用增强：饥饿 2 天后,肝糖异生明显增加,此时肝糖异生速度约为 150g/d 葡萄糖,其中 30% 来自乳酸,10% 来自甘油,其余 40% 来自氨基酸。

饥饿初期肝是糖异生的主要场所,约占 80%,小部分（约 20%）则在肾皮质中进行。

（3）脂肪动员加强：酮体生成增多,血浆甘油和游离脂肪酸含量升高,脂肪组织动员出的脂肪酸约 25% 在肝生成酮体。

（4）组织对葡萄糖的利用降低：由于心肌、骨骼肌及肾皮质摄取和氧化脂肪酸及酮体增加,因而这些组织减少对葡萄糖的摄取和利用,以保证大脑和红细胞对葡萄糖的需求。

总之,饥饿时的能量主要来自脂肪和蛋白质,其中脂肪约占 85% 以上。

2. 长期饥饿 长期饥饿时代谢的改变与短期饥饿不同。

（1）脂肪动员进一步加强：肝生成大量酮体,脑组织利用酮体增加,超过葡萄糖,占总

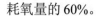

耗氧量的 60%。

（2）肌肉组织代谢变化：肌肉蛋白质分解减少，以脂肪酸为主要能源，以保证酮体优先供应脑组织。

（3）糖异生：乳酸和丙酮酸成为肝糖异生的主要来源；肾糖异生作用明显增强，约生成40g/d 葡萄糖，占糖异生总量一半。

（二）应激

应激是人体受到一些异乎寻常的刺激，如创伤、剧痛、冻伤、缺氧、中毒、感染以及剧烈情绪激动等所作出一系列反应的"紧张状态"。应激状态时，交感神经兴奋，肾上腺髓质及皮质激素分泌增多，血浆胰高血糖素及肾上腺素水平增加，而胰岛素分泌减少，引起血糖升高、脂肪动员增强、蛋白质分解加强等一系列代谢改变。

第四节 酶的分类、命名及其与医学的关系

一、酶的命名

1. 习惯命名法 一般用酶催化的底物名称加反应类型，最后加酶字即可。如琥珀酸脱氢酶、磷酸己糖异构酶等。水解酶类只需要底物名称加酶字就可以了。有时为了区别酶的来源，还要加上器官的名称如胃蛋白酶、胰蛋白酶。有时也可以加入酶的特点，如碱性磷酸酶。习惯命名法方法简单，使用方便，但有时从酶的名称上很难看出其催化性质，如触酶、端粒酶等。

2. 系统命名法 系统命名法规定每一个酶的名称均有两部分组成：①酶所催化的全部底物，底物之间以"："分隔；②反应类型，并在其后加"酶"字。每一个酶均按其分类进行编号，第一个数码代表酶的类别；第二个数码表示此类中的亚类；第三个数码表示亚 - 亚类；第四个数码表示酶在亚 - 亚类的排号。每个数码之间用"."相隔，并在数码前冠以 EC。虽然此命名法可以避免习惯命名法造成的混乱，但名称太长，使用不方便，为此国际酶学委员会又从酶的数个习惯命名中选定一个作为推荐名称，使每一个酶都有一个系统名称和一个推荐名称。如乳酸脱氢酶为推荐名称，系统名称为 EC 1.1.1.27 L- 乳酸：NAD^+ 氧化还原酶。

二、酶的分类

根据国际酶学委员会（IEC）规定，按酶促反应的性质，将酶分为六大类：

1. 氧化还原酶类（oxidoreductases） 催化底物进行氧化还原反应的酶类。如乳酸脱氢酶、琥珀酸脱氢酶、细胞色素氧化酶等。

2. 转移酶类（transferases） 催化底物之间进行基团的转移或交换的酶类。如转甲基酶、氨基转移酶等。

3. 水解酶类（hydrolases） 催化底物发生水解反应的酶类。如淀粉酶、蛋白酶、脂肪酶、核糖核酸酶等。

4. 裂合酶类（或裂解酶类，lyases） 催化一种化合物分解为两种化合物或两种化合物合成为一种化合物的酶类。如碳酸酐酶、醛缩酶等。

5. 异构酶类（isomerases） 催化各种同分异构体之间相互转变的酶类，如磷酸丙糖异构酶、磷酸己糖异构酶等。

6. 合成酶类（ligases） 催化两分子底物合成为一分子化合物，同时偶联有 ATP 高能磷

酸键断裂释能的酶类。如谷氨酰胺合成酶类、氨基酰 -tRNA 合成酶等。

三、酶在医学上的应用

酶催化体内的各种化学反应，这种作用使得酶在临床上有着广泛的应用。人体的许多疾病与酶活性密切相关，尤其是测定血浆（或血清）中酶的活性可以判断疾病的发生、诊断和预后。

1. 酶与疾病的诊断　有些疾病可使细胞内的酶进入体液中，因此测定血、尿中酶的活性可以帮助疾病的诊断。

血液中某些酶活性升高或降低的原因：炎症使细胞膜的通透性增加，细胞内酶逸出到血液中；细胞转换率增加或细胞增殖加快，其特异的标志酶释放增加；酶的生物合成或诱导加强，释放入血的酶量增多；酶的清除受阻；酶的合成减少。临床上常通过测定血中某些酶的活性来帮助疾病的诊断。据统计，临床上酶的测定占临床化学检验总量的 25%。由此可见酶在临床诊断上的重要作用。

2. 酶与疾病的治疗　酶已作为药物用于多种疾病的治疗。

胃蛋白酶、胰蛋白酶、淀粉酶、脂肪酶可以帮助消化；链激酶、尿激酶、纤溶酶溶解血栓，用于血栓栓塞性疾病；溶菌酶、菠萝蛋白酶、木瓜蛋白酶可溶解及消除炎症渗出物，促进消肿；磺胺药竞争性抑制细菌体内二氢叶酸合成酶，阻碍细菌的核酸合成而产生抑菌或杀菌的作用等。

 本章小结

　　酶是活细胞合成的具有催化作用的蛋白质。酶催化作用的特点为高度的催化效率、高度的特异性、酶活性的可调节性和酶活性的不稳定性。酶按化学组成不同分为单纯酶和结合酶。单纯酶仅由氨基酸组成。结合酶除含蛋白质外，还含有非蛋白质，即辅助因子；酶蛋白决定酶促反应的特异性，辅助因子决定酶促反应性质。在酶分子表面，由酶的必需基团集中构成的具有特定空间结构区域，是酶与底物结合并使底物转化为产物的部位称为酶的活性中心。无活性的酶的前身物称酶原。酶原转变为酶的过程称酶原激活，其生物学意义在于避免了细胞产生的蛋白酶对细胞进行自身消化，使酶在特定部位和环境中发挥催化作用；酶原还可视为酶的贮存形式。

　　同工酶是指催化相同化学反应，而酶蛋白的分子结构、理化性质及免疫学性质不同的一组酶。测定血清中同工酶谱有助于诊断疾病。

　　温度对酶促反应速度存在两方面的影响。酶促反应速度最快时的环境温度称酶的最适温度。pH 通过影响酶、辅助因子和底物分子的解离状态，从而影响酶与底物的结合，最终改变了反应速度。在某一 pH 时，酶活性最大，此环境时的 pH 称酶的最适pH。凡能使酶从无活性变为有活性或使酶活性增加的物质称酶的激活剂。凡能使酶活性下降而不引起酶蛋白变性的物质统称酶的抑制剂，其抑制作用可分为不可逆性抑制与可逆性抑制。可逆性抑制作用包括竞争性抑制、非竞争性抑制和反竞争性抑制。

　　酶与医学关系非常密切。酶的异常引起许多疾病；许多疾病发生、发展会引起酶的异常，故血清酶的测定可协助诊断疾病。许多药物是通过作用于细菌或人体内的某些酶来达到治疗目的。酶可作为诊断试剂和药物对某些疾病进行诊断与治疗。

 思考题

1. 同工酶在医学中有何应用？
2. 竞争性抑制和非竞争性抑制有何异同。

（艾旭光）

第四章　生物氧化

学习目标

1. 掌握：生物氧化的概念；呼吸链的概念与组成成分；ATP 的生成方式；影响氧化磷酸化的因素。
2. 熟悉：生物氧化的特点；呼吸链中氢和电子的传递；高能化合物。
3. 了解：生物氧化的反应阶段；二氧化碳的生成。

第一节　概　　述

一、生物氧化的概念

糖、脂肪、蛋白质等营养物质在生物体内彻底氧化分解产生 CO_2 和 H_2O，并释放能量的过程称为生物氧化。由于这个过程在组织、细胞内进行，伴有氧的利用和 CO_2 的产生，因此又称为细胞呼吸或组织呼吸。

二、生物氧化的特点

糖、脂肪、蛋白质等有机物在体内氧化与在体外燃烧的最终产物都是 CO_2 和 H_2O，并且释放能量相等。但生物氧化与体外燃烧过程有显著不同。其特点为：

1. 反应条件温和　温度是 37℃、pH 近于中性、有水参加、在酶的催化下分步进行。
2. 水的生成　代谢物脱氢通过呼吸链传递给氧生成水。
3. 能量逐步释放　物质氧化分解逐步进行，能量逐步释放，一部分以热能的形式散发维持体温，另一部分以化学能的形式储存在高能化合物中，可供机体各种生理活动所需要。
4. 二氧化碳的生成　CO_2 是通过有机酸脱羧基作用生成的。
5. 生物氧化反应可控　适应机体和内外环境变化的需要，生物氧化的速度可由细胞自动调控。

三、生物氧化反应阶段

营养物质生物氧化反应主要分为三个阶段。

1. 第一阶段　糖、脂肪和蛋白质分解成它们的基本组成单位——葡萄糖、脂肪酸和甘油、氨基酸。此阶段只释放极少的能量而且没有 ATP 的生成。

2. **第二阶段** 葡萄糖、脂肪酸、甘油、氨基酸经过各自的代谢途径生成乙酰 CoA。这一阶段有能量的释放并生成少量 ATP。

3. **第三阶段** 营养物质氧化分解的共同通路——三羧酸循环和氧化磷酸化，这是营养物质彻底氧化生成大量 ATP 的阶段。

第二节　线粒体氧化体系

线粒体是物质进行彻底氧化的重要场所。呼吸链是体内最重要的生物氧化体系。

一、呼吸链的概念

线粒体内膜上排列着一系列递氢体和递电子体，能将代谢物脱下的氢传递给氧而生成水，由于这个连锁的反应体系与细胞摄取氧的呼吸过程有关，因此称为呼吸链。

二、呼吸链的组成及其作用

组成呼吸链的递氢体和递电子体包括以下五类：

（一）烟酰胺腺嘌呤二核苷酸（NAD^+）和烟酰胺腺嘌呤二核苷酸磷酸（$NADP^+$）

NAD^+ 称为辅酶 I，$NADP^+$ 称为辅酶 II。它们是不需氧脱氢酶的辅酶，大多数脱氢酶的辅酶都是 NAD^+，NAD^+ 接受代谢物脱下的氢传递给呼吸链上的黄素蛋白。所以该类脱氢酶是连接代谢物与呼吸链的环节。

NAD^+ 和 $NADP^+$ 分子中的烟酰胺能可逆的加氢和脱氢，是递氢体。当这两种辅酶是氧化型时，即 NAD^+ 或 $NADP^+$ 分子中烟酰胺部分吡啶环上的氮为五价，带正电荷。代谢物经脱氢酶作用脱下一对氢（2H 和 2e）时，其中一个电子中和了吡啶环上氮的正电荷，氮由五价变成三价，同时发生环的双键移位，另一个氢原子加到吡啶环氮对侧的碳原子上。因此烟酰胺只接受了一个氢原子和一个电子，另一个质子（H^+）则留在介质中（图 4-1）。

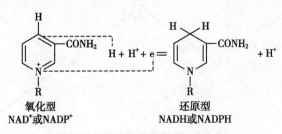

氧化型
NAD^+或$NADP^+$

还原型
NADH或NADPH

图 4-1　NAD^+ 及 $NADP^+$ 的递氢机制

（二）黄素蛋白类（黄素酶）

黄素蛋白类是一类是以黄素单核苷酸（FMN）和黄素腺嘌呤二核苷酸（FAD）为辅基的脱氢酶。这两种辅基的分子组成都含有核黄素（维生素 B_2），其异咯嗪环的 N_{10} 和 N_1 能可逆的进行加氢和脱氢反应，每次能接受两个氢原子（图 4-2）。

呼吸链有关的黄素蛋白包括以 FMN 为辅基的 NADH 脱氢酶和以 FAD 为辅基的琥珀酸脱氢酶、脂酰 CoA 脱氢酶和 α- 磷酸甘油脱氢酶等。

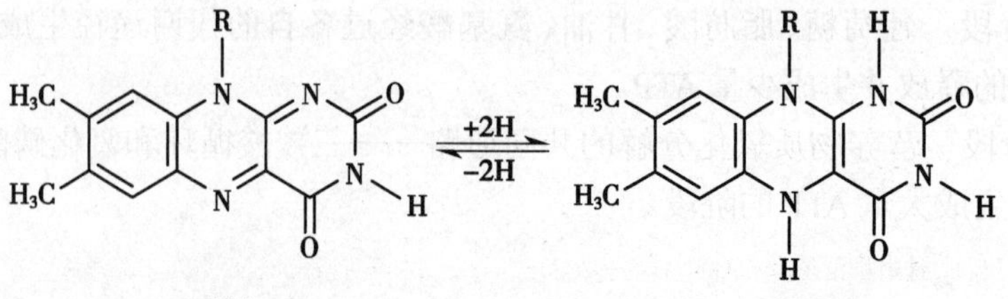

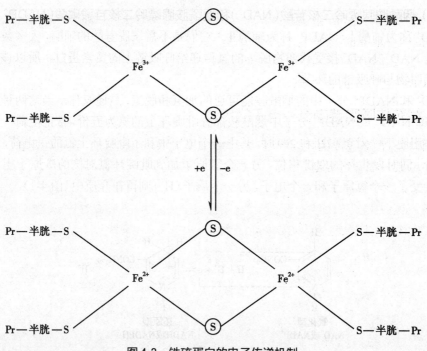

图4-2　FMN与FAD的递氢机制

(三) 铁硫蛋白(Fe-S)

铁硫蛋白(Fe-s)分子中含有非血红素铁及对酸不稳定的硫。铁硫蛋白在呼吸链中起传递电子的作用。氧化状态时铁硫蛋白的两个铁原子都是三价的。它接受电子被还原时,只有一个铁原子由三价变为二价,即只能传递一个电子,故铁硫蛋白为单电子传递体(图4-3)。

图4-3　铁硫蛋白的电子传递机制

在呼吸链中铁硫蛋白常与黄素蛋白或细胞色素b构成复合物而存在于线粒体内膜上。

(四) 泛醌又名辅酶Q(CoQ)

泛醌是一种脂溶性醌类化合物,因广泛存在于生物界而得名。CoQ在线粒体内膜中游离存在,其分子中的苯醌结构能进行可逆的加氢和脱氢反应,是呼吸链中的递氢体。它可以从$FMNH_2$或$FADH_2$接受2H,然后将电子传递给细胞色素b(图4-4)。

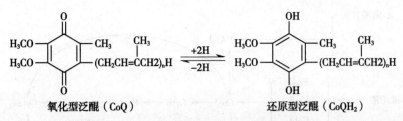

氧化型泛醌（CoQ）　　　　　　　还原型泛醌（CoQH₂）

图 4-4　泛醌的结构及递氢机制

（五）细胞色素体系（Cyt）

细胞色素（Cyt）是以铁卟啉为辅基的一类结合蛋白，广泛存在于各种生物的细胞内，因有特殊的吸收光谱而呈现颜色故而得名。根据吸收光谱不同，细胞色素可分为 a、b、c 三类。呼吸链上的细胞色素有 Cyt b、Cyt c_1、Cyt c、Cyt a、Cyt a_3。细胞色素铁卟啉中的铁可以得失电子，进行可逆的氧化还原反应，是呼吸链中的电子传递体。传递电子的顺序为 b → c_1 → c → aa_3。因每分子细胞色素只能传递一个电子，故每次应有 2 分子细胞色素参与电子传递作用。

$$2Cyt-Fe^{3+} \xrightleftharpoons[-2e]{+2e} 2Cyt-Fe^{2+}$$

由于细胞色素 a 和 a_3 结合紧密，很难分开，两者常被称为细胞色素 aa_3。细胞色素 aa_3 位于呼吸链的终末部位，能将电子直接传递给氧使其激活成氧离子，与游离于介质中的 $2H^+$ 结合成水，故又将细胞色素 aa_3 称为细胞色素氧化酶。细胞色素 aa_3 铁卟啉中的铁原子极易与 CO 或 CN^- 结合，从而丧失传递电子给氧的功能，所以氰化物是人体一种剧毒剂。

三、线粒体呼吸链中氢和电子的传递

线粒体内有两条重要的呼吸链，即 NADH 氧化呼吸链和 $FADH_2$ 氧化呼吸链。

（一）NADH 氧化呼吸链

NADH 氧化呼吸链是最重要的一条呼吸链。由 NAD^+、FMN、Fe-S、CoQ、Cyt（b、c_1、c、a、a_3）组成。体内大多数代谢物（如乳酸脱氢酶、丙酮酸脱氢酶、苹果酸脱氢酶等）脱下的氢都进入 NADH 氧化呼吸链生成水（图 4-5）。

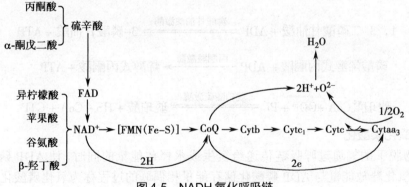

图 4-5　NADH 氧化呼吸链

（二）$FADH_2$（琥珀酸）氧化呼吸链

$FADH_2$ 氧化呼吸链由 FAD、Fe-S、CoQ、Cyt（b、c_1、c、a、a_3）组成。在体内有少数代谢物（如琥珀酸、脂酰 CoA 等）脱下的氢都经 $FADH_2$ 氧化呼吸链生成水（图 4-6）。

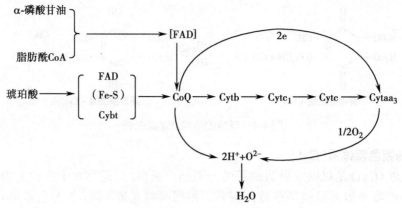

图 4-6 $FADH_2$ 氧化呼吸链

第三节 ATP 的生成与能量的储存、转移与利用

一、高能化合物与高能键

高能化合物是指在水解反应中释放的能量高于 20.9kJ/mol 的化合物。其中,发生水解反应的化学键叫高能键。用"～"表示。体内主要有两种高能化合物:高能键与磷酸根相连称为高能磷酸键(～P),如 ATP、GTP、CTP、UTP 等;与硫通过酯键相连称为高能硫酯键(～S),如 CH_3CO～SCoA、琥珀酰 CoA 等。

二、ATP 的生成

ATP 的生成是由 ADP 的磷酸化而来。根据反应所需的能量来源不同,可将 ATP 的生成方式(在人体内)分为两种:底物水平磷酸化和氧化磷酸化。

(一)底物水平磷酸化

从具有高能键的底物中直接将能量转移给 ADP(GDP)而生成 ATP(GTP)的过程,称为底物水平磷酸化。例如:

$$1,3-二磷酸甘油酸 + ADP \underset{磷酸甘油酸激酶}{\rightleftharpoons} 3-磷酸甘油酸 + ATP$$

$$磷酸烯醇式丙酮酸 + ADP \xrightarrow{丙酮酸激酶} 烯醇式丙酮酸 + ATP$$

$$琥珀酰CoA + GDP + Pi \underset{琥珀酸硫激酶}{\rightleftharpoons} 琥珀酸 + HS～CoA + GTP$$

(二)氧化磷酸化

代谢物脱下的氢通过呼吸链传递给氧生成水释放能量的同时,使 ADP 磷酸化生成 ATP,这种氧化释放能量与 ADP 磷酸化储存能量相偶联的过程称为氧化磷酸化(图 4-7)。它是体内生成 ATP 的主要方式。

实验证明:呼吸链中有 3 个部位释放的自由能可使 ADP 磷酸化生成 ATP,这些部位称为氧化磷酸化的偶联部位。代谢物脱下的氢经 NADH 氧化呼吸链传递生成 3 分子 ATP,而经 $FADH_2$ 氧化呼吸链传递生成 2 分子 ATP(图 4-8)。

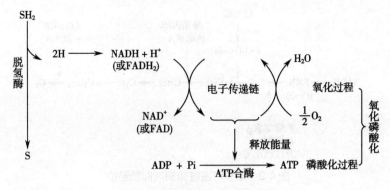

图 4-7　氧化磷酸化作用示意图

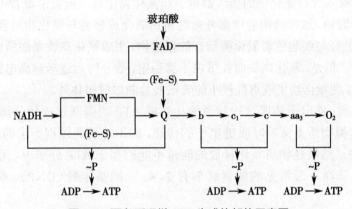

图 4-8　两条呼吸链 ATP 生成的部位示意图

（三）影响氧化磷酸化的因素

1. ADP+Pi/ATP 的调节作用　决定氧化磷酸化的速率最重要的因素是 ADP+Pi/ATP。当机体 ATP 消耗增多，ATP 浓度下降，ADP 浓度升高，导致 ADP+Pi/ATP 比值升高，使氧化磷酸化速度加快生成 ATP 增多；反之，氧化磷酸化速度则减慢。这种调节作用使体内 ATP 的生成量适应人体生理需求，保证机体合理地利用能源，防止浪费。

2. 甲状腺素的作用　甲状腺素能诱导许多细胞膜上 Na^+-K^+-ATP 酶的生成，使 ATP 水解成 ADP 和 Pi 的速度加快，促使氧化磷酸化速度加快，生成 ATP 增多。由于 ATP 的合成和分解都加快，机体耗氧量和产热量均增加，所以甲状腺功能亢进患者常出现基础代谢率（BMR）增高，产热量增高，患者喜冷怕热，易出汗。

3. 抑制剂的作用　一些化合物对氧化磷酸化有抑制作用。根据其作用部位不同，可分为电子传递链抑制剂和解偶联剂。

（1）电子传递链抑制剂：该类抑制剂阻断呼吸链上某一部位的电子传递，也称为呼吸链抑制剂。例如：鱼藤酮，粉蝶霉素 A、异戊巴比妥等可与铁硫蛋白结合，从而阻断 FMN 和 CoQ 之间电子的传递；抗霉素 A 抑制 Cyt b 与 Cyt c_1 之间的电子传递；氰化物（CN^-）、CO 等抑制细胞色素氧化酶（Cyt aa_3）与 O_2 之间的电子的传递（图 4-9）。由于呼吸链抑制剂阻断了呼吸链中某些部位的电子传递，可致细胞呼吸停止，引起死亡。

45

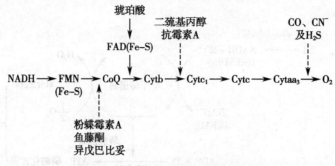

图4-9 电子传递链抑制剂抑制部位

氰化物中毒的病例在临床上很多见。误食大量含有氰化物的苦杏仁、桃仁、白果、木薯或在生产劳动中吸入含有氰化物的蒸气都可引起氰化物中毒。抢救中毒者可吸入亚硝酸异戊酯和注射亚硝酸钠，这些药物能使部分血红蛋白氧化成极易与氰化物结合的高铁血红蛋白，后者能夺取已经与细胞色素氧化酶结合的氰化物，生成氰化高铁血红蛋白，使细胞色素氧化酶恢复功能。但是，氰化高铁血红蛋白不够稳定，数分钟后逐渐解离出氰化物，还应再注射硫代硫酸钠，使氰化物生成毒性较小的硫氰酸盐随尿排出体外。

（2）解偶联剂：使电子传递过程和磷酸化生成 ATP 的偶联过程相分离的一类物质称为解偶联剂。这类物质不影响呼吸链电子的传递，但不能使此过程产生的能量用于 ADP磷酸化生成 ATP。结果是物质氧化释放的能量不能贮存于 ATP 分子中，而是以热能形式散发，以致体温升高。最常见的解偶联剂有 2，4- 二硝基苯酚（DNP）、双香豆素、水杨酸等。

三、能量的储存、转移与利用

ATP 是生物体内能量的直接供应者。在生命活动中能量的释放、储存、转移和利用主要是以 ATP 为中心的。

（一）体内能量的贮存形式

当 ATP 充足时，ATP 可在肌酸激酶（CK）的催化下，将其高能磷酸键转移给肌酸生成磷酸肌酸（C∼P）。ATP 以 C∼P 的形式贮存在肌肉和脑组织中。当体内 ATP 消耗时，磷酸肌酸迅速将"∼P"转移给 ADP 生成 ATP。

$$ATP+肌酸 \underset{}{\overset{肌酸激酶}{\rightleftharpoons}} 磷酸肌酸+ADP$$

（二）能量的转移

虽然某些合成代谢过程需要其他三磷酸核苷提供能量但这些高能化合物分子中的高能磷酸键又来自于ATP。

$$
\left.\begin{array}{c} UDP \\ GDP \\ CDP \end{array}\right\} \xrightarrow[核苷二磷酸激酶]{ATP \quad ADP} \left\{\begin{array}{c} UTP \\ GTP \\ CTP \end{array}\right.
$$

（三）ATP 的利用

体内能量的生成、贮存、转移及利用都是以 ATP 为中心的（图 4-10）。

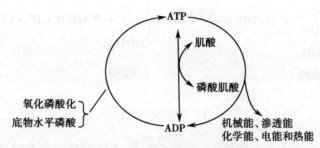

图 4-10　ATP 的生成、储存和利用

第四节　生物氧化中二氧化碳的生成

生物氧化中二氧化碳的产生是通过有机酸的脱羧基作用完成的。根据脱去羧基在有机酸分子中的位置不同，可将脱羧反应分为 α- 脱羧和 β- 脱羧。又根据有机酸脱酸的同时是否伴有脱氢反应，可将脱羧反应分为单纯脱羧和氧化脱羧。

一、α- 脱羧

1. α- 单纯脱羧　如氨基酸脱羧酶催化的氨基酸脱羧等。

$$R-\underset{\underset{NH_2}{|}}{C}-COOH \xrightarrow{\text{氨基酸脱羧酶}} R-CH_2-NH_2 + CO_2$$

　　氨基酸　　　　　　　　　　　　　　　胺

2. α- 氧化脱羧　如丙酮酸脱氢酶复合体催化的丙酮酸氧化脱羧等。

$$CH_3COCOOH + HSCoA \xrightarrow[NAD^+ \quad NADH+H^+]{\text{丙酮酸脱氢酶复合体}} CH_3COS{\sim}CoA + CO_2$$

　　丙酮酸　　　　　　　　　　　　　　乙酰辅酶A

二、β- 脱羧

1. β- 单纯脱羧　如草酰乙酸在草酰乙酸脱羧酶催化下脱羧。

$$\underset{\underset{COCOOH}{|}}{CH_2COOH} \underset{\text{草酰乙酸脱羧酶}}{\rightleftharpoons} \underset{\underset{COOH}{|}}{\overset{\overset{CH_3}{|}}{C}}{=}O + CO_2$$

　　草酰乙酸　　　　　　　　丙酮酸

2. β-氧化脱羧 如苹果酸在苹果酸酶催化下氧化脱羧。

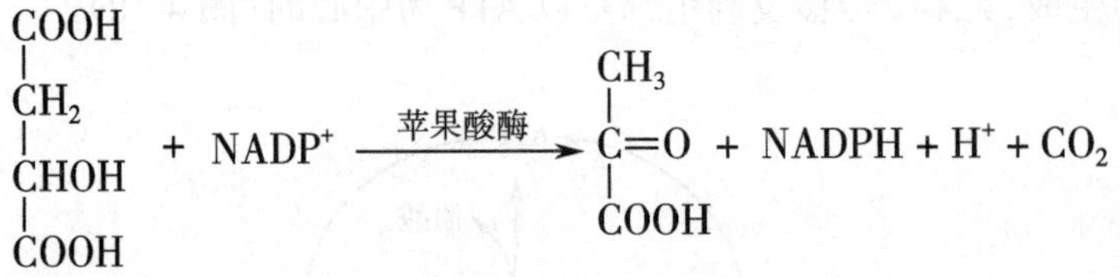

$$
\begin{array}{c}
\text{COOH} \\
|\\
\text{CH}_2 \\
|\\
\text{CHOH} \\
|\\
\text{COOH}
\end{array}
+ \text{NADP}^+ \xrightarrow{\text{苹果酸酶}}
\begin{array}{c}
\text{CH}_3 \\
|\\
\text{C}=\text{O} \\
|\\
\text{COOH}
\end{array}
+ \text{NADPH} + \text{H}^+ + \text{CO}_2
$$

苹果酸   丙酮酸

 本章小结

　　营养物质在生物体内氧化分解,生成 CO_2 和 H_2O 并释放能量的过程称为生物氧化。生物氧化与体外物质的反应不同,具有独自的特点。代谢物脱下的氢需经呼吸链传递给氧结合生成水。呼吸链的组成成分包括 NAD^+ 和 $NADP^+$、FMN 和 FAD、铁硫蛋白(Fe-S)、泛醌(CoQ)、细胞色素体系(Cyt)。线粒体内有两条重要的呼吸链,NADH氧化呼吸链是最重要的一条呼吸链。水解反应中释放的能量高于 20.9kJ/mol 的化合物称为高能化合物。其中,发生水解反应的化学键叫高能键。ATP 的生成方式有两种:底物水平磷酸化和氧化磷酸化,氧化磷酸化是生成 ATP 的主要方式。影响氧化磷酸化的因素有 ADP 的调节作用、甲状腺素的作用、抑制剂的作用。ATP 是生物体内能量的直接供应者。ATP 可以磷酸肌酸的形式储存在肌肉和脑组织中。CO_2 的生成是通过有机酸脱羧基作用完成的。

(杨秀玲)

思考题

1. 呼吸链的组成成分包括哪些物质? 各有什么功能?

2. 简述电子传递链的排列顺序。

3. 标明氧化磷酸化的偶联部位,呼吸链的抑制剂有哪些? 其阻断部位是什么?

4. 叙述甲状腺激素对氧化磷酸化的影响机制。

第五章 糖代谢

学习目标

1. 掌握：糖酵解、三羧酸循环、糖的有氧氧化、糖异生的概念及生理意义。
2. 熟悉：糖酵解和糖有氧氧化的主要反应过程及关键酶。
3. 了解：糖的生理功能，糖原合成、糖原分解与糖异生的概念。

糖是人体主要的营养物质，其化学本质为多羟基醛、多羟基酮及其衍生物或多聚物。糖类按分子组成可分为多糖、双糖和单糖。人类食物中的多糖包括淀粉、纤维素和动物组织中的糖原等；双糖包括乳糖、麦芽糖及蔗糖等；单糖包括葡萄糖、果糖和半乳糖等。糖广泛分布于自然界，几乎所有的生物体都含有糖。人体内糖的主要存在形式是糖原、葡萄糖。糖原是人体内能量的重要储存形式，葡萄糖是人体内糖的运输形式，也是糖代谢的核心，本章主要讨论体内葡萄糖的代谢。

第一节 概 述

一、糖的生理功能

1. 氧化供能　糖类是人类食物的主要成分。糖最主要的生理功能是为机体提供能量。葡萄糖在体内氧化释放能量 16.7kJ/g（4kcal/g）。人体所需能量的 50%～70% 来自于糖，对于保证重要生命器官的能量供应尤为重要。当机体糖的供给缺乏时，可动用脂肪，甚至动用蛋白质氧化供能。糖类供给充足，则可节省脂肪及蛋白质的消耗。

2. 构成机体组织细胞　糖是人体组织结构的主要成分。糖与脂类结合为糖脂，是细胞膜及神经组织的组成成分。蛋白多糖是结缔组织的成分，具有支持和保护作用。

3. 参与构成生物活性物质　糖与蛋白质结合成糖蛋白，是免疫球蛋白、酶、部分激素、血型物质、凝血因子等生物活性物质的组成成分，这些物质都具有重要的生理功能。

4. 提供合成原料　糖分解代谢的中间产物可作为合成其他物质的原料。如转变成脂肪酸和甘油，进而合成脂肪；可转变为某些氨基酸，以供机体合成蛋白质所用。

二、糖的消化吸收

人体摄入的糖类主要是淀粉。在口腔，唾液淀粉酶催化淀粉进行少量消化。淀粉消化的主要部位在小肠，小肠中，胰淀粉酶催化淀粉水解生成糊精、麦芽糖等中间产物，最终生成葡萄糖。蔗糖和乳糖随食物进入小肠，分别受蔗糖酶和乳糖酶催化水解生成葡萄糖、果糖和半乳糖。

糖以单糖形式经肠黏膜吸收。小肠黏膜细胞主动吸收葡萄糖，此过程依赖 Na^+ 依赖型葡萄糖转运载体，需消耗能量，并伴有 Na^+ 的转运。吸收入血的葡萄糖经门静脉入肝，除了在肝内进行少量代谢外，大部分通过血液循环运至全身各组织，进入细胞代谢。

三、糖代谢概况

体内糖代谢主要是指葡萄糖的代谢。糖代谢途径包括在无氧条件下酵解生成乳酸；在有氧条件下彻底氧化生成 CO_2 和 H_2O；糖原（肝糖原、肌糖原）的合成与分解；糖的异生作用等。

第二节　糖的分解代谢

一、糖的无氧氧化

葡萄糖或糖原在无氧条件下分解生成乳酸的过程，称为糖的无氧氧化。此过程与酵母菌使糖生醇发酵的过程极为相似，故又称为糖酵解。

（一）糖酵解反应过程

糖酵解反应的全过程均在细胞质中进行，可分为两个阶段：由葡萄糖分解生成丙酮酸的过程为第一阶段，由丙酮酸还原生成乳酸的过程为第二阶段。

第一阶段：丙酮酸生成阶段，从 1 分子葡萄糖裂解为 2 分子磷酸丙糖，反应中伴有 ATP 的消耗，为耗能过程；从 3- 磷酸甘油醛生成丙酮酸，反应中伴有 ATP 的生成，为产能过程（具体反应过程见图 5-1）。

第二阶段：丙酮酸还原成乳酸，这是一步在不需氧条件下的加氢还原反应，由乳酸脱氢酶（LDH）催化。缺氧情况下，丙酮酸还原生成乳酸，反应所需的氢由 3- 磷酸甘油醛脱氢生成的还原型烟酰胺腺嘌呤二核苷酸（NADH+H^+）提供。乳酸的生成使 NADH 生成为氧化型的 NAD^+，所以糖酵解途径在缺氧条件下可不断地进行（图 5-1）。

（二）糖酵解反应特点

1. 由葡萄糖经糖酵解生成乳酸的整个过程在细胞质中进行，且无氧参与。

2. 3- 磷酸甘油醛脱氢是糖酵解中唯一的氧化反应，生成的 NADH+H^+ 在乳酸脱氢酶的作用下，使丙酮酸加氢还原生成乳酸。

3. 糖酵解过程中有两步耗能反应，消耗 2 分子 ATP；有两步产能反应，生成 4 分子 ATP；1 分子葡萄糖经糖酵解生成 2 分子乳酸，净生成 2 分子 ATP。若从糖原开始，1 分子葡萄糖可净生成 3 分子 ATP。糖酵解过程中生成 ATP 的方式是底物水平磷酸化。

4. 糖酵解过程有 3 步不可逆反应，分别由己糖激酶（肝内为葡萄糖激酶）、磷酸果糖激酶和丙酮酸激酶三个关键酶催化，其中磷酸果糖激酶是限速酶。

（三）糖酵解的生理意义

1. 糖酵解是机体在缺氧或无氧条件下获得能量的重要方式。生理性缺氧情况下，能量需求增加，肌肉组织处于相对缺氧状态，必须通过糖酵解获取急需的能量；从平原进入高原时，机体也可加强糖酵解获得能量。病理性缺氧情况下，如呼吸、循环功能障碍、严重贫血、大量失血等造成机体缺氧时，也通过加强糖酵解来满足能量需求。

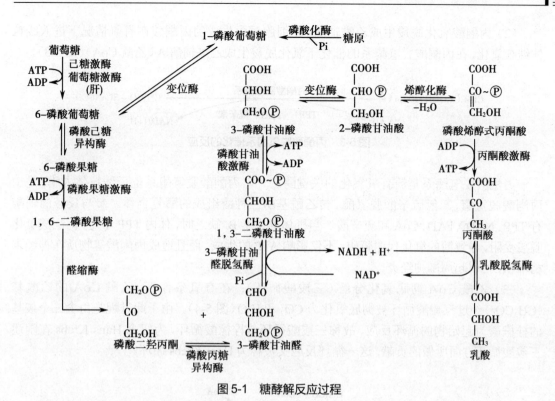

图 5-1 糖酵解反应过程

2. 有些代谢活跃、耗能多的组织细胞（如视网膜、睾丸、白细胞、骨髓、肿瘤细胞等）即使供氧充足，也要依靠糖酵解获得部分能量。

3. 成熟红细胞因缺乏线粒体，不能进行有氧氧化，故所需要的能量全部来自于糖酵解。

二、糖的有氧氧化

在有氧条件下，葡萄糖或糖原彻底氧化生成 CO_2 和 H_2O，并释放能量的过程，称为糖的有氧氧化。

（一）有氧氧化反应过程

1. 反应过程　糖的有氧氧化反应过程分为三个阶段（图 5-2）。

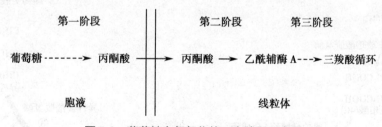

图 5-2 葡萄糖有氧氧化的三个阶段示意图

（1）葡萄糖分解为丙酮酸：此阶段为有氧氧化与糖酵解共同反应过程，即葡萄糖或糖原在细胞质中经糖酵解途径分解生成丙酮酸。与糖酵解不同的是 3- 磷酸甘油醛脱氢生成的 $NADH+H^+$ 不参与丙酮酸还原为乳酸的反应，而是进入线粒体经呼吸链氧化生成 H_2O，同时生成 ATP。

51

（2）丙酮酸氧化脱羧生成乙酰辅酶A：细胞质中生成的丙酮酸在有氧情况下进入线粒体继续氧化，在丙酮酸脱氢酶系的催化下氧化脱羧生成乙酰辅酶A（乙酰CoA）（图5-3）。

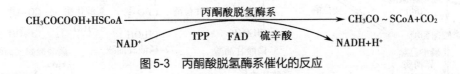

$$CH_3COCOOH + HSCoA \xrightarrow[\substack{NAD^+ \quad TPP \quad FAD \quad 硫辛酸 \\ }]{\text{丙酮酸脱氢酶系}} CH_3CO \sim SCoA + CO_2$$

$$NADH + H^+$$

图5-3 丙酮酸脱氢酶系催化的反应

丙酮酸脱氢酶系是糖有氧氧化的关键酶之一。丙酮酸脱氢酶系位于线粒体内膜，是由丙酮酸脱氢酶、二氢硫辛酸脱氢酶、转乙酰基酶三种酶组成的酶复合体。参与反应的辅酶有 TPP、NAD^+、FAD、CoA 和硫辛酸。当机体维生素 B_1 缺乏时，体内 TPP 不足，丙酮酸氧化脱羧受阻，导致糖的氧化代谢障碍，不仅影响 ATP 的生成，而且造成丙酮酸等物质在神经末梢堆积，可引起周围神经炎。

（3）乙酰 CoA 彻底氧化分解（三羧酸循环）：在有氧条件下，乙酰 CoA 的乙酰基（CH_3CO-）经过三羧酸循环被彻底氧化为 CO_2 和 H_2O（图5-4）。由于此过程是由含三个羧基的柠檬酸为起始物的循环反应，故称三羧酸循环或柠檬酸循环，为纪念 Hans Krebs 在阐述三羧酸循环方面所做的贡献，这一循环反应又被称为 Hans Krebs 循环。

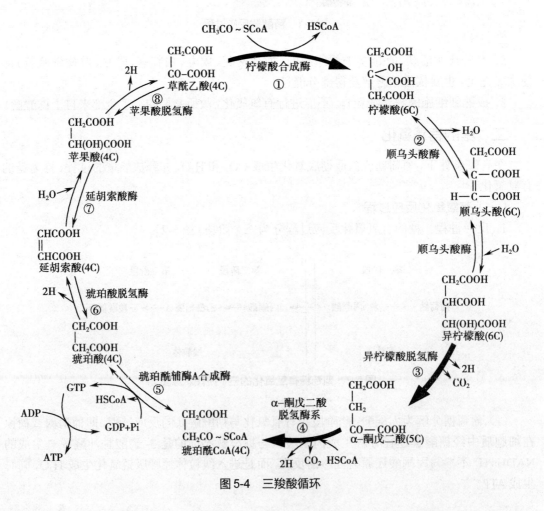

图5-4 三羧酸循环

2. 三羧酸循环的特点

（1）三羧酸循环必须在有氧条件下进行：供氧充足时，乙酰 CoA 进入三羧酸循环彻底氧化，故糖的氧化分解以有氧氧化为主。

（2）三羧酸循环是机体产能的主要途径：一次三羧酸循环有 4 步脱氢反应，其中 3 对氢原子由 NAD+ 接受生成 3 分子 NADA+H+，另 1 对氢原子由 FAD 接受生成 1 分子 FADH2。1 分子 NADH+H+ 进入呼吸链进行氧化磷酸化产生 3 分子 ATP；1 分子 FADH2 进入呼吸链进行氧化磷酸酸化产生 2 分子 ATP；加上底物水平磷酸化生成 1 分子 ATP，故 1 次三羧酸循环共产生 12 分子 ATP。

（3）三羧酸循环是不可逆反应体系：三羧酸循环中，柠檬酸合成酶、异柠檬酸脱氢酶、α-酮戊二酸脱氢酶为关键酶，催化单向的不可逆反应，故三羧酸循环是不可逆的。

（4）三羧酸循环有 2 步脱羧反应：异柠檬酸与 α-酮戊二酸分别脱羧生成 2 分子 CO_2 离开循环，说明乙酰 CoA 中的乙酰基（CH_3CO-）被彻底氧化成了 CO_2。

（5）草酰乙酸必须不断补充：三羧酸循环与其他代谢途径相互联系，因此，要保证三羧酸循环顺利进行，补充草酰乙酸非常重要。人体内补充草酰乙酸的反应如下：

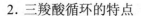

$$丙酮酸+CO_2+ATP \xrightarrow[\text{生物素}]{\text{丙酮酸羧化酶}} 草酰乙酸+ADP+Pi$$

（二）糖的有氧氧化与三羧酸循环的生理意义

1. 糖的有氧氧化是机体在有氧条件下获得能量的主要方式。1 分子的葡萄糖经有氧氧化可净生成 38（或 36）分子 ATP（表 5-1）。

表 5-1　葡萄糖有氧氧化生成的 ATP 数

反应过程	ATP 生成方式	ATP 数量
葡萄糖 → 6-磷酸葡萄糖		−1
6-磷酸果糖 → 1,6 二磷酸果糖		−1
3-磷酸甘油醛 → 1,3 二磷酸甘油酸	NADH（FADH）呼吸链氧化磷酸化	3(2)×2*
1,3 二磷酸甘油酸 → 3-磷酸甘油酸	底物水平磷酸化	1×2**
磷酸烯醇式丙酮酸 → 烯醇式丙酮酸	底物水平磷酸化	1×2
丙酮酸 → 乙酰辅酶 A	NADH 呼吸链氧化磷酸化	3×2
异柠檬酸 → α-酮戊二酸	NADH 呼吸链氧化磷酸化	3×2
α-酮戊二酸 → 琥珀酰辅酶 A	NADH 呼吸链氧化磷酸化	3×2
琥珀酰辅酶 A → 琥珀酸	底物水平磷酸化	1×2
琥珀酸 → 延胡索酸	FADH 呼吸链氧化磷酸化	2×2
苹果酸 → 草酰乙酸	NADH 呼吸链氧化磷酸化	3×2
合计		38 或 36

注：* 根据 NADH+H+ 进入线粒体的方式不同，获得 ATP 的数目亦不同。** 1 分子葡萄糖生成 2 分子 3-磷酸甘油醛，故 ×2

2. 三羧酸循环是体内营养物质彻底氧化分解的共同途径。来自于脂代谢的乙酰 CoA、蛋白质分解产物氨基酸经脱氨基或转氨基后生成的 α-酮酸都要通过三羧酸循环才能被彻底氧化。

3. 三羧酸循环是糖、脂肪和蛋白质代谢相互联系与转化的枢纽。

第三节　糖原的合成与分解

糖原是由葡萄糖聚合而成的具有多分支结构的大分子多糖，是糖在人和动物体内的贮存形式。糖原分子中，葡萄糖残基通过 α-1,4- 糖苷键连接为直链结构，通过 α-1,6- 糖苷键连接为支链结构。肝脏中的糖原称为肝糖原，约占肝重的 6%～8%，总量约 70～100g；肌肉组织中的糖原称为肌糖原，约占肌肉重量的 1%～2%，总量约为 250～400g。

一、糖原合成

由单糖（主要是葡萄糖）合成糖原的过程称为糖原合成。在肝、肌肉等组织中均可进行。

糖原合成过程共有 4 步反应（图 5-5）。葡萄糖由己糖激酶或葡萄糖激酶（肝）催化生成 6- 磷酸葡萄糖，此反应消耗 1 分子 ATP。磷酸葡萄糖变位酶催化 6- 磷酸葡萄糖转变成 1- 磷酸葡萄糖。1- 磷酸葡萄糖在尿苷二磷酸葡萄糖焦磷酸化酶催化下，与三磷酸尿苷（UTP）反应生成二磷酸尿苷葡萄糖（UDPG）和焦磷酸（PPi）。UDPG 是葡萄糖基的供体，是葡萄糖的活化形式。糖原合成酶以细胞内原有的小分子糖原作"引物"，催化 UDPG 分子中的葡萄糖残基转移至引物的糖链末端，形成 α-1,4- 糖苷键。如此反复进行使糖链不断延长，糖原分子由小变大。当糖链达到一定长度（12～18 个葡萄糖残基）时，分支酶将一段约 6～7 个葡萄糖残基的糖链转移到邻近的糖链上，形成 α-1,6- 糖苷键相连的糖链分支。

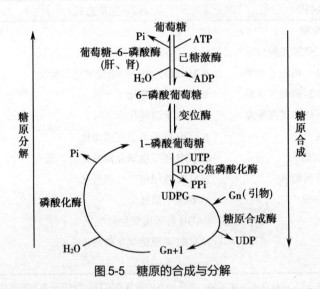

图 5-5　糖原的合成与分解

由葡萄糖合成糖原的过程是个耗能过程，糖原分子每增加一个葡萄糖残基要消耗 2 分子 ATP。糖原合成酶是合成糖原的关键酶。

二、糖原分解

由肝糖原分解为葡萄糖的过程称为糖原分解。糖原分解并非糖原合成的逆过程，而是

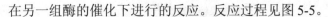

在另一组酶的催化下进行的反应。反应过程见图5-5。

1. 糖原磷酸化酶通过磷酸解反应从糖原分子的非还原端切除一个葡萄糖残基,生成1-磷酸葡萄糖。磷酸化酶只作用于α-1,4-糖苷键,对α-1,6-糖苷键无作用,当糖链上的葡萄糖残基离开分支点约4个葡萄糖残基时,则由脱支酶将3个葡萄糖残基转移到邻近糖链上,以α-1,4-糖苷键链接,剩下的1个葡萄糖残基继续由脱支酶水解生成游离葡萄糖。在磷酸化酶和脱支酶的共同作用下,糖原不断生成1-磷酸葡萄糖和少量的游离葡萄糖。磷酸化酶是糖原分解的关键酶。

2. 1-磷酸葡萄糖由磷酸葡萄糖变位酶催化转变为6-磷酸葡萄糖。

3. 在葡萄糖6-磷酸酶的催化下,6-磷酸葡萄糖水解生成葡萄糖和磷酸。葡萄糖6-磷酸酶主要存在于肝脏中,故肝糖原可直接分解为葡萄糖补充血糖;而肌肉中无此酶,故肌糖原不能直接分解为葡萄糖,只能生成6-磷酸葡萄糖进入糖酵解或有氧氧化途径。

糖原的合成和分解的生理意义在于维持血糖浓度的相对恒定。糖供给充足时,葡萄糖可合成糖原,血糖浓度仅暂时上升,而后很快恢复正常。糖的供给不足或能量需求增加时,肝糖原分解为葡萄糖进入血液,使血糖浓度不至于下降。

第四节 糖 异 生

由非糖物质转变为葡萄糖或糖原的过程称为糖异生作用。能进行糖异生的非糖物质主要是甘油、乳酸、丙酮酸及生糖氨基酸。糖异生主要在肝中进行,肾的糖异生能力是肝的1/10,但长期饥饿时则可大为增强。

一、反应途径

糖异生反应途径基本上是糖酵解的逆过程。但由己糖激酶(或葡萄糖激酶)、磷酸果糖激酶和丙酮酸激酶所催化的反应是不可逆反应,都有较大的能量变化,其逆过程需要吸收相当的能量,构成了糖异生的"能障"。实现糖异生需要丙酮酸羧化酶、磷酸烯醇式丙酮酸羧激酶、果糖二磷酸酶和葡萄糖6-磷酸酶催化代谢物分别绕过三个"能障",才能使反应朝相反方向进行(图5-6)。这四种酶是糖异生途径的关键酶。其中葡萄糖6-磷酸酶主要存在于肝、肾之中。

二、生理意义

1. 维持空腹或饥饿状态下血糖浓度的相对恒定 饥饿时仅靠肌糖原分解维持血糖浓度,不超过12小时即被耗尽,此时肝脏异生作用加强;长期饥饿时,肾的异生作用也加强,促使非糖物质转化为葡萄糖维持血糖浓度,这对于依赖葡萄糖供能的脑和红细胞显得尤为重要。

2. 有利于乳酸的利用 乳酸是糖异生的重要原料。当剧烈运动或某些原因导致缺氧时,肌肉组织糖酵解作用加强,乳酸生成增多,经血液运至肝异生为葡萄糖,葡萄糖入血后又可被肌肉摄取,由此构成一个循环,称为乳酸循环(图5-7)。此循环的生理意义在于有利于乳酸的再利用,避免乳酸浪费,有助于防止乳酸性酸中毒的发生。

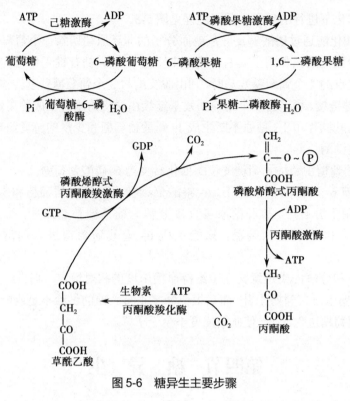

图 5-6 糖异生主要步骤

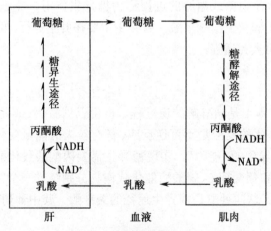

图 5-7 乳酸循环示意图

　　3. 调节酸碱平衡　长期饥饿时，肾糖异生加强。肾中的 α- 酮戊二酸因异生成糖而减少，由谷氨酰胺和谷氨酸脱氨补充，脱下的氨增强了肾小管细胞的泌氨作用，有利于肾排氢保钠，维持体液 pH 恒定，对防止酸中毒有重要意义。

本章小结

　　食物中的糖主要是淀粉。体内的糖主要是糖原和葡萄糖，糖原是糖的储存形式，葡萄糖的主要功能是提供能量、参与构成组织细胞及提供生物活性物质的合成原料。

　　糖酵解是葡萄糖在无氧或缺氧情况下分解为乳酸的过程,分为丙酮酸生成和乳酸生成两个阶段,是机体在缺氧情况下获得能量的主要方式。有氧氧化是葡萄糖或糖原在有氧条件下彻底分解为 CO_2 和 H_2O,并释放大量能量的过程,其过程分三个阶段:丙酮酸生成、乙酰 CoA 生成、三羧酸循环。三羧酸循环是机体在生理条件下获得能量的主要方式,是三大营养物质彻底氧化的共同途径和代谢联系、相互转变的枢纽。

　　糖原是糖在体内的储存形式。由单糖合成糖原的过程称为糖原合成,糖的供给充足时,糖原合成加强以储备能源;由肝糖原分解为葡萄糖的过程称为糖原分解,糖的供给不足时,进行糖原分解加强以补充血糖,提供能量。

　　非糖物质在肝中转变为葡萄糖或糖原的过程称为糖异生,反应途径基本上是糖酵解的逆过程,但需绕过三个"能障",其主要生理意义是维持血糖浓度的相对恒定。

（蒲克俭）

思考题

1. 简述糖酵解、三羧酸循环的特点和生理意义。
2. 简述糖异生的生理意义。
3. 简述糖原合成和分解的生理意义。

第六章 脂 类 代 谢

学习目标

1. 掌握：脂肪的分解代谢；酮体的生成和利用。
2. 熟悉：脂类的生理功能；磷脂和胆固醇代谢。
3. 了解：脂类的消化吸收；磷脂的分类。

第一节 概 述

脂类是脂肪和类脂的总称。脂肪由 1 分子甘油和 3 分子脂肪酸组成，又称为甘油三酯。类脂包括磷脂、糖脂、胆固醇和胆固醇酯。

食物中的脂类主要是脂肪，还有少量的磷脂、胆固醇、胆固醇酯。它们主要在小肠上段被消化吸收。脂类的消化吸收需要在乳化剂胆汁酸盐的作用下，乳化成细小的微团，在胰脂酶、磷脂酶 A_2 及胆固醇酯酶的作用下消化水解。消化产物主要有脂肪酸、甘油一酯、胆固醇、溶血磷脂等，它们再与胆汁酸盐形成更小的微粒，然后被小肠黏膜细胞吸收。

一、脂类的分布与含量

体内的脂肪主要分布在脂肪组织，如皮下、大网膜、肠系膜、肾周围等处，这些部位通常称为脂库。脂肪是人体内含量最多的脂类，正常成人体内含量约占体重的 14%～19%，女子稍高。人体内脂肪的含量常受营养状况、能量消耗等因素的影响而变动，故又称为"可变脂"。

类脂分布于各组织中，以神经组织中较多，它是构成生物膜的基本成分。类脂总量约占体重的 5%，其成分虽在不断更新，但含量却相对恒定，不易受营养状况、能量消耗等因素的影响而变动，故有"恒定脂"或"基本脂"之称。

二、脂类的生理功能

（一）脂肪的生理功能

1. 供能与储能 1g 脂肪在体内彻底氧化可产生 38.94kJ（9.3kcal）热量，比等量的糖或蛋白质高 1 倍多。脂肪还是机体主要的储能物质。空腹时，体内所需能量的 50% 以上来自脂肪的氧化分解；禁食 1～3 天，约 85% 的能量都来自脂肪。

2. 保持体温 脂肪不易导热，皮下脂肪可防止体内的热量散失，以维持体温的恒定。

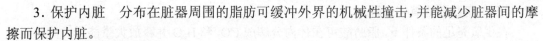

3．保护内脏　分布在脏器周围的脂肪可缓冲外界的机械性撞击，并能减少脏器间的摩擦而保护内脏。

（二）类脂的生理功能

1．参与生物膜的构成　类脂是生物膜的重要组成成分，在维持细胞及细胞器的结构、形态和功能上起着重要作用。在膜的脂质中，磷脂占脂质总量的70%以上，其次是胆固醇。

2．参与神经髓鞘的构成　神经髓鞘中含有大量的胆固醇和磷脂，它们构成了神经纤维间的绝缘体，以维持神经冲动的正常传导。

3．转变成其他物质　胆固醇在体内可转变成胆汁酸盐、维生素 D_3 及类固醇激素等多种重要物质。

第二节　甘油三酯的代谢

脂肪遍布于人体各种组织、器官及体液中，各种组织中的脂肪都在不断更新，但速度并不一样，脂肪组织及肝脏中的脂肪更新率较高，肠黏膜次之，肌肉、皮肤及神经等组织中的脂肪更新率较低。

一、甘油三酯的分解代谢

（一）脂肪的动员

人体脂肪组织贮存的脂肪，在脂肪酶催化下逐步水解为甘油和游离脂肪酸，并释放入血以供其他组织摄取利用的过程称为脂肪的动员。

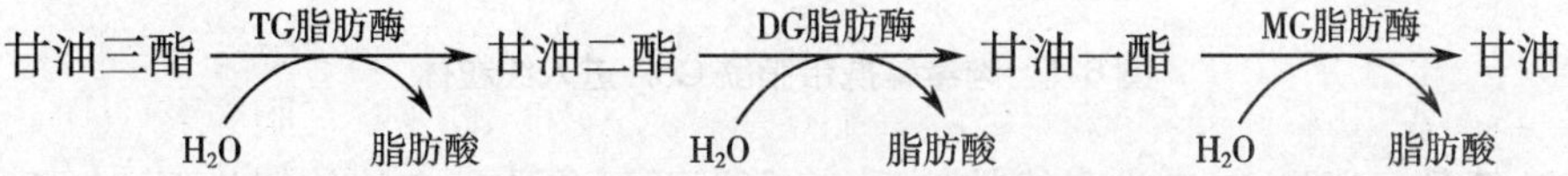

甘油三酯 →（TG脂肪酶，H_2O，脂肪酸）→ 甘油二酯 →（DG脂肪酶，H_2O，脂肪酸）→ 甘油一酯 →（MG脂肪酶，H_2O，脂肪酸）→ 甘油

脂肪组织中催化甘油三酯水解的酶包括甘油三酯（TG）脂肪酶、甘油二酯（DG）脂肪酶、甘油一酯（MG）脂肪酶。其中甘油三酯脂肪酶是脂肪水解的限速酶。该酶受多种激素的调节，故又称为"激素敏感脂肪酶"。肾上腺素、去甲肾上腺素、胰高血糖素、肾上腺皮质激素等能使甘油三酯脂肪酶的活性增强从而促进脂肪水解，这些激素称为脂解激素；胰岛素能使甘油三酯脂肪酶的活性降低从而抑制脂肪的水解，所以称之为抗脂解激素。这两类激素相互协调，使脂肪水解的速度得到有效的调节，从而适应机体的需要。

（二）甘油的代谢

脂肪动员产生的甘油释放入血，随血液循环运至肝、肾等组织被摄取利用。甘油在细胞内经甘油磷酸激酶的作用下生成 α-磷酸甘油，再经 α-磷酸甘油脱氢酶催化脱氢形成磷酸二羟丙酮，磷酸二羟丙酮是糖酵解的中间产物，可沿糖酵解途径继续氧化分解并释放能量，也可沿糖异生途径转变为葡萄糖或糖原。

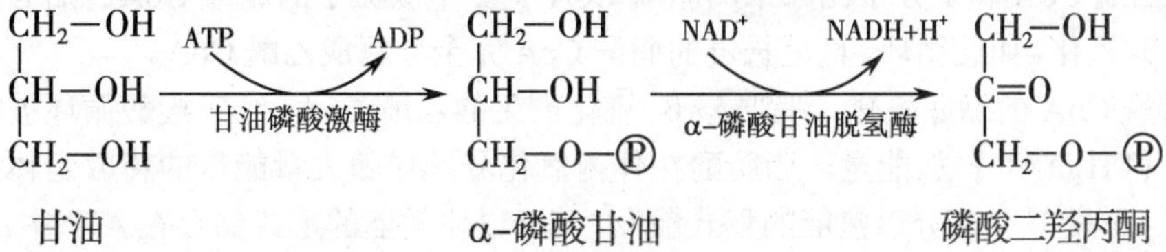

59

（三）脂肪酸的氧化分解

在供氧充足的条件下，脂肪酸可在体内分解成 CO_2 和 H_2O 并释放大量能量。除脑组织和成熟的红细胞外，大多数组织均能氧化脂肪酸，但以肝及肌肉组织最为活跃。脂肪酸氧化的主要部位在细胞线粒体。脂肪酸的氧化过程大致分为脂肪酸的活化、脂酰 CoA 进入线粒体、β-氧化过程及乙酰 CoA 进入三羧酸循环彻底氧化四个阶段。

1. 脂肪酸的活化　在细胞质中，脂肪酸在脂酰 CoA 合成酶催化下与 HSCoA 作用生成脂酰 CoA 的过程，称为脂肪酸的活化。活化 1 分子的脂肪酸需消耗 1 分子 ATP 分子中的 2 个高能磷酸键（相当于消耗 2 分子 ATP）。

$$R-COOH + HSCoA + ATP \xrightarrow[Mg^{2+}]{\text{脂酰CoA合成酶}} R-CO{\sim}SCoA + AMP + PPi$$

2. 脂酰 CoA 进入线粒体　由于催化脂酰 CoA 氧化分解的酶存在于线粒体的基质中，因此活化的脂酰 CoA 必须进入线粒体才能进一步氧化分解。脂酰 CoA 不能直接透过线粒体膜，需由线粒体内膜两侧的肉毒碱脂酰转移酶的催化作用，由肉毒碱携带将脂酰 CoA 转入线粒体内（图 6-1）。

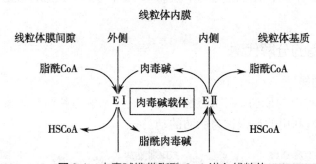

图 6-1　肉毒碱携带脂酰 CoA 进入线粒体

3. β-氧化　脂酰 CoA 进入线粒体后，在脂肪酸氧化酶复合体的催化下，由脂酰基的 β 碳原子开始通过脱氢、加水、再脱氢、硫解四步连续的化学反应，产生 1 分子乙酰 CoA 和 1 分子比原来少 2 个碳原子的脂酰 CoA，此氧化过程称为脂肪酸的 β-氧化（图 6-2）。

（1）脱氢：脂酰 CoA 在脂酰 CoA 脱氢酶的催化下，α、β 碳原子上各脱去一个氢，生成 α,β-烯脂酰 CoA，脱下的 2 个氢由 FAD 接受形成 $FADH_2$，经呼吸链氧化形成 H_2O，同时产生 2 分子 ATP。

（2）加水：α,β-烯脂酰 CoA 在 α,β-烯脂酰 CoA 水化酶的作用下，加上 1 分子水形成 β-羟脂酰 CoA。

（3）再脱氢：β-羟脂酰 CoA 在 β-羟脂酰 CoA 脱氢酶的催化下，β-碳原子上脱去 2H 形成 β-酮脂酰 CoA，脱下的 2H 使 NAD^+ 还原形成 $NADH+H^+$，并经呼吸链氧化形成 H_2O，同时产生 3 分子 ATP。

（4）硫解：β-酮脂酰 CoA 在 β-酮脂酰 CoA 硫解酶的催化下，与 1 分子 HSCoA 作用，生成 1 分子乙酰 CoA 和 1 分子比原来的脂酰 CoA 少 2 个碳原子的脂酰 CoA。后者可再进行下一次的 β-氧化，如此循环，直至长链的脂酰 CoA 完全分解成乙酰 CoA。

4. 乙酰 CoA 的彻底氧化　脂肪酸 β-氧化产生的乙酰 CoA，经三羧酸循环被彻底氧化生成 CO_2 和 H_2O，并释放能量。脂肪酸在体内氧化分解伴随大量能量的释放是体内能量的重要来源。其能量一部分以热能的形式散发，其余以化学能的形式储存在 ATP 中。

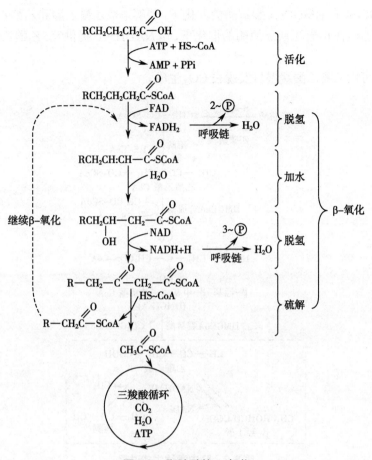

图 6-2 脂肪酸的 β- 氧化

如软脂酸是 16 个碳原子的饱和脂肪酸，需经 7 次 β- 氧化，产生 7 分子 $FADH_2$、7 分子 $NADH+H^+$ 及 8 分子乙酰 CoA，每分子 $FADH_2$ 通过呼吸链可产生 2 分子 ATP，每分子 $NADH+H^+$ 通过呼吸链可产生 3 分子 ATP，每分子乙酰 CoA 通过一次三羧酸循环产生 12 个 ATP，因此，1 分子软脂酸彻底氧化共生成 7×2+7×3+8×12=131 个 ATP，减去脂肪酸活化时消耗的 2 分子 ATP，净生成 129 个 ATP，由此可见，脂肪酸是体内的重要能源物质。

（四）酮体的生成及利用

在心肌、骨骼肌等组织中，脂肪酸能进行彻底氧化形成 CO_2 和 H_2O，但在肝细胞中脂肪酸的氧化产生的乙酰 CoA 则大部分缩合生成乙酰乙酸、β- 羟丁酸和丙酮，三者统称为酮体（ketone bodies）。其中以 β- 羟丁酸最多，约占酮体总量的 70%，乙酰乙酸占 30%，丙酮的量极微。肝脏虽然富含酮体生成的酶系，但缺乏利用酮体的酶。因此，在肝细胞线粒体内生成的酮体只能经血液循环运至肝外组织加以利用。

1. 酮体的生成　酮体在肝细胞的线粒体内合成，合成原料主要来自于脂肪酸 β- 氧化产生的乙酰 CoA（图 6-3）。其合成过程如下：

（1）2 分子的乙酰 CoA 在乙酰乙酰 CoA 硫解酶的催化下，缩合形成 1 分子的乙酰乙酰 CoA，并释放出 1 分子的 HSCoA。

（2）乙酰乙酰 CoA 再与 1 分子的乙酰 CoA 在 β- 羟基 -β- 甲基戊二酸单酰 CoA（HMGCoA）合成酶的催化下合成 HMGCoA，并释放出 1 分子的 HSCoA。

（3）HMGCoA 在 HMGCoA 裂解酶的催化下，裂解形成乙酰乙酸和乙酰 CoA。

（4）乙酰乙酸在 β-羟丁酸还原酶的催化下，由 NADH+H$^+$ 提供氢，乙酰乙酸还原生成 β-羟丁酸。

（5）丙酮可由乙酰乙酸缓慢自发脱去 CO_2 生成。

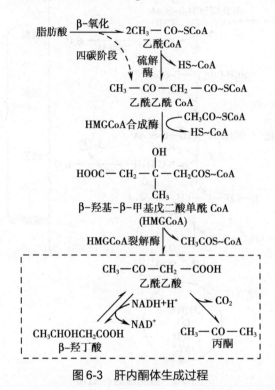

图6-3 肝内酮体生成过程

2. 酮体的利用　肝外组织，特别是心肌、骨骼肌及脑和肾等组织是利用酮体最主要的组织器官。酮体生成后很快透过肝细胞膜进入血液循环，经血液运输至肝外组织利用（图6-4）。

酮体的利用过程有两条途径：①在乙酰乙酸硫激酶的催化下，乙酰乙酸和 HSCoA 反应生成乙酰乙酰 CoA。②在琥珀酰 CoA 转硫酶的催化下，琥珀酰 CoA 将 CoA 转给乙酰乙酸生成乙酰乙酰 CoA。乙酰乙酰 CoA 再由硫解酶催化，加上 1 分子 HSCoA 生成 2 分子乙酰CoA，乙酰 CoA 通过三羧酸循环彻底氧化形成 CO_2 和 H_2O，并释放能量。β-羟丁酸在 β-羟丁酸脱氢酶催化下脱氢生成乙酰乙酸，乙酰乙酸再循以上途径代谢。丙酮水溶性强，易挥发可随呼吸道及尿道排出，因此不被人体利用。

3. 酮体代谢的生理意义　肝内生酮肝外利用，这是酮体代谢的特点。酮体是机体代谢的正常代谢产物，是肝脏输出脂肪类能源的另一种形式。酮体分子小，水溶性大，便于血液运输，容易透过血脑屏障和毛细血管壁而被人体各组织摄取利用。在饥饿及糖供应不足时，酮体将代替葡萄糖成为脑组织的主要能源。

正常情况下，肝脏产生的酮体能迅速被肝外组织利用，血中酮体的含量仅为 0.03～0.5mmol/L。在长期饥饿、严重糖尿病时，由于脂肪动员和分解氧化加强，肝内生成酮体的量超过肝外组织利用酮体的能力，导致血中酮体升高，称为酮血症。尿中酮体增多，称为酮尿。丙酮含量增多时，由于丙酮具有挥发性，可随人体呼吸过程从肺中呼出，甚至可闻到病人呼出气中有烂苹果味。由于酮体中的乙酰乙酸、β- 羟丁酸具有较强的酸性,血中酮体过多可导致酮症酸中毒。

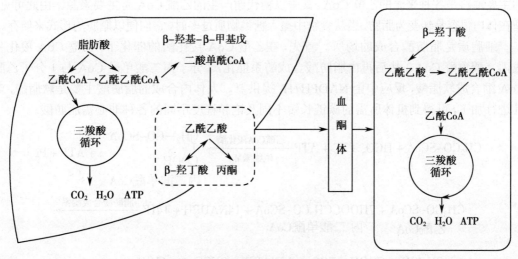

图 6-4 酮体生成及利用示意图

二、甘油三酯的合成代谢

人体内许多组织都能合成甘油三酯,肝脏、脂肪组织和小肠是合成甘油三酯主要部位。肝不储存脂肪,它所合成的脂肪以 VLDL(极低密度脂蛋白)的形式运至肝脏;脂肪组织合成的脂肪就储存在脂肪组织中;小肠黏膜细胞利用食物提供的原料合成脂肪,以 CM(乳糜微粒)的形式运往全身。体内合成脂肪的原料是甘油和脂肪酸的活化形式:α- 磷酸甘油及脂酰 CoA。

(一) α- 磷酸甘油的来源

α- 磷酸甘油的来源主要有两条途径:

1. 来于糖代谢　糖分解代谢中的中间产物磷酸二羟丙酮,在 α- 磷酸甘油脱氢酶的催化下还原生成 α- 磷酸甘油。此反应存在于人体内各组织中,是 α- 磷酸甘油的主要来源。

$$\begin{array}{l} CH_2OH \\ | \\ C=O \\ | \\ CH_2-O-\textcircled{P} \end{array} + NADH + H^+ \underset{}{\overset{\alpha\text{-磷酸甘油脱氢酶}}{\rightleftharpoons}} \begin{array}{l} CH_2OH \\ | \\ CHOH \\ | \\ CH_2-O-\textcircled{P} \end{array} + NAD^+$$

2. 细胞内甘油磷酸化　甘油在甘油激酶的催化下,由 ATP 提供能量,甘油磷酸化形成 α- 磷酸甘油。

$$\begin{array}{l} CH_2OH \\ | \\ CHOH \\ | \\ CH_2OH \end{array} \xrightarrow[ATP \quad ADP]{\text{甘油激酶}} \begin{array}{l} CH_2OH \\ | \\ CHOH \\ | \\ CH_2-O-\textcircled{P} \end{array}$$

肝、肾、哺乳期乳腺及小肠黏膜富含甘油激酶,而肌肉和脂肪组织细胞内这种激酶的活性很低,因而不能利用甘油来合成甘油三酯。

（二）脂酰 CoA 的合成

脂酰 CoA 由脂肪酸活化生成。脂肪酸可由食物提供，也可在体内合成。体内合成脂肪酸的主要原料是各种来源的乙酰 CoA，其中以糖代谢产生的乙酰 CoA 是主要来源。由此可见，糖在体内很容易转变为脂肪，当从食物中摄入糖类物质过多时，它们便以脂肪的形式来储存。

细胞质是脂肪酸合成的场所。首先，在乙酰 CoA 羧化酶的催化下，乙酰 CoA 羧化生成丙二酸单酰 CoA。然后再由脂肪酸合成酶系催化，7 分子丙二酸单酰 CoA 与 1 分子乙酰 CoA 缩合成软脂酸，反应中由 NADPH+H$^+$ 提供氢。人体内合成的脂肪酸主要是软脂酸，对其进行加工，可得到机体所需的碳链长短不同及饱和程度不同的各种非必需脂肪酸。

$$CH_2CO\sim SCoA + HCO_3^- + H^+ + ATP \xrightarrow[\text{生物素Mn}^{2+}]{\text{乙酰CoA羧化酶}} \begin{array}{c} CH_2-CO\sim SCoA \\ | \\ COOH \end{array} + ATP + Pi$$

丙二酸单酰CoA

$$\underset{\text{乙酰CoA}}{CH_3CO\sim SCoA} + \underset{\text{丙 二酸单酰CoA}}{7HOOCCH_2CO\sim SCoA} + 14NADPH + 14H^+ \xrightarrow{\text{脂肪酸合成酶系}}$$

$$\underset{\text{软脂酸}}{CH_3(CH_2)_{14}COOH} + 7CO_2 + 14NADP^+ + 8HSCoA + 6H_2O$$

机体所需的脂肪酸并不能全部在体内合成，有些脂肪酸必须由食物供给，如亚油酸、亚麻酸和花生四烯酸，这些脂肪酸称为必需脂肪酸。机体可以自身合成的脂肪酸则称为非必需脂肪酸。必需脂肪酸具有促进生长发育、维持皮肤健康、调节胆固醇代谢等功能，还是体内前列腺素等生物活性物质的合成原料。

（三）脂肪的合成

在脂酰基转移酶及磷脂酸磷酸酶的催化下，以 α-磷酸甘油和脂酰 CoA 为原料合成脂肪。

$$\begin{array}{c} CH_2OH \\ | \\ CHOH \\ | \\ CH_2O\textcircled{P} \end{array} \xrightarrow[\substack{\alpha-\text{磷酸甘油} \\ \text{脂酰转移酶}}]{2RCO\sim CoA \quad 2HSCoA} \begin{array}{c} CHOCOR \\ | \\ CHOCOR \\ | \\ CH_2O\textcircled{P} \end{array} \xrightarrow[\text{磷脂酸磷酸酶}]{H_2O \quad Pi} \begin{array}{c} CH_2OCOR \\ | \\ CHOCOR \\ | \\ CH_2OH \end{array} \xrightarrow[\text{脂酰转移酶}]{RCO\sim SCoA \quad HSCoA} \begin{array}{c} CH_2OCOR \\ | \\ CHOCOR \\ | \\ CH_2OCOR \end{array}$$

第三节 胆固醇代谢

胆固醇是人体重要的脂类物质之一，它是一类具有环戊烷多氢菲烃核及一个羟基的固体醇类化合物，最早在动物胆石中分离出来，故称为胆固醇（cholesterol）。其第 3 位碳上有羟基，能与脂肪酸结合成胆固醇酯。人体内的胆固醇主要以游离胆固醇及胆固醇酯的形式存在，它们的结构如下：

胆固醇　　　　　　　　　　　　　胆固醇酯

胆固醇在体内分布很不均匀,肾上腺中的胆固醇含量特别高,这与肾上腺合成皮质激素有关。脑和神经组织的胆固醇含量也很高,约占全身总胆固醇的25%。其次是肝、肾等内脏及皮肤的胆固醇含量也很高。人体内胆固醇的来源有外源性和内源性之分,外源性胆固醇主要来自动物性食物,以蛋黄、脑及动物内脏中含量较高;内源性胆固醇由机体自身合成,正常人50%以上的胆固醇来自于机体合成。

一、胆固醇的合成代谢

(一)合成部位

成人除脑组织及红细胞外,几乎全身各组织均能合成胆固醇,每天可合成1～1.5g,其中肝脏合成能力最强,约占合成总量的70%～80%,其次是小肠,约占总量的10%。胆固醇合成酶系存在于胞质及内质网,因此,胆固醇的合成主要在胞质及内质网。

(二)合成原料

合成胆固醇的主要原料为乙酰CoA,由NADPH供氢,ATP供能。乙酰CoA和ATP主要来自于糖的有氧氧化,NADPH来自于糖的磷酸戊糖途径,因此,糖是胆固醇合成原料的主要来源。

(三)合成过程

胆固醇合成过程较为复杂,有近30步酶促反应,全过程大致分为三个阶段:

1. 在胞质中,由乙酰CoA缩合成为甲基二羟戊酸(MVA)。

2. 甲基二羟戊酸先经磷酸化反应,成为活泼的焦磷酸化合物,再相互缩合,增长碳链,成为多烯烃——鲨烯。

3. 鲨烯通过载体蛋白携带从胞质进入滑面内质网,在滑面内质网中环化成羊毛脂固醇,最后转变成胆固醇(图6-5)。

二、胆固醇的转化与排泄

胆固醇不是能源物质,在体内不能彻底氧化分解生成CO_2和H_2O,主要的代谢去路是转化成具有重要生理功能的类固醇物质或直接从粪便排泄。

(一)胆固醇的转化

1. 转化为胆汁酸　胆固醇在肝脏内转化为胆汁酸是胆固醇在体内的主要代谢去路。正常人每天合成1～5g胆固醇,其中40%转变成胆汁酸。胆汁酸是良好的乳化剂,在肠腔协助脂类物质的消化吸收。

2. 转化成类固醇激素　胆固醇在某些内分泌腺中转化成类固醇激素。如在肾上腺皮质内转化成肾上腺皮质激素,调节物质代谢;在性腺内转化成性激素,维持性征。

3. 转化成维生素D_3　人体皮肤细胞内的胆固醇经酶促反应脱氢生成7-脱氢胆固醇,贮存于皮下,经日光(紫外线)照射后转变成维生素D_3,促进小肠对钙磷的吸收。

胆固醇的来源与去路归纳于图6-6。

(二)胆固醇的排泄

部分胆固醇可随胆汁进入肠道,进入肠道的胆固醇,一部分被重吸收,另一部分受肠道细菌的作用还原成粪固醇随粪便排出体外。

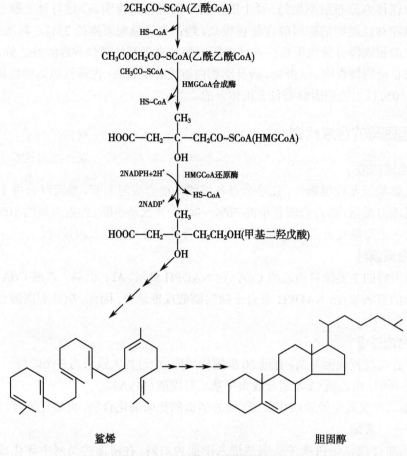

图 6-5 胆固醇合成的主要过程

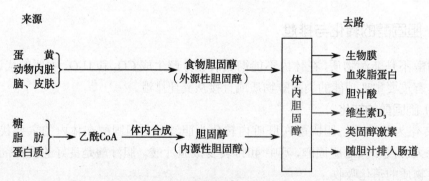

图 6-6 胆固醇的来源与去路

三、胆固醇代谢与动脉粥样硬化

胆固醇在体内有着重要的生理功能。但是,如果血浆胆固醇浓度过高也将对机体造成不良影响。从流行病学观察结果分析,高胆固醇血症是导致冠心病的最危险因子之一。这是因为血浆胆固醇增高时,胆固醇将沉积于动脉管壁,引起动脉粥样硬化,使动脉管壁变厚、管腔变狭小、弹性减弱,进而导致高血压和冠心病。因此,控制血浆胆固醇水平被列为预防冠心病的一种有效措施。

（一）限制胆固醇的摄入

HMG-CoA还原酶是体内合成胆固醇的限速酶，其活性受多种因素的调节，如胆固醇本身就可反馈抑制该酶。当摄入高胆固醇食物时，可使肝内胆固醇合成速度减慢。但肠黏膜细胞内胆固醇的合成可能不受此反馈调节，所以大量摄入高胆固醇食物仍可使血浆胆固醇水平升高。因此，减少食物胆固醇的摄入量，可以适当地降低血浆胆固醇水平。

（二）多健康运动

多健康运动可使机体耗能增加，能促进大量乙酰CoA进入三羧酸循环氧化，乙酰CoA进入胆固醇合成途径便减少，使胆固醇合成量降低。游离脂肪酸能诱导限速酶HMG-CoA还原酶的合成，运动可加速体内游离脂肪酸的氧化，从而使HMG-CoA还原酶活性降低，胆固醇合成速度减慢。

（三）多食高纤维食物

纤维素能促进肠蠕动，多食蔬菜、水果等含纤维素高的食物可使肠道中胆汁酸重吸收减少，阻断胆汁酸肠肝循环。由于胆汁酸重吸收减少，减弱了对7α-羟化酶（胆固醇转变为胆汁酸的限速酶）的反馈抑制，加速胆固醇转变为胆汁酸而降低胆固醇。

（四）服用降胆固醇的药物

1. 洛伐他丁　HMG-CoA还原酶的抑制剂。

2. 考来烯胺（又称消胆胺）　该药能促进肠道中胆汁酸的排泄，使7α-羟化酶活性增强，促进胆固醇转变成胆汁酸而达到降低血浆胆固醇的目的。

 本章小结

> 　　脂类是脂肪和类脂的总称。脂肪和类脂在体内有不同的分布和功能。脂肪的分解先要水解成甘油及脂肪酸，然后甘油和脂肪酸再分别代谢。脂肪酸的氧化称为β-氧化，经历4步反应：脂肪酸的活化、脂酰CoA进入线粒体、脂酰CoA分解成乙酰CoA、乙酰CoA最后通过三羧酸循环彻底氧化。脂肪酸在肝中不能彻底氧化，所生成乙酰CoA有一部分缩合成乙酰乙酸、β-羟丁酸和丙酮，三者统称为酮体。体内胆固醇合成的器官主要是肝，合成原料是乙酰CoA，合成过程中的限速酶是HMG-CoA还原酶。多种因素可影响HMG-CoA还原酶的活性从而调节胆固醇的合成速度。胆固醇在体内有重要的生理功能：参与生物膜的构成，参与脂蛋白的组成，在肝转变为胆汁酸，还可转变成类固醇激素、维生素D_3等活性物质。

（张　婧）

思考题

1. 脂类包括哪些？有何生理功能？

2. 脂肪动员所产生的甘油和脂肪酸是如何彻底氧化成CO_2和H_2O的？

3. 酮体包括哪些？在何处生成和利用？重症糖尿病患者为何可出现酮症酸中毒？

4. 胆固醇在体内有何来源和去路？如何有效控制血浆胆固醇水平？

第七章 氨基酸代谢

　　蛋白质是机体最重要的营养素，机体组织的生长、更新和修复等都需要食物蛋白质来补充，因此，蛋白质具有重要的营养作用，人体必须从食物中摄取足够的蛋白质。

　　蛋白质的基本组成单位是氨基酸。蛋白质分解时，首先分解为氨基酸，然后再进一步代谢。所以蛋白质分解代谢的中心内容是氨基酸的分解代谢。在体内，蛋白质的更新和氨基酸的分解均需食物蛋白质来补充，故首先叙述蛋白质的营养作用。

第一节 蛋白质的生理功能与营养作用

一、蛋白质的生理功能

（一）维持组织细胞的生长、更新和修补

　　蛋白质是构成细胞、组织和器官的主要成分，因此，膳食中必须提供足够质和量的蛋白质，才能维持组织细胞生长、更新和修补的需要。

（二）参与多种重要的生理活动

　　体内有许多特殊功能的蛋白质，在肌肉收缩、代谢反应的催化与调节、物质运输、凝血与抗凝血、免疫功能、遗传与变异等方面都有重要的作用。

（三）氧化供能

　　蛋白质在体内其他能源物质供应不足时，也可氧化分解产生能量，成人每日约有10%~15%的能量来自蛋白质，可见蛋白质也是体内能量的来源之一。

二、蛋白质的营养作用

（一）氮平衡

　　食物中的含氮物质绝大部分是蛋白质，非蛋白质的含氮物质含量很少，蛋白质的含氮量平均约为16%。氮平衡是指测定摄入食物中的含氮量和粪、尿中排出的含氮量，比较两

者的关系,可以反映人体蛋白质的代谢状况。氮平衡分三种类型:

1. 氮的总平衡 指每天摄入的氮量等于排出的氮量,称为氮的总平衡。它表示机体内蛋白质的合成代谢与分解代谢处于动态平衡。如正常成人。

2. 氮的正平衡 指每天摄入的氮量大于排出的氮量,称为氮的正平衡。它表示机体内蛋白质的合成量大于分解量。如生长期儿童、孕妇及恢复期病人等。

3. 氮的负平衡 指每天摄入的氮量小于排出的氮量,称为氮的负平衡。它表示机体内蛋白质的合成量小于分解量。如营养不良、饥饿者、慢性消耗性疾病等。

(二)蛋白质的生理需要量

氮平衡实验表明,成人在禁食蛋白质时,每日排出氮量约为 3.18g,相当于 20g 蛋白质。由于食物蛋白质不能完全被利用,故成人每日蛋白质的最低需要量为 30g～50g。我国营养学会推荐成人每日蛋白质需要量为 80g。

(三)蛋白质的营养价值

1. 必需氨基酸与非必需氨基酸 构成人体蛋白质的 20 种氨基酸分为必需氨基酸与非必需氨基酸两类。必需氨基酸为人体需要,但又不能在体内合成,必须由食物供给的氨基酸。必需氨基酸有 8 种:亮氨酸、缬氨酸、异亮氨酸、苯丙氨酸、甲硫氨酸、色氨酸、苏氨酸、赖氨酸。非必需氨基酸是指除必需氨基酸以外的其他 12 种氨基酸,这类氨基酸在体内可以合成,不一定需要由食物供给。

2. 蛋白质的互补作用 蛋白质的营养价值决定于其所含氨基酸的种类、数量。含必需氨基酸种类齐全、数量充足的蛋白质营养价值高,否则营养价值低。

几种营养价值较低的蛋白质混合食用,使必需氨基酸相互补充,从而提高蛋白质营养价值,称为蛋白质的互补作用。例如谷类蛋白质中含色氨酸较多,而赖氨酸较少,豆类则与之相反,若将两者混合食用,可以使必需氨基酸相互补充,提高营养价值。因此,提倡食物的多样化与荤素搭配。

第二节 氨基酸的一般代谢

一、氨基酸的代谢概况

食物蛋白质经消化、吸收后以氨基酸的形式由门静脉入肝,再通过血液循环进入全身各组织;体内组织蛋白质又常降解为氨基酸;机体代谢过程也合成部分氨基酸,几种不同来源的氨基酸混合在一起,分布于各种体液中,参与代谢,总称为氨基酸代谢库或代谢池。

体内氨基酸的去路有:①合成蛋白质和多肽;②合成其他含氮物质;③通过脱氨基作用生成氨和 α- 酮酸;④通过脱羧基作用生成胺和二氧化碳。正常情况下,代谢库内氨基酸的来源和去路处于动态平衡。氨基酸的代谢概况见图 7-1。

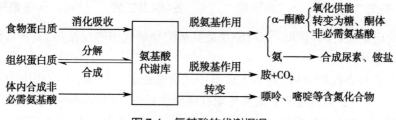

图 7-1 氨基酸的代谢概况

二、氨基酸的脱氨基作用

脱氨基作用是氨基酸分解代谢的主要途径,在大多数组织均可进行。体内脱氨基的方式有氧化脱氨基、转氨基、联合脱氨基等,其中以联合脱氨基作用最为重要。

(一)氧化脱氨基作用

氧化脱氨基作用是氨基酸在氨基酸氧化酶作用下先脱氢生成亚氨基酸,后者再水解生成 α- 酮酸与氨。

体内催化氧化脱氨基作用的酶有多种,其中以 L- 谷氨酸脱氢酶最重要。谷氨酸脱氢酶是以 NAD^+ 为辅酶的不需氧脱氢酶,在肝、脑、肾等组织中普遍存在,活性较高,专一性强。它能催化谷氨酸氧化脱氢生成 α- 酮戊二酸和氨,反应过程如下:

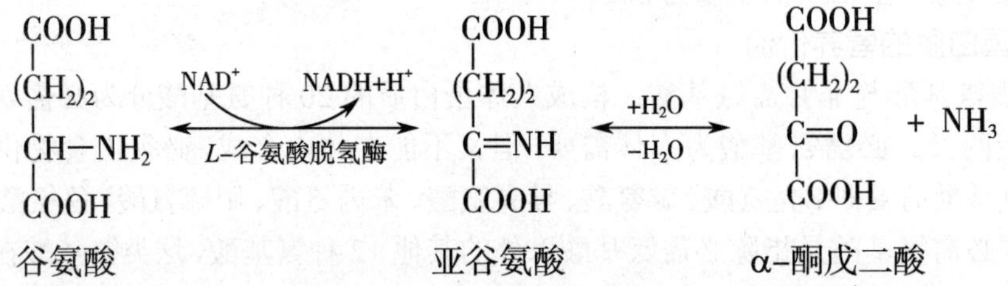

氧化脱氨基作用的逆过程是体内合成非必需氨基酸的重要途径。

(二)转氨基作用

转氨基作用是指在转氨酶催化下,α- 氨基酸的氨基转移到另一个 α- 酮酸上,生成相应的 α- 氨基酸,原来的 α- 氨基酸则转变成相应的 α- 酮酸。

催化转氨基反应的酶为转氨酶,体内转氨酶种类多,其中以丙氨酸氨基转移酶(ALT)与天冬氨酸氨基转移酶(AST)最为重要,它们催化的反应如下:

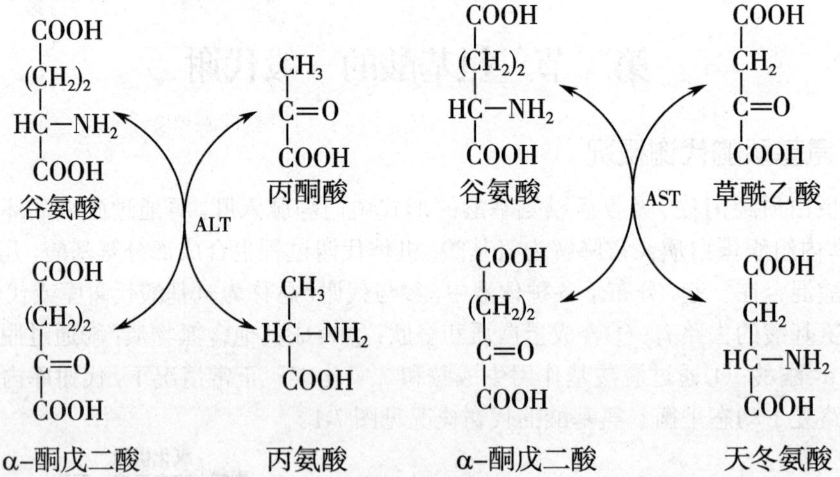

转氨基反应是可逆的,因此,该反应既是氨基酸分解代谢的过程,也是体内合成非必需氨基酸的重要途径。

转氨酶主要分布在细胞内,正常人血清中的活性很低,它们在各组织中的活性很不均衡(表 7-1)。当某些原因使细胞膜通透性增高或组织损伤、细胞破裂时,转氨酶可大量释放入血,使血清中转氨酶活性明显升高。例如,急性肝炎患者血清中 ALT 活性显著增高;心肌梗死患者血清中 AST 活性明显升高。因此,在临床上测定血清中的 ALT 或 AST 既有助于疾病的诊断,也可作为观察疗效和预后的指标之一。

表 7-1 正常成人各组织中 ALT 及 AST 活性(单位 / 克湿组织)

组织	ALT	AST
心	7100	156 000
肝	44 000	142 000
骨骼肌	4800	99 000
肾	19 000	91 000
胰腺	2000	28 000
脾	14 000	1200
肺	700	10 000
红细胞	100	300
血清	16	20

(三)联合脱氨基作用

1. 转氨酶与谷氨酸脱氢酶联合的脱氨基作用 转氨酶与谷氨酸脱氢酶联合作用时,首先氨基酸与 α- 酮戊二酸进行转氨基作用,生成相应的 α- 酮酸与谷氨酸,然后谷氨酸在谷氨酸脱氢酶的作用下,脱去氨基又生成 α- 酮戊二酸和氨(图 7-2)。

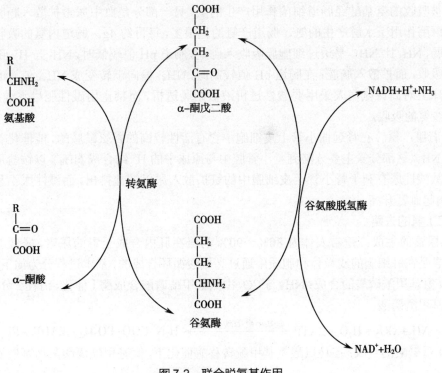

图 7-2 联合脱氨基作用

在肝、脑、肾等组织中 L- 谷氨酸脱氢酶活性较高，多种氨基酸通过此方式脱掉氨基。联合脱氨基作用的全过程是可逆的，其逆过程是体内合成非必需氨基酸的主要途径。

2. 嘌呤核苷酸循环　在骨骼肌和心肌中 L- 谷氨酸脱氢酶活性较低，氨基酸脱氨基主要通过嘌呤核苷酸循环完成（图 7-3）。

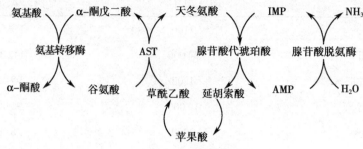

图 7-3　嘌呤核苷酸循环

三、氨的代谢

氨是一种有毒物质，是一种强烈的神经毒物。如给家兔注射氯化铵，当血氨含量达到 2.9mmol/L 时，即可致死。正常人血氨浓度很低，一般不超过 0.06mmol/L，不会出现氨中毒的情况，这是因为血氨的来源和去路保持动态平衡的结果。

（一）氨的来源

1. 氨基酸脱氨基作用产生的氨　这是体内氨的主要来源。此外胺类物质、嘌呤和嘧啶等化合物在体内分解也可产生氨。

2. 肠道吸收的氨　肠道吸收的氨主要有两个来源。一部分是肠道内未被消化的蛋白质和未被吸收的氨基酸经肠道细菌作用产生的氨，另一部分是血中尿素扩散入肠腔后在肠道细菌脲酶作用下水解产生的氨。肠道产氨的量很多，每日约 4g。肠道内氨的吸收部位主要在结肠，NH_3 比 NH_4^+ 易透过细胞膜吸收入血，在肠道 pH 值较低时，NH_3 与 H^+ 形成 NH_4^+ 不易被吸收，而扩散入肠腔；在肠道 pH 值较高时，NH_4^+ 偏向于转变成 NH_3，使氨的吸收加强。临床上对高血氨病人采用弱酸性透析液做结肠透析，而禁止用碱性肥皂水灌肠，就是为了减少氨的吸收。

3. 肾脏产氨　在肾远曲小管上皮细胞中含有活性较高的谷氨酰胺酶，能催化谷氨酰胺水解产 NH_3，这部分氨主要分泌到肾小管腔中与原尿中的 H^+ 结合成 NH_4^+，以铵盐形式排出体外。故酸性尿有利于肾小管上皮细胞中的氨扩散入尿以铵盐排出，而碱性尿不利于氨的排出，引起血氨升高。

（二）氨的去路

1. 尿素的生成　正常人体内 80%～90% 的氨在肝内合成无毒的尿素，尿素由肾脏排出。尿素是在肝细胞的线粒体和胞质中通过鸟氨酸循环合成的，基本过程分为如下四步。

（1）氨基甲酰磷酸的合成：NH_3 与 CO_2 由氨基甲酰磷酸合成酶 I 催化，消耗 2 分子 ATP，合成氨基甲酰磷酸。

$$NH_3 + CO_2 + H_2O + 2ATP \xrightarrow{\text{氨基甲酰磷酸合成酶}} H_2N-COO\sim PO_3H_2 + 2ADP + Pi$$

（2）瓜氨酸的合成：在鸟氨酸氨基甲酰转移酶催化下，氨基甲酰磷酸与鸟氨酸缩合生成瓜氨酸。

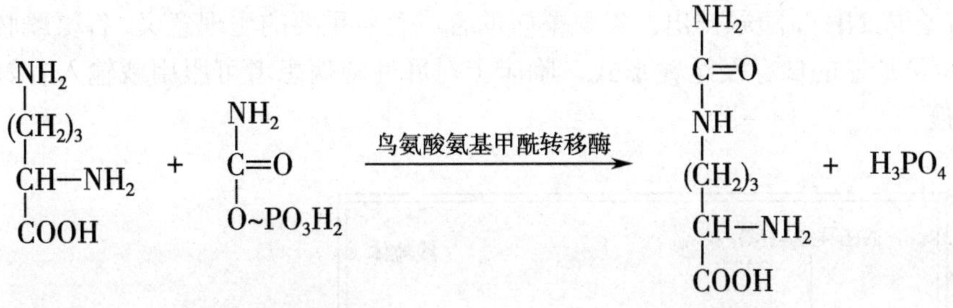

鸟氨酸　氨基甲酰磷酸　　　　　瓜氨酸

（3）精氨酸的合成：瓜氨酸在线粒体合成后，即被转运到线粒体外，在胞质中精氨酸代琥珀酸合成酶催化下，与天冬氨酸作用生成精氨酸代琥珀酸，此反应需 ATP 供能，精氨酸代琥珀酸再经精氨酸代琥珀酸裂解酶催化，裂解成精氨酸及延胡索酸。

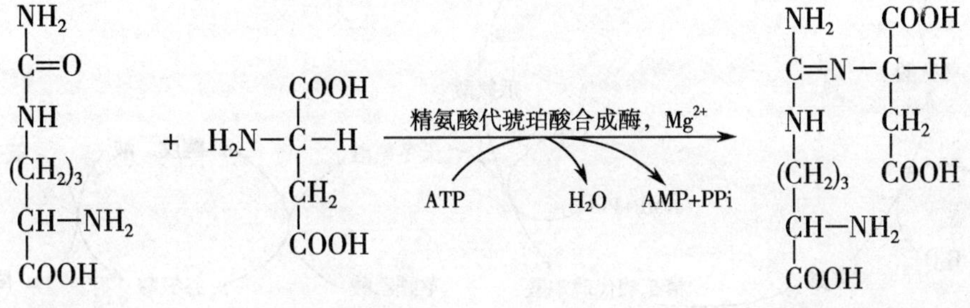

瓜氨酸　　　　天冬氨酸　　　　　　精氨酸代琥珀酸

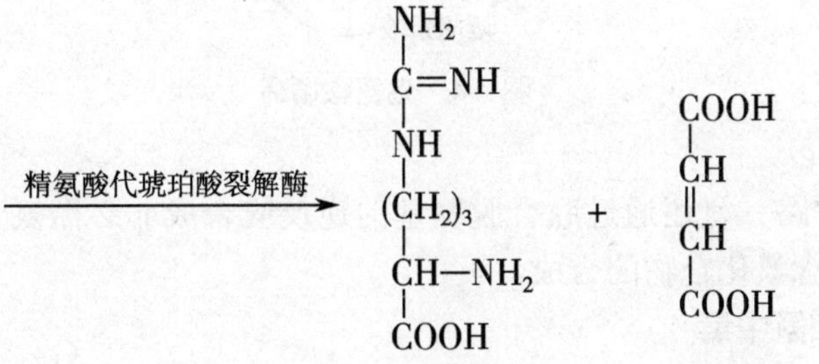

精氨酸　　延胡索酸

（4）尿素的生成：精氨酸在精氨酸酶催化下，水解为尿素与鸟氨酸。

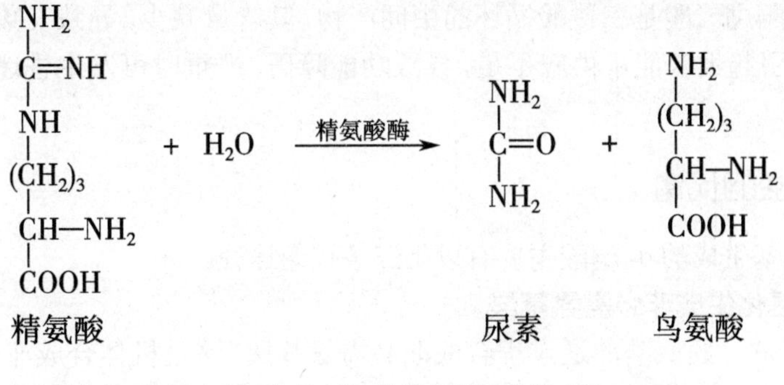

精氨酸　　　　　　　　　尿素　　鸟氨酸

鸟氨酸再进入线粒体重复上述反应，构成鸟氨酸循环（图 7-4）。

2. 谷氨酰胺的合成　在脑、肌肉等组织中的谷氨酰胺合成酶能催化氨与谷氨酸合成谷氨酰胺。谷氨酰胺经血液运到肝和肾，再经谷氨酰胺酶催化水解成谷氨酸和氨。在肾 NH_3

73

可与 H^+ 结合成 NH_4^+，随尿排出。谷氨酰胺的合成有着重要的生理意义，谷氨酰胺既是氨的解毒形式，又是氨的储存及运输形式。临床上对肝性脑病患者可服用或输入谷氨酸盐以降低血氨浓度。

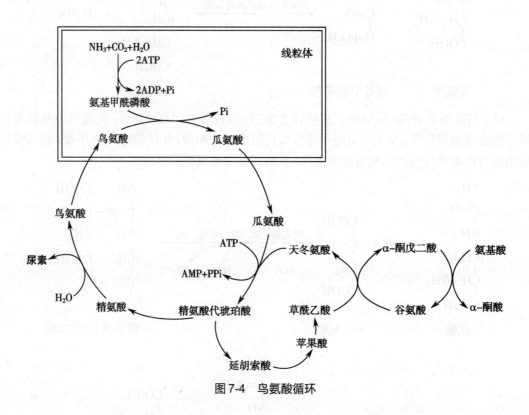

图 7-4　鸟氨酸循环

3. 氨的其他去路　氨还通过联合脱氨基的逆反应合成非必需氨基酸。氨还可以参与嘌呤碱及嘧啶碱等含氮化合物的合成。

（三）高血氨和氨中毒

正常情况下，血氨的来源和去路维持动态平衡，血氨浓度处于较低的水平。氨在肝脏中合成尿素是保持这种平衡的关键。当肝功能严重损伤时，尿素合成发生障碍，血氨浓度升高，称为高血氨症。当大量的氨进入脑组织，可与脑中的 α- 酮戊二酸结合，生成谷氨酸及谷氨酰胺，α- 酮戊二酸是三羧酸循环的中间产物，其含量减少，导致三羧酸循环减弱，使 ATP 生成减少，引起大脑能量供应不足，导致功能障碍，严重时可发生昏迷，这就是肝性脑病的氨中毒学说。

四、α- 酮酸的代谢

氨基酸脱氨基生成的 α 酮酸主要有以下三条代谢途径。

（一）经氨基化生成非必需氨基酸

α- 酮酸可经联合脱氨基的逆过程合成非必需氨基酸，这是机体合成非必需氨基酸的重要途径。

（二）转变成糖及脂肪

多数氨基酸脱去氨基后生成的 α- 酮酸可通过糖异生途径转变为糖，这类氨基酸称为生糖氨基酸。有的氨基酸可以转变为酮体和脂肪，这类氨基酸称为生酮氨基酸。还有某些氨基酸既可转变为糖，也能生成酮体，称为生糖兼生酮氨基酸。在组成蛋白质的 20 种氨基酸中，亮氨酸和赖氨酸是生酮氨基酸，苯丙氨酸、酪氨酸、色氨酸、苏氨酸和异亮氨酸是生糖兼生酮氨基酸，其余的都是生糖氨基酸。

（三）氧化供能

α- 酮酸在体内可通过三羧酸循环彻底氧化成 CO_2 和水，同时释放出能量供机体需要。

第三节　个别氨基酸的代谢

氨基酸除一般代谢途径外，还有特殊的代谢途径。

一、氨基酸的脱羧基作用

氨基酸的脱羧基作用是指氨基酸在氨基酸脱羧酶作用下脱羧生成 CO_2 和胺的过程。脱羧酶的辅酶是磷酸吡哆醛。

氨基酸脱羧基生成的胺类，在体内含量不高，但通常具有重要的生理作用，若这类物质在体内积存过多，会引起神经和心血管系统的功能失调。体内存在的胺氧化酶能将胺类氧化成为相应的醛类，醛类还可以继续氧化成羧酸，最后羧酸再氧化成 CO_2 和水，或随尿排出。

（一）γ- 氨基丁酸（GABA）

是由谷氨酸脱羧基生成的。催化该反应的酶是谷氨酸脱羧酶，此酶在脑及肾组织中活性强。γ- 氨基丁酸是抑制性神经递质，对中枢神经有抑制作用。

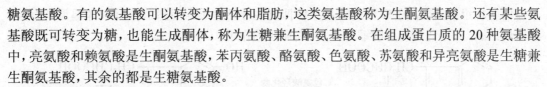

$$\begin{array}{c} COOH \\ | \\ (CH_2)_2 \\ | \\ H-C-NH_2 \\ | \\ COOH \end{array} \xrightarrow{\text{谷氨酸脱羧酶}} \begin{array}{c} COOH \\ | \\ (CH_2)_2 \\ | \\ CH_2-NH_2 \end{array} + CO_2$$

谷氨酸　　　　　　　　　　γ-氨基丁酸

（二）组胺

组氨酸经组氨酸脱羧酶催化生成组胺。组胺是一种强烈的血管扩张剂，并能使毛细血管的通透性增加，造成血压下降，甚至休克；还可使平滑肌收缩，引起支气管痉挛而发生哮喘；此外，组胺还可以刺激胃蛋白酶及胃酸的分泌，常被用来研究胃分泌活动。

$$\underset{\text{组氨酸}}{\begin{array}{c} HC=C-CH_2CHCOOH \\ | \quad | \qquad \qquad | \\ HN \quad N \qquad \quad NH_2 \\ \diagdown C \diagup \\ | \\ H \end{array}} \xrightarrow{\text{组氨酸脱羧酶}} \underset{\text{组胺}}{\begin{array}{c} HC=C-CH_2CH_2NH_2 \\ | \quad | \\ HN \quad N \\ \diagdown C \diagup \\ | \\ H \end{array}} + CO_2$$

（三）5- 羟色胺

色氨酸先经羟化生成 5- 羟色氨酸，再经脱羧酶作用生成 5- 羟色胺。5- 羟色胺广泛存在于体内各种组织,脑中的 5- 羟色胺是一种抑制性神经递质,与睡眠、疼痛和体温调节有关。在外周组织,5- 羟色胺具有收缩血管、升高血压的作用。

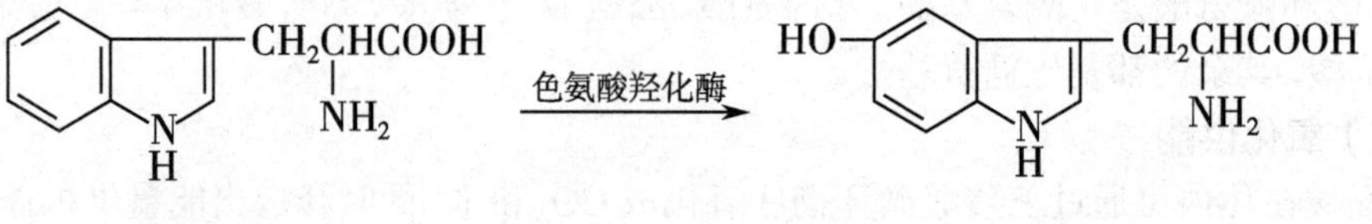

色氨酸 → 5-羟色氨酸 （色氨酸羟化酶）

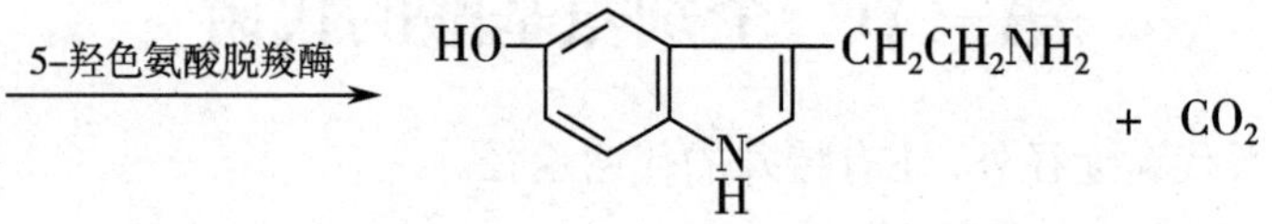

5-羟色氨酸脱羧酶 → 5-羟色胺 + CO_2

（四）多胺

鸟氨酸及甲硫氨酸经脱羧基等作用可生成多胺,包括精脒和精胺。

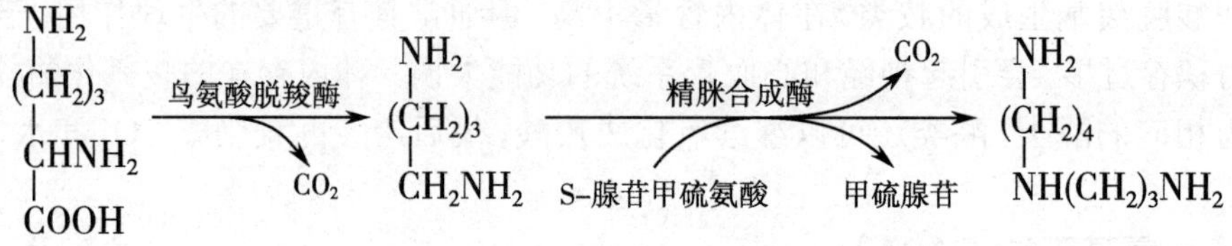

鸟氨酸 → 腐胺 → 精脒

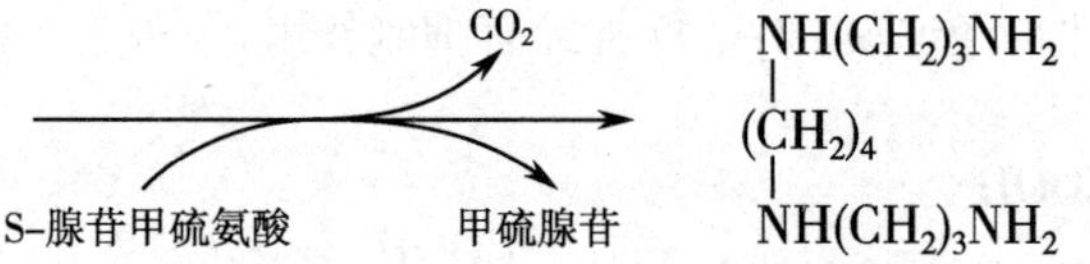

精胺

多胺是调节细胞生长的重要物质,在生长旺盛的组织,如胚胎、再生肝及癌瘤组织等,多胺含量增加,临床上利用测定肿瘤病人血液或尿液中多胺含量作为观察病情和辅助诊断指标之一。

二、一碳单位的代谢

（一）一碳单位的概念

某些氨基酸在分解代谢过程中产生的含有一个碳原子的有机基团,称为一碳单位。体内的一碳单位有:甲基（—CH_3）、甲烯基（—CH_2—）、甲炔基（—$CH=$）、甲酰基（—CHO）和亚氨甲基（—$CH=NH$）等。

（二）一碳单位的来源、载体和携带形式

一碳单位主要来源于甘氨酸、丝氨酸、组氨酸及色氨酸的代谢。在体内一碳单位不能游离存在,常与四氢叶酸（FH_4）结合被携带和转运,因此四氢叶酸是一碳单位的载体。一碳单位通常结合在 FH_4 分子的 N^5、N^{10} 位上,FH_4 携带一碳单位的形式:N^5- 甲基四氢叶酸、N^5- 亚氨甲基四氢叶酸、N^{10}- 甲酰四氢叶酸、N^5,N^{10}- 甲烯四氢叶酸、N^5,N^{10}- 甲炔四氢叶酸（图 7-5）。

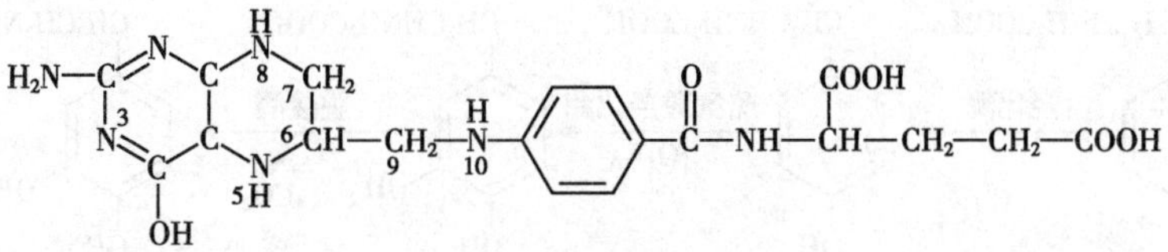

图 7-5　四氢叶酸的结构

（三）一碳单位的相互转变

与四氢叶酸结合的一碳单位之间可以相互转变，其中 N^5- 甲基四氢叶酸的生成是不可逆的。一碳单位的来源、相互转变与功用（图 7-6）。

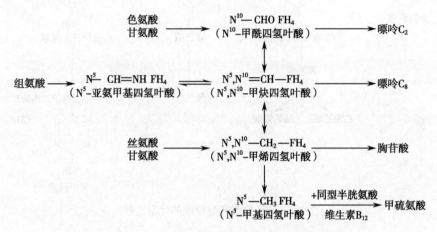

图 7-6　一碳单位的来源、相互转变与功用

（四）一碳单位的生理意义

一碳单位的主要生理功能是参与嘌呤及嘧啶的合成，在核酸生物合成中占有重要地位。由此可见，一碳单位将氨基酸与核酸代谢密切联系起来。此外，一碳单位还参与 S- 腺苷甲硫氨酸的合成，为体内许多物质的合成提供甲基。

三、芳香族氨基酸的代谢

芳香族氨基酸包括苯丙氨酸、酪氨酸和色氨酸。

（一）苯丙氨酸和酪氨酸的代谢

苯丙氨酸在正常情况下经苯丙氨酸羟化酶作用生成酪氨酸。次要途径是脱氨基转变为苯丙酮酸。酪氨酸的代谢途径有：

1. 生成多巴胺、去甲肾上腺素、肾上腺素等儿茶酚胺类神经递质或激素。
2. 在黑色素细胞中合成黑色素。
3. 分解生成延胡索酸和乙酰乙酸，所以酪氨酸是生糖兼生酮氨基酸。
4. 酪氨酸经碘化生成甲状腺素。

在上述代谢途径中某些酶的缺乏可引起苯丙氨酸和酪氨酸的代谢缺陷，如苯丙酮酸尿症、白化病、尿黑酸症（图 7-7）。

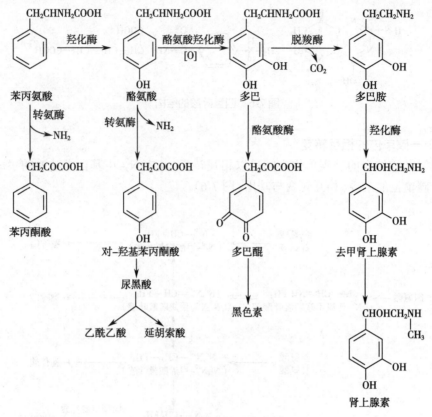

图7-7 苯丙氨酸和酪氨酸的代谢过程

（二）色氨酸代谢

色氨酸在体内产生 5- 羟色胺和一碳单位，也可分解生成丙酮酸和乙酰辅酶 A，所以色氨酸是生糖兼生酮氨基酸。色氨酸在体内还可以转变为烟酸（维生素 PP），但合成量甚少，不能满足机体需要，仍需食物供给。

 **本章小结**

氨基酸代谢是蛋白质代谢的中心内容。蛋白质具有重要的生理功能。氮平衡是研究摄入氮量和排出氮量之间的关系，它可以反映人体蛋白质的代谢状况。氨基酸经脱氨基作用，生成氨和α- 酮酸。血氨的来源包括体内氨基酸的脱氨基、肠道产氨和肾脏泌氨。氨的主要去路是合成尿素；氨还可以合成谷氨酰胺、相应的非必需氨基酸、嘌呤碱及嘧啶碱等含氮化合物。α- 酮酸主要有三条代谢途径。氨基酸脱羧基作用生成相应的胺类。一碳单位是指某些氨基酸在分解代谢过程中产生的含有一个碳原子的有机基团。多巴胺、去甲肾上腺素和肾上腺素称为儿茶酚胺，是由酪氨酸代谢产生的。三者均是神经递质。

（杨秀玲）

思考题

1. 体内氨基酸脱氨基有哪些方式？各有何特点和生理意义？

2. 血氨有哪些来源和去路?
3. 写出鸟氨酸循环的主要过程和生理意义。
4. 一碳单位代谢有什么生理意义?
5. 简述甲硫氨酸循环的过程及生理意义。

第八章　肝胆生物化学

学习目标

1. 掌握：肝在物质代谢中的作用；生物转化概念、反应类型及意义；胆汁酸的分类及功能；三种黄疸的生化改变特点。
2. 熟悉：胆汁酸代谢；胆色素的代谢。
3. 了解：肝的解剖学特点；常用肝功能试验。

　　肝是人体内最大的腺体，具有多种代谢功能，在糖、脂肪、蛋白质、维生素和激素等物质代谢中起着重要作用，且具有分泌、排泄和生物转化等重要功能。

第一节　肝脏的解剖学特点及其在物质代谢中的作用

一、肝脏的解剖学特点

　　肝的生理功能与它的组织结构特点密不可分：一是肝脏具有双重血液供应，即肝动脉和门静脉；二是肝有双重输出通道，即肝静脉和胆道输出系统；三是肝有丰富的血窦；此外，肝还有丰富的细胞器（如线粒体、微粒体、内质网、高尔基复合体等）和数百种酶类。

二、肝在物质代谢中的作用

（一）肝在糖代谢中的作用

　　肝在糖代谢中的重要作用是维持血糖浓度的相对恒定。肝通过糖原合成、分解和糖异生实现这一作用，以满足全身各组织，特别是脑组织和红细胞的能量供应。当肝功能严重受损时，肝糖原合成、分解及糖异生能力下降，血糖浓度难以维持稳定，易出现进食后或饥饿时发生低血糖。

（二）肝在脂类代谢中的作用

　　肝在脂类消化、吸收、运输、合成及分解代谢中均发挥着重要作用。

　　肝细胞能分泌胆汁，胆汁中的胆汁酸可乳化食物中的脂肪，促进脂类消化吸收。肝胆疾病患者，由于肝合成、分泌或排泄胆汁酸的能力下降，临床表现出厌油腻、脂肪泻，脂类食物消化不良等。

　　肝合成胆固醇、磷脂、脂肪最多，脂蛋白也多在肝合成。胆固醇在肝中转化成胆汁酸盐，这是胆固醇的主要去路。当肝功能受损时，胆固醇合成减少，磷脂合成障碍，肝内脂肪运出困难，可使肝内脂肪堆积，导致脂肪肝。

肝还将脂肪动员而来的脂肪酸经 β- 氧化生成乙酰辅酶 A，乙酰辅酶 A 经三羧酸循环氧化供能。肝含有酮体生成酶系，能将脂肪酸氧化生成酮体，成为脑和肌组织的能源物质。

（三）肝在蛋白质代谢中的作用

肝是合成蛋白质、进行氨基酸代谢及合成尿素的重要器官。

肝不但合成自身所需要的蛋白质，还可合成多种蛋白质释放到血浆中，成为血浆蛋白，如清蛋白、球蛋白、纤维蛋白原、凝血酶原等，其中清蛋白在维持血浆胶体渗透压方面起重要作用。当肝功能受损时，清蛋白合成减少，若低于 30g/L，血浆胶体渗透压降低，可出现水肿；另外纤维蛋白原、凝血酶原合成减少，易导致出血倾向。

肝也是氨基酸代谢的重要场所。在肝细胞内酶的催化下进行氨基酸的转氨基、脱氨基、脱羧基等反应。当肝细胞受损时，丙氨酸氨基转移酶（ALT）大量进入血液，从而引起血中 ALT 的活性异常升高。

肝又是人体合成尿素的唯一器官。体内代谢产生的氨，可在肝经鸟氨酸循环合成尿素随尿排出体外。当肝功能受损时，尿素合成障碍，血氨升高，产生高血氨症，可引起肝性脑病。

（四）肝在维生素代谢中的作用

肝在维生素的吸收、贮存、转化等代谢中均起着主要作用。

肝合成分泌的胆汁酸盐在促进脂类消化吸收的同时，也促进脂溶性维生素 A、D、E、K 的吸收。肝还能贮存多种维生素，其中维生素 A 的量占体内总量的 95%。夜盲症患者，可多食动物肝进行治疗。

肝还参与维生素的代谢转化，如 β- 胡萝卜素转化为维生素 A，维生素 D 转化成活性维生素 D_3，B 族维生素转化为辅酶形式等。

（五）肝在激素代谢中的作用

肝是激素灭活的主要器官。

激素在体内经化学反应后，活性减弱或消失的现象称为激素的灭活。肾上腺皮质激素、性激素和类固醇激素均在肝灭活。胰岛素、甲状腺激素、抗利尿激素等激素也在肝灭活。

当肝功能受损时，激素灭活作用减弱，导致某些病理现象。如醛固酮增多，导致钠水潴留引起水肿；雌激素灭活减少，可出现肝掌和蜘蛛痣。

第二节　肝脏的生物转化作用

一、生物转化的概念

各类非营养物质在生物体内代谢转变的过程称为生物转化。生物转化作用主要在肝中进行，小肠、肾和肺等也有一定的生物转化功能。

非营养物质既不能作为组织细胞的原料，又不能氧化供能，有的甚至有毒性。因此必须及时清除，以保持机体内各种生理活动的正常进行。

体内非营养物质按其来源可分为内源性和外源性两类：内源性非营养物质主要来源于物质代谢，如氨、胆红素；外源性非营养物质主要是从外界摄入的食品添加剂、药物、环境污染物及肠道吸收来的腐败产物，如胺类、吲哚、苯酚等。

生物转化作用的生理意义主要是使许多非营养物质的水溶性增强，易于随胆汁或尿液排出。各种物质的生物活性在生物转化过程中发生很大变化,有的活性或毒性减弱或消失,有的活性或毒性反而增强,有的毒物、药物经生物转化后才出现毒性或药效。

二、生物转化的反应类型

生物转化的过程可分为两相反应;第一相反应包括氧化、还原和水解反应;第二相反应为结合反应。

(一)第一相反应——氧化、还原、水解反应

1. 氧化反应 氧化反应是最常见的生物转化反应,由多种氧化酶系催化,包括加单氧酶系、胺氧化酶系和脱氢酶系等。

(1)加单氧酶系:存在于肝细胞的微粒体中,催化多种脂溶性物质如药物、食物添加剂、毒物、类固醇激素等物质羟化。反应如下:

$$RH+O_2+NADPH+H^+ \xrightarrow{\text{加单氧酶}} ROH+NADP^+ + H_2O$$

(2)胺氧化酶系:存在于肝细胞线粒体中,能催化由肠吸收的腐败产物胺类氧化脱氨,生成相应的醛。例如:

$$RCH_2NH_2+O_2+H_2O \xrightarrow{\text{胺氧化酶}} RCHO+H_2O_2+NH_3$$

$$2H_2O_2 \xrightarrow{\text{过氧化氢酶}} 2H_2O+O_2$$

(3)脱氢酶系:分布于肝细胞的微粒体和胞质中,主要有醇脱氢酶和醛脱氢酶,它们均以 NAD^+ 为辅酶,可使醇类氧化成醛,醛类氧化成酸。反应通式如下:

$$RCH_2OH+NAD^+ \xrightarrow{\text{醇脱氢酶}} RCHO+NADH+H^+$$

$$RCHO+NAD^++H_2 \xrightarrow{\text{醛脱氢酶}} RCOOH+NADH+H$$

2. 还原反应 存在于肝细胞微粒体中,主要有硝基还原酶和偶氮还原酶。还原反应所需的氢由 NADPH 提供。例如氯霉素被还原后而失效。

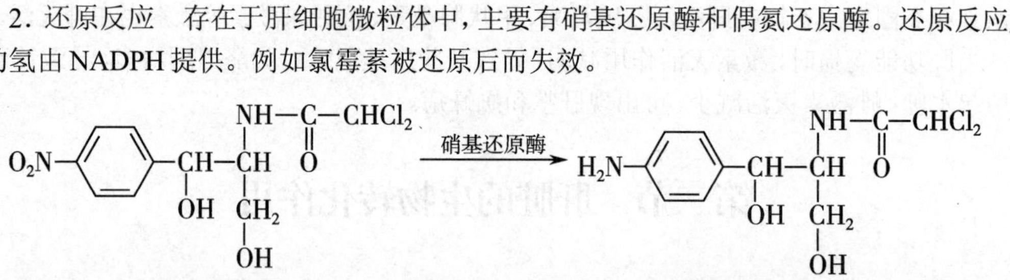

氯霉素   氨基氯霉素

3. 水解反应 肝细胞的微粒体和胞质中含有多种水解酶类,可催化酯类、酰胺类及糖苷类化合物水解。例如,局部麻醉药普鲁卡因进入体内后很快被水解而失去其药理作用。

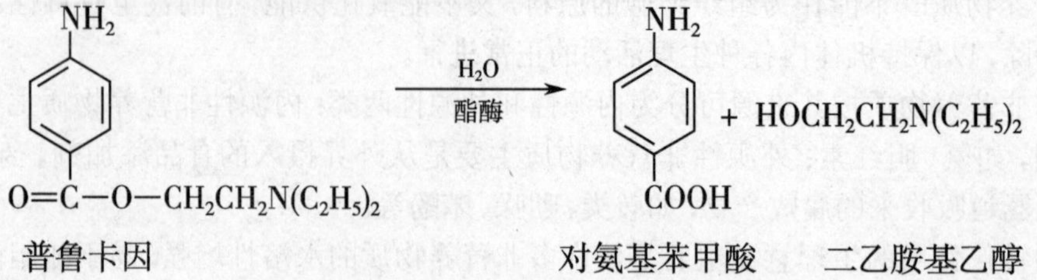

普鲁卡因   对氨基苯甲酸   二乙胺基乙醇

（二）第二相反应——结合反应

结合反应是体内最主要的生物转化方式。指水溶性低的非营养物质与肝内一些极性强、水溶性高的物质结合。通过结合反应，非营养物质的水溶性增高，易于从体内排出。供结合的物质主要有葡糖醛酸、活性硫酸、乙酰基等。

1. 葡糖醛酸结合反应 是结合反应中最常见的一种。葡糖醛酸基的活性供体是尿苷二磷酸葡糖醛酸（UDPGA）。例如：

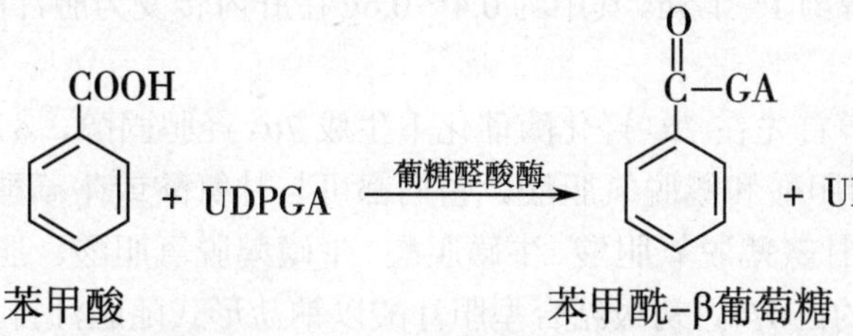

苯甲酸 + UDPGA →（葡糖醛酸酶）→ 苯甲酰-β葡萄糖 + UDP

2. 硫酸结合反应 在肝细胞质中硫酸转移酶的催化下，将硫酸基转移到各种醇、酚、芳香族胺类物质分子上，生成硫酸酯化合物。例如，雌酮就是通过形成硫酸酯而灭活的。硫酸的供体是 3′- 磷酸腺苷 -5′- 磷酰硫酸（PAPS）。

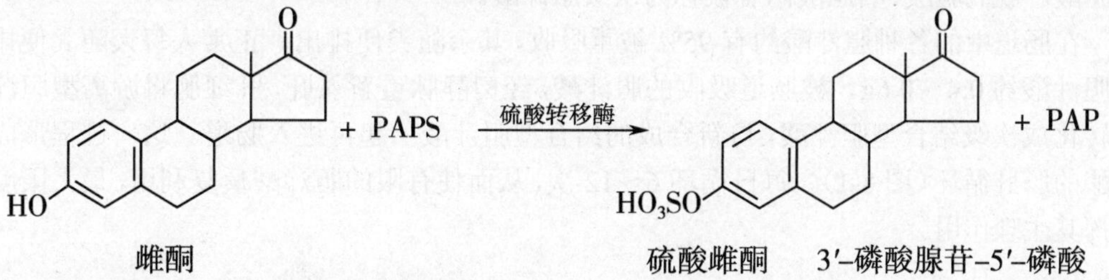

雌酮 + PAPS →（硫酸转移酶）→ 硫酸雌酮 + 3′-磷酸腺苷-5′-磷酸 PAP

3. 乙酰基结合反应 肝细胞胞质中含有乙酰基转移酶，可催化芳香胺类物质与乙酰基结合，形成乙酰化合物。乙酰基来自乙酰辅酶 A。例如，大部分磺胺类药物在肝内通过这种形式灭活。但应指出，磺胺类药物经乙酰化后溶解度反而降低，在酸性尿中容易析出。因此，服用磺胺药的同时应加服适量碱性药如小苏打，提高其溶解度，易于随尿排出。

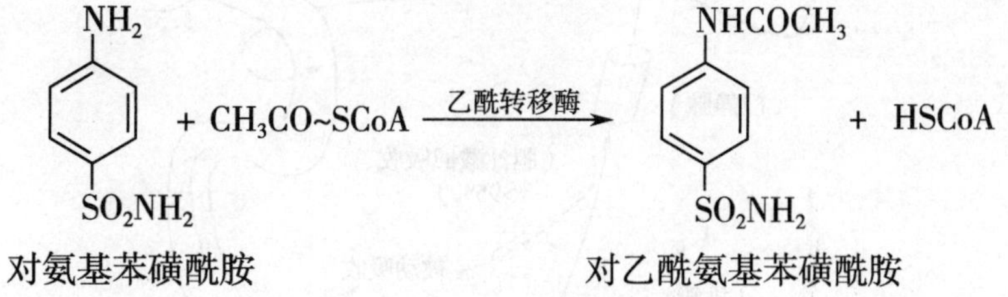

对氨基苯磺酰胺 + CH₃CO~SCoA →（乙酰转移酶）→ 对乙酰氨基苯磺酰胺 + HSCoA

第三节　胆汁与胆汁酸的代谢

一、胆汁

胆汁是肝细胞分泌的液体，储存在胆囊，经总胆管流入十二指肠。正常人每天分泌胆汁 300～700ml，呈黄褐色，有苦味。肝细胞初分泌的胆汁称为肝胆汁，清澈透明，呈金黄色,密度较低。肝胆汁进入胆囊后逐渐浓缩,转变为棕绿色,密度增高,称胆囊胆汁。

胆汁中除胆汁酸盐参与消化作用外,其他成分多属排泄物。进入机体的药物、毒物、染料及重金属也可随胆汁排入肠道,随粪便排出体外。

二、胆汁酸的代谢与功能

胆汁酸是胆固醇在肝细胞经过复杂的化学反应转变而来,是肝清除胆固醇的主要方式。正常人每天合成胆固醇约 1~1.5g,其中约 0.4~0.6g 在肝内转变为胆汁酸。

(一)初级胆汁酸

在肝细胞内胆固醇首先在 7α- 羟化酶催化下生成 7α- 羟胆固醇,然后经过复杂反应,生成初级游离胆汁酸,即胆酸和鹅脱氧胆酸。它们都可与甘氨酸或牛磺酸结合生成初级结合胆汁酸,即甘氨胆酸、甘氨鹅脱氧胆酸、牛磺胆酸、牛磺鹅脱氧胆酸。胆汁中甘氨胆酸约占总量的 3/4,牛磺胆酸约占 1/4。初级结合型胆汁酸以钠盐形式随胆汁排入肠道。

(二)次级胆汁酸的生成与胆汁酸肠肝循环

排入肠道的初级结合胆汁酸在促进脂类消化吸收的同时,受小肠下端及大肠细菌的作用被水解为初级游离胆汁酸,再经 7α- 脱羟反应,胆酸转变为脱氧胆酸,鹅脱氧胆酸转变成石胆酸。脱氧胆酸、石胆酸两者被称为次级胆汁酸。

在肠道中的各种胆汁酸约有 95% 被重吸收,其余随粪便排出。正常人每天随粪便排出的胆汁酸约 0.4~0.6g。被肠道吸收的胆汁酸,经门静脉重新入肝,肝细胞将游离型胆汁酸再转化成次级结合型胆汁酸,与新合成的结合型胆汁酸一起再进入肠道。这一过程形成胆汁酸的肠肝循环(图 8-1)。每日循环 6~12 次,从而使有限的胆汁酸反复利用,最大限度的发挥其生理作用。

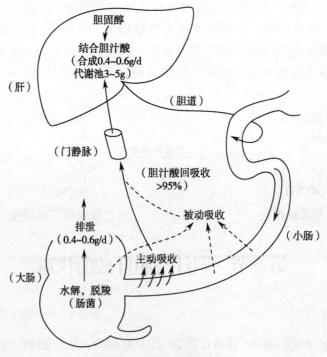

图 8-1 胆汁酸的肠肝循环

（三）胆汁酸的功能

胆汁酸分子既含有亲水性的羟基和羧基，又含疏水性的甲基和烃核，因而能降低油／水两相间的表面张力，使疏水脂类在水中乳化成细小的结合微团，促进脂类乳化，有助于脂类的消化吸收。此外，胆汁酸还有防止胆石生成的作用。

第四节　胆色素的代谢与黄疸

胆色素是铁卟啉化合物在体内分解代谢的主要产物，因正常时主要随胆汁排出体外，又具有一定的颜色，所以称为胆色素。胆色素包括胆绿素、胆红素、胆素原和胆素等。体内含铁卟啉的化合物主要是血红蛋白，此外还含有肌红蛋白、过氧化物酶和细胞色素等。

一、胆红素的生成与转运

（一）胆红素的生成

人类红细胞的平均寿命为 120 天。衰老的红细胞在肝、脾、骨髓的单核吞噬细胞系统中被破坏，释放出的血红蛋白分解为珠蛋白和血红素。珠蛋白按蛋白质代谢途径，经酶催化水解成氨基酸，氨基酸被重新利用或进一步分解代谢。血红素在血红素加氧酶的催化下，释放出 CO 及铁，并生成胆绿素，此过程需要 O_2 和 NADPH 参与。胆绿素进一步在胞质中胆绿素还原酶的催化下，由 NADPH 供氢，生成胆红素（图 8-2）。

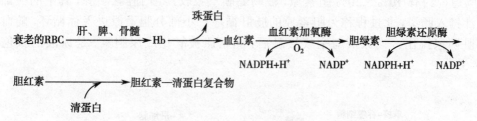

图 8-2　胆红素的生成过程

（二）胆红素在血液中的转运

胆红素是脂溶性物质，在血液内主要与清蛋白结合成胆红素 - 清蛋白复合物而运输。此时的胆红素尚未经肝细胞转化，故称未结合胆红素。未结合胆红素分子量变大，不能经肾小球滤过而随尿排出，故尿中无未结合胆红素。

某些外来化合物，如磺胺类药物、水杨酸、某些利尿剂、抗炎药以及一些食品添加剂等，可与胆红素竞争清蛋白的结合部位或改变清蛋白的构象从而使胆红素游离出来。过多的游离胆红素可透过血脑屏障，与脑基底核的脂类结合，并干扰大脑的正常功能，称为胆红素脑病或核黄疸。因此，在新生儿发生高胆红素血症时，必须慎用某些有机阴离子药物。

二、胆红素在肝细胞内的转化

未结合胆红素随血液运输至肝后，可迅速被肝细胞摄取。胆红素进入肝细胞后，与胞质中 Y 蛋白和 Z 蛋白两种载体蛋白结合，主要与 Y 蛋白结合，并以此复合物形式进入内质网。胆红素在滑面内质网的葡糖醛酸转移酶催化下，由尿苷二磷酸葡糖醛酸（UDPGA）提供葡糖醛酸基，转化成胆红素 - 葡糖醛酸，即结合胆红素。胆红素经上述生物转化后，其性质发生很大变化，由极性很低的脂溶性游离胆红素转变为极性较强的水溶性结合胆红素，不易透过生物膜，既有利于随胆汁排出，又起到了解毒作用。结合胆红素可被肾小球滤过。两种胆红素性质的比较见表 8-1。

表 8-1　两种胆红素性质的比较

类别	其他名称	水溶性	细胞膜通透性及毒性	与重氮试剂反应	尿中排泄
未结合胆红素	游离胆红素间接胆红素	小	大	间接阳性	无
结合胆红素	肝胆红素直接胆红素	大	小	直接阳性	有

三、胆红素在肠道中的变化及胆素原的肠肝循环

　　结合胆红素随胆汁进入肠道，在肠道细菌的作用下，先脱去葡糖醛酸基，再逐步还原生成无色的胆素原。在肠道下段，部分胆素原与空气接触后被氧化成黄褐色的胆素（称粪胆素），是粪便的颜色来源，80%～90% 的胆素原随粪便排出，日排出量为 40～280mg。

　　肠道内约有 10%～20% 胆素原，被肠黏膜重吸收，经门静脉回肝，其中的大部分再随胆汁排入肠道，此过程称为胆素原的肠肝循环。小部分胆素原进入体循环，随血液流经肾脏随尿排出。当尿液与空气接触后，胆素原被氧化成尿胆素，是尿液的颜色来源（图 8-3）。

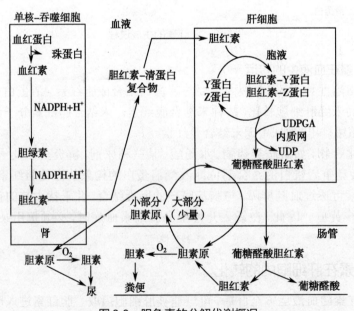

图 8-3　胆色素的分解代谢概况

四、血清胆红素与黄疸

正常人血清胆红素浓度不超过 17.1μmol/L（1mg/dl），主要是未结合胆红素。当血清胆红素浓度超过 17.1μmol/L 时，称为高胆红素血症。当血清胆红素浓度超过 34.2μmol/L 时，即出现巩膜、黏膜及皮肤黄染，临床上称为黄疸。若血清胆红素浓度在正常值以上，但不超过 34.2μmol/L 时，则肉眼不易察觉到皮肤、黏膜黄染，称为隐性黄疸。

临床上根据黄疸发生的原因将其分为以下三类。

（一）溶血性黄疸

由于红细胞大量破坏，胆红素产生过多，超过肝细胞的摄取、转化和排泄能力，导致血中未结合胆红素增高而引起的黄疸，称为溶血性黄疸（也称肝前性黄疸）。其生化改变特征为：

1. 血中未结合胆红素含量增高，结合胆红素变化不大。

2. 因未结合胆红素不能由肾小球滤过，故尿中无胆红素排出。

3. 由于肝最大限度地摄取、转化和排泄胆红素，因而肠道中形成的胆素原增多，粪便和尿液颜色加深。

（二）肝细胞性黄疸

由于肝细胞损伤，其摄取、运载、酯化及排泄胆红素的能力下降使血中未结合胆红素与结合胆红素均增高而引起的黄疸称为肝细胞性黄疸（也称肝原性黄疸）。其生化改变特征为：

1. 血中未结合胆红素和结合胆红素均增高。

2. 因结合胆红素可由肾小球滤过，尿中出现胆红素。

3. 因结合胆红素在肝内生成减少，粪便颜色变浅；尿中胆素原含量变化则不定。一种情况是从肠吸收的胆素原不能有效地随胆汁再排出，使血中胆素原增加，尿中胆素原增加；另一种情况是肝的实质性损伤，结合胆红素生成减少，尿中胆素原减少，尿色变浅。

（三）阻塞性黄疸

由于胆道阻塞，结合胆红素从胆道系统排出困难而反流入血导致血中结合胆红素增加而引起的黄疸，称为阻塞性黄疸（也称肝后性黄疸）。其生化改变特征为：

1. 血中结合胆红素含量增高。

2. 因结合胆红素可由肾小球滤过，尿中出现胆红素。

3. 因胆红素不易或不能随胆汁排入肠道，因而肠内胆素原很少或缺乏，粪便颜色变浅或呈白陶土色；尿中排出的胆素原也相应减少，尿色变浅。

三种黄疸血液、尿液、粪胆色素的实验室检查变化见表8-2。

表8-2　三种黄疸血、尿、粪胆色素的实验室检查变化

类型	血 液		尿 液		粪便颜色
	未结合胆红素	结合胆红素	胆红素	胆素原	
正常	有	无或极微	无	少量	黄色
溶血性黄疸	增加	不变或微增	无	显著增加	加深
阻塞性黄疸	不变或微增	增加	有	减少或无	变浅或陶土色
肝细胞性黄疸	增加	增加	有	不定	变浅

第五节 常用肝功能试验及临床意义

肝具有多种重要的代谢功能。了解肝功能状态对于疾病的诊断与预后有重要意义。肝功能试验是根据肝的代谢功能而设计的,只能反映肝功能的某一个侧面。

一、血浆蛋白的检测

测定血浆总蛋白、清蛋白和球蛋白的含量及清蛋白与球蛋白比值(A/G),可了解肝功能。正常人血浆清蛋白(A)为40~55g/L,球蛋白(G)为20~30g/L,A/G为1.5:1~2.5:1。慢性肝炎或肝硬化时A/G变小甚至倒置。

甲胎蛋白(AFP)是胎儿肝血中的一种蛋白成分。正常人血清中含量极少,一般在30ng/ml以下。原发性肝癌患者血清AFP多有显著升高,可超过200mg/ml。所以血清AFP可作为诊断原发性肝癌的特异性指标。

二、血清酶类的测定

测定血清丙氨酸氨基转移酶(ALT)和天冬氨酸氨基转移酶(AST),可反映肝细胞膜的改变,协助急性肝病的诊断。急性肝炎时,ALT和AST可显著升高。

碱性磷酸酶(ALP)亦可反映肝功能。碱性磷酸酶主要来源于骨骼、肠黏膜、肝细胞,由胆管排泄。当胆道有阻塞时或肝功能受损时,AKP可增高。

γ-谷氨酰转肽酶(γ-GT)作用于谷胱甘肽,分布在肝、肾等器官。肝占位性病变或肝炎、肝硬化时γ-GT升高。

三、胆色素的检测

测定血清总胆红素、结合胆红素可帮助了解有无黄疸。测定尿中胆红素、胆素原和胆素水平,可反映肝处理胆红素的能力,还可鉴别黄疸的类型。临床上将尿中胆红素、胆素原、尿胆素称为"尿三胆"。

 本章小结

> 肝不仅在糖、脂肪、蛋白质、维生素和激素等物质代谢中起着重要作用,而且还具有分泌、排泄和生物转化等重要功能。非营养性物质在体内代谢转变的过程称为生物转化。生物转化的过程包括第一相反应和第二相反应。胆色素是含铁卟啉化合物在体内分解代谢的主要产物,包括胆绿素、胆红素、胆素原和胆素。正常人血清中总胆红素不超过17.1μmol/L,主要是未结合胆红素。当血清胆红素浓度超过34.2μmol/L,即出现巩膜及皮肤的黄染,称为黄疸。血清胆红素为17.1~34.2μmol/L时,由于肉眼观察不到黄染,称为隐性黄疸。根据引起黄疸的原因不同,临床上将黄疸分为溶血性黄疸、阻塞性黄疸和肝细胞性黄疸三种类型。

(杨秀玲)

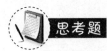 思考题

1. 简述肝脏在物质代谢中的主要作用。
2. 试述肝的生物转化作用的意义及主要类型。
3. 说明胆汁酸合成的原料、分类、限速酶及胆汁酸的生理功能。
4. 简述胆素原的肠肝循环。
5. 如何根据血液、尿液、粪便的变化区别三种黄疸。

第九章 酸碱平衡

机体组织细胞在进行物质代谢的过程中不断产生酸性和碱性物质，同时机体又不断地从食物中摄取一定数量的酸性和碱性物质。机体通过血液的缓冲、肺的呼吸以及肾的排泄与重吸收等一系列的调节作用，最后将多余的酸性或者碱性物质排出体外，使体液 pH 维持在恒定范围内，这一过程称为酸碱平衡（acid-base balance）。体液 pH 总是不断地发生变动，但这种变动只发生在一个极狭窄的范围内，正常情况下血浆的 pH 维持在 7.35～7.45 之间。如果体内的酸碱物质超过了机体的调节范围，或调节作用出现障碍，就有可能导致体液酸碱平衡紊乱（acid-base imbalance），从而出现酸中毒（acidosis）或碱中毒（alkalosis）。

第一节 体内酸碱性物质的来源

一、体内酸性物质的来源

体内糖、脂肪、蛋白质分解代谢的最终产物是 H_2O 和 CO_2，两者在红细胞内碳酸酐酶的催化下结合生成碳酸，碳酸随血液循环运至肺部后重新分解成 CO_2 并呼出，故称碳酸为挥发性酸，它是体内酸性物质的主要来源。正常成人每日产生的 CO_2 约为 300～400L，可生成 15mol 的碳酸，释放相当于 15mol 的 H^+。此外，体内物质在代谢的过程中还产生一些有机酸及无机酸，如丙酮酸、乳酸、乙酰乙酸、磷酸、硫酸等，由于这些酸均不能由肺呼出，故称为非挥发酸或固定酸。正常成人每天从固定酸解离出的 H^+ 为 50～100mmol。

体内的酸性物质主要来自于含糖、脂肪、蛋白质丰富的动物性和谷类食物，故将这些食物称为成酸性食物。食物中的醋酸、乳酸、柠檬酸，防腐剂中的苯甲酸，药物中的氯化铵、阿司匹林、维生素 C 等，也是体内酸性物质的来源。

二、体内碱性物质的来源

机体在物质代谢过程中可产生少量的碱性物质，如 NH_3、胆碱、胆胺等，但人体碱性物质的主要来源还是食物中蔬菜和水果中含有的有机酸盐，如苹果酸、柠檬酸的钠盐或钾盐。

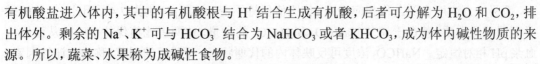

有机酸盐进入体内,其中的有机酸根与 H^+ 结合生成有机酸,后者可分解为 H_2O 和 CO_2,排出体外。剩余的 Na^+、K^+ 可与 HCO_3^- 结合为 $NaHCO_3$ 或者 $KHCO_3$,成为体内碱性物质的来源。所以,蔬菜、水果称为成碱性食物。

正常情况下,体内产生的酸性物质多于碱性物质,因此,机体对体内酸碱平衡的调节作用主要以对酸的调节为主。

第二节　体内酸碱平衡的调节

体液 pH 的相对恒定,主要依靠血液的缓冲、肺的呼吸以及肾的排泄与重吸收等三方面的协同作用来实现。

一、血液的缓冲体系

无论是体内代谢产生的还是从外界摄入体内的酸性或碱性物质,都需经血液稀释并被血液的缓冲体系所缓冲,将较强的酸或碱变成较弱的酸或碱,以维持血液 pH 的相对恒定。

血液中一些弱酸与其对应的盐构成缓冲系统,称缓冲对或缓冲体系。血液缓冲体系分布于血浆和红细胞中,包括血浆中的 $NaHCO_3/H_2CO_3$, Na_2HPO_4/NaH_2PO_4, Na-Pr/H-Pr(Pr: 血浆蛋白)缓冲体系及红细胞内的 $KHCO_3/H_2CO_3$, K_2HPO_4/KH_2PO_4, K-Hb/H-Hb(Hb: 血红蛋白), $K-HbO_2/H-HbO_2$(HbO_2:氧合血红蛋白),有机磷酸钾盐 / 有机磷酸缓冲体系。各缓冲体系的缓冲能力见表 9-1。

表 9-1　全血各缓冲能力的比较

缓冲体系	占全血缓冲能力(%)
HbO_2 和 Hb	35
$NaHCO_3/H_2CO_3$	35
Na-Pr/H-Pr	7
有机磷酸盐	3
无机磷酸盐	2

通过表 9-1 可见,在血浆缓冲体系中以碳酸氢盐缓冲体系最重要,在红细胞缓冲体系中以血红蛋白及氧合血红蛋白缓冲体系最为重要。血浆 $NaHCO_3/H_2CO_3$ 缓冲体系缓冲能力强,易于调节,其中 H_2CO_3 浓度可通过肺的呼吸调节,而 $NaHCO_3$ 浓度则可通过肾的调节作用维持相对恒定。

血浆 pH 主要取决于 $NaHCO_3/H_2CO_3$ 浓度的比值。正常人血浆 $NaHCO_3$ 浓度为 24mmol/L,H_2CO_3 浓度为 1.2mmol/L,两者比值为 20:1。根据亨德森 - 哈塞巴(Henderson-Hasselbalch)方程式计算:

$$pH = pK_a + lg\frac{[NaHCO_a]}{[H_2CO_a]}$$

其中的 pK_a 是碳酸解离常数的负对数,在 37℃时为 6.1。将数值代入上式得:

$$pH = 6.1 + lg\frac{20}{1} = 6.1+1.3 = 7.4$$

由此可见,只要 $NaHCO_3/H_2CO_3$ 浓度比值保持 20:1,血浆 pH 即为 7.4。若一方浓度改变，而另一方浓度也随之作相应增减，使比值保持不变，血浆 pH 仍为 7.4。因此，机体酸碱平衡调节的实质，就在于调节 $NaHCO_3$ 和 H_2CO_3 的含量，使两者比值保持 20:1，从而维持血浆 pH 相对恒定。$NaHCO_3$ 浓度可反映体内的代谢状况，受肾脏的调节，称为代谢性因素；H_2CO_3 浓度反映肺的通气状况，受呼吸作用的调节，称为呼吸性因素。

1. 对固定酸的缓冲作用 当固定酸（HA）进入血液时，首先由 $NaHCO_3$ 与之反应，生成固定酸钠盐和 H_2CO_3，在血液流经肺时，H_2CO_3 分解成 H_2O 和 CO_2，后者由肺呼出。

$$HA + NaHCO_3 \longrightarrow NaA + H_2CO_3$$
$$H_2CO_3 \longrightarrow CO_2 + H_2O$$

此外，Na-Pr 和 Na_2HPO_4 也能缓冲固定酸。

由于血浆中的 $NaHCO_3$ 主要用来缓冲固定酸，在一定程度上它代表血浆对固定酸的缓冲能力。因此习惯上把血浆 $NaHCO_3$ 称为碱储。碱储的多少可用 CO_2 结合力来表示。

2. 对挥发酸的缓冲作用 体内代谢产生的 CO_2 主要经红细胞内的血红蛋白缓冲体系缓冲，此过程与血红蛋白的运氧作用相偶联。

当血液流经组织时，由于组织细胞中的 CO_2 分压较高，CO_2 可迅速扩散入血浆，其中大部分进入红细胞。在红细胞内碳酸酐酶的作用下，CO_2 与 H_2O 结合生成 H_2CO_3，后者解离成 H^+ 和 HCO_3^-。H^+ 与 HbO_2 释放出 O_2 后的 Hb^- 结合生成 HHb（$HbO_2 \rightarrow Hb^- + O_2 \rightarrow H^+ + Hb^- \rightarrow HHb$），使挥发性酸得以缓冲，红细胞内的 HCO_3^- 因浓度增高而向血浆扩散；因红细胞内阳离子（主要是 K^+）较难通过红细胞膜，不能随 HCO_3^- 逸出，故血浆中有等量的 Cl^- 进入红细胞以维持电荷平衡，这种通过红细胞膜进行的 HCO_3^- 与 Cl^- 交换的过程称为氯离子转移。这样就保证了红细胞内生成的 HCO_3^- 不断进入血浆生成 $NaHCO_3$。

当血液流经肺部时，由于肺泡中 O_2 分压高，CO_2 分压低，红细胞中的 HHb 解离成 H^+ 和 Hb^-，Hb^- 与 O_2 结合形成 HbO_2，H^+ 与 HCO_3^- 结合生成 H_2CO_3，并经碳酸酐酶催化分解成 CO_2 和 H_2O，CO_2 从红细胞扩散入血浆后，再扩散入肺泡而呼出体外。此时，红细胞中的 HCO_3^- 迅速下降，继而血浆中的 HCO_3^- 进入红细胞，与红细胞内的 Cl^- 进行又一次等量交换，最终使 H_2CO_3 得以缓冲。

3. 对碱性物质的缓冲作用 碱性物质进入血液后，主要被碳酸氢盐缓冲体系中的 H_2CO_3 缓冲。H_2CO_3 含量相对较少，但由于体内不断产生 CO_2，因此仍是对碱起缓冲作用的主要成分。缓冲后生成的碳酸氢盐可由肾排出体外。

$$Na_2CO_3 + H_2CO_3 \longrightarrow 2NaHCO_3$$
$$Na_2CO_3 + NaH_2PO_4 \longrightarrow NaHCO_3 + Na_2HPO_4$$
$$Na_2CO_3 + H\text{-}Pr \longrightarrow NaHCO_3 + Na\text{-}Pr$$

综上所述，血液缓冲体系在缓冲酸和碱中起着重要作用，缓冲固定酸时，消耗了 $NaHCO_3$ 生成 H_2CO_3，使 H_2CO_3 浓度升高；缓冲碱性物质时则使 H_2CO_3 被消耗，$NaHCO_3$ 浓度升高，从而导致血浆 $NaHCO_3/H_2CO_3$ 浓度的比值发生改变，造成血液 pH 的改变。但在正常情况下，这样的改变是轻微的，原因是机体还可通过肺和肾的调节来保持 $NaHCO_3$ 和 H_2CO_3 浓度及比值不变。

二、肺对酸碱平衡的调节

肺主要是通过呼吸运动调节血浆 H_2CO_3 的浓度来实现对酸碱平衡的调节作用。位于延髓的呼吸中枢调控着呼吸的深度和频率，从而加速或减慢 CO_2 的排出。呼吸中枢的兴奋性受二氧化碳分压（PCO_2）和 pH 的影响，当 PCO_2 升高，pH 降低时，呼吸中枢兴奋，呼吸加深、加快，CO_2 排出增多，使 H_2CO_3 浓度下降；反之，则呼吸变浅、变慢，CO_2 排出减少，H_2CO_3 浓度升高。肺通过呼出 CO_2 的多少来调节血浆 H_2CO_3 的浓度，从而维持血浆中 $NaHCO_3$/H_2CO_3 浓度的正常比值，使血液的 pH 保持在 7.35～7.45 之间。

三、肾脏对酸碱平衡的调节

肾主要通过排出过多的酸或碱以及对 $NaHCO_3$ 的重吸收来调节血浆 $NaHCO_3$ 的浓度。肾对酸碱平衡的调节作用强而持久。

1. $NaHCO_3$ 的重吸收　在肾小管上皮细胞内含有碳酸酐酶（CA），在该酶催化下 CO_2 与 H_2O 化合生成 H_2CO_3，H_2CO_3 又解离为 H^+ 和 HCO_3^-。

$$CO_2 + H_2O \xrightarrow{CA} H_2CO_3 \longrightarrow H^+ + HCO_3^-$$

解离出的 H^+ 从肾小管上皮细胞主动分泌到小管液中，而 HCO_3^- 则保留在细胞内。分泌到小管液中的 H^+ 与其中的 Na^+ 进行交换，称为 H^+-Na^+ 交换。进入肾小管上皮细胞中的 Na^+ 可通过钠泵主动转运回血浆，肾小管细胞中 HCO_3^- 则被动吸收入血，二者重新结合生成 $NaHCO_3$，以补充缓冲固定酸所消耗的 $NaHCO_3$。人体每天由肾小球滤过的 HCO_3^- 90% 在近曲小管重吸收，其余的在髓袢及远曲小管重吸收。小管液中的 H^+ 一部分与 HCO_3^- 结合生成 H_2CO_3，H_2CO_3 又分解为 CO_2 和 H_2O。CO_2 可扩散入肾小管细胞，也可进入血液运至肺部呼出。此过程没有 H^+ 的真正排出，只是管腔中的 $NaHCO_3$ 全部重吸收回血液，故称为 $NaHCO_3$ 的重吸收。

血液中 $NaHCO_3$ 的正常值为 22～28mmol/L。当血浆 $NaHCO_3$ 浓度低于 28mmol/L 时，原尿中的 $NaHCO_3$ 可完全被肾小管重吸收。当血浆中 $NaHCO_3$ 的浓度超过此值时，则不能完全吸收，多余的部分随尿排出体外。故代谢性碱中毒时，有较多的 $NaHCO_3$ 随尿排出（图 9-1）。

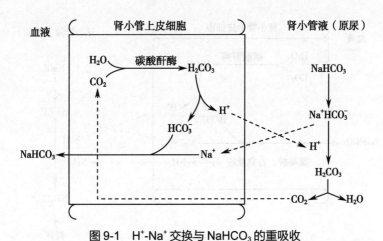

图 9-1　H^+-Na^+ 交换与 $NaHCO_3$ 的重吸收

2. 尿液的酸化　肾小管上皮细胞分泌至管腔中的 H^+ 还可与小管液中 Na_2HPO_4 解离出的 Na^+ 进行交换。交换的结果是小管液中的 Na_2HPO_4 转变为 NaH_2PO_4 随尿排出，而回到小管细胞内的 Na^+ 则与细胞产生的 HCO_3^- 起转运至血液，形成 $NaHCO_3$。通过这种交换，使小管液中 Na_2HPO_4/NaH_2PO_4 的比值由原尿的 4:1 逐渐下降，至终尿（当小管液 pH 至 4.8）时，此比值降至 1∶99，说明绝大部分的 Na_2HPO_4 转变为 NaH_2PO_4。以这种方式排出的 H^+ 每天大约可达 39mmol/L（图 9-2）。

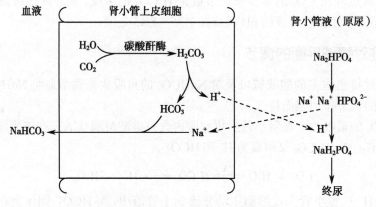

图 9-2　H^+-Na^+ 交换与尿液的酸化

3. 泌 NH_3 作用　经过尿液酸化和泌 NH_3 作用的方式转运入血液的 $NaHCO_3$ 与从肾小管液中重吸收者不同，它是由肾小管上皮细胞重新生成的，故也称为 $NaHCO_3$ 再生。通过上述过程既可排出过多的酸性物质，又可补充消耗的 $NaHCO_3$，因此，可有效地调节酸碱平衡。

肾远曲小管和集合管上皮细胞有泌 NH_3 作用。NH_3 主要来源于血液转运的谷氨酰胺（占 60%），在谷氨酰胺酶的催化下可分解为谷氨酸和 NH_3；另一部分 NH_3 则来源于肾小管细胞内氨基酸的脱氨基作用（占 40%）。

NH_3 生成后与分泌入小管液中的 H^+ 结合生成 NH_4^+，并与强酸盐（如 $NaCl$、Na_2SO_4 等）的负离子结合生成酸性的铵盐随尿排出。同时，小管液中强酸盐解离出的 Na^+ 重吸收入细胞与 HCO_3^- 进入血液结合生成 $NaHCO_3$ 而维持血浆中 $NaHCO_3$ 的正常浓度（图 9-3）。

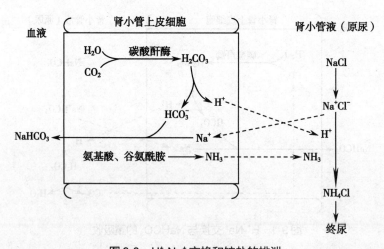

图 9-3　H^+-Na^+ 交换和铵盐的排泄

正常情况下，每天约 30～50mmol 的 H^+ 和 NH_3 结合成 NH_4^+ 由尿排出；而在严重酸中毒时，每天由尿排出的 NH_4^+ 可高达 500mmol。随着 NH_3 的分泌，小管液中 H^+ 浓度降低，有利于肾小管细胞继续分泌 H^+。同时，肾小管细胞分泌 H^+ 增强，又能促进 NH_3 的分泌。NH_3 的

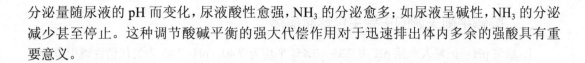

分泌量随尿液的 pH 而变化,尿液酸性愈强,NH_3 的分泌愈多;如尿液呈碱性,NH_3 的分泌减少甚至停止。这种调节酸碱平衡的强大代偿作用对于迅速排出体内多余的强酸具有重要意义。

第三节　酸碱平衡失调

正常情况下人体血液 pH 能够恒定的维持在 7.35～7.45,这依赖于机体的酸碱平衡调节机制,即使在疾病状况下,一般也不易发生酸碱平衡紊乱。当体内酸、碱过多或肺、肾的调节功能发生障碍时,可使血浆中 $NaHCO_3$ 和 H_2CO_3 的浓度甚至比值发生改变,造成酸碱平衡失调。酸碱平衡失调是临床常见的一种症状,各种疾患均有可能出现。

一、酸碱平衡失调的基本类型

酸碱平衡失调又称酸碱平衡紊乱,按起因不同可分两大类。由于血浆中 $NaHCO_3$ 含量减少或增加而引起的酸碱平衡失调,称代谢性酸碱平衡失调;由于肺部呼吸功能异常导致 H_2CO_3 含量增加或减少而引起的酸碱平衡失调,称呼吸性酸碱平衡失调。又根据血浆 pH 是否正常,分为代偿性和失代偿性两类。发生酸碱平衡紊乱后,血液 pH 维持在 7.35～7.45,为代偿性酸碱平衡失调。如果血液 pH>7.45 或<7.35,为失代偿性酸碱平衡失调。

因此,酸碱平衡失调大体上分为代谢性酸中毒(metabolic acidosis)、代谢性碱中毒(metabolic alkalosis)、呼吸性酸中毒(respiratory acidosis)和呼吸性碱中毒(respiratory alkalosis)。

1. 代谢性酸中毒　各种原因使血浆 $NaHCO_3$ 浓度原发性降低,使正常血浆 $[NaHCO_3]/[H_2CO_3]$ 的比值变小,pH 降低,称为代谢性酸中毒,是临床上最常见的类型。代谢性酸中毒时,血浆中 H_2CO_3 浓度升高和 pH 降低,刺激呼吸中枢兴奋性增强,使呼吸加深、加快,CO_2 排出增多;同时,肾的泌 H^+、泌 NH_3 及 $NaHCO_3$ 的重吸收作用加强。常见原因有:①酸性物质产生过多,如严重糖尿病并发酮症酸中毒、严重缺氧所致的乳酸酸中毒等;②肾排酸功能障碍,如肾衰竭;③碱性物质丢失过多,如严重腹泻、肠瘘等。

2. 代谢性碱中毒　各种原因使血浆 $NaHCO_3$ 浓度原发性升高,使正常血浆 $[NaHCO_3]/[H_2CO_3]$ 的比值增大,pH 升高,称为代谢性碱中毒。代谢性碱中毒时,血浆 pH 升高,抑制呼吸中枢兴奋性,使呼吸变浅、变慢,CO_2 排出减少;肾的泌 H^+、泌 NH_3 作用减弱,$NaHCO_3$ 排出增多。常见于胃液大量丢失(如剧烈呕吐、长期胃肠减压等)、大量使用利尿剂、低钾血症、$NaHCO_3$ 摄入过多等。

3. 呼吸性酸中毒　各种原因引起呼吸功能障碍,CO_2 呼出过少以致血浆 H_2CO_3 浓度原发性升高,使正常血浆 $[NaHCO_3]/[H_2CO_3]$ 的比值变小,pH 降低,称为呼吸性酸中毒。由于 H_2CO_3 浓度的升高,机体通过肾进行代偿调节,肾的泌 H^+、泌 NH_3 作用增强,使 $NaHCO_3$ 的重吸收增多。常见于呼吸道梗阻(如喉痉挛、支气管异物等)、肺部疾患(如肺气肿、肺炎等)、胸部损伤(如创伤、气胸、胸腔积液等)、呼吸中枢抑制(如麻醉药使用过量)。

4. 呼吸性碱中毒　各种原因引起的肺通气过度,CO_2 排出过多,致使血浆中 H_2CO_3 浓度原发性降低引起的 pH 升高,称为呼吸性碱中毒。呼吸性碱中毒时,肾泌 H^+、泌 NH_3 作用减弱,加强 $NaHCO_3$ 的排出。可见于癔症、高热、手术麻醉时辅助呼吸过快、高山缺氧等。

二、酸碱平衡失调的主要生化诊断指标

1. 血浆 pH 正常人血浆 pH 为 7.35～7.45，平均为 7.40。pH>7.45 为失代偿性碱中毒，pH<7.35 为失代偿性酸中毒。但血浆 pH 不能区分酸碱平衡失调属于呼吸性还是代谢性。如果血浆 pH 在正常范围，说明体内酸碱平衡，或有酸碱平衡失调但代偿良好，或有酸中毒合并碱中毒。

2. 血浆二氧化碳分压（PCO_2）血浆 PCO_2 是指物理溶解在血液中的 CO_2 所产生的张力。正常人动脉血 PCO_2 为 4.5～6.0kPa（35～45mmHg），平均 5.3kPa（40mmHg），是反映呼吸因素的重要指标。PCO_2<4.5kPa 时，表示肺通气过度，CO_2 排出过多，见于呼吸性碱中毒或代偿性代谢性酸中毒；当 PCO_2>6.0kPa 时，表示肺通气不足，CO_2 积蓄，见于呼吸性酸中毒或代偿性代谢性碱中毒。

3. 二氧化碳结合力（CO_2-CP）血浆 CO_2-CP 是指在 25℃，PCO_2 为 5.3kPa 时，每升血浆中以 $NaHCO_3$ 形式存在的 CO_2mmol 数，正常参考范围为 23～31mmol/L。代谢性酸中毒时，CO_2-CP 降低；代谢性碱中毒时，CO_2-CP 升高。在呼吸性酸中毒和呼吸性碱中毒时由于肾的代偿，CO_2-CP 可有改变。

4. 标准碳酸氢盐（SB）和实际碳酸氢盐（AB）SB 是指全血在标准条件下（即 37℃，PCO_2 为 5.3kPa，血氧饱和度为 100%）测得的血浆中 $NaHCO_3$ 的含量。该指标不受呼吸因素影响，是判断代谢因素的指标。AB 是指在隔绝空气的条件下测得的血浆中 $NaHCO_3$ 的实际含量，受呼吸和代谢两方面因素的影响。

正常人 AB=SB，其正常值为 22～27mmol/L，平均为 24mmol/L。代谢性酸中毒时，AB=SB，且两者均降低；代谢性碱中毒，AB=SB，且两者均升高。若 AB<SB，说明 CO_2 呼出过多，为呼吸性碱中毒；若 AB>SB，为呼吸性酸中毒，表明有 CO_2 蓄积。

5. 碱过剩（BE）或碱欠缺（BD）BE 或 BD 是指在标准条件下，用酸或碱滴定全血至 pH 为 7.4 时所需的酸或碱的量。若用酸滴定，结果用"+"值表示；若用碱滴定，结果用"-"值表示。

血浆 BE 正常参考范围为 -3.0～+3.0mmol/L。BE 是判断代谢性因素的重要指标。BE>+3.0mmol/L，则表明有碱过剩，见于代谢性碱中毒；BE<-3.0mmol/L，则说明体内有碱欠缺，见于代谢性酸中毒。

6. 阴离子间隙（AG）阴离子间隙（anion gap，AG）是指血浆中未测定阳离子与未测定阴离子之间的差值，常用可测定阳离子与可测定阴离子的差值表示。血浆中主要阳离子是 Na^+，为可测定阳离子；主要阴离子是 Cl^- 和 HCO_3^-，为可测定阴离子。因此，AG=$[Na^+]$-（$[Cl^-]$+$[HCO_3^-]$），正常值为 10～14mmol/L，平均值为 12mmol/L。AG 值增大可见于代谢性酸中毒，如糖尿病酮症酸中毒等。

三、酸碱平衡失调的判断

评价血液酸碱平衡状态的指标较多，主要指标是 pH、PCO_2、BE（或 AB）三项。缺氧及肺通气状况的判断主要依靠 PO_2 及 PCO_2。其他检验指标如血清电解质、糖、乳酸、酮体等的变化以及肾、肺功能的改变等也对血气分析结果判断有较大帮助。对于酸碱平衡失调的实验室诊断，主要依赖血气分析检测的系列指标。

1. 单纯性酸碱平衡失调的判断 单纯性酸碱平衡失调分为代谢性酸中毒、代谢性碱中毒、呼吸性酸中毒和呼吸性碱中毒 4 种。酸碱平衡失调时血液主要生物化学诊断指标的变化见表 9-2。

表9-2 酸碱平衡失调的类型及其生物化学诊断指标的改变

类型		pH	PCO₂(kPa)	AB(mmol/L)	BB(mmol/L)	BE(mmol/L)
正常		7.35～7.45	4.67～6.00	22～27	40～44	−3～+3
代谢性酸中毒	代偿	不变	代偿性↓	↓	↓	负值↓
	失代偿	<7.35	↓	显著↓	显著↓	负值↓
呼吸性酸中毒	代偿	不变	↑	代偿性↑	不变	正值↑
	失代偿	<7.35	显著↑	↑	不变	正值↑
代谢性碱中毒	代偿	不变	代偿性↑	↑	↑	正值↑
	失代偿	>7.45	↑	显著↑	显著↑	正值↑
呼吸性碱中毒	代偿	不变	↓	代偿性↓	不变	负值↓
	失代偿	>7.45	显著↓	↓	不变	负值↓

2. 混合性酸碱平衡失调的判断 两种或三种单纯性酸碱平衡失调同时存在时,称为混合性酸碱平衡失调。混合性酸碱平衡失调有多种类型。

(1)相加型二重型酸碱平衡失调:指两种性质的酸中毒或碱中毒同时存在,包括代谢性酸中毒合并呼吸性酸中毒和代谢性碱中毒合并呼吸性碱中毒。其血气指标变化的共同特征是pH明显变化,PCO_2和HCO_3^-呈反向变化。

(2)相抵型二重型酸碱平衡失调:指一型酸中毒伴有另一型碱中毒,包括代谢性酸中毒伴呼吸性碱中毒、呼吸性酸中毒伴代谢性碱中毒及代谢性酸中毒伴代谢性碱中毒3种情况。前两者主要血气指标变化的共同特征是pH变化不定,PCO_2和HCO_3^-呈同向剧烈变化;而第三种情况的变化特征是pH变化不明显,PCO_2和HCO_3^-变化相反,有不同程度的抵消。

(3)三重型酸碱平衡失调:此型最为复杂,常见为代谢性酸、碱中毒加呼吸性酸或碱中毒。作三重型酸碱平衡失调的判断,应结合病史、血气分析、电解质指标及AG值等进行综合分析。

总之,酸碱平衡失调的诊断一定要结合病史、血气分析、电解质指标及临床资料等进行综合分析。

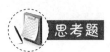

本章小结

机体在物质代谢的过程中产生酸性和碱性物质,同时又不断从食物中摄取酸性和碱性物质。机体通过一系列的调节作用,将多余的酸性或者碱性物质排出体外,使体液pH维持在恒定范围内,这一过程为酸碱平衡。如果体内的酸碱物质超过了机体的调节范围,或调节作用出现障碍,就有可能导致体液酸碱平衡失衡。酸碱平衡失调大体上分为代谢性酸中毒、代谢性碱中毒、呼吸性酸中毒和呼吸性碱中毒。评价血液酸碱平衡状态的指标较多,主要指标是pH、PCO₂、BE(或AB)三项。

(卢 杰)

思考题

如何判断分析酸碱平衡失调的类型?

第二篇 生物化学及检验技术总论

第十章 生物化学检验技术基础知识

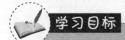

1. 掌握：标本的正确收集、处理与保存和各种溶液浓度的计算。
2. 熟悉：实验室规则、安全与处理、试剂、器材和仪器的使用。
3. 了解：试剂盒的使用、玻璃器皿清洗方法。

第一节 生物化学检验实验室的一般规则

生物化学检验实验室是培养学生科学、严谨的学习态度和工作作风，学习生物化学检验技术基本知识，训练并掌握生化检验技术基本技能的重要场所。每位学生应高度重视生化检验技术课的学习，严格遵守生化实验室的规则，并将其贯彻于每次实验过程中。只有经过严格的要求和训练，才能不断提高运用知识的能力、发现问题和解决问题的能力。养成良好的工作、学习习惯，使自己成为具有一定理论基础和熟练操作技能的合格医学检验技术人才。

一、实验室管理制度

（一）实验室规则

1. 实验前必须认真预习实验内容，明确本次实验的目的和要求，掌握实验原理，写好实验预习报告，否则，不能进行实验。

2. 实验时自觉遵守实验室纪律，保持室内安静，不大声说笑和喧哗。

3. 实验过程中要听从教师指导，认真按照实验步骤和操作规程进行实验。若想改进和设计新的实验方法，必须取得教师的同意。实验时认真进行实验记录，实验完毕及时整理数据，按时上交实验报告。

4. 实验台面、称量台、药品架、水池以及各种实验仪器内外都必须保持清洁整齐，药品称完后立即盖好瓶盖放回药品架，严禁瓶盖及药勺混杂，切勿使药品（尤其是 NaOH）洒落在天平和实验台面上,毛刷用后必须立即挂好,各种器皿不得丢弃在水池内。

5. 配制试剂和使用去离子水要注意节省,按实验实际使用量配制,多余的重要试剂和各种有机试剂要按教师要求进行回收,不得丢弃。

6. 配制的试剂和实验过程中的样品,尤其是保存在冰箱和冷室中的样品,必须贴上标签、写上品名、浓度、姓名和日期等,放在冰箱中的易挥发溶液和酸性溶液,必须严密封口。

7. 配制和使用洗液必须极为小心,强酸强碱必须倒入废液缸或稀释后排放。电泳后的凝胶和各种废物不得直接倒入水池,只能倒入废物桶。

8. 使用贵重精密仪器应严格遵守操作规程。使用分光光度计时不得将溶液洒在仪器内外和地面上。使用高速冷冻离心机和 HPLC 等大型仪器必须经过考核。仪器发生故障应立即报告教师,未经许可不得自己随意检修。

9. 实验室内严禁吸烟、饮水和进食,严禁用嘴吸移液管和虹吸管。易燃液体不得接近明火和电炉,凡产生烟雾、有害气体和不良气味的实验,均应在通风条件下进行。

10. 实验完毕必须及时洗净并放好各种玻璃仪器,插好自动部分收集器上的试管,保持实验台面和实验柜内的整洁。

11. 每组的仪器和玻璃器皿要进行编号,严禁挪用他组仪器,不得将器皿遗弃在分光光度计内和其他实验台面上,打破了玻璃仪器要及时向教师报告,并自觉登记,学期结束时按规定进行处理。

12. 每位学生要熟悉实验室内电闸的位置,烘箱和电炉用毕必须立即断电,不得过夜使用,要严格遵守实验室安全用电规则和其他安全规则。

13. 每日实验完毕,值日生要认真做好实验室的卫生值日工作。最后离开实验室的实验人员,必须检查并关好水、电、门、窗。

（二）学生实验守则

1. 实验课前,必须认真预习实验内容,明确实验目的和要求,掌握实验的基本原理,设计实验方法和实验步骤,明确注意事项,并认真写好实验预习报告,经教师检查合格后,才能进行实验。

2. 进出实验室要保持良好秩序,不准喧哗、打闹,做到"三定",即定组、定位、定仪器。

3. 实验前,必须认真听取教师讲解实验内容和要求,仔细观察教师的示范操作。实验开始时,首先要检查实验仪器、药品和器材是否齐全,若发现短缺或破损,应立即报告教师,给予补齐或调换。未经许可,不得擅自动用仪器和药品。

4. 实验时,必须严格遵守实验室纪律,遵循实验操作规程。同学间要发扬团结友爱、协调一致的精神,认真、规范地完成实验任务。

5. 在实验过程中,要积极动手,认真仔细观察实验现象,规范地做好实验原始记录,总结实验现象。重做、补做实验或做规定外的实验,须经教师批准。

6. 实验过程中,要注意安全,防止意外事故发生。如出现异常现象,应立即停止实验,及时报告教师,在教师指导下妥善处理。

7. 实验后,及时切断电源和火源,清洗有关器皿,整理教学仪器、药品和器材,并按要求摆放整齐。若教学仪器有损坏,须及时报告教师,并按学校有关赔偿规定执行。

8. 要爱护实验室里的一切设施和用品,注意节约水、电、药品和实验材料,没有用完的药品、材料,要放到指定的容器或其他地方存放。严禁将实验器材和药品携带出实验室,一旦发现,严肃处理。

9. 要保持实验室的清洁卫生。实验产生的废液，须倒入废液桶里，严禁倒入水槽，其他废物装入污物桶。集中倒入垃圾箱。课后要轮流值日。

10. 实验结束后，根据原始记录和实验现象，按教师要求，独立完成实验报告。

（三）实验室卫生管理制度

实验室是进行科学实验的地方，不但要保证实验室的安全性而且还要务必使实验室保持清洁，为科学实验创造良好的环境，实验室卫生重在保持，各实验人员在进入实验室后必须遵守卫生管理制度，否则禁止其在本实验室进行实验。

1. 实验室参加实验的人员，必须着装整洁、文明、肃静。

2. 进入实验室的所有人员必须遵守实验室的规章制度，实验室为无烟实验室，严禁在实验室内吸烟，不得进食，不得随地吐痰和乱扔纸张。

3. 参加实验的人员在实验过程中，要注意保持室内卫生及良好的实验秩序。实验结束后，实验人员必须及时做好清洁整理工作，将工作台、仪器设备、器皿等清洁干净，并将仪器和器皿按规定归类放好，实验所产生的废物放入废物箱内，并及时处理，清理好现场。

4. 在每次实验结束后，实验人员必须对实验室进行清扫。

5. 实验室老师负责安排日常的卫生清扫、仪器设备的维护保养工作。实验室成员有参加本室清扫及维护保养仪器设备的义务。

6. 实验室内各种设备、物品摆放要合理、整齐，与实验无关的物品禁止存放在实验室。

7. 实验室必须坚持每日一小扫，每周一大扫的卫生制度，每年彻底清扫1～2次。

8. 实验室内的仪器设备、各人实验台架、凳和各种设施摆放整齐，并经常擦拭，保持无污渍、无灰尘。

9. 卫生责任人应对实验室桌面、地面及时打扫。注意保持室内场地和仪器设备的整洁卫生。

10. 实验室内杂物要清理干净，有机溶剂、腐蚀性液体的废液必须盛于废液桶内，贴上标签，统一回收处理。

11. 保持室内地面无灰尘、无积水、无纸屑等垃圾。

12. 实验室整体布局须合理有序，地面、门窗等管道线路和开关板上无积灰与蛛网。

13. 课后必须搞好清洁卫生，关好门窗、水龙头，断开电源，清理场地。

二、实验室安全及意外事故处理

在生化检验实验过程中，要经常接触各种有机和无机化学试剂，其中有许多试剂属强酸、强碱、有毒、易燃、易爆的危险品，还要接触各种电器，不按一定的使用规则正确使用，就容易发生火灾、中毒和触电等事故。为了避免事故的发生，要求实验人员必须遵守操作规程，加强安全意识，工作仔细、谨慎，同时亦必须具备一定的预防知识，熟悉有关事故的应急处理措施。即使万一发生事故，也能及时采取措施，减少和避免损失。

（一）着火

生化实验室经常使用大量的有机溶剂，如甲醇、乙醇、丙酮、氯仿等，而实验室又经常使用电炉等火源，因此极易发生着火事故。常用有机溶剂的易燃性列表10-1。

由表10-1可以看出乙醚、二硫化碳、丙酮和苯的闪点都很低，因此不得存于可能会产生电火花的普通冰箱内。低闪点液体的蒸汽只需接触红热物体的表面便会着火，其中二硫化碳尤其危险。

表 10-1　常见有机液体的易燃性

	乙醚	丙酮	二硫化碳	苯	乙醇（95%）
沸点 /℃	34.5	56	46	80	78
闪 点 /℃	−40	−17	−30	−11	12
自燃点 /℃	180	538	100		400

注：闪点是液体表面的蒸汽和空气的混合物在遇明火或火花时着火的最低温度。自燃点是液体蒸汽在空气中自燃时的温度

1. 预防火灾必须严格遵守以下操作规程

（1）禁在开口容器和密闭体系中用明火加热有机溶剂，只能使用加热套或水浴加热。

（2）废弃有机溶剂不得倒入废物桶，只能倒入回收瓶，以后再集中处理。量少时用水稀释后排入下水道。

（3）不得在烘箱内存放、干燥、烘焙有机物。

（4）在有明火的实验台面上不允许放置开口的有机溶剂或倾倒有机溶剂。

2. 灭火方法　实验室中一旦发生火灾切不可惊慌失措，要保持镇静，根据具体情况正确地进行灭火或立即报火警（火警电话119）。

（1）容器中的易燃物着火时，用玻璃纤维布作灭火毯盖灭；不得用石棉作灭火毯。

（2）乙醇、丙酮等可溶于水的有机溶剂着火时可以用水灭火。汽油、乙醚、甲苯等有机溶剂着火时不能用水，只能用灭火毯和砂土盖灭。

（3）导线、电器和仪器着火时不能用水和二氧化碳灭火器灭火，应先切断电源，然后用1211灭火器（内装二氟一氯一溴甲烷）灭火。

（4）个人衣服着火时，切勿慌张奔跑，以免风助火势，应迅速脱衣，用水龙头浇水灭火，火势过大时可就地卧倒打滚压灭火焰。

（二）爆炸

生物化学实验室防止爆炸事故是极为重要的，因为一旦爆炸其毁坏力极大，后果将十分严重。生物化学实验室常用的易燃物蒸气在空气中的爆炸极限（体积%）见表 10-2。

表 10-2　易燃物质蒸气在空气中的爆炸极限

名称	爆炸极限（体积百分数）	名称	爆炸极限（体积百分数）
乙醚	1.9～36.5	丙酮	2.6～13
甲醇	6.7～36.5	乙醇	3.3～19
氢气	4.1～74.2	乙炔	3.0～82

加热时会发生爆炸的混合物包括有机化合物与氧化铜、浓硫酸与高锰酸钾、三氯甲烷与丙酮等。

常见的引起爆炸事故的原因有：①随意混合化学药品，并使其受热、受摩擦和撞击；②在密闭的体系中进行蒸馏、回流等加热操作；③在加压或减压实验中使用了不耐压的玻璃仪器，或反应过于激烈而失去控制；④易燃易爆气体大量逸入室内；⑤高压气瓶减压阀摔坏或失灵。

（三）中毒

生化实验室常见的化学致癌物有：石棉、砷化物、铬酸盐、溴乙锭等。

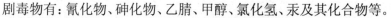

剧毒物有：氰化物、砷化物、乙腈、甲醇、氯化氢、汞及其化合物等。

中毒的原因主要是由于不慎吸入、误食或由皮肤渗入。

中毒的预防：①保护好眼睛最重要，使用有毒或有刺激性气体时，必须配戴防护眼镜，并应在通风橱内进行；②取用毒品时必须配戴橡皮手套；③严禁用嘴吸移液管，严禁在实验室内饮水、进食、吸烟，禁止赤膊和穿拖鞋；④不要用乙醇等有机溶剂擦洗溅洒在皮肤上的药品。

中毒急救的方法主要有：①误食了酸和碱，不要催吐，可先立即大量饮水，误食碱者喝些牛奶，误食酸者，饮水后服 $Mg(OH)_2$ 乳剂，最后再饮些牛奶；②吸入了毒气，立即转移至室外，解开衣领，休克者应施以人工呼吸，但不要用口对口法；③砷和汞中毒者应立即送医院急救。

（四）外伤

1. 化学灼伤 常见部位有眼睛和皮肤。

（1）眼睛灼伤或掉进异物：眼内若溅入任何化学药品，应立即用大量清水冲洗十五分钟，不可用稀酸或稀碱冲洗。若有玻璃碎片进入眼内则十分危险，必须十分小心谨慎，不可自取，不可转动眼球，可任其流泪，若碎片不出，则用纱布轻轻包住眼睛送医院处理。若有木屑、尘粒等异物进入，可由他人翻开眼睑，用消毒棉签轻轻取出或任其流泪，待异物排出后再滴几滴鱼肝油。

（2）皮肤灼伤：主要有：①酸灼伤时，先用大量清水洗，再用稀 $NaHCO_3$ 或稀氨水浸洗，最后再用清水洗；②碱灼伤时，先用大量清水冲洗，再用 1% 硼酸或 2% 醋酸浸洗，最后再用清水洗；③溴灼伤：这很危险，伤口不易愈合，一旦灼伤，立即用 20% 硫代硫酸钠冲洗，再用大量清水冲洗，包上消毒纱布后就医。

2. 烫伤 使用火焰、蒸汽、红热的玻璃和金属时易发生烫伤，应立即用大量清水冲洗和浸泡，若起水泡不可挑破，包上纱布后就医，轻度烫伤可涂抹鱼肝油和烫伤膏等。

3. 割伤 是生物化学实验室常见的伤害，要特别注意预防，尤其是在向橡皮塞中插入温度计、玻璃管时一定要用水或甘油润滑，用布包住玻璃管轻轻旋入，切不可用力过猛，若发生严重割伤时要立即包扎止血，就医时务必检查受伤部位神经是否被切断。

实验室应准备一个完备的小药箱，专供急救时使用。药箱内备有医用酒精、红药水、紫药水、止血粉、创可贴、烫伤油膏（或万花油）、鱼肝油、1% 硼酸溶液或 2% 醋酸溶液、1%$NaHCO_3$ 溶液、20% 硫代硫酸钠溶液、医用镊子和剪刀、纱布、药棉、棉签、绷带等。

（五）触电

生物化学实验室要使用大量的仪器、烘箱和电炉等，因此每位实验人员都必须能熟练地安全用电，避免发生一切用电事故，当 50Hz 的电流通过人体 25mA 电流时会发生呼吸困难，通过了 100mA 以上电流时则会致死。

1. 防止触电 做到：①不用湿手接触电器；②电源裸露部分都应绝缘；③坏的接头、插头、插座和不良导线应及时更换；④先接好线路再插接电源，反之先关电源再拆线路；⑤仪器使用前要先检查外壳是否带电；⑥如遇有人触电要先切断电源再救人。

2. 防止电器着火 ①保险丝、电源线的截面积、插头和插座都要与使用的额定电流相匹配；②三条相线要平均用电；③生锈的电器、接触不良的导线接头要及时处理；④电炉、烘箱等电热设备不可过夜使用；⑤仪器长时间不用要拔下插头，并及时拉闸；⑥电器、电线着火不可用泡沫灭火器灭火。

103

第二节　常用玻璃仪器的使用

生化检验大多都属定量分析，其检测结果是否准确，与实验所使用的玻璃器皿是否清洁、能否正确使用不同规格的玻璃量器有直接关系。

一、常用玻璃量器的规格及使用

常用的玻璃器皿分两大类，一类作为容器用的玻璃器皿，如试管、烧杯、试剂瓶等；一类用于计量液体体积，称计量玻璃量器，如量筒、量杯、移液管等。其体积计量单位为毫升；计量的检定条件是以20℃为标准，故在量器上标示出ml、20℃的字样。

（一）刻度吸管

刻度吸管是生化检验实验室使用较多的一类定量移取溶液的玻璃量器。其规格有0.1ml、0.2ml、0.5ml、1ml、2ml、5ml、10ml等数种。刻度吸管分成完全流出式和不完全流出式两种类型，完全流出式是以溶液注入吸管的总体积计量，需将刻度吸管尖端残留液体吹出，标有"吹"和"TC"字样；不完全流出式刻度吸管体积的计量不包括管尖最后不能自然流出的液体，使用这类刻度吸管时，不能将残留在管尖的液体吹出，常标有字母"TD"字样。

正确选用适宜规格的刻度吸管，如用10ml的刻度吸管吸取0.1ml溶液或取液1.0ml用0.5ml刻度吸管吸取2次等为不正确移液方法；刻度吸管的不同区段其准确性亦不一样，下部计量准确性较中上部差，如吸取0.6ml溶液，可选用1.0ml刻度吸管，吸液至1.0ml刻度处，放溶液至0.4ml刻度处即可。

（二）量筒、量杯

量筒呈圆柱形，分有嘴和无嘴具塞两种类型；量杯呈圆锥形，带倾液嘴。量筒和量杯常用于量取体积要求不太精确的液体，其容量允许误差大致与其最小分度值相当；量筒的精确度高于量杯。规格有5ml、10ml、25ml、50ml、100ml、250ml、500ml、1000ml、2000ml等数种。

用量筒或量杯量取溶液体积时，试剂瓶靠在量筒口上，试剂沿筒壁缓缓倒入至所需刻度后，逐渐竖起瓶子，以免液滴沿瓶子外壁流下。反之从量筒或量杯中倒出液体时亦如上操作。

（三）容量瓶

容量瓶简称量瓶，瓶颈有一环线刻度，具磨口瓶塞，属一种较准确的容量量器，常用作制备一定体积的标准溶液和定容实验用。量瓶颜色分棕色和无色透明两种，前者用于需避光的溶液；规格有5ml、10ml、25ml、50ml、100ml、200ml、250ml、500ml、1000ml、2000ml等数种。

使用量瓶配制溶液时，一般是先将固（液）体物质在洁净小烧杯中用少量溶解，转移到量瓶中。当稀释至液面接近标线时，应等待30秒～1分钟，待附着在量瓶颈上部内壁的液体流下，并消失液面气泡后，再小心滴滴加入溶剂至液面的弯月面最低点恰好与标线相切。将量瓶反复倒转摇动，致溶液充分混匀即可。

注意，量瓶与其磨口玻塞是密闭配套的，玻塞不能混用，以防量瓶倒转混匀时液体流出；玻璃量瓶不能用来储存溶液（强碱溶液能严重腐蚀玻璃）；洁净后的量瓶不能用直接火烤或烘箱中高温烘烤的办法使其干燥。

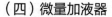

（四）微量加液器

微量加液器又称微量移液器，分固定式和可调式两种类型，固定式常用于标准液和标本的移取，可调式加液器可根据需要调整。因微量加液器使用方便，体积较准确，现已广泛应用于临床生化检验实验室。

1. 原理　当按压加液器手柄时，加液器内活塞在活塞腔内作定程运动，排出活塞腔内定体积空气，松开按压力后，利用活塞在弹簧压缩力作用下复位时产生的负压，吸入一定量体积的液体。

2. 使用方法　将塑料吸液嘴套在加液器的下端，轻轻旋动，以保证密封，如为可调式加液器，应将其调节到所需吸取体积标示处。在正式吸液前，应将加液器吸排空气几次，以保证活塞腔内外气压一致。将加液器手柄按压到第一停点，并把吸液嘴浸入液面下 2～3mm，再缓慢地松开压力，使之复位，待 1～2 秒后，取出加液器，将加液器移至容器底部，缓慢按压手柄至第一停点，排出液体，待 1～2 秒后，继续按压手柄至第二停点，以排尽塑料吸液嘴内全部液体（以上操作需连贯进行，切忌按压至第一停点后放松手柄，溶液倒吸，致移液不准），取出加液器，放松手柄，使之复位，此即为一次操作全过程。

二、常用玻璃仪器的清洗

（一）常用洗涤液及使用方法

1. 合成洗涤剂　市售的合成洗涤剂如洗衣粉、餐具洗洁剂等均可用于清洁玻璃器皿。其特点是价格低廉，使用方便，去油污力强。使用时配制成 1%～2% 的水溶液，将待清洁之玻璃器皿浸泡在洗涤剂溶液中，用毛刷刷洗即可。值得注意的是，因残留洗涤剂往往对实验结果影响较大，故此类洗涤剂洗过的器皿必须用自来水反复冲洗干净。

2. 重铬酸钾洗液　利用重铬酸钾在强酸溶液中的强氧化性去除污物。其配制方法为称取重铬酸钾 50g 加蒸馏水 50ml 溶解后，将 500ml 浓硫酸缓缓加入上液中（切记不可将重铬酸钾溶液倾入浓硫酸中），边加边用玻棒小心搅拌，配好放冷，装瓶加塞备用（防止浓硫酸吸水降低去污能力）。新配制的洗液为红褐色，去污力强，当反复使用多次后，变为深绿色，即表明洗液已无氧化洗涤能力。铬酸洗液去污效果好，但缺点是六价铬污染水质。除其他洗涤剂不易洗净的器皿外，尽可能避免使用铬酸洗液。

3. 30% 硝酸溶液　用于可氧化污物的去除，如 CO_2 测定仪、微量滴管和比色皿的洗涤。

4. 45% 尿素溶液　用于洗涤附有蛋白质污物的器皿。

5. 乙二胺四乙酸二钠（EDTA-Na_2）洗液　使用时配成浓度 5%～10% 的溶液，利用其络合金属离子的能力，加热煮沸可清洁玻璃器皿附着的一些重金属离子和钙镁盐类化合物。

（二）洗涤方法

1. 新购置玻璃器皿的清洗　新购置的玻璃器皿都附有游离碱，应先置 2% 的盐酸溶液中浸泡 2～6 小时，以除去游离碱。取出用自来水冲洗后，置 2% 合成洗涤剂溶液中，用毛刷刷洗，以除去油污。取出再用自来水反复冲洗，最后用蒸馏水淋洗 2～3 次即可。

2. 使用过的玻璃器皿的清洗　先用自来水冲洗，再置 2% 合成洗涤剂溶液中用毛刷刷洗，自来水冲洗，最后用蒸馏水淋洗 3 次即可。

3. 不能用毛刷刷洗的器皿　如容量瓶、刻度吸管等，可先用自来水冲洗沥干后，再用重铬酸钾洗液浸泡过夜，取出用自来水冲洗，最后用蒸馏水冲洗 3 次，对口径较细的刻度吸管，一定要注意刻度吸管内的清洁和淋洗。

4. 传染性标本污染器皿的清洗 对传染性标本污染过的器皿,应先将器皿浸泡在 5g/L 过氧乙酸消毒液中浸泡过夜。吸管、滴管类应放在内盛消毒液的深玻璃筒(筒底垫玻璃纤维)中浸泡过夜,取出用自来水冲洗,再置合成洗涤剂溶液中刷洗,自来水冲洗后,用蒸馏水淋洗 3 次即可。

(三)干燥方法

1. 自然干燥 该方法适用于不急用或不能用高温烘烤的器皿,如量筒、量杯、容量瓶、吸管等。

2. 烘烤干燥 除因高温使玻璃变形,改变容积,影响实验结果的玻璃量器外,其他玻璃器皿如试管、烧杯、三角烧瓶等,均可置 120～150℃烤箱中烘烤干燥,对定量用的玻璃量器如吸管、量筒等,若需急用,可置中低温烘箱中干燥,烘烤温度应不高于 60℃。

第三节 试剂的配制与使用

一、化学试剂的等级标准

市场上供应的化学试剂分国产和国外进口两种。由于各国对生产的化学试剂品级规格不一致,选用时应特别注意。根据国家标准(GB)或部颁标准(HG)规定,国产试剂一般分四级,各级的名称、符号及主要适用范围见表 10-3。

表 10-3 国产化学试剂品级、规格

级别	名称	符号	色标	说明
一级	优级纯	GR	绿色	纯度高,适用于科研制标准液
二级	分析纯	AR	红色	纯度较高,适用定量和定性分析
三级	化学纯	CP	蓝色	纯度低于二级,用途近似二级
四级	实验试剂	LR	黄色	纯度较差,用于一般定性分析

二、生物试剂的种类和应用

生物试剂是用于生物学、医学、药学等学科的科研与实践的专用试剂,分氨基酸、糖、酶、辅酶、蛋白质、核酸、植物碱、生物染色素等。

(一)氨基酸

作为试剂用的氨基酸要求含量不能小于 98%,比旋光度应符合 $[\alpha]_D^{20}$ 要求,其他杂质含量小。氨基酸有 D 和 L- 型的区别,使用时应注意选择。

氨基酸的主要应用于合成多肽和蛋白质的原料,研究多肽和蛋白质的结构,配制某些酶促反应的底物,制备培养基用的氮源,配制缓冲液等。

(二)酶、辅酶

在生物化学检验中,酶作为分析试剂具有专一性高、反应条件温和、催化反应速度快、无毒害等优点,能测定标本中用一般化学方法难于检测的物质和底物。酶分析方法至今已建立了二百多种,可测定一百多种临床生化检验项目,商品试剂盒亦有几十种。

在分子生物学技术中,限制性核酸内切酶、聚合酶、DNA 连接酶等工具酶的发现和应用,使人们重组 DNA、探究基因的愿望得以实现,为基因工程这样一门创造性科学提供了有效的工具。

酶是一种生物催化剂,其活性受许多因素的影响,要长期保存而不失去活性是比较困难。通常结晶干燥的固体酶制剂比液态酶易于保存,酶试剂最好用深色瓶盛装,置干燥器内,再将干燥器放入低温冰箱,这样能做到低温、干燥、避光的保存要求。

(三)核苷酸

作为生物试剂的核苷酸,大多都以核苷酸的钠(钾、锂)盐形式存在,核苷酸的盐类比较稳定,便于保存,易溶解。

在分子生物学技术中,核苷酸用作合成寡核苷酸的原料,制备核酸探针,广泛应用于基因研究和疾病的诊断。

(四)蛋白质

随着人们对蛋白质研究的不断深入和发展,蛋白质不仅作为被研究对象而且成为一种非常重要的生物试剂,广泛应用于分子生物学和医学领域。如在临床诊断试剂中,蛋白质常用为载体,利用其分子中具有的氨基、羧基、酚羟基、巯基、羟基、胍基等活泼基团,既可与药物、半抗原等一些小分子物质结合也可与酶、蛋白毒素等大分子物质以共价键的形式结合,以制备人工抗原、酶标抗体、载体释放药物、抗体导向药物和免疫毒素等,广泛应用于免疫诊断试剂和高效治疗用的靶向药物等。

三、化学试剂的保管

生化检验实验室所用的化学试剂种类很多,且规格要求较高,其中不少又属于剧毒、易爆、易燃、腐蚀性试剂。

化学试剂的保管要求:①储存化学试剂的库房应通风,干燥,冷暗;②试剂须按液体、固体分类分开存放,并按序排好,作好标记,便于查找;③易燃、易挥发试剂除应盖好内塞瓶盖外,还应用胶粘带密封,以防挥发和泄漏;④剧毒药品应专人专柜保管存放,每次使用后要记录用量;⑤强酸、强碱试剂应分开存放;⑥生物制品,酶类制剂均应避光,冰箱低温保存。

四、实验试剂的配制和使用

(一)试剂配制的一般原则

1. 生化检验实验室配制试剂用水均应用蒸馏水或去离子水。

2. 根据实验要求选用不同规格的试剂,一般情况下大多选用 AR 级;一般溶液如无特殊要求,可选用 CP 级试剂。

3. 正确合理地选用衡器和量器。配制标准液或缓冲液称重应选用万分之一的分析天平。量器应选用一等容量瓶和吸管。一般试剂如显色剂、终止剂等无特殊要求的,则选用粗天平和量筒即可。

4. 试剂开瓶后,如不能一次用完,应及时予以封闭保存,特别是易吸潮试剂。对见光易变质的试剂,外面要用黑纸包裹。

5. 称量或量取试剂用的器皿,取试剂用的药勺均应洁净干燥。试剂一经取出(特别是液体试剂),不得放回原瓶,以免影响试剂纯度。

6. 配制好的试剂,应贴标签,写上试剂名称、浓度、配制日期。

（二）试剂的配制

1. 配制以一定质量的溶剂中所含溶质质量表示浓度的试剂，如 %（g/g）等，只要将一定质量的溶剂和溶质混合均匀即可得到。

2. 配制以一定体积的溶液中所含溶质的质量或体积表示其浓度的试剂。如 %（g/ml）、%（ml/ml）、mol/L、mmol/L 等。将一定量的溶质先加入适量的溶剂使其完全溶解，然后再准确加入溶剂至所需的体积，混合均匀即可得到。

（三）溶液浓度的表示法及计算

1. 百分浓度　指 100 份溶液中所含溶质的份数，溶质和溶液的份数可以是质量单位（mg、g、kg），也可以是体积单位（ml、dl、L），所以百分浓度有以下三种表示法。

（1）质量 - 质量百分浓度：用 100g 溶液中所含溶质的克数来表示的浓度，称质量百分浓度，符号 %（g/g）。如 6% 盐酸表示 100g 溶液中含 36g 盐酸。

（2）体积 - 体积百分浓度：用 100ml 溶液中含有溶质的毫升数来表示的浓度，符号 %（ml/ml）。如 70% 的乙醇溶液，即指 100ml 溶液中含有 70ml 的乙醇。

（3）质量 - 体积百分浓度：用 100ml 溶液中所含溶质的克数来表示的浓度，符号 %（g/ml）。如 0.9% 的生理盐水，是指 100ml 生理盐水溶液中含有氯化钠 0.9g。

2. 物质的量浓度　指 1000ml 溶液中含有溶质的量。溶质的量可用 μmol、mmol、mol 等表示，故物质的量浓度为 μmol/L、mmol/L、mol/L，简称浓度 C。

3. 百分浓度与物质的量浓度间的换算　市售硫酸、盐酸、硝酸等采用 %（g/g）表示物质的浓度，而实验室常用物质的量浓度，故两者间常需换算。

4. 溶液的稀释　溶液的稀释指向浓溶液中加入溶剂使之成稀溶液的操作。根据稀释前后溶质量保持不变，可得：

$$C_{浓} \times V_{浓} = C_{稀} \times V_{稀}$$

式中 C 为浓度，V 为体积。

使用此公式时应注意稀释前后的浓度单位和体积单位要一致。

5. 溶液的混合　当两种不同浓度的溶液混合时，混合后溶质的量应等于混合前两溶液的溶质量之和。由此得计算式：

$$C \times (V_1 + V_2) = C_1 V_1 + C_2 V_2$$

式中 C 表示所需溶液浓度、C_1 表示浓溶液浓度、C_2 表示稀溶液浓度、V_1 表示浓溶液体积、V_2 表示稀溶液体积。

（四）实验试剂的使用规则

1. 使用实验试剂时，首先要看清楚试剂名称、浓度及配制日期。应注意观察试剂的颜色、透明度、有无沉淀，以确定其是否变质，变质的试剂不可使用。

2. 瓶塞开启后，瓶塞心朝上，不可与任何物品接触，以免污染试剂，更不允许瓶塞弄错。

3. 吸取试剂时，只能用橡皮球或用加液器移取。用试剂瓶直接倾倒试剂时，应注意从瓶签对侧倒出溶液，避免溶液从瓶壁外流出，腐蚀瓶签。

4. 吸取完试剂后，应立即盖好瓶盖，以防灰尘及脏物落入瓶中污染试剂。并按规定位置放回原处，不能乱放，防止造成工作紊乱，加错试剂。

5. 对要求低温存放的试剂，用毕后，应立即放回冰箱。以防室温中放置过久，受温度升高影响，导致试剂变质。

五、试剂盒的选择和评价

所谓试剂盒,1979 年国际临床化学协会(IFCC)曾有如下定义"两种或两种以上的临床或普通实验室使用的材料,附带有操作所需的组分,说明书组合而成的包装"。商品试剂盒的发展先后经历了冻干型,干粉型和液体型三种剂型。冻干型试剂因存在瓶间和批间残留水量的差异,导致瓶间差和批间差较大。粉型试剂差异小,但仍需操作者加水复溶,由于实验室用水质量和加水量的误差,直接影响测定结果,于是诊断试剂盒向使用更方便、性能更优的液体型试剂发展。

(一)液体双试剂的优点

1. 排除瓶间差　因液体试剂无需复溶,操作者开盒即可使用,排除了实验室用水不纯和加水量所致的误差,提高了测定结果的精密度。

2. 减少了标本中内源性物质干扰　如利用 Trinder 指示反应测定葡萄糖、尿酸、甘油三酯、胆固醇时,常受标本中的维生素 C 干扰,导致测定结果出现负偏差。如采用双试剂,则可在试剂 1 中加入维生素 C 氧化酶,标本与试剂 1 先反应即可除去维生素 C 的干扰,然后再加入试剂 2 开始 Trinder 反应,使整个反应特异性提高,亦相应提高测定结果的准确度。

(二)试剂盒质量评价

试剂盒质量评价主要包括内外包装的外观目测和试剂盒方法性能指标的分析评价两部分。

1. 试剂盒内外检查

(1)试剂盒外包装:外包装应规整,牢固,并清晰印有试剂盒名称、商品名、可供检测次数、产品批号、失效日期、保存条件、生产批准文号、试剂盒封签及生产单位及地址等基本信息。

(2)内包装:盒内每个试剂瓶均应贴有标签,标签上应标明产品名称、装量、产品批号、有效期、保存条件及生产单位名称和地址。内包装应包括印刷清晰规范的使用操作说明书,以及与说明书相符的相应试剂及其他附属物。

说明书必须有卫生部生物药品检定所规定的内容,其基本内容包括:①试剂盒名称,即检测项目名称,如丙氨酸氨基转移酶(ALT/GPT)测定试剂盒;②用途,用于什么标本中何种项目的检测;③测定原理;④试剂盒内包装内容,包括试剂种类及名称、所附标准物、参考物的名称、浓度、使用方法等;⑤标本要求,包括可用标本的种类、采集方法、标本的保存、处理及运输要求;⑥使用方法及操作步骤,包括测定条件、保存条件和稳定期、含有干扰物标本的特殊处理、结果计算,运算系数的解释,并附计算举例说明;⑦适用于检测分析的仪器;⑧注意事项、试剂贮存条件、有效期以及试剂失效指标;⑨正常参考范围;⑩生产单位名称、地址、咨询电话及传真号。

试剂盒所装试剂的外观包括试剂的颜色、性状以及溶解度等应符合说明书要求。

2. 试剂盒分析性能指标的评价

(1)准确度:一般采用测定定值质控血清和做回收实验,考查试剂盒的准确度。定值质控血清(最好采用高、低值两种定值血清)测定结果应在定值 ±2SD 之内。回收实验的回收率应小于 100%±5%。

(2)精密度:采用最佳条件下批内变异系数作为考查指标,即同一标本在相同条件下,平行测定 20 次,求其结果的均值,计算变异系数 CV% 值,一般要求 CV%<5%。

（3）线性及线性范围：可采用线性拟合试验方法，即取五种不同浓度，形成浓度梯度，每个浓度作 4 次平行重复测定，将其吸光度与相应浓度作相关统计处理，以其相关系数 r 和截距 b 作为线性好坏的评价指标。一般要求 r≥0.995，b≤0.05。

（4）空白吸光度：该项指标主要是考查试剂中杂质的污染情况。不同测定方法的试剂盒，国家临检中心对其试剂空白均有一定要求，如不符合要求，说明试剂已受污染不能使用。如丙氨酸氨基转移酶测定试剂盒（NADH 为指示系统），试剂空白吸光度 $A_{340nm}>1.0$，总蛋白测定试剂盒（双缩脲法），试剂空白 $A_{540nm}<0.2$。

参照前述试剂盒的性能指标，逐一检测或检测其中主要性能指标，考查其是否符合规定要求，进而作出试剂盒选择的依据。

（三）试剂盒的选择

广泛收集各个厂商提供的有关资料，考查其是否有批准文号和生产许可证文号。认真阅读其使用说明书，了解方法的原理、试剂的组成、操作步骤、注意事项、试剂的稳定性、有效期与贮存条件等内容。结合调查使用单位对试剂盒的使用情况，实验室可用定值血清，或病人标本结合上述试剂盒的性能指标做一些初步评价实验。在充分调查和评价实验的基础上，即可作出选择。

第四节　生物化学检验实验室常规仪器的使用

一、离心机

离心分离原理就是利用离心机在高速旋转时产生的强大离心力，使悬浮于溶液中密度不同的微粒依不同的速度沉降，从而达到分离、纯化、制备的目的。在生物化学检验实验室，离心机主要用来分离血清，沉淀蛋白质，收集细胞、细胞器等。

一台离心机离心力的大小，可用相对离心力（RCF）和每分钟转速（rpm）表示，相对离心力又称相对离心加速度，是指离心力相当于重力加速度的倍数，常用"×g"来表示。如 10 000g 就表示离心力达 10 000 个重力加速度。而转速则指离心机转子每分钟旋转的转数。两者的关系为：

$$RCF=1.118×10^{-5}×(rpm)^2×r$$

r 为旋转半径。

离心机的种类很多，按其转速的不同，分普通离心机（<6000r/min）、高速离心机（6000～25 000r/min）和超高速离心机（>30 000r/min）。

（一）普通离心机的使用

放置离心机的位置应平稳、坚固，外接电源应为三眼插座，且地线接地良好。

1. 使用前应先检查调速旋钮（手柄）是否在起点位置"0"处，外套筒有无破损，有无离心后的破碎残留物，如有应清理干净，其底部应放有橡皮软垫。

2. 将待离心溶液倒入容积大小适宜的离心管内，盛液量不宜超过离心管的 2/3，以免溢出。然后放入离心外套筒。

3. 将一对装有离心管的外套筒置天平上，于离心管与外套筒间用自来水加减法平衡至等重，然后对称放入离心机，并将不用的离心外套筒取出，盖好离心机盖。

4. 接通电源，然后慢慢调节转速旋钮，使转速逐渐增加至所需的离心转速数。停机时，

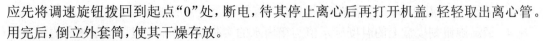

应先将调速旋钮拨回到起点"0"处,断电,待其停止离心后再打开机盖,轻轻取出离心管。用完后,倒立外套筒,使其干燥存放。

(二)高速离心机

1. 高速离心技术方法 高速离心机主要适用于分离、纯化、制备、分析高分子化合物及亚细胞组分。依其原理不同,其方法分差速离心法、速率区带离心法和等密度离心法三种。

(1)差速离心法:含有数种大小或密度不同颗粒的溶液,可通过差速离心法将其分离成比较单一的组分。

该种方法操作简便,适用于分离大小和密度相差较大的颗粒,对密度相差小的颗粒,分离效果不甚理想。

(2)速率区带离心法:该法与差速离心法的区别在于,后者整个离心过程都是在均一介质中进行,而速率区带离心法,则必须选择合适的梯度介质,使样品在梯度介质中依其颗粒大小的不同进行分离。

先在离心管内装入密度梯度介质(蔗糖、CsCl 等),将样品小心加至梯度液顶部,在离心场力作用下,样品中不同的颗粒在梯度液中沉降速度或漂浮速度的不同(沉降与漂浮速度取决于介质密度、被分离颗粒的大小和形状),使具有不同沉降速度的颗粒处于不同密度的梯度层内,达到分离的目的。

(3)等密度区带离心法:先在离心管内装入密度梯度介质,其密度沿离心方向逐渐增加。在离心过程中,样品中不同密度的颗粒在离心力作用下,分别迁移至与其密度相等的介质中而停止沉降,由此使不同密度的颗粒停止在各自的等密度区带而得以分离。其沉降平衡主要依赖于颗粒的密度,与颗粒大小及形状无关。

2. 高速离心技术用的转头 高速和超高速离心技术用的转头结构简单,但技术要求极高,因转头在高速旋转时受到很大内应力和拉力,长期使用会造成累积性塑性变形。内部结构细微缺陷,选择和使用不当会导致转头撕裂或爆炸事故。使用转头时,必须根据分离要求,正确选用转头。

3. 高速离心机使用中注意事项 使用高速离心机前,必须对照实物认真阅读操作说明书,特别应注意以下几点。

(1)两管重量必须平衡等重至 0.1g。

(2)更换、取、放转头时,应小心轻放,不能与硬物碰撞,必须反复检查转头的卡口是否对准。严格控制转速在转头转速限制的 90% 内,不能满速,更不能超速。

(3)高速运转前,离心室内一定要抽成真空,并降至规定温度。

(4)离心过程中增减速度不能过快。

二、热恒温水浴箱

电热恒温水浴箱简称水浴箱,主要用于恒温水热,保持化学反应所需恒温条件。加热装置为浸入式电热管,温度控制为螺旋管式温控器,灵敏度一般为 ±0.5℃。

1. 关闭水浴箱底部放水开关,注入水至适当深度,水位不能低于电热管。

2. 接通电源,打开开关,此时若红灯亮,表示电热管开始加热。调节温控旋钮至适当位置。

3. 观察温度计,当温度升至距所需温度约 2℃时,逆时针方向旋转调温旋钮至红灯刚好熄灭。此后红灯不断熄灭,表示恒温控制器发挥作用,再继续观察一段时间温度升降变化情况,若与所需温度不符,只需略微调节温控旋钮直至达到所需恒定温度。

4．调温旋钮刻度盘上的温度标示值与箱内水的实际温度不符,但可记录水箱内温度计所指示的温度与调温旋钮在刻度盘上的指示位置,并做好相应记号,在多次使用的基础上,就可比较迅速,准确地得到需要恒定的水温。

5．若较长时间不使用,应将温控旋钮退回零位,打开放水开关,放尽水浴箱内的水,保持箱内干燥,以免生锈。

三、电热恒温干燥箱

电热恒温干燥箱又称烤箱,其主要用途是加热烘干洗净的物品和干热灭菌。恒温范围一般为 50～300℃,温控灵敏度为 ±1℃。

1．将温度计插入箱顶放气调节器中部的插孔内。

2．将电源插头插入接地良好的三眼插座。

3．开启电热丝分组开关,并视所需加热温度的高低,开启一组或多组电热丝,此时红灯亮,表示电热丝开始加热,开启箱内鼓风机,可帮助箱内热空气对流。

4．观察箱顶温度计温度指示,待温度上升至所需温度差 2～3℃时,调节自动恒温器旋钮,使绿色指示灯刚好亮,此时表示电热丝停止加热。继续观察温度计和红绿指示灯,了解温度变化及恒定情况,略微细调温控器,至温度自动控制在所需温度 ±1℃为止。

5．加热干燥或干热灭菌完毕后,不能立即开烤箱取物品,须关闭电源待温度降至 50℃以下,再开门取物,否则玻璃器皿会因骤冷而爆裂。

6．烤箱内不能烘烤易爆、易燃、易挥发的物品以免发生事故。

四、电热搅拌仪

电热搅拌仪是一种既可用于溶液加热,又可搅拌溶液的仪器。使用电热搅拌仪时,应保持容器外壁干燥,转速不能太快,以免溶液外溅,腐蚀托盘。用完后应及时切断电源。

第五节 生物化学检验标本的采集与处理

生化检验标本的正确采集和处理,是保证分析检测结果准确可靠的一个十分重要的环节。

一、血液标本

生化检验血液标本根据其来源不同分静脉血、动脉血和毛细血管血。因毛细血管采血量少不能满足常规多项生化检测项目的用量,故静脉穿刺采血是临床最常用的采血方法。

为保证血标本符合生化检验分析要求,一般要求患者采血前 24 小时内应避免运动和饮酒,不宜改变饮食习惯和睡眠习惯。静脉血标本最好在上午 7-9 时空腹采血较为适宜(急症项目除外)。门诊病人提倡静坐 15 分钟后再采血。

(一)采集标本前

要逐一核对病人姓名、床号、检品联号,若用条形码,需将条码正联纵向贴在标本管上,副联贴在相应的检验申请单上,要严防出现检验申请单上的编号与标本号不一致,分离血清或加样时吸错标本等过失错误。

条形码是由不同宽度的条和空组成的电子条码图形。条形码下有 10 个阿拉伯数字，第 1~3 位表示标本号，第 4~5 位数字表示检测项目组合号，第 6 位数字表示标本类型，第 7~8 位表示月份，第 9~10 位表示日期。副联上有与正联相同的 3 位阿拉伯数字表示标本号，汉字表示组合名称。

（二）采血部位

一般从前臂肘正中静脉取血，若肘静脉不明显，可采手背静脉血，幼儿可从颈外静脉采血。

（三）采血方法

1. 真空采血器静脉采血法　真空采血器是利用全封闭的真空负压贮血管进行静脉采血。该法具有采血简便、快速、省力、可连续多管采血等优点，是目前临床检验采血理想的工具。该法免去了用一般注射器静脉采血的抽吸和转注步骤，可避免或减轻机械性溶血。无血液污染，保持手、工作台面和检验申请单清洁，预防交叉感染，对工作人员和患者的安全起到了切实的保护作用。

真空采血管中抗凝剂与血液比例固定，有利于保证检验质量；根据临床检验的要求配制了不同的抗（促）凝剂，可自动从血管吸入规定量的血液，使血液与抗（促）凝剂的比例准确；操作人员可放心颠倒混匀，减轻操作人员的工作强度，用采血器比注射器节省三分之二的时间。

标准真空采血管采用国际通用头盖和标签颜色。不同的标签颜色表示真空采血管内添加剂的种类和试验用途不同（表 10-4）。

表 10-4　标准真空采血管颜色标示及试验用途

名称	色标	添加剂	使用用途
普通血清管	红色	未添加	常规生化、血库和血清学相关项目检测
快速血清管	橘红	促凝剂	急诊血清生化项目检测
惰性分离胶促凝管	金黄	惰性分离胶和促凝剂	急诊血清生化项目检测
肝素抗凝管	绿色	肝素	普通生化检测、红细胞脆性实验、血细胞比容实验
草酸钾、氟化钠管	灰色	草酸钾、氟化钠	血糖测定
血浆分离管	浅绿	惰性分离胶和肝素锂	电解质、常规血浆生化、ICU 急诊血浆生化检测
EDTA 抗凝管	紫色	EDTA-Na$_2$	一般血液学检验
枸橼酸钠凝血实验管	浅蓝	枸橼酸钠	凝血实验
枸橼酸钠血沉实验管	黑色	枸橼酸钠	血沉实验

实验人员可根据检测需要选择相应的真空采血管。使用方法：选择合适的静脉，按常规对采血部位进行消毒后，撕开采血针包装小袋，取出双向采血针并将采血针上的护套取下，一端在持针器帮助下刺入静脉血管，在连接胶管中见到回血，将采血针另一端刺入真空管内，管中预设好的真空负压将所需量的血液吸入管内，亦可按标签的刻度值控制采血量。当第一管采完后，拔出针头再刺入另一真空管，如此重复操作，以达到一针多管采血。当最后一管采样完毕，松止血带，棉签按压穿刺处皮肤，迅速将采血针头抽离静脉血管（管中的

负压可将连接胶管中残存的血样吸入管内)。将使用过的真空采血穿刺针投入利器盒集中处理,标本送检。

2. 普通注射器采血法　基层单位若仍采用普通注射器采血,其方法为选择合适的静脉,按常规对采血部位进行消毒后,取出无菌采血器,套上采血针,刺入静脉血管,在针管中见到回血,向后缓缓拉动注射器活塞,抽取血液至所需量。松止血带,棉签按压穿刺处皮肤,迅速将采血针头抽离静脉血管。去掉针头,沿管壁将血缓缓注入洁净干燥的容器内,忌用力推压注射器,防止冲击致血细胞破碎而发生溶血。

血气分析用血标本属特殊血标本,血气分析用血标本的正确采集和处理对血气分析结果的影响较大,因此要引起足够重视。

(四)抗凝剂

1. 草酸钾　草酸钾与血液中钙离子结合成草酸钙而阻止凝血。因草酸钾的加入,改变了血液 pH,故草酸钾抗凝的血浆不能用于酸碱平衡实验的测定,不能用于钾、钙测定;因草酸钾对乳酸脱氢酶、酸性磷酸酶、碱性磷酸酶、淀粉酶有抑制作用,故不能用于此类酶活性的测定。

2. 氟化钠-草酸钾　因氟离子抑制糖酵解途径中的烯醇化酶,阻止糖酵解,故适合血糖测定。但氟离子亦抑制转氨酶、淀粉酶、碱性磷酸酶等酶的活性,故不适于酶活性的测定。

3. 肝素　因肝素能拮抗凝血活酶和凝血酶的形成,阻止血小板聚集而阻止凝血。肝素抗凝的血浆,适合血气和绝大多数生化检测项目的测定,仅对酸性磷酸酶活性测定有干扰。

(五)血液标本的处理与保存

血液标本采集后,必须及时送检,为防止血清与血细胞间的物质交换(因血清与血细胞内许多物质浓度不均一),应及时分离血清(浆),如不及时分离会导致细胞内钾转移至血清,而血清中钠、钙会转移至血细胞内,致使血清钾升高,而血清钠、钙则偏低。血清中葡萄糖因酵解致血清葡萄糖浓度降低。对溶血、脂血或胆红素血,应在检验报告单上注明,以供医生参考。不能及时检测的标本或需保留以备复查的标本,一般应置 4~6℃冰箱保存。

二、尿液标本

尿液标本分随机性一次新鲜尿、定时尿及 24 小时尿。定量分析多用 24 小时尿。

(一)24 小时尿标本收集

第一天嘱病人将尿排尽弃去,并记录排尿时间,以后每次排出的尿液均收集于洁净干燥带盖的容器中,直至收集至第二天同一时间最后一次排尿为止。混匀,量其总量,此即为 24 小时尿。

(二)尿液标本的保存

尿液易生长细菌,而细菌的生长会致尿液中化学成分发生改变。故 24 小时尿的收集,均应在收集第一次尿时即加入防腐剂。如 10% 麝香草酚异丙醇溶液(加量 5ml),加有此种防腐剂的尿标本适宜于糖、胆红素、氨基酸、钾、钠、钙的定量测定,不适宜尿蛋白测定;浓盐酸防腐,用量为 1ml/100ml 尿,加浓盐酸防腐的尿标本,适宜于 17-酮类固醇、17-类固醇、肾上腺素、儿茶酚胺、钙等测定,但不适宜尿酸测定。

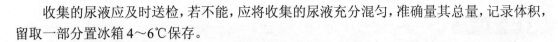

收集的尿液应及时送检,若不能,应将收集的尿液充分混匀,准确量其总量,记录体积,留取一部分置冰箱4～6℃保存。

三、脑脊液标本

采集部位有腰椎、小脑延髓池等,临床多以腰椎穿刺法采集脑脊液。将穿刺采集的脑脊液分置3支编号洁净无菌试管中,每管量2～3ml。因最初数滴可能含有少量红细胞,故第1管作细菌学检查,第2管作生化、血清学检查,第3管作细胞计数。标本采集后应及时送检,各实验室亦应立即检验。久置会致细胞破坏影响细胞计数;葡萄糖分解使糖测定结果降低;病原菌破坏或溶解。细胞计数管应避免标本凝固,遇高蛋白标本时,可用EDTA盐抗凝。

四、标本采集中影响检验结果的因素

常见的影响因素有标本采集的时间、体位、年龄、性别、运动、情绪、食物和药物等。

(一)运动的影响

运动对体液化学成分影响程度受运动时间、强度及平时有无体育训练习惯有关。运动会致机体新陈代谢加快,细胞内ATP减少,细胞膜通透性增加,致许多胞内酶如丙氨酸氨基转移酶、天冬氨酸氨基转移酶、碱性磷酸酶等在血清中的活性增高,乳酸明显增高,尿酸和血pH上升。

(二)饮食的影响

一般饮食后可使血糖、钾、铁、甘油三酯浓度升高。高蛋白饮食可使血清中尿素、尿酸及氨略升高,但对肌酐的影响不大。饮茶、咖啡可使体内儿茶酚胺释放增多,葡萄糖浓度略升高,饮咖啡可使血中游离脂肪酸明显升高。饮酒可使血液中乳酸、尿酸、丙氨酸氨基转移酶、γ-谷氨酰转肽酶升高,长期饮酒者,往往伴高甘油三酯血症及γ-谷氨酰转肽酶异常。

(三)药物的影响

药物对体液化学成分测定结果的影响主要有两种原因:一种是由药物引起的生理变化,导致血中某些化学成分浓度的改变。如服用利尿药,可使血钾、钠浓度增高;长期服用避孕药,可使丙氨酸氨基转移酶、γ-谷氨酰转肽酶活性升高。另一种是由于存在于体液中的药物本身对分析方法的干扰,这种干扰由药物本身的理化性质如颜色、荧光、氧化还原性及对酶抑制所致,如服用维生素C对Trinder反应的干扰。

宜在早餐前空腹采集血样标本;服药时在化验单上注明服用药物的种类、时间和剂量。

(四)溶血的影响

待测物在红细胞内和血清中浓度存在差异时,溶血就会导致测定结果出现偏差。如ACP、LDH、AST、K^+等物质在红细胞内的浓度较血清高22～160倍,故轻微溶血都会导致结果偏高;又如红细胞内Na^+浓度仅为血清钾浓度的1/12,明显溶血会致血清钠结果偏低;溶血释放出的血红蛋白可干扰胆固醇酶法测定,抑制胆红素的重氮反应等。

采集血标本时造成溶血的因素很多,主要因素有:采血用器材不干燥、不洁净;穿刺不顺利,淤血时间过长;抽血速度太快;血液注入试管时未取下针头或注入速度过快等。实际工作中应尽量注意避免上述导致溶血因素,保证送检标本符合检测要求。

本章小结

　　生物化学检验实验室是培养并实践生化检验技术基本知识、基本技能的重要场所。每位学生必须严格遵守生化实验室的规则,养成良好的工作、学习习惯。

　　移取溶液的量器,容量瓶的准确度优于量筒,量筒优于量杯,刻度吸管适宜于移取体积在 10ml 以下的溶液,使用时要分清完全流出式(TC)还是不完全流出式(TD),TC 类吸管要求将管尖残留液体吹出,而 TD 类吸管则不能将管尖残留液体吹出。玻璃量器的一般使用规则为:选择与移取溶液体积相近规格的量器,能一次完成量取的最好不要分多次完成。

　　临床常用溶液浓度的表示方法有百分浓度(g/g、ml/ml、g/ml)和物质的量浓度(μmol/L、mmol/L、mol/L)。实际工作中经常要求对溶液进行稀释和混合,因此要学会溶液稀释公式: $C_浓 \times V_浓 = C_稀 \times V_稀$ 和溶液混合计算公式: $C \times (V_1 + V_2) = C_1V_1 + C_2V_2$ 的应用。

　　试剂盒的选择:首先广泛收集各个厂商提供的有关资料,结合调查使用单位对试剂盒使用情况,实验室可用定值血清,或病人标本结合上述试剂盒的性能指标做一些初步评价实验,在充分调查和评价实验的基础上,即可作出选择。

　　血液标本的采集要按要求规范操作,防止溶血。血液标本采集后,应及时分离血清(浆),防止血清与血细胞间的物质交换(因血清与血细胞内许多物质浓度不均一),必须及时送检。对有溶血、脂血或胆红素血,应在检验报告单上注明,以供医生参考;不能及时检测的标本或需保留以备复查的标本,一般应置 4~6℃冰箱保存。

　　尿液标本分随机一次新鲜尿,定时尿及 24 小时尿。定量分析多用 24 小时尿,收集的尿液应及时送检,若不能,应将收集的尿液充分混匀,注意防腐,准确测量其总量,记录体积,留取一部分置冰箱 4~16℃保存。

(王 璇)

 思考题

1. 影响血液标本质量的因素有哪些?
2. 标本保存的目的是什么?
3. 如何保证检验结果的准确、可靠?

第十一章　生物化学检验方法的分析性能评价与质量控制

临床生化检验实验室正确地选择适当的测定方法，并对其进行严格、系统的性能评价，按照一定的标准判断各性能的可接受性，对于保证检验质量，为临床提供准确、可靠的检验信息至关重要。

质量控制（QC）是指为达到质量要求所采取的作业技术和活动，其目的是检测分析过程中的误差，控制有关的各个环节，确保实验结果的准确可靠。

第一节　检验方法的分析性能评价与验证

一、实验方法的分级

国际临床化学协会（IFCC）根据分析方法的准确度与精密度不同，将临床生化检验方法分为决定性方法、参考方法和常规方法三级。

（一）决定性方法

决定性方法是指经过研究证明尚未发现任何不精密和不准确因素的测定方法。测定结果最接近"真值"。由于技术要求高，费用昂贵，这类方法并不直接用于临床标本检验，主要用于评价参考方法和对一级标准品定值，具有权威性。

（二）参考方法

参考方法是指准确度与精密度已经被充分证实，且经公认的权威机构（国家主管部门、相关学术团体和国际组织等）颁布的方法。参考方法能在条件许可的实验室用于临床标本检验，主要应用于评价常规方法；也可用于评价商品试剂盒或为质控血清定值。

（三）常规方法

常规方法是指性能指标符合临床需要，有足够的灵敏度、准确度、特异性和适当的分析范围，经济实用的检验方法。常规方法在作出评价以后，经国家主管部门、相关学术团体认可，可作为推荐方法或选择方法。

二、实验方法的选择原则

临床生化检验方法的选择原则应从实际出发，根据实验室的条件和检验要求选择适当的方法。一般临床生化实验室应结合仪器设备、技术力量、试剂成本等因素，主要选择常规方法。按照IFCC的规定，常规方法应具有实用性和可靠性两方面的性能指标。

1. 实用性指标　一般应具备：①微量、快速便于急诊，适合成套项目分析；②费用低廉，包括试剂、设备及一般管理费用等；③方法简便；④应用安全可靠。

2. 可靠性指标　一般应具有较高的精密度、准确度和检测能力。①精密度，变异系数（CV%）一般应小于5%。②准确度与特异性，准确度是指测定值与"真值"的符合程度。一般相对偏差应小于5%；特异性是指对待测物发生化学反应，而对其他结构类似的化合物不发生反应。③检测能力，即"检测限度"，或"检出限"，检出限通常是指能与适当的"空白"读数相区别的待测物的最小量。

三、实验误差

（一）误差的种类

误差分为系统误差和随机误差。允许误差是统计学上样本抽样检查所准许的误差范围。

1. 系统误差　指一系列测定值与真值有同一倾向的偏差。由恒定的原因引起，具有单向性，没有随机性，常有一定的大小和方向；当找到引起系统误差的原因，采取一定的措施即可纠正，消除系统误差能提高测定的准确度。系统误差又分为恒定系统误差（CE）和比例系统误差（PE）。

（1）恒定系统误差：指由干扰物引起的使测定值与真值存在恒定大小的误差。误差大小与被测物浓度无关，而与干扰物浓度相关。

（2）比例系统误差：指相对于被测物浓度有相同的百分比误差，误差的绝对量与被测物浓度呈正比。

2. 随机误差　指在重复性条件下，多次重复测定某一被测物质时产生的误差。以偶然不可预料的方式出现，没有一定的大小和方向，可正可负，数据呈正态分布；不可避免，也不可校正，但可控制在一定的范围内。

引起随机误差的主要原因有：①技术人员操作不规范；②测定仪器、试剂、环境等实验条件的突然改变。

引起系统误差的主要原因有：①方法误差；②仪器和试剂误差等。

引起随机误差和系统误差的原因是相对的，随机误差和相对误差在一定条件下能相互转化。

3. 允许误差　因误差是绝对存在的，但又不能完全消除，故临床上把准许的误差范围称作允许误差，一般限定在 $\overline{X}\pm2SD$ 范围内，即可信度为95%的范围内。

（二）误差的表示方法

1. 标准差（SD）　是方差的平方根值，用 S 或 SD 表示，是表示精密度的较好指标。

$$S = \sqrt{\frac{\sum(X - \overline{X})^2}{n-1}}$$

2. 绝对误差和绝对偏差 绝对误差是指测定值与真实值之间的差值;绝对偏差是指测定值与测定均值之间的差值。绝对误差和绝对偏差有正值和负值,表示误差绝对值的大小,无法比较测定误差之间的大小。

$$绝对误差 = 测定值(X) - 真实值(T)$$

$$绝对偏差 = 测定值(X) - 测定均值(\overline{X})$$

3. 相对误差和相对偏差 相对误差为绝对误差与真实值的百分比值;相对偏差为绝对偏差与测定均值的百分比值。

$$相对误差 = \frac{测定值 - 真实值}{真实值} \times 100\%$$

$$相对偏差 = \frac{测定值 - 测定均值}{测定均值} \times 100\%$$

4. 变异系数(CV%) 是样本标准差与样本均值的百分比值。在定量检测中,常用变异系数来表示检测方法的不精密度。用于比较各组数据间的变异情况,没有单位,CV 值越大,说明测定值离散度越大,精密度越差。

$$CV = \frac{SD}{\overline{X}} \times 100\%$$

四、检验方法分析性能评价的内容和步骤

(一)分析性能评价的内容

通过实验途径,测定并评价方法的精密度和准确度。在实际测定中常以不精密度和不准确度表示,强调的都是误差,评价实验的过程就是对误差的测定。方法学评价的各项试验是为检测各种类型的实验误差而设计的。它们间的相互关系见表 11-1。

表 11-1 方法评价试验与实验误差类型的关系

分析误差的类型	评价试验	
	初步试验	最后试验
比例系统误差(PE)	回收试验	
恒定系统误差(CE)	干扰试验	方法比对试验
随机误差(RE)	批内重复性试验	日间重复性试验

(二)分析性能评价的步骤

根据方法选择的要求确定候选方法,在使用前需经本实验室进行评价试验,具体步骤如下:

1. 评价前试验 确定候选方法的最适条件。包括试剂浓度、缓冲体系的种类、离子强度和 pH、反应温度和时间、标本与试剂的体积比、检测波长、线性范围等。

2. 初步评价试验 可在较短时间内完成,包括批内和日内重复性试验、回收试验、干扰试验。

3. 最后评价试验 在初步评价试验合格后进行,评价依顺序做日间重复性试验、方法比对试验和总体判断方法是否可接受。

4. 评价后试验 若方法可接受,则进行临床相关试验,包括参考区间确定和特殊患者标本的测定。

5. 方法应用 包括建立质控系统、培训操作者、引入常规工作等。

五、分析性能评价的方法

(一)重复性试验

重复性试验用以评价实验方法的精密度,其目的是检测候选方法的随机误差。方法是将同一材料(如标准液、质控液、标本等)分成数份试验标本,对其进行多次分析测定,并计算其均数($\overline{X}$)、标准差(SD)和变异系数(CV)。

重复性试验的种类:

1. 批内重复性试验 同一份样本在短时间内用候选方法进行多次(一般20次)重复测定。批内CV值一般应小于5%。

2. 日内重复性试验 在一天内对一个或数个样本作数批重复测定。由于在一天内重复测定几批,所受影响因素多于批内重复性测定,故日内CV值大于批内CV值。

3. 日间重复性试验 将同一样本分成数份,按方法每天测定1次,连续测定20天观察结果变异。这样得到的日间CV值要大于日内CV和批内CV值。由于这种重复试验是在数天中测得的分析误差,与常规工作相一致,更能反映实验室工作的实际情况。

注意事项:无论何种重复测定,在初步实验中,进行20次即可,采取的样本可用标准液、质控血清、人工合成样品等,其浓度可选择具有临床价值的浓度范围。

(二)回收试验

回收试验用以评价分析方法的准确度,目的是检测比例系统误差。其测定方法是:在已知浓度的样本中加入一定量的被测物质,然后用被评价方法测定。测定值(回收浓度)与"理论值"(加入浓度)之比,乘100%即为回收率。一般实验方法应在100%±5%为合格。

回收率的计算:

$$加入浓度 = \frac{加入的标准液量(ml)}{混合血清样本量(ml)+标准液量(ml)} \times 标准液浓度$$

$$回收浓度 = 回收样本测定浓度 - 基础样本测定浓度$$

$$回收率(\%) = \frac{回收浓度}{加入浓度} \times 100\%$$

如用葡萄糖氧化酶法测定血糖,做葡萄糖回收试验。

1. 样本制备

基础样本:血清2ml + 蒸馏水0.1ml。

低浓度回收样本:血清2ml + 25mmol/L葡萄糖标准液0.1ml。

高浓度回收样本:血清2ml + 100mmol/L葡萄糖标准液0.1ml。

2. 样本测定 按操作要求测定上述样本,并计算结果。

$$低浓度回收样本加入浓度 = \frac{0.1ml}{2.0ml + 0.1ml} \times 25mmol/L$$

$$高浓度回收样本加入浓度 = \frac{0.1ml}{2.0ml + 0.1ml} \times 100mmol/L$$

3. 结果　见表 11-2 所示。

表 11-2　葡萄糖回收试验实验结果

样本	测定浓度（mmol/L）	加入浓度（mmol/L）	回收浓度（mmol/L）	回收率（%）
基础样本	5.50	—	—	—
低浓度回收样本	6.75	1.19	1.25	105.0
高浓度回收样本	10.20	4.76	4.70	99.4
高低浓度平均值				102.2

$$平均回收率 = \frac{105 + 99.4}{2} \times 100\% = 102.2\%$$

4. 注意事项

（1）吸液量要准确，否则严重影响实验结果。

（2）一般回收率为 100%±5%，若能达到 100%±2% 则更为理想。

（3）加入的体积相当于原样品体积的 1/10 为好，并使加入量达到医学决定水平。

（三）干扰试验

干扰试验用以评价分析方法的特异性和准确度。目的是检测恒定系统误差，干扰物浓度不同，误差大小也不同。

干扰试验方法基本同回收试验，但在标本中加入的是疑有干扰作用的物质。用候选方法对未加干扰物和加入干扰物的两种样本同时测定，两者之差即表示该干扰物产生的干扰所引起的误差，即干扰值。

$$加入浓度 = 干扰浓度 \times \frac{干扰液量（ml）}{干扰液量（ml）+ 血清量（ml）}$$

$$干扰值 = 干扰样本测定值 - 基础样本测定值$$

如尿酸对葡萄糖氧化酶法测定血糖的干扰试验。

1. 样本制备

（1）基础样本：血清 0.9ml+ 蒸馏水 0.1ml。

（2）干扰样本 I：血清 0.9ml+4mmol/L 尿酸标准液 0.1ml。

（3）干扰样本 II：血清 0.9ml+8mmol/L 尿酸标准液 0.1ml。

2. 样本测定　用葡萄糖氧化酶法测定上述样本。

3. 结果　见表 11-3 所示。

表 11-3　尿酸对血糖的干扰试验实验结果（mmol/L）

样本	葡萄糖测得值	加入尿酸值	干扰值
基础样本	6.50	—	—
干扰样本 I	6.20	0.40	0.30
干扰样本 II	5.95	0.80	0.55

$$单位浓度尿酸使葡萄糖减少值 = \frac{干扰值1 + 干扰值2}{加入尿酸值1 + 加入尿酸值2} = \frac{0.30 + 0.55}{0.40 + 0.80} = 0.70mmol/L$$

即当血清尿酸 0.40mmol/L 时，可使血糖测定结果约下降 0.28mmol/L（0.70mmol/L×0.40），当血清尿酸 0.80mmol/L 时，可使血糖测定结果约下降 0.56mmol/L（0.70mmol/L×0.80）。

注意事项：

（1）加入干扰物的体积，在整个样本中比例要小于 10%，要防止样本稀释，否则不能反映原有样本的实际情况。

（2）可疑干扰物加入量，要达到一定浓度，否则，结果会受到影响。

（3）干扰试验设计时，应考虑机体内有哪些物质可能发生干扰。

（4）消除干扰的常用方法：①作空白（对照）试验，一是试剂空白，用以校正标本读数中试剂的部分；二是标本空白，用以补偿标本中分析物以外的其他物质的影响。②采取各种物理、化学的方法，分离除去干扰物质。

（四）比对试验

将候选实验方法与参考方法进行比较，这是考核实验方法是否可采用的重要措施之一。通过比对试验，检测实验方法本身所具有的"固有"误差，是否在临床上可接受的最低水平或"允许"的限度内。

具体比对的方法是：一组病人的样本，同时用实验方法和参考方法测定，统计两组结果有无显著性差异，一般认为有显著性差异（P<0.01）者，该实验方法不能接受。

两种方法比对时要注意：①选择参考方法时应注意具体情况，不能要求过高或降低标准；②样本例数最好是 30~100 之间；③两种方法操作，应在同一天完成，尽量减少实验条件的误差。

（五）分析性能验证

判断候选方法能否被接受，必须将评价试验中测定的误差与某一确定的允许误差进行比较后才能得出结论。

1. 方法性能标准

（1）允许分析误差：表示 95% 标本的误差允许限度，或 95% 的患者标本其误差应小于这个限度，用 E_A 表示。

（2）医学决定水平：为对临床患者的诊疗具有医学判断作用的临界分析物浓度，用 X_C 表示。

E_A 和 X_C 值由临床医师和检验技师共同研究确定，两者组成了某方法的性能标准。

2. 方法性能判断指标　评价实验中得到的各种误差值与确定的允许分析误差值 E_A 进行比较，各项指标都小于 E_A，则表示该方法可以接受；任何一项指标大于 E_A，则表示不能接受。

3. 评价试验书面报告　评价试验完成后，必须写出书面报告，内容包括方法原理、试剂配制、所用器材、操作步骤等。

第二节　生物化学检验的质量控制

目前，自动生化分析仪在临床生化检验中广泛应用，商品试剂盒和质控品的标准化及全面质量控制在医学检验管理中的常规运用，使得检验过程中的误差得到很好的控制。检验结果与临床信息符合率得到很大的提高，在疾病的诊断、治疗和预后的估计中起着重要作用。作为一个检验工作者，必需掌握质量控制的基本知识和基本方法。

一、全过程质量控制

临床生化检验流程包括医师申请、患者准备、标本采集、标本标识、标本转运、标本处理、标本检测、报告单审核与发放、标本储存与复检和咨询服务等环节。根据 ISO 18159：2012《医学实验室质量和能力的专用要求》，可将其分为检验前、检验、检验后 3 个阶段。标本送到实验室前的工作流程由临床医护人员完成，称之为检验前过程；标本送至实验室到报告单发出以前的工作流程完全由检验人员完成，称之为检验过程；报告单发出后的工作为检验后过程，也由检验人员完成。为了保证检验结果的准确性，必须进行全过程的质量控制，即对检验前、检验和检验后的各个环节进行质量控制。

全过程质量控制的内容如下：

1. 检验前过程的质量管理要素　①检验申请；②患者准备；③标本采集；④标本运送和收检。

2. 检验过程质量管理要素　①环境管理；②检验流程管理；③检测系统管理；④检验质量控制。

3. 检验后过程质量管理要素　①检验结果的审核与发放；②标本储存与处理；③咨询服务；④与临床医师的沟通。

二、室内质量控制

室内质量控制（IQC）是各实验室为了监测和评价本室工作质量，以决定检验报告能否发出所采取的一系列检查、控制手段，包括实验室工作的全过程。目的是检测和控制本实验室常规工作的精密度、准确度的改变，提高本室常规工作的批间和日间标本检测的一致性。

（一）质控品的种类及其使用

1. 质控品　为质控目的而制备的标本称为质控品。质控品宜含有与测定标本同样的基础物质，分析物应具有参考值、病理值和医学决定水平 3 种水平浓度。

2. 质控品的种类　根据质控品物理性状不同分为冻干质控品、液体质控品和混合血清质控品等；根据有无测定值分为定值质控品和非定值质控品。理想的质控品应具备以下特性：①人血清基质，以减少基质效应；②无传染性；③添加物的数量应少而纯；④成分分布均匀，瓶间变异小于 0.25%；⑤反应速率尽量与人血清一致；⑥冻干品复溶后成分稳定；⑦质控品瓶子应坚固耐用，颜色为棕色，平底，瓶盖密封性好，易于开启。

3. 质控品的使用和保存　严格按说明书操作，确保冻干质控品复溶所用溶剂的质量；冻干质控品复溶时所加溶剂的量要准确；冻干质控品复溶时应轻轻振摇，使内容物完全溶解，切记剧烈振摇；严格按说明书规定的方法保存，过期的质控品不能使用；质控品要在与患者标本同样测定条件下进行分析测定。

（二）室内质控方法

1950 年，Levey 和 Jennings 将工业质量管理上的质量控制图移植到检验医学中来，用于临床化学检验的质量控制，称 Levey-Jennings 质控图，又称常规质控图或$\overline{X}$-SD 质控图。由于此图有较成熟的理论和实际经验，用单一浓度的未定值血清获取数据靶值（$\overline{X}$）和标准差（SD）。绘图方法简单易懂，故$\overline{X}$-SD 质控图法成为临床生化检验广泛采用的一种常规室内质量控制方法。

1. 设定均值和质控限　实验室应使用常规方法，测定新批号质控品，确定新批号质控品的均值和质控限。质控限通常以标准差的倍数表示，质控限的设定要根据采用的质控规则来决定。

（1）稳定性较长的质控品：对新批号的质控品进行测定，根据至少 20 天或 20 次质控测定结果，计算出均值和标准差，以$\overline{X}$±2SD 为警告限，$\overline{X}$±3SD 为失控限作为暂定均值和暂定质控限绘制 Levey-Jennings 暂定质控图，作为下一个月室内质控的暂定质控图；1 个月结束后将该月的在控结果与前 20 个质控测定结果汇集在一起，重新计算累积均值和累积标准差（第 1 个月），确定质控限并绘制 Levey-Jennings 累积暂定质控图；重复上述操作过程，连续 3～5 个月，使质控品的测定值达到 100 个左右，计算累积均值和标准差，确定质控限并绘制 Levey-Jennings 常规质控图。

（2）稳定性较短的质控品：在 3～4 天内，每天分析每个水平的质控品 3～4 瓶，每瓶进行 2～3 次重复测定，收集数据，计算均值和标准差，以此作为该质控品在有效期内的均值和标准差。确定质控限并绘制 Levey-Jennings 常规质控图。

2. Levey-Jennings 质控图　Levey-Jennings 质控图（$\overline{X}$ –SD 质控图）的绘制方法见文末彩图 11-1。

（1）确定靶值与质控限：依据上述测定中所得的均值（$\overline{X}$）、标准差（SD）值确定靶值和质控限，用全国统一印发的质控图纸绘制 $\overline{X}$ –SD 质控图。

（2）在纵坐标上标出 $\overline{X}$、$\overline{X}$+2SD、$\overline{X}$–2SD、$\overline{X}$+3SD、$\overline{X}$–3SD 的标志。

（3）为了使用方便，常用颜色对质控线加以区分：$\overline{X}$ 线用蓝色，$\overline{X}$±1SD 线用绿色，$\overline{X}$±2SD 两条线段表示警告用黄色，$\overline{X}$±3SD 两条线段表示失控用红色。此图每月每种成分一张。

（4）在横坐标上标明日期，并填齐图纸上下方的各项目，如测定项目、测定项目单位、质控物来源及批号、起止日期、仪器型号、测定值和操作者等。

（5）每天将同批号的质控血清按规定复溶（液体的质控血清则融化），在开始标本分析之前或分析过程中，随同临床标本的测定同时测定一份质控血清，将测定值画在图上的对应点，用直线将该点与前一天的点连接。如果点在 $\overline{X}$±3SD 线以外，则为失控，须立即报告有关负责人，迅速查找原因，问题排除后，重新分析质控血清，直至合格后方可开始标本分析或发出检验报告。同时对失控情况查找的过程及处理等详细记录。

（6）在月底计算当月全部质量控制血清检测结果的 $\overline{X}$、SD 和 CV，并进行图形分析和小结，将质量控制图存入质量控制资料档案。

实验室名称：　　　　　起止日期：　　年　月　日至　　　　年　月　日

测定项目：　　　　　　分析方法：　　　　　　仪器型号：

质控物来源：　　　　　质控物批号：　　　　　测定项目单位：

$\overline{X}$:　　SD:　　　CV:　　本月$\overline{X}$:　　　SD:　　　CV:

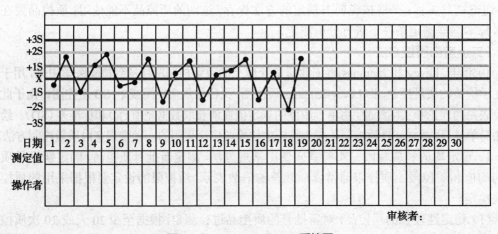

图 11-1　Levey-Jennings 质控图

3. Levey-Jennings 质控图分析

（1）分布规律：按统计学规律，质控品的检测数值应依据下列规律分布：① 95% 的结果应落在 $\overline{X} \pm 2SD$ 范围内；②有 5% 的结果可在 $\overline{X} \pm 2SD$ 外，但在 $\overline{X} \pm 3SD$ 内；③均值两侧的数据分布几乎相同，不能有连续 5 次结果在均值的同一侧，或 5 次数值渐升或渐降，不能连续有 2 次结果在 $\overline{X} \pm 2SD$ 以外；④没有数值落在 $\overline{X} \pm 3SD$ 以外，结果违反上述规律时，称为失控。

（2）曲线漂移：连续 5 次结果在均值线的同一侧，"漂移"现象提示存在系统误差。准确度发生了一次性向上或向下的改变，往往是由于突然出现的新情况引起，如更换标准品生产厂家或批号、更换不同类型的试剂盒或新配制试剂、操作人员更换等。在查找误差原因时，应重点分析突然出现误差的那个分析批，回顾影响这个分析批的前后发生了的变化因素，见图 11-2。

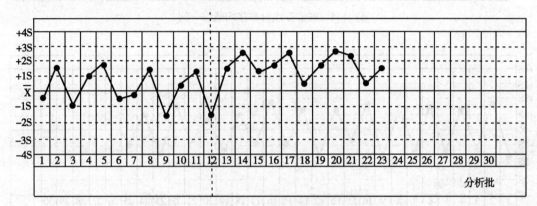

图 11-2　质控曲线漂移

（3）趋势性变化：向上或向下的趋势性变化，表明检测的准确度发生了逐渐的变化。这种变化往往是由于一个逐渐改变的因素造成的，如试剂的挥发和吸水、析出沉淀、分光光度计的波长渐渐偏移及质控血清逐渐变质等。发生趋势性变化时，即使更换校准品和操作者后，这种趋势的变化也不会得到纠正，见图 11-3。

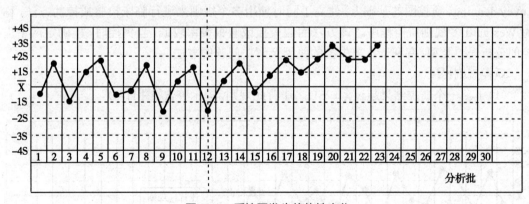

图 11-3　质控图发生趋势性变化

（4）连续多点分布在均值线一侧：质控品检测结果较长时间出现在均值线一侧，提示可能是质控品发生了变化，需要重新建立质控图的均值线及质控限，并可与定值质控品同时测定，以进一步验证是否质控品本身有了变化，见图 11-4。

（5）其他规律性变化：指常规测定中出现日间变异较大的情况，提示性能不稳定或分析间相互干扰，见图 11-5。

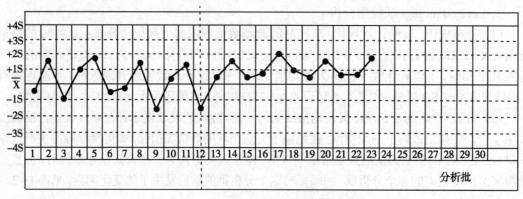

图 11-4　连续多点分布在均值线一侧

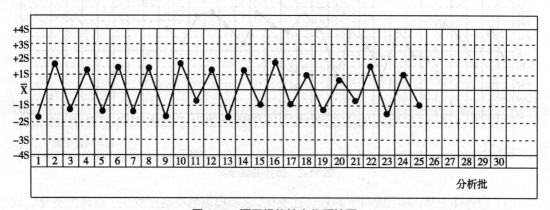

图 11-5　隔天规律性变化质控图

4. Westgard 多规则质量控制法　Levey-Jennings 质控方法的主要质控规则为以$\overline{X} \pm 2SD$ 和 $\overline{X} \pm 3SD$ 作为质控限来判断分析批测定过程的状态（在控或失控）。Westgard 于 1980 年在 Levey-Jennings 质控图的基础上，建立了同时使用多个规则来进行临床检验质控的方法，称为 Westgard 多规则质控程序。该方法的假失控或假报警率较低，当失控时，能确定产生失控的分析误差类型，有利于找出失控的原因及解决问题的方法。

质控规则：

（1）1_{2S}：一个质控结果超过 $\overline{X} \pm 2SD$。违背此规则，提示警告（图 11-6）。

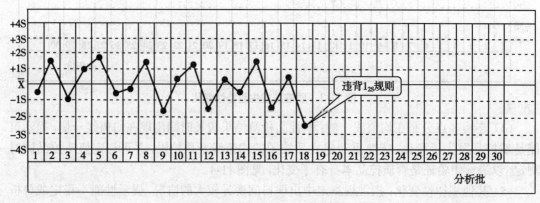
违背1_{2S}规则

图 11-6　违背 1_{2S} 质控规则

（2）1_{3S}：一个质控结果超过$\overline{X} \pm 3SD$。违背此规则，判断失控，提示存在随机误差（图 11-7）。

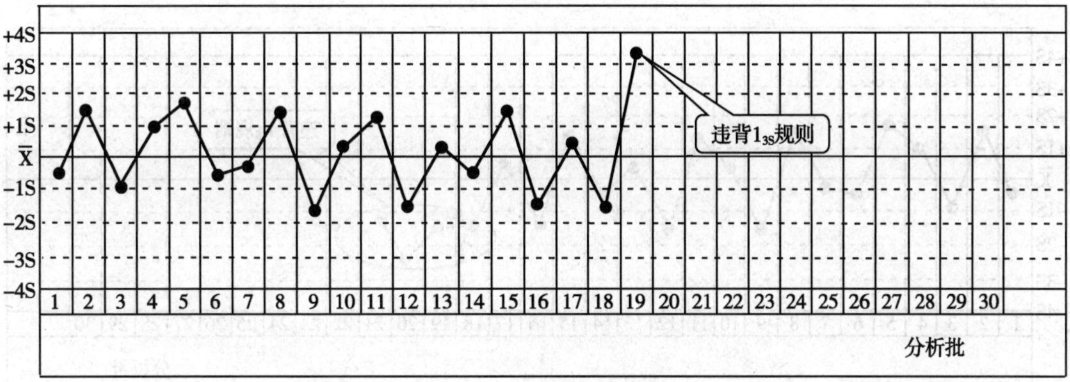

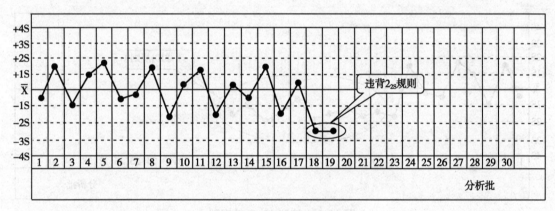

图 11-7 违背 1_{3S} 质控规则

（3）2_{2S}：2 个连续质控结果同时超过$\overline{X} +2SD$ 或$\overline{X} -2SD$。违背此规则，判断失控，提示存在系统误差（图 11-8）。

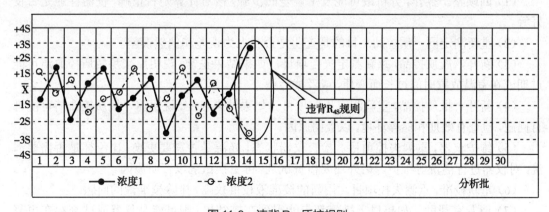

图 11-8 违背 2_{2S} 质控规则

（4）R_{4S}：同批 2 个质控结果之差超过 4S，即一个质控结果超过$\overline{X} +2SD$，另一个质控结果超过了$\overline{X} -2SD$。违背此规则，判断失控，提示存在随机误差（图 11-9）。

图 11-9 违背 R_{4S} 质控规则

（5）4₁ₛ：一个质控品连续 4 次的结果都超过了 $\overline{X}$ +1SD 或 $\overline{X}$ −1SD；2 个质控品连续 2 次测定结果都超过 $\overline{X}$ +1SD 或 $\overline{X}$ −1SD。违背此规则，提示存在系统误差（图 11-10）。

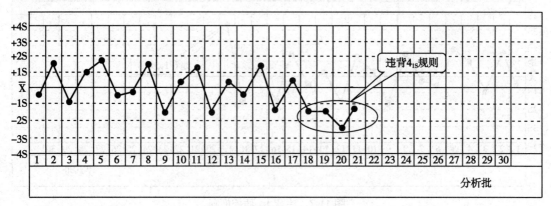

图 11-10　违背 4₁ₛ 质控规则

（6）10$\overline{X}$：10 个连续质控结果落在均值线的一侧。违背此规则，提示存在系统误差（图 11-11）。

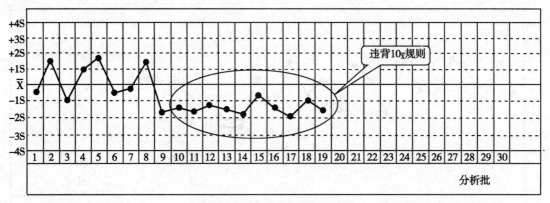

图 11-11　违背 10$\overline{X}$ 质控规则

5. 失控后的处理　操作者如发现质控数据违背了质控规则，应填写失控报告单，上交专业主管（组长），同时应立即查找原因，对失控作出恰当的判断，一般按以下步骤进行：

（1）回顾整个操作，分析最可能发生误差的步骤，核对计算是否正确，仪器性能是否良好等。

（2）重新测定同一质控品。目的是查明是否有人为误差和偶然误差。

（3）新开一瓶质控品，重新测定失控项目。如果结果正常，说明原来那瓶质控血清可能过期或在室温放置时间过长而变质，或者被污染。

（4）新开一批质控品，重新测定失控项目。如果结果在控，说明前一批质控血清可能都有问题，检查有效期和储存环境，以查明原因。

（5）维护仪器，重测失控项目。检查仪器状态，光源是否需要更换，比色杯是否需要清洗，对仪器进行清洗等维护。另外还要检查试剂，可更换试剂以查明原因。

（6）重新校准，重测失控项目。用新的校准液校准仪器，排除校准液的问题。

（7）请专家帮助。如果以上措施都未能得到在控结果，则可能是仪器或试剂存在更复杂的原因,只有和仪器或试剂厂商联系,请求技术支援。

三、室间质量评价

室间质量评价(EQA)是指多家实验室分析同一标本,由外部独立机构收集、分析和反馈实验室检测结果,并以此评价实验室对某类或某些检验项目的检测能力。是一种回顾性评价方法。

1. 室间质量评价主要目的　①鉴定实验室的工作缺陷;②建立方法的可接受限;③鉴定方法的可信性;④为实验室认证或认可提供客观依据;⑤评价实验室工作人员的能力;⑥评价实验室结果的可比性。

2. 室间质量评价的意义　室内质控的主要目的是观察分析方法的日间精密度。在分析方法的固有的精密度和准确度范围内,它虽然能察觉系统误差和随机两种误差,但分析方法固有的系统误差常无法察觉。所以质控图的均值(靶值)及"允许误差"是包含着未被察觉的系统误差在内的数值。这种未被察觉的系统误差只能用室间评价的方法发现它。因此,室间质评活动与室内质控是相互补充的,室间质评是为了实验室间的比较。室间质评应在做好室内质控的基础上进行,且不能代替室内质控。

3. 室间质量评价应具备的条件

(1)组织者由省、市临床检验中心负责所属地区的室间质量评价,全国临床检验中心负责开展全国性的室间质量评价。一些大的质控品生产厂家及专业学术机构组织区域性的室间质量评价。

(2)参加室间质评的实验室必须先建立完善的室内质量控制制度。

(3)调查标本可以是液体质控血清,也可以是冻干血清。调查标本应具有含量准确、均一性好及成分稳定的特点。

(4)调查标本的定值方法主要有:使用可靠的决定性方法或参考方法定值;血清先经透析除去预测成分,再加入定量的纯物质定值;几个参考实验室用常规方法测定,取均值作为该血清的定值;使用参考实验室报告结果的均值为质控血清的定值。

(5)统一测定方法及测定标准。室间质量评价的统计分析,要在相同方法、相同试剂、同类仪器的基础上进行。

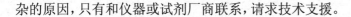

本章小结

国际临床化学协会(IFCC)根据分析方法的准确度与精密度不同,将临床生化检验方法分为决定性方法、参考方法和常规方法三级。实验误差的表示方法有标准差、绝对误差和绝对偏差、相对误差和相对偏差、变异系数。检验方法分析性能的评价方法有重复性试验、回收试验、干扰试验、比对试验、分析性能验证。为了保证检验结果的准确性,必须进行全过程的质量控制,即对检验前、检验和检验后的各个环节进行质量控制。检验质量控制主要包括室内质量控制(IQC)和室间质量评价(EQA)。Levey-Jennings 质控图(又称常规质控图或 $\overline{X}-SD$ 质控图)是临床生化检验广泛采用的一种常规室内质量控制方法。Westgard 质控规则中,常用的 6 个质控规则为 $1_{2s}/1_{3s}/2_{2s}/R_{4s}/4_{1s}/10\overline{X}$。

(王治西)

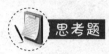 思考题

1. 如何绘制 Levey-Jennings 质控图？
2. Westgard 多规则质控法常用的质控规则有哪些？
3. 室内质控失控后应如何处理？

第十二章 常用生物化学检验技术

1. 掌握：常用光谱分析技术、电化学分析技术和电泳技术的方法。
2. 熟悉：常用光谱分析技术、电化学分析技术和电泳技术的原理。
3. 了解：新兴技术在临床生化检验的应用。

随着科学技术的发展，应用于临床生化检验和科研工作中的各种分析技术也有了很大进步，这些分析技术包括光谱分析技术、电化学分析技术、电泳分析技术、层析分析技术和离心分析技术等，当这些基本分析手段与自动化技术结合后，则形成了日益完善和更加先进的自动化分析技术。其中应用最广泛、最重要的仍是光谱分析技术、电化学分析技术和电泳分析技术，本章对此作一介绍。

第一节 光谱分析技术

光是一种电磁波，具有不同的波长。光的波长单位用纳米（nm）表示。波长范围在200～400nm 的光为紫外光，400～760nm 的光为可见光，760～1000nm 的光为红外光，紫外光与红外光均为肉眼不能看见的光。波长愈短的光，其能量愈大。

各种化学物质都具有一定的光谱特性，表现在能选择性吸收、发射或散射某种波长的光。利用物质的吸收光谱、发射光谱或散射光谱特征对物质进行定性、定量分析的技术称为光谱分析技术，具有灵敏度高、操作简便、快速等优点，是生物化学测定中最常用的技术。光谱分析技术中，属于吸收光谱分析的主要有可见分光光度法、紫外分光光度法、红外分光光度法和原子吸收分光光度法，属于发射光谱分析的主要有火焰光度法和荧光法，属于散射光谱分析的有比浊法等；其中，紫外 - 可见分光光度法和比浊法被广泛应用于临床生物化学检验。

一、分光光度技术的基本原理

（一）光的吸收现象和吸收曲线

在生活中可见许多物质及其溶液具有明显的颜色，如 $CuSO_4$ 及其溶液呈蓝色，$KMnO_4$ 及其溶液呈紫红色等。物质的颜色是由于其分子选择性吸收了可见光范围（400～760nm）内不同波长的光线后透过或反射出相应颜色的结果。溶液呈现的颜色与其最大吸收光颜色成互补关系。各种颜色的互补关系如图 12-1。

高低直径两端的两种颜色互为补色，即互有最大的吸收。所以，若将被测物质对不同波长光线的吸收点绘制成曲线，则称为吸收光谱（吸收曲线）。吸收曲线的峰值高低和溶液浓度有关，溶液浓度愈高，吸收光强度愈大。不同浓度的高锰酸钾水溶液的吸收光谱见图 12-2。

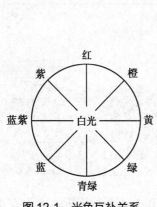

图 12-1 光色互补关系

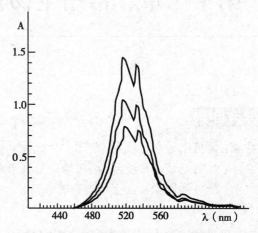

图 12-2 高锰酸钾水溶液的吸收光谱

事实上，不论物质有无颜色，当一定波长的光线通过其溶液时，该物质都能产生一定程度的吸光作用。不同分子结构的物质，在可见光谱区或紫外光谱区内，可有其特异的分子吸收光谱。如从高锰酸钾水溶液的吸收光谱可看出，虽然浓度不同，吸收曲线的峰值高低不一，但吸收峰位置和吸收曲线的形状相同。再如蛋白质、核酸及还原型辅酶Ⅰ（NADH）和辅酶Ⅱ（NADPH）等有机物质，虽不具有颜色，对可见光没有吸收，但由于其分子中含有芳香环状结构，故可以产生较强的紫外吸收，且紫外吸收峰的位置也是固定不变的，蛋白质在 280nm 有最大吸收峰，核酸的 λ 最大吸收峰是 260nm，还原型辅酶Ⅰ（NADH）和辅酶Ⅱ（NADPH）的 λ 最大吸收峰是 340nm。即各种物质吸收曲线的形状和物质的特性有关，故可作为物质定性的依据。而在临床生化检验中，更多的是根据待测物质吸收曲线的特性，选择适宜的波长，通过测量其溶液的吸光度，从而对该物质进行定量分析。

以可见光为光源，通过测定有色溶液对某特定波长光线的吸收程度来确定其含量的分析方法称为可见分光光度法。用波长小于 400nm 的紫外光源测定无色物质的方法称为紫外分光光度法。

（二）光吸收定律

可见分光光度法和紫外分光光度法用于定量分析的基本依据是光的吸收定律，即朗伯比耳（Lambert-Beer）定律，说明了溶液中某物质对单色光的吸收程度与该物质的浓度以及液层厚度间的关系，是吸收光谱法的基本定律。

当一束强度为 I_0 的平行单色光射入某种吸光溶液，由于部分光线被溶液吸收，透过的光线为 I_t，则通过光线的比值称为透光度（T），常用百分数（T%）表示，称为百分透光率。

当光通过溶液时，如果完全不被吸收，则 $I_t=I_0$，那么 lgT=0；当光通过溶液有吸收时，所吸收光的量愈大，则 lgT 的数值愈大，因而它代表了溶液对单色光的吸收程度，故称为吸光度（A），以往也称光密度，用 OD 表示；或称消光度，以 E 表示。溶液的浓度 C，液层的厚度（光径）L 与吸光度及透光度的关系如下式：

$$A=-\lg T=\lg\frac{I_0}{I_t}=K\cdot C\cdot L$$

该式即为朗伯-比耳定律。此式说明,某波长光通过吸光溶液后,透光度 T 与浓度 C,或液层厚度 L 之间的关系是指数函数的关系,即浓度为 C 的溶液,其透光度为 Tn;或光径 L 增加 n 倍,则透光度亦为 Tn。而吸光度 A 与浓度 C 或光径 L 之间是简单的正比关系;在吸收光谱测定中,通常都是将光径固定,根据吸光度的大小来确定物质的浓度,即:

$$A=\lg\frac{I_0}{I_t}=K\cdot C$$

以待测物质的一系列不同浓度的溶液(标准系列),在同一固定光径和固定波长的条件下测定吸光度,其测定数值和该物质浓度的相互关系见图 12-3。

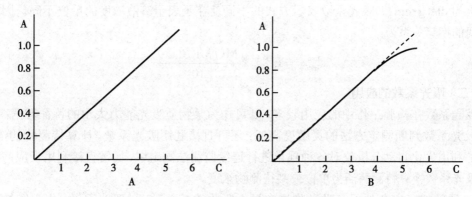

图 12-3 溶液吸光度和浓度的关系

图 12-3 中,以吸光度(透光度的负对数)和浓度作图,这是一条正比关系的曲线。显然,这种图式既容易制作,使用也方便。因此,A-C 曲线是日常测定中制作标准曲线所广泛采用的一种方式,通常称为工作曲线。标准曲线往往在一定浓度范围内呈直线关系(图 12-3A),当浓度超过一定数值时,曲线顶端即发生向下弯曲的现象(图 12-3B),说明当物质浓度超过某一定数值时,其吸光度的增加不再与浓度呈正比例,即不再遵守朗伯-比耳定律,故在实际工作中,应根据待测物质的线性范围确定标准系列的浓度值。A-C 曲线的数学表达式为:

$$y=ax+b$$

在实际工作中称之为回归方程计算法,它可更简便、正确地做出标准检量表。

二、吸光系数

(一)吸光系数表示方式

在朗伯-比耳定律中,比例系数 K 被称为吸光系数,其物理意义是吸光物质在单位浓度及单位厚度时的吸光度。常有下列三种表示方式:

1. 吸光系数 用 a 表示,是指浓度 C 以 g/L 为单位,光径 L 以 cm 为单位时,吸光溶液对某波长光束的吸光度。

$$a=\frac{A}{C(g/L)\cdot L(cm)}$$

其单位为 L/(g·cm)。

2．摩尔吸光系数 摩尔吸光系数也称摩尔吸光度，用$\varepsilon^{mol}_{1cm,\lambda}$表示。其意义是 1 摩尔浓度的溶液，在光径为 1cm 时对某波长光束的吸光度。其单位为 L/（mol•cm）。在实际工作中，适用于分光光度法测定的只能是低浓度的溶液，故需将待测溶液实际浓度换算为以 mol/L 表示。ε 值与物质吸收光波长及溶液的性质等因素有关。所以 NADH 在 260nm 处 ε 为 15 000，应写成：

$$\varepsilon^{NADH}_{260nm}=1.5\times10^4；在 340nm 处 ε 为 6220，应写成\varepsilon^{NADH}_{340nm}=6.22\times10^3。$$

3．百分吸光系数 百分吸光系数也称百分吸光度，用$E^{1\%}_{1cm,\lambda}$表示，是指浓度 1%（W/V）的溶液，在光径为 1cm 时对某波长光束的吸光度。

$$E^{1\%}_{1cm,\lambda}=\frac{A}{C(g/dl)\cdot L(cm)}$$

其单位为 dl/（g•cm）。吸光系数表示方式的不同就在于表示溶液浓度的单位不同。因此它们之间的换算关系为：

$$\varepsilon^{mol}_{1cm,\lambda}=E^{1\%}_{1cm,\lambda}\times\frac{M（摩尔质量）}{10}$$

（二）吸光系数的应用

吸光系数在检验工作中的应用较多，既可作为某物质吸光能力大小的特征数据；又可根据吸光系数判断测定方法的灵敏度高低；还可直接利用吸光系数，计算待测物的浓度。特别是利用生化自动分析仪对各种项目进行连续监测法测定中，通常直接利用反应产物的摩尔吸光系数换算待测酶活力单位或某待测物浓度。

1．通常将一定条件下某吸光物质在最大吸收波长 λmax 的吸光系数，作为衡量其灵敏度的特征常数，因此，吸光系数是定性分析的重要依据，也可作为判断该物质纯度的指标。

2．当光径固定时，A= K•C，即 K=A/C，当 A 一定时，K 与浓度 C 成反比，说明在相同的吸光度情况下，K 值越大，溶液的可测浓度 C 越小，则该测定法灵敏度愈高。

3．根据 A=K•C•L，在临床生化检验的很多检测项目中，都可直接利用待测物的吸光系数和实际测得的吸光度值，计算待测物的浓度，即$C=\dfrac{A}{K\times L}$。

当待测物分子量已知时，可用分析；若待测物分子量未知或不定时，则无法确定，此时用或 a 进行分析就很方便。例如：

氰化高铁血红蛋白（HiCN）法中：

$$血红蛋白（g/L）=\frac{测定管吸光度}{Hb摩尔吸光系数}\times Hb分子量\times标本稀释倍数$$

利用临床生化自动分析仪对临床常用血清酶的连续监测法中，一般都根据酶国际单位的定义，直接利用酶促反应产物的摩尔吸光系数换算酶活力单位。（酶国际单位定义是：在实验规定的条件下，每毫升标本，在 1 分钟内催化 1μmol 底物发生反应的酶量为 1 个酶活力国际单位，用 U 表示。）

$$酶活力（U/L）=\Delta A/min\times\frac{10^6}{\varepsilon}\times\frac{TV}{L\times SV}$$

其中，ΔA/min：每分钟吸光度变化值；ε：摩尔吸光系数；L：吸收池厚度（一般为 1cm）；SV：样品量（以 ml 计）；TV：反应液总量（以 ml 计）；10^6：1mol=10^6μmol。

例如：血清肌酸激酶酶偶联测定法的单位计算公式为：

$$肌酸激酶（IU/L）= \Delta A/\min \times \frac{10^6}{6220} \times \frac{反应液总量}{血清用量}$$

血清肌酸激酶酶偶联测定法的终产物之一 NADPH，在紫外光谱区内 340nm 的摩尔吸光系数为 6220。

三、分光光度计的基本结构

传统的分光光度计最常用的类型是可见分光光度计（如 721、721-A、722、723 型分光光度计等），紫外分光光度计（如 751、752、753 型分光光度计等）和紫外 - 可见分光光度计（如贝克曼 DU500 系列紫外 / 可见分光光度计），仪器的基本结构通常包括光源、单色器、吸收池、检测放大系统、显示器等几个部分。

（一）分光光度计的结构

现以 722 型分光光度计为例，介绍分光光度计的基本结构和工作原理。

1. 仪器结构　722 型光栅分光光度计由光源、单色器、试样室（比色皿）、光电管、线性运算放大器、对数运算放大器及数字显示器等部件组成，基本结构如图 12-4 所示。

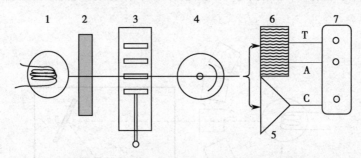

图 12-4　722 型光栅分光光度计结构示意图

1. 光源；2. 单色器；3. 试样室；4. 光电管；5. 线性运算放大器；6. 对数运算放大器；7. 数字显示器

2. 光路设计和工作原理　722 型光栅分光光度计光路如图 12-5 所示，属于传统的前分光系统，其工作原理是：由钨灯发出的连续辐射光线，经滤光片和聚光反射镜至单色器的入射狭缝聚焦成像，光束通过入射狭缝和保护玻璃经平面反射镜到准直镜产生平行光，射至光栅色散后又经准直镜和保护玻璃聚焦在出射狭缝上形成一连续光谱，由出射狭缝选择射出一定波长的单色光，经聚光镜聚光后，透过比色皿中的测试溶液，部分光被吸收，剩余的光经光门再照射到光电转换元件。由光电转换元件将变化的光信号转变为电信号，经线性运算放大器和对数运算放大器处理，将光能的变化程度通过数字显示器显示出来，可根据需要直接在数字显示器上读取透光度、吸光度或浓度。

目前，临床生化检验已进入自动化时代，普通的分光光度计在临床上已很少使用，光度分析系统成为自动生化分析仪上的主要分析系统。一个明显的变化是在大型全自动生化分析仪的光路设计上，越来越多地采用了后分光式和矩阵式光电二极管检测器。所谓后分光，是将一束白光（混合光）先照到样品杯，然后再用光栅分光。同时将一排二极管置于分光后的一个平面上，作为检测器，以检测某一波长的吸光量。后分光式的光路设计示意图见图 12-6。

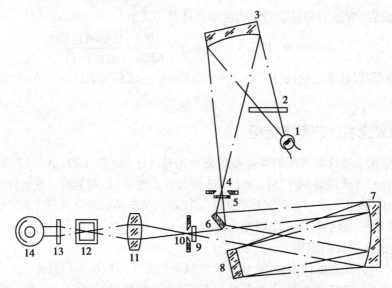

图 12-5　722 型光栅分光光度计光学系统示意图

1. 光源灯；2. 滤光片；3. 球面反射镜；4. 入射狭缝；5. 保护玻璃；6. 平面反射镜；7. 准直镜；
8. 光栅；9. 保护玻璃；10. 出射狭缝；11. 聚光镜；12. 试样室；13. 光门；14. 光电管

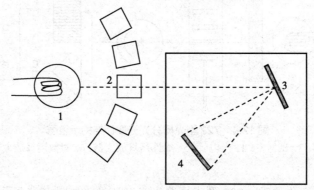

图 12-6　后分光光路设计

1. 光源；2. 样品杯；3. 光栅；4. 发光二极管检测器

后分光的优点是：无需移动仪器的任何部件，即可同时选用双波长或多波长进行测定，通过求得两个波长的吸光度差，可有效地校准样品的混浊、溶血、黄疸等，不仅提高了工作效率，减少了故障率，而且显著提高了分析精度。

（二）分光光度系统的主要部件

1. 光源　目前可见分光光度计常用的光源是卤钨灯，能发射出 350～2500nm 波长范围的连续光谱，工作波长是 360～1000nm。卤钨灯发光效率较高。

紫外分光光度计常用的光源是氢灯，能发射出 150～400nm 波长范围的紫外光，由于玻璃会吸收紫外线，氢灯的灯壳是由石英玻璃制成。

目前大型自动化分析仪，大都使用卤素灯或寿命更长的闪烁氙灯作为光源。

2. 单色器　单色器是指能将来自于光源的复合光色散为单色光的装置，也称为分光系统。其中的色散元件是最关键的部分，以往使用的色散元件包括滤光片、棱镜和光栅等。

使用不同种类和质量的色散元件，所获得的单色光纯度有很大差别，在前分光系统中，入射光波长范围愈宽，单色光愈不纯，其吸收度与浓度的关系愈趋向偏离朗伯 - 比耳定律。新一代的分光光度计采用棱镜或光栅，已可选择出谱带宽度≤2nm的单色光。

3. 比色杯 又称为比色皿或吸收池，用来盛装待测溶液，比色杯用无色透明、耐腐蚀、耐酸碱的材料制成，同一台分光光度计上使用的比色杯，其透光度应尽可能接近，以减少误差。

普通分光光度计上使用的比色杯，其材料通常为硬质玻璃或石英玻璃，分别用于可见光区和紫外光区测定，其光径（厚度）常为1cm，同时也配备有其他厚度的比色杯供选择。

4. 检测器 检测器可将光能转换为电能，并加以放大以便显示，常用的光电转换器为光电管、光电倍增管和光电二极管检测器。

5. 显示器 常用的显示器有检流计、微安表、记录器和数字显示器。

在指针直读式的721型分光光度计的读数标尺上，包括吸光度和百分透光率两个标尺，百分透光率从左至右为100等份格标尺，吸光度则从右向左逐渐增加，为透光度的负对数值。当百分透光率为最大（100）时，吸光度为0；而百分透光率为0时，吸光度为无穷大（∞）。它们之间的关系为：

$$A = \lg \frac{I_0}{I_t} = \lg \frac{1}{T} = \lg 100 - \lg(100 \times T\%) = 2 - \lg(100 \times T\%)$$

近年来国产的722、723型等系列分光光度计，则采用液晶显示器直接显示数字，使读取数据更加方便，并能以换算好的浓度直接显示结果。722型光栅分光光度计外观如图12-7。

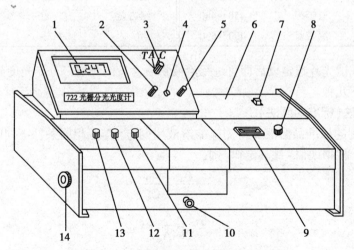

图 12-7 722型光栅分光光度计外观示意图

1. 数字显示器；2. 吸光度调零旋钮（消光零）；3. 选择开关；4. 吸光度调斜率电位器；
5. 浓度旋钮；6. 光源室；7. 电源开关；8. 波长旋钮；9. 波长刻度窗；10. 试样架拉手；
11. 100%T旋钮；12. 0%T旋钮（0旋钮）；13. 灵敏度调节旋钮；14. 干燥器

四、分光光度技术的定量测定方法

临床生化检验需要测定的各种体液化学成分基本上无色或颜色很浅，故需在适当条件下反应后生成具有颜色或具有紫外吸收的物质,而适合于可见或紫外分光光度分析。

较早的方法多利用各种无机或有机化学试剂来产生显色反应,其条件包括对化学显色剂的特性、显色剂用量、反应酸碱度、温度和时间等具体因素的要求,应通过实验来确定显色反应的最佳条件。

随着临床自动化分析的普及和工具酶的普遍应用,目前临床生化检测中越来越多地利用酶学分析技术测定待测物,即经过一定的酶促反应后,本身无色或颜色很浅的待测物质可转变为对可见 - 紫外波长具有吸收的物质而适合于可见 - 紫外分光光度分析。这类方法高效、专一、灵敏且条件温和,准确度也较高,试剂可以合一,既适合上机使用,也可用于手工操作;可利用特定的工具酶和 Trinder 反应测定血糖、血清总胆固醇和血清甘油三酯等。

通过绘制待测物质光吸收曲线,选择出作为入射光的最适单色波长。选择的原则一般按光的互补色关系。选择互补光(λ 最大)可使被测溶液单位浓度的吸光度变化(ΔA)最大,但选择波长也要同时具有最小的空白及干扰读数,从而获得最高的灵敏度和准确性。为了保证实验的特异性,可选择特有而非最大的吸收波长进行测定。这可通过比较待测物与相关干扰物的吸收曲线做出选择。表 12-1 可供波长选择时做参考。

表 12-1 滤光片和测定波长的选择

待测溶液颜色	选用滤光片颜色	选用分光波长范围(nm)	待测溶液颜色	选用滤光片颜色	选用分光波长范围(nm)
绿	紫	400~420	青紫	绿带黄	540~560
绿带黄	青紫	430~440	蓝	黄	570~600
黄	蓝	440~450	蓝带绿	橙红	600~630
橙红	蓝带绿	450~480	绿带蓝	红	630~760
红	绿带蓝	490~530			

最适波长或滤光片选定以后即可进行溶液物质含量的测定。分光光度分析常用的定量方法主要有以下几种。

(一)对比法(标准对照法)

将已知浓度的标准品溶液和待测样品溶液用同方法、在相同条件下同时进行测定,分别读取吸光度。根据朗伯 - 比耳定律,则:

$$\because \quad \frac{A_U}{A_S} = \frac{G_U}{C_S}$$

$$\therefore \quad C_U = \frac{A_U}{A_S} \times C_U$$

式中,A_U、A_S 分别为测定管、标准管吸光度,C_U、C_S 分别为测定管、标准管的浓度。

由于在实际测定中标准液用量与标本用量可能不同,故应考虑它们的体积比。另外,若标准液浓度(C_S)以每毫升中物质含量表示(如 mmol/ml、mg/ml 等),则计算中应将待测物浓度换算为临床使用单位(现多用每升样品中物质的含量,如 mmol/L,g/L 等。因此,计算公式应改为:

$$C_U(\text{mmol/L}) = \frac{A_U}{A_S} \times \frac{\text{标准液用量} V_S(\text{ml})}{\text{标本实际用量} V_U(\text{ml})} \times C_S(\text{mmol/L})$$

或
$$C_U(g/L) = \frac{A_U}{A_S} \times \frac{V_S(ml)}{V_U(ml)} \times C_S(mg/L) \times 1000$$

对于反应中吸光度值下降的测定方法,也可利用测定管和标准管各自的空白对照管与其相减的 ΔA 计算待测物浓度,如胆红素氧化酶法测定总胆红素:

$$血清总胆红素(\mu mol/L) = \frac{A_{UB} - A_U}{A_{SB} - A_S} \times 342(\mu mol/L)$$

式中 A_{UB} 为测定空白管, A_{SB} 为标准空白管,标准管浓度为342μmol/L。

用对比法定量时,为了减少误差,应使标准液浓度尽量接近样品浓度。一般都将标准液浓度选在平均值的附近。但由于人体中各种被测物质的含量都有一定生理波动范围,而且病理变化范围也各不相同,因此,为了减少距标准液浓度远的样品的测定误差,可采用双标准法,即采用两种高低不同浓度的标准液,一个为高浓度标准液,一个为低浓度标准液,不同溶液的测定管则分别采用接近其吸光度的标准管进行结果计算。但对距两点浓度较远的样品或病理性增高或降低的样品,其误差仍难解决;较为理想的解决办法是通过测定一系列浓度不同的标准液,从而绘出一条标准曲线,使变异系数减小。

(二)标准曲线法

绘制标准曲线的目的在于研究和表达吸光度随样品待测物浓度或待测酶活力变化而变化的规律。①它可帮助确定该方法在什么范围内浓度与吸光度之间有直线回归关系(这个范围即通常所说的线性范围);②用标准曲线法代替单标准及双标准法可减少分析中的系统误差;③从所绘制标准曲线的斜率,可比较各种检测方法的灵敏度;④作为计算基础,可直接从曲线上由未知溶液的吸光度值读出其相应的浓度值。绘制标准曲线常用的方法有以下两种。

1. **作图法** 包括以下几个操作步骤。

(1)制备标准液:选择适当浓度范围的标准液(一般应包括整个正常参考范围并向病理改变一端适当扩大),配制一系列(至少5~6个)等间距浓度的标准品溶液。以血清总蛋白测定为例,可以选取 20g/L、40g/L、60g/L、80g/L、100g/L 等浓度。

(2)显色反应:按照规定条件,取各不同浓度的标准液进行与样品同样的处理和测定。见表12-2。

表 12-2 血清蛋白标准曲线绘制操作步骤

加入物(ml)	1	2	3	4	5	空
蛋白标准液(20g/L)	0.1	0.2	0.3	0.4	0.5	—
蒸馏水	0.4	0.3	0.2	0.1	—	0.5
双缩脲试剂	5.0	5.0	5.0	5.0	5.0	5.0

(3)比色:在选定的波长处分别测定各管的吸光度值,并算出平行管的平均吸光度值。

(4)作图:以各标准管的浓度(换算为相当于待测标本每升中含量或酶的单位值等)为横坐标,以各管相应的吸光度为纵坐标,在坐标纸上标出各点,并连接各点成一通过"0"点的直线(A-C 曲线),即为标准曲线或工作曲线(图12-8)。

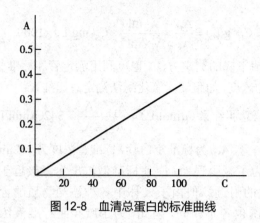

图 12-8 血清总蛋白的标准曲线

可由标准曲线计算出工作常数 K= 在实际测定中,将待测管吸光度除以工作常数 K 即可算出待测物浓度。如果标准曲线的高端向下或向上弯曲(即出现了正误差或负误差),则说明在弯曲部分的吸光度与标准物浓度已不符合比耳定律,不宜使用,应尽量利用其直线部分。

(5) 作检量表:根据实际测定工作需要,选定适当范围,查出选定范围内的各吸光度的相当含量,填入检量表内(表 12-3)。

表 12-3　标准检量表

项目方法　　　　　　　　　　　　　　　　日期

A	0	1	2	3	4	5	6	7	8
0.1									
0.2									
0.3									
0.4									
0.5									
...									

需要注意的是各吸光度的相应浓度并不是该测定管中物质的实际含量,而是相当于每升中物质的含量,故称相当含量。

2. 直线回归方程计算法　该法操作过程同前。将比色结果以已知浓度为 x,以相应吸光度为 y,代入公式计算直线回归方程:

$$y=ax+b$$

式中:a 为斜率,b 为截距。

$$a = \frac{n \cdot \sum xy - \sum x \cdot \sum y}{n \cdot \sum x^2 - (\sum x)^2} \qquad b = \frac{\sum y - a \cdot \sum x}{n}$$

一条理想的回归直线应 b=0(通过原点)。

计算出 a、b 数值以后,实际工作中,比色测得数据为吸光度(y),根据吸光度再计算出浓度（x），其计算式为：

$$x = \frac{y - b}{a}$$

利用上式，可在选定的实验工作所需范围内，得到各不同吸光度的待测物质的相对含量，然后即可制成标准检量表。

需要注意的是当被测物质浓度过高时，由于负误差的产生，直线回归的特性将使截距 b 值增高，这样就使得测定范围的高低端都出现较大误差。为减少这一误差，可用相关系数（r）进行校验，具体办法可参考质控与统计分析有关书籍。

3. 制作和使用标准曲线 应注意以下几点：

（1）设置的浓度范围须足够大，直至观察到"拐点"（即不再呈直线的浓度值）或到能满足临床应用的浓度为止，以便明确地划出线性范围。线性范围一经划定，则不能随意对标准曲线加以延长，或使用该范围以外的浓度段。

（2）为减少器材及操作误差，每个浓度的标准液做 3 次平行测定，且要求 3 支平行管的吸光度，最大值与最小值之差应小于 0.05，然后求均值，若差值大于 0.05，则取较接近的两管求均值。

（3）吸光度范围应在 0.05～1.0 之间较为适宜。

（4）标准曲线在使用过程中，应定期以定值质控血清校验其准确性，一般在试剂更换或分光光度计检修后，要重新绘制标准曲线。

（5）如果测定管中待测物浓度过高，吸光度已超出了标准曲线最高浓度管，则应减少标本用量或稀释后再测，并将结果乘以稀释倍数。

五、火焰光度分析法

火焰光度分析法是一种原子发射光谱法，它是利用火焰作为能源使金属元素激发后能发射出特征谱线的特点进行测定的一种分析方法。

（一）基本原理

某些金属元素的基态原子在受到火焰激发后，其外层电子由于获得能量而从基态跃迁至激发态，处在激发态的原子很不稳定，其电子又会由高能级很快返回低能级，并同时将激发时获得的能量以光辐射（发射光谱）的形式释放出来。在相同条件下，同一种元素所放出的单位能量相同，故能形成固定波长的特征光谱。如钠原子的火焰激发光谱波长为 589nm，火焰呈黄色；而钾原子的火焰激发光谱波长为 767nm，火焰呈红色。多数元素都能形成 2～3 条固定波长的特征谱线，故检测这些光谱的波长可以分析元素的种类，检测其中某个灵敏度高的特异光谱的强度，则可定量测定。

特征波长的辐射强度 I 与含量 c 之间用下列经验公式表示：

$$I = a \cdot c^b$$

式中：a 是与元素激发电位、激发温度及试样组成等因素有关的系数，b 为谱线自吸收常数。当实验条件稳定时，a 可近似为常数。而在低浓度下，b ≈ 1，所以上式可写成 I=a·c，即谱线强度与待测元素浓度成简单的正比关系。

由于实验室通常使用的燃气燃烧火焰温度较低，供给能量不强，只能激发碱金属和碱土金属，而发射的光谱也较简单，故火焰光度法目前常规应用于钾、钠离子定量分析。几种常用金属离子测定波长和检出限见表 12-4。

表 12-4　几种常用金属元素测定波长和检出限

元素	测定波长	检出限(10^{-6})
Li	670	0.0001
Na	589	0.0001
Ka	767	0.001
Ca	423	0.003
Mg	385	0.1

（二）干扰(影响)因素

利用火焰光度法测定碱金属和碱土金属元素时,可受到多种影响。

1. 共存元素的干扰

(1) 共存元素产生的辐射干扰:由于火焰亦可使标本中其他元素受到激发,当其发射光谱接近甚至重叠时,可产生干扰引起误差。锂、钠、钾的发射谱线因相隔很远,故分析其中某元素时,采用滤光片就可使其他两种元素的干扰消除。但钙和锶在钠、锂谱线附近发射带状光谱,因此,对钠、锂的测定干扰明显。

(2) 阳离子的干扰:共存阳离子的干扰主要是通过对待测阳离子的电离度产生影响,而造成发射强度的改变。可通过在标本和标准液中,加入大量且等电的易电离元素,因能抑制其他元素的电离而作为消电离剂,如铯和锂可作为火焰光度法测定钾、钠元素时的消电离剂以排除干扰。

(3) 阴离子的干扰:某些共存的酸根如 Cl^-、PO_4^{3-}、SO_4^{2-} 和草酸根等可以明显降低待测元素的发射强度,因为它们可与某些阳离子在火焰温度下形成仅能缓慢蒸发的化合物而抑制了原子激发。如 Cl^- 对钠测定的抑制效应。通常用释放剂来消除干扰,其作用是能与待测阳离子形成更稳定而易挥发的络合物;或与干扰阴离子牢固结合,而使待测阳离子的激发不受干扰。

2. 火焰对测定的影响　火焰是激发光源,火焰的纯度和燃烧状态稳定性直接影响分析结果的准确度。因此,要求所用燃料燃烧时火焰背景色浅,温度高,无杂色。常用燃料为各种燃烧气,如煤气、液化石油气、天然气、汽油汽化气等,但燃烧温度均较低;而乙炔、丙烷、丁烷及氢 - 氧气则能产生较高的温度。要得到稳定的火焰光度,燃烧气的供气压力与助燃气的比例、进样速度等都要考虑。

3. 标准品的影响　由于生物样品中成分复杂,定量测定时会互相干扰(如前述),影响测定的准确性。所以,如果以单纯的被测物质配制标准液,则与血清样品的结果相差甚远。例如,将血清直接稀释 100～500 倍,测定其中氯化钠的含量,以氯化钠的水溶液作为标准品,其测定值误差可达 12%。为消除成分差别造成的误差,可使用定值血清为标准,或制作与样品的理化性质相近的标准溶液。如将含有一定浓度的 NaCl、KCl、$CaCO_3$、MgO 和 $(NH_4)_2HPO_4$ 等无机盐溶液与含有尿素、葡萄糖和明胶的溶液混合而成作为标准液,以消除干扰。

六、比浊分析法

比浊分析法也称浊度法,属于散射光谱分析,是在比色法的基础上发展起来的,其测定理论、方法、计算等许多方面和比色法相似,但本质上又不相同。例如,各种浊度都没有特异吸收光谱,只是悬浊液中的颗粒将入射光散射(遮挡),致使透光度减弱。

传统比浊法虽然准确性和特异性较差,但由于方法简便,易于掌握,如能严格控制误差因素,对于临床精密度要求不太高的项目,仍是一个切实可用的方法。目前,由于免疫比浊法的广泛应用,浊度分析的灵敏度和特异性已大大提高,成为临床测定各种微量蛋白质的常用分析技术。

当一束光线通过胶体溶液时,会产生丁铎尔现象。这是胶体粒子散射光的结果。粒子被光照射后而发光,这一现象主要取决于粒子的大小,即当粒子直径大于入射光波波长的一半(半波长)时,就发生散射现象。带有小粒的悬浮液和胶体溶液都具有向四面八方散射入射光的性质(图12-9)。

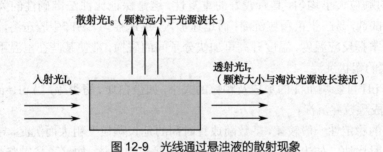

图 12-9 光线通过悬浊液的散射现象

下面就比浊法的特点和影响因素等进行简要介绍。

(一) 基本原理

一束光线通过有悬浮质点的胶体溶液时,同时受到散射和吸收两个因素的影响而使透射光的强度相应减弱。根据检测器的位置及其接收光信号的性质,浊度分析可分为透射比浊法和散射比浊法两大类。前者在光源的光路方向上,通过测量透射光强度(实际上是包括透射光与部分散射光),与入射光强度的比值(光线减弱的程度)来测定胶体溶液中质点浓度,此即为透射比浊法;后者在与光路成一定角度(如45°或垂直)的方向上,通过测量散射光的强度从而测定出胶体溶液中质点浓度则为散射比浊法。透射比浊法和散射比浊法的光路见图12-10。

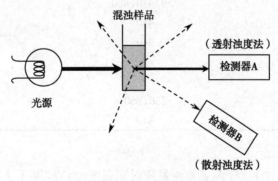

图 12-10 透射浊度法和散射浊度法的光路

在一定条件下,散射光的强度(或透射光减弱的程度)和悬浊液中颗粒的数量成正比关系。故比色法的操作程序、标准曲线制备、计算公式以及仪器等,基本适用于比浊法。

（二）影响因素和注意事项

1. 影响因素

（1）悬浊液的散射光强度主要和颗粒的数量有关，也与悬浊液中所含颗粒的大小和形状有着密切关系，如悬浊液中颗粒数量相等时，颗粒的体积越大，其散射光也越强。因此不能完全按照比色法的规律进行比浊测定，否则就会引起误差。

（2）入射光波长对悬浊液的散射光强度也有一定影响。据研究，对于颗粒直径为入射光波长的$1/15 \sim 1/10$的悬浊液来说，入射光波长愈短，散射光强度愈增大。

此外，仪器结构、测定时的温度、试剂的质量以及酸碱度等，都可影响散射光强度。

2. 注意事项

（1）标准溶液或样品制作悬浊液时，操作步骤和手法方式必须一致，从而使标准管和测定管中悬浊液的颗粒大小均匀，具有较好的重复性，这是保证比浊法准确性的关键。一般而言，缓慢加入试剂，易产生粗颗粒沉淀；而迅速加入，迅速摇匀，易产生胶态溶液。

（2）要注意掌握反应温度，温度升高可加快分子间的碰撞，常使某些在室温下细小均匀的颗粒变为粗大的絮状沉淀。

（3）溶液的 pH 可影响沉淀的形成及颗粒的大小，如蛋白质、酶类等，当 pH=pI 时，溶解度最低，最易形成颗粒并沉淀。

（4）悬浊液的稳定性一般较差，多数随放置时间的延长颗粒变粗大而沉淀，导致吸光度下降，因此须及时比浊。如出现沉淀太快，可以加入保护性胶体，如聚乙烯吡咯烷酮、表面活性剂等。但加入后可能会引起颗粒及光学性质的变化。

（5）稀释缓冲液中的电解质与非电解质对免疫复合物（IC）的形成和稳定性有影响，如Na^+有利于 IC 的形成和稳定。

（6）鉴于入射光波长对比浊法的多方面的影响，必须适当选择滤光片或入射光波长，既要考虑到波长的灵敏度，也要注意到对颗粒的影响程度。另外，还要考虑到样品中的干扰因素。

常规生化项目浊度测定法的波长选择见表12-5。

表12-5 常规生物化学项目浊度测定法的波长选择

分析物质或项目	透射比浊法波长（nm）	散射比浊法波长（nm）
纤维蛋白原	350、470、650	330、600
脑脊液蛋白	450	600
脂肪酶	440	—
甘油三酯	—	650
凝血酶	—	330
血浆纤维蛋白溶酶	350、660	
血清 Apo A I 及 ApoB	340	—

（三）仪器特点

透射比浊法和比色法相似，两者都测量透射光强度，所以，基本上各种比色计或分光光度计都能用于透射比浊测定；散射比浊法是测量与入射光光路呈一定角度的散射光，这和荧光法相似，所以荧光计或荧光分光光度计大都能用于散射比浊测定。根据散射光强度主要是和悬浊液中颗粒的数目相关这一特点，也有专门设计的浊度计（如激光比浊仪），可直接测定悬浊液的散射光强度，所用仪器的主要特点是光源和光电转换器的排列不在一个轴线上，而是成一定角度。这种专用仪器和方法特别适用于浊度较低（透光度大于80%）的悬浊液。目前，临床普遍使用的大型全自动生化分析仪和特定蛋白分析仪等仪器，一般都同时具备两套光度分析检测系统，既可利用透射比浊法测定含量较高的待测物（如载脂蛋白），又可利用免疫散射比浊法测定微量待测物（如各种急性时相反应蛋白、免疫球蛋白和治疗药物等）。

（四）临床应用

目前，临床检测中使用最多的比浊法是免疫比浊法。所谓免疫比浊法是利用抗原和抗体的特异性结合形成免疫复合物，通过测定复合物形成量的多少，对抗原或抗体进行定量的方法。该法的基本条件是：①要有特异性的抗体；②抗原抗体的比例要适当；③溶液介质的pH、离子强度等要适宜。该法特点是快速，且特异性强。测定方法可采用速率法或终点法进行。速率散射比浊法是一种动力学测定方法。1977年由Seternbery首先用于免疫测定。速率比浊法就是在抗原抗体结合反应过程中，于一定时间内，测定两者结合的最大反应速度，即反应达顶峰的峰值。终点散射比浊法用于免疫测定时，在一定时间内，通常是抗原抗体反应达到平衡时，复合物的浊度不再受时间的影响，但必须在聚合过多形成絮状沉淀之前进行比浊测定。

在临床上利用免疫比浊法测定各种特定蛋白，可用于免疫功能监测以及心血管疾病、炎症情况、类风湿性关节炎、肾脏功能、凝血或出血性疾病的诊断，还可用于新生儿体检和营养状态监测。采用免疫比浊法也可对多种治疗药物进行监测。

七、原子吸收分光光度法

原子吸收分光光度法（AAS）是一种利用原子吸收光谱进行定量分析的技术，属于吸收光谱分析法。

（一）基本原理

待测元素的气态原子（基态原子）能吸收相同原子所发射的特定波长的光，其吸收规律遵循朗伯-比耳定律，即在一定条件下，原子的吸光度同原子蒸气中待测元素基态原子的浓度成正比。

（二）仪器、方法和特点

原子吸收分光光度计一般由光源、原子化器、分光系统和检测系统四个部分组成。其中的特殊部件是光源和原子化器。

原子吸收分光光度计的光源有空心阴极灯、无极放电灯和蒸气放电灯。常用的光源是空心阴极灯，它含有与待测元素相同的金属元素，能有效的产生特定波长的光线。要求特征光线应有足够的强度，稳定性好，背景吸收少，光源寿命长。

原子化器：原子化器是将待测元素转化为基态原子。标本中的待测元素由液相转为气相，并使原子处于基态的过程称为原子化过程。进行原子化过程有两种方法：①火焰原子化法；②无火焰原子化法。

原子吸收分光光度法的特点是：①干扰小，准确度高，因为锐线光源只发射特定波长的光，物质中存在的其他元素不影响测定；②灵敏度高，该法受外界影响较少，能测定$10^{-9}\sim10^{-6}$g的元素；③测定快速而且操作简便，该类分析仪通常采用自动化装置，测定简便快速。

（三）临床应用

原子吸收分光光度分析在临床生化检验中主要用于体液中多种金属元素的测定，包括钙、镁、铝、铁、锌、铜等常量和微量元素的检测，还可用于检测痕量有害元素（如砷、汞、铅等）和观察慢性金属中毒情况，故在工业卫生、环境监测、职业病防治等方面的应用也日益增多。

八、荧光光度分析法

有一些物质在紫外线照射下可产生荧光，即它们可被电磁辐射激发后再发射出等于或少于激发时所吸收的辐射能量。这是一种光致发光现象。两种最常见的光致发光现象是荧光和磷光。荧光物质产生荧光的波长和其特性有关，在同一条件下，荧光的强度和物质的量成正比，荧光光度分析法就是利用光致发光这一特性进行定量分析的方法。

（一）基本原理

用激发光照射某些物质，使处于基态最低振动能级的分子，吸收了它所具有的特征频率的光线，从而跃迁到第一电子激发态或第二电子激发态的能级。被激发到各个较高振动能级中的分子，通过运动或与其他分子碰撞而将过多的能量转移给其他分子，很快回到第一激发态的最低振动能级，然后发生了自发辐射，跃迁到基态（最低能级），同时发射一定波长的辐射能量，此能量即为荧光。光的吸收和荧光的发射见图 12-11。图中 $S_1 \rightarrow S_0$ 的辐射跃迁所发射的能量即荧光，它的寿命短，约 10^{-8} 秒。而磷光的寿命较长，为 $10^{-2} \sim 100$ 秒。

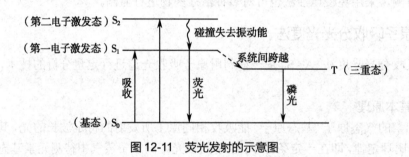

图 12-11　荧光发射的示意图

荧光的发生直接和物质的化学结构有关。多数芳香族环状化合物如含羰基的脂环和含高度共轭双键的化合物，在溶液中常发生荧光。这些发生荧光的物质还必须具备有较高的荧光效率。对于某一物质的稀溶液在固定频率和固定强度的激发光照射下，所产生的荧光强度和溶液中被测物质的浓度成线性关系。

（二）影响因素

1. 溶液中干扰物的影响　由于荧光分析灵敏度高，溶液不纯会带入较大荧光，测定前应作空白检查，必要时作蒸馏处理再用。

2. 温度、pH 的影响　温度对荧光强度有着较明显的影响，温度升高可使分子碰撞频率增加，所以一般荧光物质溶液，随温度的升高而荧光强度减弱，反之则增强。如荧光物质为弱酸或弱碱时，则溶液 pH 值改变对其荧光强度有较大影响。有些荧光物质在酸性或碱性溶液中可能发生水解以及链和环的断裂，从而引起荧光强度的改变。故在测定过程中，溶液的温度和 pH 值应保持恒定。

3. 激发光和发射光的影响　通常根据荧光物质的激发光谱选用其最大吸收波长为激

发光,根据其发射光谱选用荧光强度最大的波长为发射光。有些荧光物质化学性质不稳定,受激发光照射后易分解,为此应尽量缩短样品受照射时间,或适当改变激发光波长也可减少光分解作用。

4. 物质浓度的影响 荧光物质浓度高时,会发生分子间碰撞,使荧光强度有所减弱,这种现象称为自熄灭,自熄灭现象将随浓度的增加而增强。

(三)仪器特点

用作定量分析的仪器主要有光电荧光计和荧光分光光度计。光电荧光计的结构和光电比色计很相似,不同之处是检测器与光源成直角,且多一块滤光片(第二滤光片),两者基本结构比较如图 12-12 所示。

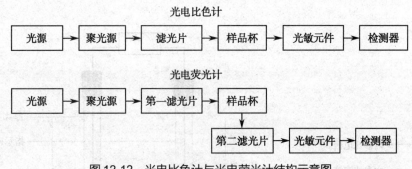

图 12-12 光电比色计与光电荧光计结构示意图

如果将滤光片改为精密的棱镜或光栅作单色器,就成为荧光分光光度计。利用荧光分光光度计对各种不同特性的荧光物质进行分析,可大大提高分析的特异性和灵敏度。

荧光分光光度计结构较复杂,型号也较多,一般由主机、放大器、记录器、氙弧灯和电源等部件组成。氙弧灯是很好的光源,使用时应注意安全,眼睛不能直视,因氙弧灯发射的强烈紫外线对人眼有害。

(四)临床应用

荧光分析法灵敏度高,特异性强,方法也较简便快速,如测定血液中含量极微的 5-羟色胺、性激素、肾上腺皮质激素以及一些维生素等,可收到满意的结果。不能发生荧光的无机物则可利用有机试剂与待测元素形成络合物而适用于荧光分析。此外,有些酶的人工底物可生成荧光产物,可借以测定酶活力,如磷酸酶、糖苷酶、脱氢酶和一些蛋白酶。

第二节 电化学分析技术

电化学分析技术是一项通过测定化学电池的电位、电流或电量的变化,对待测物进行定量分析的技术。在生化检验中最为常用的是电位分析法,该法是一种利用电极电位和浓度之间的定量关系来确定物质含量的分析方法,也称为电位法。此外,还有通过测定电阻以求物质含量的电导法及利用某些物理量的突变来指示滴定分析终点的电容量分析法等。

一、电位分析技术的基本原理

电位分析法是以测量原电池的电动势为基础的定量分析方法,其遵循的基本公式是能斯特方程式。

$$E = K \pm \frac{2.303RT}{nF} \lg C_X$$

当金属及其相应的电解质溶液接触时就构成了电极，如金属 Cu 与 $CuSO_4$ 溶液构成铜电极，金属 Zn 与 $ZnSO_4$ 溶液构成锌电极，均产生各自的电极电位。由于无法测定单个电极电位的绝对值，故需要由两个电极构成原电池，其中一个电极的电位不受试样组成变化的影响，具有恒定的数值，称为参比电极（如甘汞电极）；另一个电极的电位则可随待测离子浓度（活度）而变化，能指示待测离子浓度，称为指示电极或测量电极（如各种离子选择电极，如图 12-13 所示），原电池的电动势（E）只随待测离子浓度（Cx）的不同而改变。

在实际测定中，当我们将指示电极和参比电极共同浸入试样中，就构成一个原电池（图 12-14），故可通过测定原电池的电动势，对待测离子进行定量分析，这一方法亦称为直接电位法。

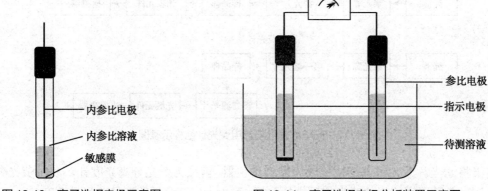

图 12-13　离子选择电极示意图　　　图 12-14　离子选择电极分析装置示意图

离子选择电极（ISE）是电位分析中的最常用的一类指示电极，当它与试样接触时，能对其中某种特定离子产生响应，其电位只随溶液中待测离子浓（活）度的不同而改变。离子选择电极分析法由于具有：①选择性强、准确度高、线性范围宽；②灵敏、快速、简便；③无需昂贵设备，适合于自动化；④不破坏标本，对有色、混浊溶液均可进行分析等优点，成为电位分析法中发展最为迅速、最为活跃的分支，在生化检验中占有重要地位。

二、离子选择电极的分类和保养

离子选择电极结构中的关键部位是一个能对特定离子选择性响应的敏感膜。依据膜电位的响应机制、膜的组成和结构特点，可将离子选择电极分为基本电极和敏化电极（复合电极）两大类：

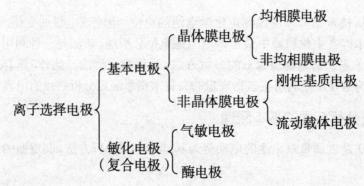

1. 基本电极　临床上常用的 pH 电极、钠离子选择电极属于刚性基质电极；钾离子选择电极、氯离子选择电极、钙离子选择电极属于流动载体电极。

2. 敏化电极　属于复合电极，如气敏电极和酶电极。

气敏电极是由指示电极、参比电极、透气膜和内电解质溶液组成的一个完整的电化学原电池，如氨气敏电极、CO_2 电极等。指示电极通常采用玻璃电极，作用是对待测气体的浓度或分压的变化做出选择性响应。参比电极一般选用 Ag/AgCl 电极。透气膜是由疏水性高分子材料制成的薄膜，将电极内电解质溶液与标本溶液隔开。透气膜紧靠选择电极的敏感膜，当气敏电极与待测溶液接触时，溶液中的待测气体能通过透气膜扩散到内电解质溶液中并建立新的平衡，此时指示电极与参比电极组成的电池电动势发生变化，根据电动势变化值可计算出待测气体的浓度。

氨气敏电极其内电解质为 0.1mol/L 的 NH_4Cl 溶液，透气膜的材料为聚四氟乙烯，指示电极为 pH 玻璃电极。当氨气敏电极浸入待测溶液中，待测溶液中的 NH_3 经透气膜进入内电解质中，NH_3 和水反应生成 NH_4^+ 和 OH^-，使溶液中的 pH 值发生改变，指示电极可测定其变化，变化的程度和溶液中氨的浓度成正比，从而可得出氨的浓度。如图 12-15 所示。

酶电极则是将含酶的凝胶涂布于离子选择电极的敏感膜上组成酶电极，当酶电极浸入溶液中，溶液中的待测物与酶接触产生化学反应，生成产物经凝胶层扩散至离子选择电极的敏感膜上，从而引起相应的电位变化，电极电位的变化与溶液中待测物的浓度成正比，可计算出溶液中待测物质的浓度。如尿素电极、葡萄糖电极属于酶电极（图 12-16）。

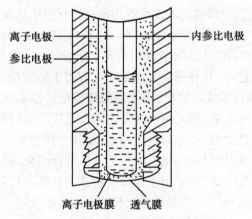

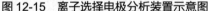

图 12-15　离子选择电极分析装置示意图

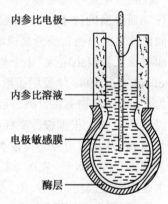

图 12-16　酶电极示意图

尿素电极是将含有脲酶的凝胶涂布于氨气敏电极的敏感膜上，当电极浸入含有尿素的溶液中，脲酶催化尿素生成氨，氨扩散至敏感膜，引起氨气敏电极的电位变化，测定电位变化可得出氨的浓度，从而计算出标本中尿素的浓度。

葡萄糖电极则是将含有葡萄糖氧化酶的凝胶涂布于氧气敏电极的敏感膜上，当电极浸入含有葡萄糖的溶液中，葡萄糖氧化酶催化葡萄糖生成葡萄糖酸，同时消耗氧气，用氧电极测定氧的消耗量，可定量溶液中葡萄糖的浓度。

由于酶的特异性较强、催化效率高，许多催化产物如 CO_2、NH_3 等可用离子选择电极测定，因此酶电极可广泛用于测定氨基酸、葡萄糖、胆固醇、尿酸、尿素和乳酸等。

三、离子选择电极的分析方法

用离子选择电极测定的结果均为离子活度（a）并非浓度（C）。活度与浓度的关系为 a=fC，f 是活度系数，是溶液中离子强度的函数。在极稀溶液中，f≈1，a=C，因此对于极稀溶液，活度可以代表浓度。所以通常在标准溶液及标本溶液中加入对待测离子无干扰的浓度较大的电解质溶液，作为总离子强度调节缓冲液（TISAB）。TISAB 缓冲液可使标准溶液与待测溶液的离子强度达到一致，而且还有缓冲剂和消除干扰的作用。

（一）标准曲线法

配制一系列浓度的标准溶液，各加入 TISAB 缓冲液后，用测得的系列电动势（E）值与浓度对数（lgC）作图，得 E-lgC 标准曲线。标本液中同样加入 TISAB 液后测得 E 值，于标准曲线上找出相应浓度的对数值。

本法操作简便，可测浓度线性范围宽，精确度较高。但要求标准溶液与待测溶液的组成相近，测定条件尽可能一致。

（二）标准比较法

于标准溶液、待测溶液中分别加入 TISAB 缓冲液后，测定 Es 和 Ex 值，由于标准溶液浓度 Cs 是已知的，根据比较法即可测出待测物质浓度 Cx。

本法要求 Cs 与 Cx 尽可能接近，否则准确性会降低。

第三节 电 泳 技 术

在直流电场中带电粒子向着与其电性相反的电极移动的现象称为电泳。利用电泳现象进行物质分离的技术，称为电泳技术。电泳技术的应用始于 1937 年，由瑞典 Tiselius 利用界面电泳将血清蛋白质分离成清蛋白、α_1 球蛋白、α_2 球蛋白、β 球蛋白和 γ 球蛋白五种成分。界面电泳又称自由电泳，由于界面电泳仪构造复杂，价格昂贵而难于广泛应用于临床检验；Wieland 等于 1948 年发明了纸电泳法，使电泳技术大为简化；利用滤纸或醋酸纤维素薄膜作为支持物，使物质在分离之后形成各自独立的区带，故又称为区带电泳。此后，电泳技术发展迅速，目前，根据被分离样品的数量、支持物种类、电泳时电压高低、电泳分离方式及电泳系统 pH 变化等可分为许多类别。由于电泳技术可与层析法、免疫学方法结合起来，使分辨率达到 ng/ml 水平，在医学检验中的应用日益广泛，除了用于小分子物质的分离分析外，最主要用于蛋白质、核酸、酶，甚至病毒与细胞的研究。在临床生化检验方面主要应用于血清蛋白、尿蛋白，血清脂蛋白及同工酶分析等。

一、电泳的基本原理

在溶液中，若能吸附带电质点或本身带有可解离基团的物质颗粒（如蛋白质、核酸、氨基酸等）在一定的 pH 条件下，于直流电场中必然会受到所带电荷相反的电极吸引而发生移动。不同物质的颗粒在电场中的移动速度除与其带电状态和电场强度有关外，还与颗粒的大小、现状和介质黏度有关。如果带电颗粒为球形，根据 Stoke 定律，其电泳速度（v）与颗粒带电量（Q）及电场强度（E）成正比，而与颗粒半径（r）和介质黏度系数（η）成反比。即：

$$v = \frac{QE}{6\pi r\eta}$$

实际电泳中,带电颗粒是在缓冲液中进行电泳,该缓冲液的酸碱度(pH)将决定电泳物质颗粒的带电荷性质和数量;而缓冲液的离子强度(I)与电场中电泳介质的黏度系数成正比,所以电泳速度与缓冲液离子强度成反比。

不同物质具有不同的电泳速度这一特性通常用迁移率(μ)表示。迁移率(泳动度)是指带电颗粒在单位电场强度下的电泳速度。即:

$$\mu = \frac{v}{E} = \frac{Q}{6\pi r \eta}$$

所以,电泳速度与电泳迁移率是两个不同的概念。迁移率的大小也与该物质颗粒所带的电荷量、颗粒的大小和形状及介质黏度有关,与电场强度无关,是物质颗粒本身性质的物理常数。

各种带电物质在一定条件下测得的迁移率是一物理常数。在实验中,电泳速度 v 以单位时间 t(秒)内移动的距离 d(厘米)表示,即:

$$v = \frac{d}{t}$$

电场强度 E 以单位长度 l(厘米)所施加的电势差 V(伏特)表示,即:

$$E = \frac{V}{l}$$

$$\therefore \quad \mu = \frac{v}{E} = \frac{\dfrac{d}{t}}{\dfrac{V}{l}} = \frac{d \cdot l}{V \cdot t}$$

即迁移率的单位为厘米^2·秒$^{-1}$·伏特$^{-1}$。通过测量 d、l、V、t,便可计算出颗粒的迁移率。

各种不同的带电颗粒(如各种蛋白质分子)通常有不同的迁移率。电泳技术能分离各种物质,正是利用了它们的迁移率差别。在同一电场中,相同时间内物质 A 与物质 B 的移动距离分别为 d_A 和 d_B。

$$d_A = \mu_A \cdot \frac{V \cdot t}{l} \qquad d_B = \mu_B \cdot \frac{V \cdot t}{l}$$

$$\therefore \quad \Delta d = |d_A - d_B| = |\mu_A - \mu_B| \cdot \frac{V \cdot t}{l}$$

从上式可见,物质 A、B 能否分离决定于两者的迁移率差。若两者的迁移率相同,则不能分离;若有差别,则能够分离。而分离的距离与电压、电泳时间及电泳支持物的长度有一定关系。在区带电泳中,迁移率相同的物质经分离后处于同一区带,故同一区带并不表明为同一种物质,而是电泳行为相近的一类物质。

二、影响电泳速度与分辨率的因素

电泳速度与电泳迁移率密切相关,电泳速度越大,迁移率也越大。影响电泳速度的因素主要有以下几种。

(一)样品

被分离物质的带电荷量和电泳速度的关系成正比。带电荷量愈多,电泳速度愈快,反之,则愈慢;此外,被分离的物质若带电量相同,分子量大的电泳速度慢,分子量小的则电泳速度快,故分子大小与电泳速度成反比;球形分子的电泳速度比纤维状的快。

（二）电场

电场通常包括电场强度、电压、电流等条件。电场强度是指单位长度的电位降（V/cm），也称电势梯度。电泳时两端电压除以支持介质的有效长度（cm）为电场强度。如以滤纸或纱布作支持物（盐桥），其两端浸入到电极缓冲液中，两侧电极液与滤纸交界面的实际长度为 14cm，电泳时电压为 140V，那么电场强度为 140V/14cm=10V/cm。根据电场强度的不同，电泳可分为高压电泳（>50V/cm）、常压电泳（10～50V/cm）和低压电泳（<10V/cm）。

提高电压，电场强度增大，可使电流增大而缩短电泳时间，故电泳速度与支持介质两端的电压（电位差）成正比；如果电压固定，电流的大小是由缓冲液的离子强度和电极间的距离来决定；总电流则随支持介质的宽度（如醋酸纤维素薄膜的条数）的增加而增大。一般情况下，电泳速度与电流强度成正比关系。

电泳时电流通过支持介质可以产热，按焦耳定律，电流通过导体时产的热与电流强度的平方、导体的电阻和通电的时间成正比（$Q=I^2Rt$）。产热可促使支持介质上溶剂的蒸发，从而影响缓冲液的离子强度，且有可能因为热效应使分离样品变性而导致电泳失败。所以不能单纯追求实验的快速度而过分加大电场强度。在电泳设备中，则要求电泳槽有密闭的盖子，以减少缓冲液的水分蒸发。对高压电泳必须增设冷却系统，以防止样品在电泳时受热变性。

（三）电极缓冲液

电极缓冲液的 pH 和离子强度可影响电泳速度。

1. pH　电极缓冲溶液的 pH 决定了被分离物质颗粒的带电性质及所带净电荷量。

如缓冲溶液的 pH 大于待分离的蛋白质等电点（pI），即 pH>pI，蛋白质带负电荷，在电场中向正极移动；若溶液 pH 处于等电点酸侧，即 pH<pI，则蛋白质带正电荷，在电场中向负极移动。缓冲溶液的 pH 值距蛋白质、氨基酸两性电解质的等电点越远，质点所带电荷越多，泳动速度也越快；反之，则越慢。因此，当分离蛋白质混合液时，应尽量选择能使各种蛋白质所带净电荷的量差异增大的 pH，以利于分离。

为了保持溶液在整个电泳过程中有较为稳定的 pH，可根据所需的 pH 范围或特殊要求，选择采用多种缓冲液。如醋酸盐、磷酸盐、硼酸盐、巴比妥盐、三羟甲基氨基甲烷（Tris）-乙二胺四乙酸（EDTA）盐缓冲液等。血清蛋白电泳时，最常用的是 pH 8.6 的巴比妥-巴比妥钠缓冲液，可使血清蛋白质均带负电，故向正极移动。电泳缓冲液的 pH 范围一般在 4.5～9.0。

2. 离子强度　离子强度（I）是指溶液中各种离子的摩尔浓度（c_i）与其价数平方（z_i^2）乘积总和的 1/2。即：

$$I = \frac{1}{2}\sum c_i z_i^2$$

离子强度的单位是 mol/L。由于其与离子浓度有关，所以也可用来粗略估计缓冲液的浓度。

缓冲液离子强度增加，被分离物质的电泳迁移率降低。其原因是带电颗粒吸引相反电荷的离子聚集其周围，形成一个与其电性相反的离子氛，不仅降低了颗粒的带电量，且由于介质黏度的增大，增加了颗粒前移的阻力，甚至使其不能泳动。在低离子强度时，样品在支持物上扩散较严重，分辨率明显降低。同时离子强度小，缓冲能力弱，溶液 pH 稳定性就差。因此，对缓冲液离子强度的选择要兼顾这两方面的影响，一般在 0.05～0.10mol/L 之间为好。

（四）电泳载体

对电泳载体（即电泳支持物）的基本要求是具有化学惰性，即不与被分离的样品或缓冲液起化学反应。此外，还要求电泳载体具有一定的坚韧度并适于保存。在选择电泳载体时要考虑被分离物质的类型，因为不同电泳载体的精细结构对被分离样品的泳动速度有很大影响。影响主要有两方面：

1.吸附 支持物的表面对被分离物质具有一定的吸附作用，使被分离样品滞留而降低电泳速度，会造成样品拖尾使电泳的分辨率降低。由于滤纸中含有较多羟基，故对蛋白质的吸附作用最大。而醋酸纤维素薄膜上部分羟基已被乙酰化，故吸附作用很小。

2.电渗 在电场中，液体对固体支持物的相对移动称为电渗（图 12-17）。在水溶液中，电泳所用载体表面的化学基团可解离而带电，如滤纸表面的羟基、琼脂的硫酸根离子都使载体表面带负电荷。由于水是极性分子，与载体表面接触的水溶液可带正电荷，成为水合离子（H_3O^+），在电场作用下，则向负极移动。溶液移动时，也带着被分离物质同向移动。所以，电渗作用对电泳物质的泳动速度有影响。若电渗作用的方向和电泳方向一致，则物质移动的距离实际上等于电泳和

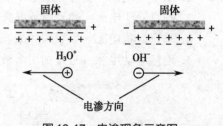

图 12-17 电渗现象示意图

电渗两者距离之和，即电泳速度加快；如果两者的方向相反，则物质移动的距离实际上等于电泳与电渗两者距离之差，即电泳速度减慢。

电渗现象可用不带电的有色颜料或用有色的葡聚糖点在支持介质的两端中间，经电泳后可借此观察到电渗作用的移动方向和距离。

三、电泳技术的分类

凡是利用支持物作为载体，被分离物质电泳后形成区带，均称为区带电泳。

（一）按电泳载体的物理性状分类

1.滤纸及其他纤维膜电泳

（1）滤纸电泳：滤纸使用方便、易得，一般层析用的滤纸均可。由于滤纸的吸附作用和电渗作用比较严重，除高压电泳仍然使用外，现已基本改用醋酸纤维素薄膜。

（2）醋酸纤维素薄膜电泳：醋酸纤维素薄膜是目前最常用的支持介质，有成品供应。与滤纸电泳比较其具有快速、吸附作用和电渗作用小、分离区带清晰、灵敏度高等特点。醋酸纤维素薄膜还可进行透明化处理，便于照相和扫描计算结果。

另外还有玻璃纤维膜、聚氯乙烯纤维膜电泳等。

2.粉末电泳 如纤维素粉、淀粉、玻璃粉和硅胶电泳等，利用硅胶、纤维素粉等制成薄层层析样的平板。可用于层析和电泳两种方法的结合，进行双向分离。具有迅速、分辨率强和灵敏度高的特点。

3.凝胶电泳 如琼脂、琼脂糖、淀粉胶和聚丙烯酰胺凝胶电泳等。

（1）琼脂凝胶电泳：琼脂凝胶具有电泳速度快、分辨率较高、重复性好等优点，而且凝胶呈无色透明，不吸收紫外线，蛋白质电泳分离后可直接用紫外线检测仪测定。干燥后可长期保存。

（2）琼脂糖凝胶电泳：该凝胶理化性质稳定，因其含水量大（98%～99%），透明度高，而

且不含带电基团,对蛋白质无吸附现象,也无电渗作用,因而电泳速度快,分离区带整齐。因不吸收紫外光,故电泳后可直接用紫外分光光度计作定量分析。所以是一种较好的电泳支持物,常用于血清脂蛋白、同工酶分离及 DNA 检测。国外进口的电泳分析仪利用琼脂糖凝胶为支持物,可以在几分钟内完成血清蛋白质电泳、染色、漂洗的过程,电泳图谱清晰,可直接经扫描计算百分比。但成本较高。

(3)聚丙烯酰胺凝胶电泳:该凝胶机械强度好,对热稳定,无电渗作用,透明度高,且凝胶孔径大小可调节,所需样品量小,并具有高分辨率等多种优点。故其用途较为广泛,对蛋白质、酶、多肽、核酸等都能进行分离。但制备较为麻烦,电泳时间长。

(二)按电泳载体的装置形式分类

1. 水平式电泳　支持介质水平放置,它是最常用的电泳方式。

2. 垂直管状电泳　如聚丙烯酰胺凝胶管状电泳,也称为圆盘电泳,图 12-18(1)所示。

3. 垂直板状电泳　如聚丙烯酰胺凝胶垂直板状电泳,图 12-18(2)所示。

4. 连续流动电泳　它是利用溶液的虹吸作用和电场的引力来分离样品。

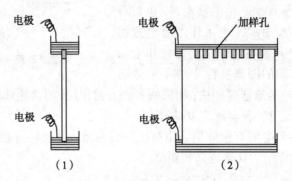

图 12-18　垂直电泳示意图
(1)管状凝胶电泳;(2)垂直板状电泳

(三)按电泳缓冲液 pH 的连续性分类

1. 连续 pH 电泳　指电泳的全过程中保持恒定的 pH,如纸电泳和醋酸纤维素薄膜电泳等。

2. 不连续 pH 电泳　指电极缓冲液和电泳支持物中的 pH 不同,如聚丙烯酰胺凝胶电泳、等电聚焦电泳、等速电泳等。

连续或不连续系统还可以电泳槽内与支持介质中缓冲液成分,及凝胶孔径大小等加以区别(文末彩图 12-19)。连续系统操作简便,不连续系统则操作较麻烦,但分辨率明显提高,分离物质的区带更加清晰,并可分离极微量物质。

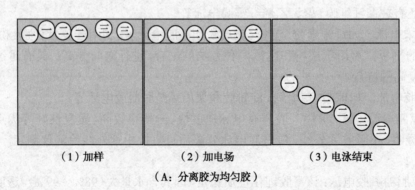

(1)加样　　　　　(2)加电场　　　　　(3)电泳结束
(A:分离胶为均匀胶)

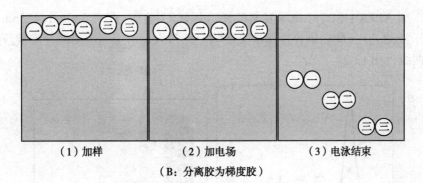

（1）加样　　　　　（2）加电场　　　　　（3）电泳结束

（B：分离胶为梯度胶）

图 12-19　连续与不连续电泳系统示意图

四、醋酸纤维素薄膜电泳技术

醋酸纤维素薄膜电泳分析技术是目前临床常规测定中应用最广泛的方法，故以此为例介绍电泳分析所需的仪器设备和一般操作过程。

（一）仪器设备

电泳分析所需的设备基本上分为两部分：一是电泳设备（电泳仪），包括直流电源装置和电泳槽；二是分析仪器即光密度扫描仪或分光光度计。

1. 电泳设备

（1）直流电源装置：电泳的电流必须是直流电。一般都用交流电经电源装置内部稳压整流后获得稳定的直流电。电泳仪上装有能调节电压和电流的输出装置。在常压电泳中，一般输出电压在 0～500V，电流在 0～150mA。醋酸纤维素薄膜电泳中，电压常调至 100～150V。

（2）电泳槽：电泳槽多用有机玻璃制成，是用来盛装电泳缓冲液及提供电泳的场所。它包括电极、缓冲液槽、电泳支架和绝缘透明的槽盖（图 12-20）。电极必须具有抗腐蚀和抗电解性，以白金为最理想的材料，也可用炭棒或不锈钢代替。为使通过各电泳载体的电流均匀，应将电极制成直条形，并贯穿整个缓冲液槽。缓冲液槽由两个互不相通的电极室组成。两室之间应保留一定空间，用以观察两电极室间有无漏液而形成短路，支持介质的支架要求左右两侧水平并有一定的距离。三角形的电泳槽盖能防止电泳时水蒸气凝成的水珠滴入支持介质上而影响电泳结果的区带图形。

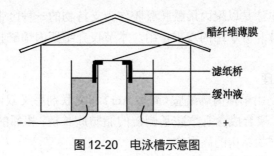

图 12-20　电泳槽示意图

2. 电泳图谱分析仪　自动光密度扫描仪可利用吸收法扫描或荧光法扫描，对电泳图谱进行连续扫描，绘制出扫描图谱，并根据图谱自动计算各区带所占的比例后，自动打印，报告结果。如 APPRAISETM 电脑光密度计，以钨灯为光源，配有 340nm、415nm、520nm、600nm 的干涉滤光片，能扫描各种标准支持物。正常人血清蛋白质醋酸纤维素薄膜电泳图谱及扫描曲线见图12-21。

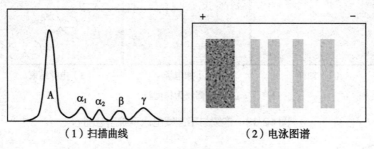

（1）扫描曲线　　　　　　　（2）电泳图谱

图 12-21　正常人血清蛋白质醋酸纤维素薄膜电泳

（二）电泳操作过程

1. 介质的饱和　在电泳前先将醋酸纤维素薄膜浸泡在电泳缓冲液中约 20～30 分钟，使充分浸透，膜上无白色斑点。在加样前取出薄膜，并用滤纸吸去表面过量的液体。

2. 加样　一般采用微量吸管或加样器（如塑料片、盖玻片等），将标本在支持介质上适当部位加成一条窄带或一个小点。如果被分离物质均带相同电荷，则加样处应位于支持介质的一端，以便获得较大的分离距离；如样品中成分带有相反电荷，则加样处应位于支持介质的中间。加样量较少时容易分离而且图像清晰，但相对误差较大。

3. 样品分离　将加样完毕的支持物安放于电泳槽内，接通电源，按需要选择合适的电压和电流，经一定时间电泳分离后关闭电源，取出支持物。

4. 染色　被检测的化合物多数是无色的，为了确定经分离后它们在支持物上的位置和大致含量，需要进行染色处理。醋酸纤维素薄膜可不经固定即进行染色。蛋白质染色常采用氨基黑 lOB、丽春红、考马斯亮蓝、溴酚蓝。氨基酸染色可用茚三酮。脂类染色常用乙酰苏丹黑等。

5. 定量　被分离物质除可进行定性观察外，若要进行定量分析，可将各着色区带剪下用适当的溶剂将分离成分洗脱下来，然后用比色法确定其相对含量。也可将醋酸纤维素薄膜直接用光密度计扫描定量。

五、聚丙烯酰胺凝胶电泳技术

聚丙烯酰胺凝胶电泳是以聚丙烯酰胺凝胶作为支持物的一种区带电泳。这种凝胶电泳的主要特点是具有电泳和分子筛的双重作用。本节仅介绍聚丙烯酰胺凝胶制备原理及电泳原理。

（一）凝胶聚合原理

聚丙烯酰胺凝胶是由单体丙烯酰胺（简称 Acr）和交联剂甲叉双丙烯酰胺（简称 Bis）通过化学催化或光催化，聚合成含有酰胺基侧链的脂肪族长链，相邻的两条链通过甲叉桥交联起来形成具有三维网状结构的高聚物。

常用的催化系统包括化学催化和光催化两种。

1. 化学催化　以过硫酸铵 -TEMED（四甲基乙二胺）为催化系统。当 Acr 和 Bis 的溶液中加入这种催化系统后，过硫酸铵可形成自由基（$S_2O_8^{2-}+2H_2O \rightarrow 2HSO_4^-+H_2O_2$），自由基使丙烯酰胺的双键打开，形成丙烯酰胺自由基而活化，然后与 Bis 作用聚合成凝胶。TEMED 也能形成自由基，故可加速聚合反应。聚合的初速度和过硫酸铵浓度的平方根成正比。该反应需要在碱性条件下进行 TEMED 方能起作用。如在 pH 8.8 条件下，7% 的丙烯酰胺溶液 30 分钟就能聚合完毕，在 pH 4.3 时则聚合很慢。温度与聚合的速度成正比。如温度过低，或溶液体系内有氧分子及不纯物质存在都会延缓凝胶的聚合，故在聚合前须将溶液分别抽气除氧，然后再混合配制。

2. 光催化 利用核黄素在光照（灯光或日光）下部分被还原成无色型核黄素，在有痕量氧存在条件下，无色型核黄素又被氧化成为带有自由基的核黄素，并使丙烯酰胺活化，从而引发聚合反应。用核黄素进行聚合所需的时间可以通过变化光照的时间和强度来控制。

化学聚合的凝胶孔径较小，因而可采用过硫酸铵 -TEMED 催化系统制备小孔径胶（分离胶），且各次制备的重复性好。光聚合的凝胶孔径较大，而且随时间延长而逐渐变小，不太稳定，所以用它制备大孔凝胶较适合。

（二）机械性能与孔径

聚丙烯酰胺凝胶电泳的分离效果与凝胶孔径有关，凝胶的机械强度、弹性、透明度和孔径大小都受凝胶总浓度 T（g/dl）和交联度 C（%）控制。即：

$$T(g/dl)=\frac{a+b}{m}\times100 \qquad C(\%)=\frac{a+b}{m}\times100$$

式中：a=Acr（g），b=Bis（g），m= 缓冲溶液体积（ml）。其中 a∶b（W/W）是很关键的，一般应控制在 a∶b=30 左右。通常 T 越大，平均孔径越小，凝胶的机械强度增强。常用的标准胶 T 为 7.5%。分析不同分子量的物质时，凝胶 T% 的选择见表 12-6。

表 12-6 不同分子量范围的分离物所选用的凝胶浓度

物质	分子量范围	适用凝胶浓度（T%）
蛋白质	$<10^4$	20～30
	$(1～4)\times10^4$	15～20
	$4\times10^4～1\times10^5$	10～15
	$(1～5)\times10^5$	5～15
	$>5\times10^5$	2～5
核酸	$<10^4$	15～20
	$10^4～10^5$	5～10
	$10^5～(2\times10^6)$	2～2.6

（三）不连续聚丙烯酰胺凝胶电泳基本原理

不连续电泳往往包含两种以上的缓冲液成分、pH 和凝胶孔径，而且在电泳过程中形成的电位梯度亦不均匀。由此产生的浓缩效应、电荷效应和分子筛效应，使电泳的灵敏度、分辨率大大提高。例如，人血清蛋白用醋酸纤维素薄膜电泳可以分成 5 条区带，而用聚丙烯酰胺凝胶盘状电泳则可分成 20～30 条清晰的区带。若采用不连续的浓度梯度凝胶柱，则可增至 62 条区带。

如图 12-22 所示，不连续板式电泳凝胶板中：①样品胶，也可用蔗糖溶液或甘油代替；②浓缩胶（又名成层胶或积层胶），以上两种胶的缓冲液、pH 和孔径大小完全一致；③分离胶（又名电泳胶），其孔径一般比浓缩胶小，pH 也不同。样品胶和浓缩胶 T=3%、C=20% 的单体溶液在 Tris-HCl 缓冲液中，由核黄素催化合成大孔胶，其 pH 为 6.7。而分离胶是由 T=7%、C=2.5% 的单体溶液，在 Tris-HCl 缓冲液(pH 8.9)中，通过过硫酸铵催化聚合成的小孔胶。电泳槽内的缓冲液是 Tris- 甘氨酸缓冲液(pH 8.3)。

由于不连续电泳基质在凝胶孔径、缓冲液离子成分、电位梯度和 pH 上的不连续性，产生了前述三种物理效应，下面就其产生原理加以说明。

1. 浓缩效应　样品在电泳开始时，通过浓缩胶被浓缩成高浓度的样品薄层(一般能浓缩几百倍)，然后再被分离。机制是当通电后，在样品胶和浓缩胶(pH 6.7、大孔径)中，解离度最大的 Cl⁻ 有效迁移率最大，被称为快离子(或先导离子)，解离度次之的蛋白质则尾随其后，解离度最小的甘氨酸离子(pI=6.0)泳动速度最慢，被称为慢离子(或随后离子)。由于快离子的迅速移动，在其后边形成了低离子浓度区域，即低电导区。电导与电势梯度成反比，因而可产生较高的电势梯度，这种高电势梯度使蛋白质和慢离子在快离子后面加速移动。因而在高电势梯度和低电势梯度之间形成一个迅速移动的界面(图 12-23)，由于样品中蛋白质的有效迁移率恰好介于快、慢离子之间，所以也就聚集在这个移动的界面附近，逐渐被浓缩，在到达小孔径的分离胶时，已形成一薄层。

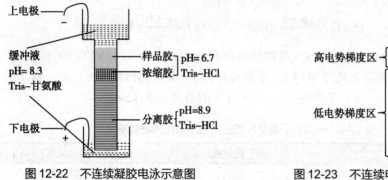

图 12-22　不连续凝胶电泳示意图　　　　图 12-23　不连续电泳浓缩效应示意图

2. 电荷效应　当各种离子进入 pH 8.9 的小孔径分离胶后，甘氨酸离子的电泳迁移率很快超过蛋白质，高电势梯度也随之消失，在均一电势梯度和 pH 的分离胶中，由于各种蛋白质的等电点不同，所带电荷量不同，在电场中所受引力亦不同，经过一定时间电泳，各种蛋白质就以一定顺序排列成一个个圆盘状的蛋白质区带。

3. 分子筛效应　由于分离胶的孔径较小，分子量大小或分子形状不同的蛋白质通过分离胶时，所受阻滞的程度不同，因而迁移率不同而被分离。此处分子筛效应是指样品通过一定孔径的凝胶时，受阻滞的程度不同，小分子走在前面，大分子走在后面，而在柱层析方法中的分子筛作用，则是大分子通过凝胶颗粒之间的缝隙先流出，而小分子则通过凝胶颗粒内的孔道后流出。

六、其他电泳技术

(一)等电聚焦电泳

等电聚焦(IEF)电泳是利用具有 pH 梯度的两性电解质为载体，分离等电点(pI)不同的蛋白质等两性分子的电泳技术。由于其分辨率可达 0.01pH 单位，故特别适用于分离分子量相近而等电点不同的蛋白质分子。

1. 基本原理　蛋白质的带电性质取决于所处的 pH 环境，如果在电泳系统中建立一个由阳极至阴极,pH 由低到高(即环境由酸至碱)的连续而稳定的 pH 梯度,则处于这一系统的各种蛋白质分子,将根据各自 pI 值与所处位点的 pH 的差别带上正电或负电。在蛋白质颗粒向相反电极泳动的过程中,其逐渐靠近与其 pI 相同的 pH 位点,而不断失去净电荷,直至到达 pH=pI、净电荷为零时,不再受到电场力的作用,而达到聚焦。所以,如果将等电点各不相同的蛋白质混合物加入这种具有 pH 梯度的介质中电泳(不论加在何位置),经过一段时间后,各种蛋白质分子将由阳极至阴极按等电点大小依次聚焦在与各自等电点相应的 pH 介质区域,而形成一系列的蛋白质区带。这就是等电聚焦电泳分离蛋白质的基本原理。

2. 等电聚焦电泳的条件　进行等电聚焦电泳的最基本条件是要建立一个稳定、重复性良好的连续 pH 梯度。目前,普遍采用人工合成的两性载体电解质来产生 pH 梯度。pI 范围有 pH 3~10 和 pH 3~5、pH 4~6、pH 6~8、pH 7~9、pH 8~10 等多种,可供不同需要选用。

当把上述等电点彼此接近的一系列两性电解质的混合物引入电场中,同时在电泳槽正极端加酸、负极端加碱。在通电前,电泳管中各段介质中的 pH 相等(pH=0)。电泳开始后,等电点最低的两性电解质带负电最多,向正极移动最快,当其移动到正极附近酸液界面时,由于 pH 突然下降至接近或低于该两性电解质的等电点,以致它不能继续向前泳动而停留在此区间。由于两性电解质具有一定的缓冲能力,可使周围一定区域内介质的 pH 维持在其等电点范围内。如此,经过一定时间电泳后,介质中等电点依次增高的各两性电解质均可因其 pI 与介质 pH 的差异,从正极至负极形成一连续的 pH 梯度。如果两性电解质的成分很多,且彼此等电点十分接近,则可形成几乎是线性的 pH 梯度(图 12-24)。由于这种 pH 梯度是在外加电场作用形成的,所以,只要电场强度等条件不变,就能保持稳定。

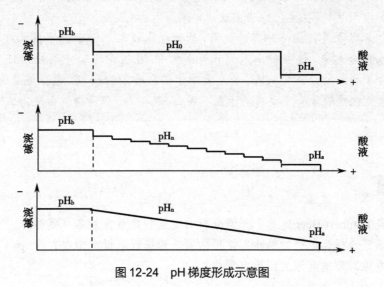

图 12-24　pH 梯度形成示意图

由于蛋白质分子的扩散、对流等作用,往往会使已聚集分离的蛋白质区带重新混合。为了获得较好的等电聚焦分辨率,在电泳管中必须有抗对流的支持介质,以降低样品的扩散作用。一般采用的抗对流介质有聚丙烯酰胺、蔗糖等能收到较满意的效果。

(二)转移电泳

转移电泳又称印迹转移电泳。此项技术可将凝胶电泳所得的区带经第二次电泳转移到固相膜如硝酸纤维薄膜(简称 NC 膜)上再进一步分析,是由 E.M.Southern 于 1975 年进行 DNA 片段的研究中首先使用,故称此法为 Southern blotting(Southern 印迹法),即 DNA 转印。以后,人们在 RNA 和蛋白质的研究中应用此法时,将其风趣地称为 Northern blotting (RNA 转印),Western blotting 及 Eastern blotting(即转移电泳)。目前,将这种采用另一次电泳使蛋白质转移到硝酸纤维膜或其他类似性能的膜上的方法,称为 Protein blotting(蛋白质印迹),即转移电泳。它是在蛋白质凝胶电泳和固相免疫测定的基础上发展起来的,它结合了凝胶电泳分辨率高和固相免疫测定的特异、敏感、简便、稳定和可重复等多种优点。

转移电泳技术包括三个步骤:①采用凝胶电泳分离蛋白质;②转移电泳,即将已分离的蛋白质条带经电泳转移(非共价吸附)到硝酸纤维膜上;③利用免疫化学法检测 NC 膜上的蛋白质条带。目前,国内外有各种核酸、蛋白质印迹转移电泳装置出售,这是当前盛行的一种新技术。

 本章小结

利用物质的吸收光谱、发射光谱或散射光谱特征对物质进行定性、定量分析的方法称光谱分析技术,因具有灵敏度高、操作简便、快速等优点,在临床生化检验特别是自动化分析中应用极其广泛。可见分光光度法和紫外分光光度法用于定量分析的基本依据是朗伯 - 比耳定律。常用的定量方法主要有对比法(标准对照法)和标准曲线法。火焰光度分析法是利用金属元素在火焰的激发下能发射出特征谱线的特点进行测定的分析方法。临床主要用于对血液和尿液钠、钾的测定。比浊分析法属于散射光谱分析,临床检测中使用最多的比浊法是免疫比浊法,用于测定各种特定蛋白。

电化学分析在生化检验中最常用的是电位分析法。离子选择电极是电位分析中常用的一类指示电极,在生化检验中应用广泛。

利用电泳现象进行物质分离的技术,称为电泳技术。由于电泳技术可与层析法、免疫学方法结合起来,使分辨率达到 ng/ml 水平,在医学检验中的应用日益广泛,除了用于小分子物质的分离分析外,最主要用于蛋白质、核酸、酶、甚至病毒与细胞的研究。在临床生化检验方面主要应用于血清蛋白、尿蛋白,血清脂蛋白及同工酶分析等。

(王 璇)

 思考题

1. 什么是 Lambert-Beer 定律?光谱分析的定性和定量方法各有哪些?
2. 简述离子选择性电极的结构?常用的离子选择性电极有哪些?
3. 何谓电泳?影响电泳的因素有哪些?

第十三章　自动生化分析技术

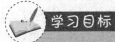
自动生化分析技术是指将生化分析过程中的取样、加试剂、去干扰物、混合、温育、反应、自动监测、数据处理、打印报告及清洗等步骤进行自动化的分析检测技术，其仪器称为自动生化分析仪。

从 1957 年第一台连续流动式自动生化分析仪问世至今，已先后发展了流动式、分立式、离心式和干片式等类型；自动生化分析仪的发展从半自动生化分析仪、全自动生化分析仪到实验室自动化系统(LAS)，自动化程度逐步提高，克服了以往手工操作强度大、效率低、费时、偶然误差较大等缺点，具有灵敏、准确、快速、简便、微量、标准化等优点，在临床生化分析中得到了广泛应用。

第一节　自动生化分析仪

20 世纪 70 年代以后，各种设计新颖、技术先进、功能强大的分析仪纷纷推出，国内外用于临床检验的自动生化分析仪种类很多，可以从不同的角度进行四大分类。

一、自动化程度

根据生化分析中分析仪所完成的是全部自动化分析步骤还是部分操作，以及所使用的微机处理功能的大小可分为全自动生化分析仪和半自动生化分析仪两大类。

全自动分析仪是指从加样至打印结果的全过程，均由仪器程序控制自动完成。每份样品从样品条形码识别、加样、冲洗；试剂条形码识别、加试剂、冲洗；混匀、温育、反应、比色测定、计算、储存(打印)等步骤，都是按事先设计的程序进行的；连接以上各个步骤是靠计算机控制的，如样品盘、试剂盘、反应盘的转动和通过机械臂快速移动的"加样针"来实现样品和试剂的加量。仪器一般都具有自动报警装置、自动校正、工作状态指示等功能，系统误差小；且分析中没有手工操作步骤，不仅大大提高了仪器的工作效率，也减少了主观误差；近几年发展起来的全自动分析仪又增加了随机组合、急诊优先等功能。全自动生化分析仪比较适合于样品数量多，检测项目多而且复杂的综合性大医院的临床检验应用。

半自动分析仪与全自动分析仪最大的区别，在于分析过程中的部分操作需手工进行，而其他部分操作可由仪器自动完成。如吸入比色、结果计算、报告打印等步骤由仪器完成，而在此之前的样品处理、加样、加试剂、混匀等步骤则需人工完成，属半自动分析仪。半自动分析仪由于分析速度较慢，适合用于样品数量低、化验项目少的小型医院或专科医院使用。

二、反应装置的结构

按反应装置的结构分为连续流动式、分立式、离心式和干片式分析仪四类，这是目前应用最广泛的一种分类方法。前两种是根据检测过程的顺序设计的，即各待测样品依次与试剂先混合、反应，再被检测，是基于"顺序分析"的原理设计的。连续流动式和分立式的区别在于前者是各个样品与反应液在同一管道内连续流动时完成反应、显色、比色、检测过程，样品间以气泡相分隔；而后者是各个样品与反应液在各自反应试管内完成反应、显色、比色、检测过程。离心式分析仪是在离心力的作用下，各待测样品几乎同时与试剂混合、反应、检测，属于同步分析。干片式分析仪，是以干片技术为基础设计的，这种技术是将测定一个项目所必需的试剂固定在固相载体（干片）上，加上定量的血清后，干片的背面即产生颜色反应，用反射光度计检测便可进行定量分析。目前以分立式应用最为广泛，而干片式分析仪因具有体积小、操作简便，设计 24 小时开机，可以全天候急诊等优点，多为急诊检验所采纳。连续流动式和离心式现已很少使用。

三、复杂程度和分析功能

自动生化分析仪按仪器的复杂程度及功能可分为小型、中型和大型三类，也可按同时可测定的项目数分为单通道和多通道两类。单通道每次只能检测一个项目，但项目可以更换；多通道每次可以同时检测多个项目。小型自动分析仪一般为单通道、半自动；中型可为单通道或多通道；大型均为多通道、全自动，仪器功能全，项目可自选或组合，操作灵活、方便，准确度、精密度和分析效率高。

四、自动生化分析仪的开放程度

根据自动生化分析仪的开放程度分成封闭系统和开放系统两类。封闭式生化分析仪指仪器厂家使用自己的分析参数、配套试剂盒、校准品和质控系统；开放式生化分析仪是指仪器所使用的试剂分析试剂和分析参数对用户开放，仪器厂家不要求使用配套，用户需要建立自己实验室的检测系统。

第二节 半自动生化分析仪

一、结构特点与设计原理

半自动生化分析仪指在分析过程中的部分操作需要手工完成，而另一部分操作则可由仪器自动完成，此型仪器一般不受试剂、方法的限制，国产试剂、自己配制的试剂及自行设计的方法均可在仪器上进行检测。特点是体积小，结构简单，灵活性大，价格便宜。

半自动分析仪的工作原理为连续流动式分析，其流动管道中的特定位置有一微型比色杯称为流动比色杯，无不同比色杯之间的吸光度差异。由于测定速度较慢，目前半自动生

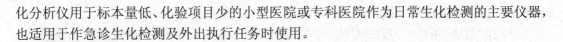

化分析仪用于标本量低、化验项目少的小型医院或专科医院作为日常生化检测的主要仪器，也适用于作急诊生化检测及外出执行任务时使用。

二、性能简介

半自动生化分析仪一般有全字体输入键盘，包括英文键、数字键和功能键3种键，其中英文键盘为标准键盘设置，以方便用户使用。数字键位于英文键上方，与计算机键盘一样，此外还有6个功能键；带背景光液晶显示，可适用光线不足的环境；中英文可选，适合各种用户群，向导程序指导用户的每一步操作；一般有多功能软件，内存多个试验程序，除常规生化外，还可进行特种蛋白、药物监测和凝血项的测试；可采用人机对话的方式把要检测的项目的各参数输入仪器进行贮存，也可以随试验项目、方法、试剂等条件的改变而随时进行修改；全自动方式选择波长，内置12位滤光片轮，标准配套装有6块干涉滤光片，波长分别为340nm、405nm、505nm、546nm、578nm和620nm，余下空位可按用户需要另行订购；可存储100个测试结果，以备查阅；能提供连续监测法、终点法、固定时间法三种不同的测试方法类型，并可进行多种重复选择和打印动力学反应曲线图；每项试验可以定义两个质控物，可对30个质控点分析评估，可打印或显示Levey-Jennings质控图，高限或低限失控报警；它由一个非常敏感的恒温器控制，能在数秒钟内迅速达到测试要求的三种温度（25℃、30℃、37℃），温控精度为±0.1℃；仪器采用微量流动比色杯，每次测试所需反应液一般在400μl左右，检测容量只需25μl即可，加上特别设计的金属石英窗60°湍流比色池，可有效防止产生的气泡及减少样本之间的交叉污染；内置比路士泵，其吸液速度、控制精度及寿命都明显优于蠕动泵；所有的检测步骤及试验结果，均可由显示窗显示并通过打印机自动打印出来。

三、操作程序及注意事项

半自动生化分析仪的基本操作步骤为：

1. 开机之前的准备　工作开机之前检查仪器连接情况，确认电源线和仪器连接好，倒空废液瓶，废液瓶的位置应低于仪器；检查打印纸轴上是否有足够的纸；准备好清洁液、蒸馏水、定标液和质控物、试剂和样品。

2. 开启仪器　打开电源开关，仪器初始化并完成仪器复位。

3. 冲洗流动比色池　在初始化过程完成后，分析仪进行必要的维护，分别用5%的清洁液和蒸馏水冲洗比色池。

4. 设定仪器系统参数　这是首次开机后所需的步骤，除非选用特殊试剂、仪器中已经预先编制好了程序，一般不用自己设置系统参数。首先在主菜单下选定"编程"→进入"系统设置"→输入密码→在"总述"子菜单中输入实验室名称、日期、时间和语言种类→在"硬件"子菜单中可以选择外接键盘、外接打印机→在仪器子菜单中可以设置实验项目的个数、自动生成样品号、自动打印结果以及结果格式→在"保护"子菜单中可以对个人密码进行修改。

5. 设定质控参数　主菜单下选择"编程"→在编程菜单中选择"质控物"→输入质控名称、批号和有效期→在主菜单中选择"质量控制"→在质控物菜单中选择一个新质控物→输入所选实验质控物靶值、高限、低限（或删除已指定实验的质控物）。

6. 设定试验参数　从主菜单选择"编程"→在"编程"菜单中选择"试验"→输入密码→

出现了"总述"、"设置"、"限制"、"定标"、"标准"条目。需要:

(1) 在"总述"条目中,按照试剂厂家提供的说明书输入试验名称、试验单位、试剂空白、样品空白、重复次数。

(2) 在"设置"条目中,按照试剂厂家说明书输入试验类型、测量波长、吸入量、温度校正因子,选择是否使用双波长。

(3) 在"限制"条目中,按照试剂厂家说明书输入吸光度低限、吸光度高限、参考范围的低限、参考范围的高限、小数点位数、试剂空白的低吸光度范围、试剂空白的高吸光度范围。

(4) 在"定标"条目中,输入定标液名称→选择定标方法(1 点定标、2 点定标、多点定标、因子定标)→根据定标方法选择定标液的个数,最多能用 10 个标准物→输入和(或)修改定标液的浓度值、输入和(或)修改编程中的吸光度值和(或)测定的标准液。如果使用一个以上标准,仪器将产生一条定标曲线。

7. 进行试验操作 主菜单下选择"测量"→选择所需试验→测定空白→测定试剂空白→测定定标液→测定质控液→测定样品空白→测定样品。

8. 打印分析结果 主菜单下选择"试验结果评估"→屏幕显示存贮的 100 份样品结果→选择试验名称→选择打印→打印分析结果。

这类分析仪在使用时应注意:①虽然使用固定的比色池,结果重复性较好,但由于检测所加试剂及样品量都很少,仍要特别注意取样和加试剂的准确性;②在使用过程中严禁吸入强酸试剂,否则将会损坏吸管的金属头;③每次使用完毕,都必须用蒸馏水冲洗比色池和管道;④应用连续监测法检测时,非线性反应不得超过所定范围(<10%),否则应考虑试剂是否变质及所编程序是否合适;⑤当样品中酶活力较高时,在延迟时间内会出现底物耗尽,因此,在做酶动力学检测时,要特别注意起始的吸光度值(A),应注意每次试验检测试剂空白,如果起始的吸光度值与试剂空白吸光度值之差(ΔA)较大时,则是延迟时间内出现了底物耗尽,必须把样品进行稀释后再进行测定;⑥如果在反复多次吸入蒸馏水后,不能调整零点或吸光度值不稳,应使用清洁液浸泡比色池后再用水冲洗;⑦仪器若长时间不使用,应在一个月内至少通电一次。

四、保养与维护

在使用半自动生化分析仪的过程中,要求工作人员对仪器进行日常保养与定期维护。日常保养是指每天工作结束之前所进行的仪器保养,主要包括:①拔去电源插头后,用微湿的抹布轻抹仪器的外壳,小心不要让水滴入仪器内;②检查打印机的电缆线是否接上,打印纸是否足够第二天使用;③将废液瓶中液体倒掉并进行清洗;④按仪器规定要求用清洁剂和蒸馏水依次清洗管道及比色池。

定期维护主要是指吸光度的调零检测或仪器部件的检查与更换,一般可由工作人员严格地按照仪器说明要求进行,或与相关公司联系请维修工程师解决。

第三节 全自动生化分析仪

全自动生化分析仪从加样至出结果的全过程完全由仪器自动完成,由于分析中没有手工操作步骤,故主观误差很小,且由于该类仪器一般都具有自动报告异常情况,自动校正自身工作状态的功能,因此系统误差也较小,给使用者带来很大方便。

一、分立式分析仪

目前临床实验室所用的大部分分析仪都属于此类,具有结构简单、检测速度快等优点。分立式自动生化分析仪的特点为模拟手工操作的方式设计仪器并编排程序,以机械臂代替手工,按照程序依次进行有序地操作,完成项目检测及数据分析。

由于每个反应在独立的反应杯中进行,交叉污染少。其工作流程大致为(图13-1):加样探针从待测标本管中吸入样本,加入各自的反应杯,试剂探针按一定的时间要求自动地从试剂盘中吸取试剂,也加入该反应杯中。经搅拌器混匀后,在一定的条件下反应,反应后将反应液吸入流动比色器中进行比色测定,或者直接将特制的反应杯作为比色器进行比色。由微机进行数据处理、结果分析,最后将测试结果显示并打印出来。

分立式自动生化分析仪的结构包括:样品盘(架)和取样装置、试剂室(瓶)和取液装置、反应盘、混匀装置、温控装置、光学监测系统、清洗系统和计算机控制系统等。

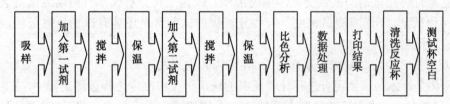

吸样 → 加入第一试剂 → 搅拌 → 保温 → 加入第二试剂 → 搅拌 → 保温 → 比色分析 → 数据处理 → 打印结果 → 清洗反应杯 → 测试杯空白

图 13-1 分立式自动生化分析仪工作流程图

1. 样品盘或样品架　样品盘用来放置一定数量的样品(包括常规患者标本、急诊患者标本、校准品、质控品等),通过样品盘的转动来控制不同样品的进样。样品盘分单圈或内外多圈,单独安置或与试剂转盘或反应转盘相套合。另一种方式是样品架,每个样品架可放数只样品杯或采血试管(多为5只或10只),样品架的移动由步进马达控制(步进马达是指一个可以按照固定的步阶一步一步地运转的马达),以样品架上的条形码或底部编码孔识别样品架及样品位置号。有些仪器有专用于急诊样品、校准品和质控品的可识别架,通过不同颜色来区别,如日立7600系列全自动生化分析仪的样品架,红色为急诊,黑色为校准品,白色为质控,绿色为清洗,黄色放置尿液标本,粉红色用于重复测定的标本,银灰色用于一般病人标本(文末彩图13-2)。更多仪器是通过固定专用位置来区分这些样品架类型。无论是样品盘或样品架,用途是放置样品,但对试管或样品杯的规格都有规定,目前倾向于直接采用贴有条形码的采血管(即原始管)。

2. 取样装置　由注射器、步进马达或传动泵、加样臂和样品探针等组成,能定量吸取样品并加入到反应杯中。不同分析仪的取样范围不同,一般为 $2\sim35\mu l$,步进 $0.1\mu l$ 不等(如少数还有 $0.3\mu l$、$0.5\mu l$ 等)。

样品探针位于取样针下部,设有液面感应器,具液面感应功能,取样针于样品上方下降,一旦接触到样品液面就缓慢下降并开始吸样。多数感应

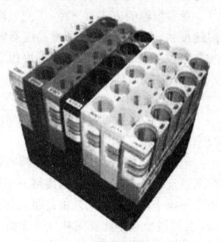

图 13-2 不同颜色的可识别样品架

165

器设有防碰撞装置,遇到障碍时取样针立即停止运动并报警。另外样品探针还常具有凝块或气泡检出功能,通过自动报警及自动冲洗避免加样错误。

由于取样量较小,取样针在各样品间可产生严重的携带交叉污染,因此所有的自动生化分析仪均设置了防止交叉污染的措施,包括空气隔绝、试剂清洗、化学惰性液和水洗四种。当今绝大多数分析仪都采用水洗方式,对接触样品的样品针内外壁进行冲洗。

3. 试剂室　试剂室用来存储试剂,大型的分析仪都设两个试剂室,分别放置第一试剂和第二试剂,每个试剂室分隔成一系列小室,利用支架放置不同规格和容量的试剂瓶。大多数试剂室都具有冷藏装置,使试剂保存在 $4 \sim 12 {}^{\circ}\mathrm{C}$,延长了试剂的保存时间。配套试剂常有条形码,仪器设有条形码检查系统,可对试剂的种类、批号、存量、有效期和校准曲线等资料进行核对校验。

4. 取液装置　取液装置用于定量吸取试剂加入反应杯。可加入试剂容量一般为 $20 \sim 380\mu\mathrm{l}$,步进 $1 \sim 5\mu\mathrm{l}$ 不等,取液精度在 $\pm 1\mu\mathrm{l}$ 左右。与取样装置一样,也具备其液面感应、防碰撞功能和有防止试剂间携带交叉污染的措施。大型生化分析仪都有两组加试剂装置,可同时加两种试剂,不影响测试速度。有些分析仪的试剂臂里还装有试剂预热部件,目的是对试剂进行预热。

5. 反应盘　反应盘装载一系列反应杯,多为转盘形式。

反应杯是标本与试剂混合进行化学反应的场所。反应测定过程按固定程序,在加样臂、加液臂、搅拌棒、光路和清洗装置之间转动。有的仪器在反应杯中完成反应后再吸入比色杯比色,现在更常见反应和检测同在比色杯中进行(反应杯兼作比色杯),效率更高,尤其适于连续监测法。比色杯多采用硬质石英玻璃、硬质玻璃、无紫外吸收的丙烯酸塑料等,使用寿命不一。有的生化分析仪的比色杯是利用某种特殊的透明膜在机器内临时做成比色杯,用完封闭后即弃。这样既免除了一般比色杯用完后要立即冲洗再用的步骤,又避免比色杯间可能发生的交叉污染,达到安全环保的目的。

6. 混匀装置　像手工操作一样,混匀对于一个化学反应或生化反应是十分必要的。混匀的方式有机械振动、搅拌和超声混匀等。搅拌混匀采用多头回旋搅拌棒,在搅拌棒表面都涂有特氟隆不粘层,避免液体黏附。

7. 温控装置　分析仪的反应杯浸浴在恒温环境中,反应温度可以选择 $30 {}^{\circ}\mathrm{C}$ 和 $37 {}^{\circ}\mathrm{C}$(一般选择 $37 {}^{\circ}\mathrm{C}$),理想的温度波动应小于 $\pm 0.1 {}^{\circ}\mathrm{C}$。

保持恒温的方式有三种:①空气浴恒温,即在比色杯与加热器之间隔有空气,特点是升温速度快,但不稳定,受环境温度影响大;②水浴循环恒温式,即在比色杯周围充盈有水,加热器控制水的温度,特点是温度恒定,但需加防腐剂来保持水的清洁,且要定期更换循环水;③恒温液循环间接加热式,即用一种无污染、惰性、不蒸发的恒温液,用很小缝隙的空气把比色杯与恒温液隔开。

8. 清洗系统　取样针、试剂针和搅拌棒的清洗在用于下一个样本以前用水自动冲洗,反应杯的清洗是由清洗站完成。

清洗站由吸液针、排液针和擦拭刷组成。清洗工作流程为:吸液针吸去废液→排液针注入清洗液 1(碱性)→吸去废液→水洗并吸干→注入清洗液 2(酸性)→吸去废液→水洗并吸干→擦干。擦拭刷的功能是吸去杯壁上挂淋的水。清洗完成后进行反应杯空白吸光度检查,若通过检查则此反应杯可继续循环使用;如果不能通过,分析仪将提示更换反应杯,并跳过此反应杯使用下一个反应杯。

9. 光学监测系统 光学监测系统由光源、单色器和检测器组成。

（1）光源：一般采用卤素灯或氙灯，卤素灯的工作波长约为300~800nm，使用寿命一般1000小时左右。部分生化分析仪采用的是长寿命的氙灯，24小时待机可工作数年，工作波长285~750nm，当灯的发光强度不够时，仪器会自动报警，应及时更换。

（2）单色器：全自动生化分析仪多采用光栅分光，常在340~800nm范围内设10~12种固定的单色光。

光栅分光有前分光和后分光两种方式，目前以后分光方式较常用。后分光是将一束白光（混合光）先照到比色杯，然后再用光栅分光，参见图13-3。后分光的优点是不需移动仪器比色系统中的任何部件，可同时选用双波长或多波长进行测定，这样可降低比色的噪声，提高分析的精确度和减少故障率。

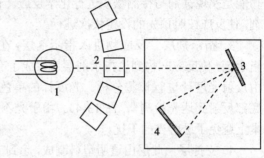

图13-3 后分光光路示意图

光栅可分为全息反射式光栅和蚀刻式凹面光栅两种。前者是在玻璃上覆盖一层金属膜后制成，有一定程度的相差，易被腐蚀；后者是将所选波长固定地刻制在凹面玻璃上，耐磨损、抗腐蚀、无相差。

（3）检测器：检测器由光敏二极管及放大电路组成，可按设定的间隔时间连续测定各反应杯的吸光度值。

10. 计算机控制系统 计算机是自动生化分析仪的大脑。标本、试剂的注加和条码的识别、恒温控制、冲洗控制、结果打印、质控的监控、仪器各种故障的报警等都是由计算机控制完成。

自动生化分析仪数据处理功能日趋完善，反应进程中吸光度、各种测定方法、各种校准方法、室内质控结果的统计等，生化分析仪都可处理。计算机还可以存储病人的数据、仪器的性能指标、仪器的运行状态等。自动生化分析仪的质控和病人结果，还可通过仪器计算机与实验室信息系统（LIS）的对接进行网络管理。

二、干片式分析仪

干片式分析仪于80年代推出，是应用干化学技术将测定一个项目所需要的试剂固定在特定载体上，成为干片试剂。将液态样品直接加到干片上，并以样品中的水作为溶剂，使样品中的待测成分与试剂进行化学反应，从而进行分析测定。

"干化学"是相对于经典的"湿化学"而言，实际上，干化学也是在不同潮湿程度状态下的化学反应。干片式分析仪与配套的试剂组成一个测定系统。小到血糖仪、血氨测定仪，大到全自动干化学分析仪，种类繁多。

干化学分析仪具有体积小、操作简便、标本用量少、检测结果快速、准确等优点，目前已在各级医院（包括社区医院）广泛应用，特别适合于急诊检验，并且在床边检测（POCT）中应用较多。与湿化学相比，干化学分析技术的成本偏高。其加样装置与分立式分析仪基本相同，但无取液装置。根据试剂载体的复杂程度可将干化学分析技术分为双层膜法和多层膜法，一些专用小型生化分析仪如血糖仪使用的试纸条为双层膜法，而大型全自动生化分析仪的干片为多层膜法。

多层膜法是目前生物化学检验中最具代表性的干化学法，其定量的准确度和精密度已经达到了常规湿化学的水平，以下介绍多层膜法的分析过程。多层膜法干片试剂的结构从上到下共有四个功能层，依次为扩散层、试剂层、显色剂层和支持层。

1.扩散层 由高密度多孔聚合物组成，其特点是能够快速吸附液体样品并使之迅速、均匀地渗透。当样品定量加到干片试剂上，由扩散层把样品均匀展开并快速分布到下层，并且阻挡固体物质如红细胞和大分子物质进入试剂层，同时还为反射光检测提供反射背景。

2.试剂层 在试剂层中根据实际测定的需要，可由数个至数十个功能试剂层组成，其功能是实现试剂与待测物质进行化学反应。试剂层中按照反应的顺序涂布了不同的化学试剂，使反应按照预先的设定依次进行。

3.指示剂层 反应物进入指示剂层，在这里发生显色反应。此层包含染料或相似的指示剂，使反应产物到达指示剂层后生成了有色化合物，其颜色变化与分析物浓度成比例。由反射光度计进行检测分析。光度计的单色光透过支持层、指示剂层和试剂层，从扩散层底部反射到达光检测器（图13-4）。由于光不必透过已被扩散层阻挡的潜在干扰物，从而根本上避免了透射光的干扰。

4.支持层 此层由透明塑料制成，起到支持其他层的作用，且允许光线百分之百透过，以便对有色复合物进行测量。

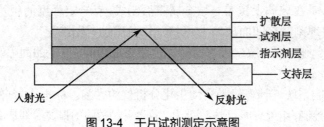

图13-4 干片试剂测定示意图

三、离心式分析仪

离心式分析仪是1969年以后发展起来的一种分析仪，其特点是将样品和试剂放在特制的圆盘内，圆盘放在离心机上，当离心机开动后，圆盘内的样品和试剂受离心力的作用而相互混合发生反应，最后流入圆盘外圈的比色槽内，通过比色计检测（图13-5）。在整个分析过程中，各样品与试剂的混合、反应和检测等每一步骤几乎都是同时完成的，故又称"同步分析"。它的缺点是同一个离心盘一般只能同时分析一个项目，分析过程中不能追加其他样品，离实验室的实际需要相距甚远。此外，反应盘无自动清洗功能，分析速度慢。

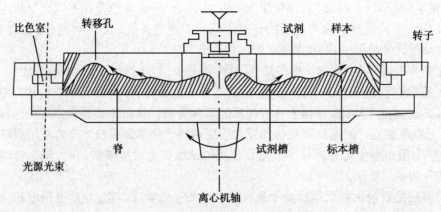

图13-5 离心式生化分析仪工作原理示意图

四、连续流动式分析仪

所谓连续流动式自动生化分析仪，是指测定项目相同的各待测样品与试剂混合后的化学反应，在同管道流动的过程中完成，又称为管道式分析仪。世界上第一台自动生化分析仪即为连续流动式，是在 1957 年生产的。由于不同的标本在同一管道内进行，前一个标本不可避免会影响后一个标本的结果，存在着较严重的携带污染，这已成为制约此系统应用的一个重要因素，目前在大型仪器上较少使用。

第四节 自动生化分析方法和校准

一、自动生化分析的方法

用自动生化分析仪进行的生物化学物质检测的方法称自动生化分析方法。由于各种生物化学物质的特性不同、加入反应液成分与程序不同、样品与反应液混合反应呈色时间不同、样品中其他物质的干扰程度不同等诸多情况，自动生化分析仪可设置成以下几种自动生化分析方法。

1. 终点法 被测物质经过一定反应时间后，当反应达到平衡（终点）时测定吸光度，根据终点吸光度大小求出被测物浓度，称为终点法，包括一点终点法和两点终点法。

（1）一点终点法：在反应到达终点，即在时间 - 吸光度曲线上，吸光度不再改变时，选择一个时间点测定吸光度值（图 13-6）。

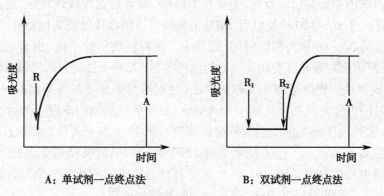

A：单试剂一点终点法　　　B：双试剂一点终点法

图 13-6　一点终点法反应曲线

计算公式：待测物浓度 C_u=（待测物吸光度 A_u − 试剂空白吸光度 A_B）×K

K 为校正系数。

（2）两点终点法：主要用于双试剂分析中，在第二试剂加入以前，选择某一点读取吸光度 A_1，它主要由样品本身或第一试剂与样品的非特异反应引起，相当于样品空白。然后追加第二试剂，经过一定时间后反应到达终点后选择第二个点，读取吸光度 A_2，此两点吸光度之差用于计算结果，称为两点终点法（图 13-7）。

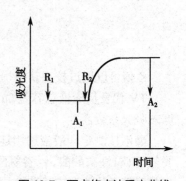

图 13-7　两点终点法反应曲线

计算公式：$C_u=$（待测吸光度 A_2 - 待测吸光度 A_1）$\times K$

该法能有效地消除溶血、黄疸和脂浊等样品本身光吸收造成的干扰。

常用终点法检测的项目有血清总蛋白、血清清蛋白、葡萄糖、总胆红素、总胆固醇、甘油三酯、高密度脂蛋白胆固醇、低密度脂蛋白胆固醇、钙、磷、镁等。

2. 固定时间法　指在时间 - 吸光度曲线上选择两个测光点，此两点既非反应初始吸光度亦非终点吸光度，这两点的吸光度差值用于结果计算，称为固定时间法（图13-8）。

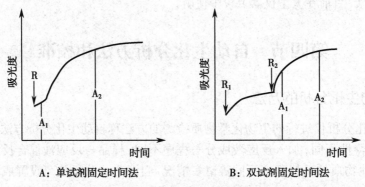

A：单试剂固定时间法　　　　B：双试剂固定时间法

图 13-8　固定时间法反应曲线

计算公式：$C_u=(A_2-A_1)\times K$

该分析方法有助于解决某些反应的非特异性问题。例如：苦味酸法测定肌酐，反应的最初 20 秒内，血清中快反应干扰物（丙酮酸、乙酰乙酸等）能与碱性苦味酸反应；在接着的 60 秒内碱性苦味酸主要与肌酐反应，且此段的时间 - 吸光度曲线线性较好（故也可用连续监测法测定肌酐）；在 80～100 秒及以后，碱性苦味酸可与蛋白质以及其他慢反应干扰物反应。这样选用反应的 20～80 秒为测定时间，既避免了快反应物质的干扰，也避免了慢反应物质的影响，使肌酐浓度与吸光度变化呈良好的线性关系，有利于提高分析的特异性和准确度。

3. 连续监测法　连续监测法又称速率法，是根据反应速度与待测物的浓度成正比，通过测定一段时间内吸光度的变化速率（$\Delta A/min$）来计算待测物的浓度。酶活性测定常用连续监测法，大大提高了测定的准确度和分析速度。图 13-9 表示连续监测法反应曲线，生化分析仪连续监测 t_0、t_1、t_2、t_3、t_4、t_5 的吸光度，每个时间间隔的吸光度变化表示为 δ_1、δ_2、δ_3、δ_4、δ_5 值，从图中可以看出 $\delta_2=\delta_3=\delta_4$，将 t_1 点至 t_4 点这段时间称为线性期。自动生化分析仪能记录整个反应过程的吸光度变化，并自动判断线性度。

计算公式：

$$C_U=\Delta A/min\times K$$

$$K=\frac{10^6}{\varepsilon}\times\frac{TV}{L\times SV}$$

K 值可以通过校正获得，也可以通过计算得到（如酶活性测定）。

TV 代表反应液总容量（μl），SV 代表样品容量（μl），L 代表比色杯光径（cm），ε 代表毫摩尔吸光系数。

酶活性测定一般应选用连续监测法，如丙氨酸氨基转移酶、天冬氨酸氨基转移酶、乳酸脱氢酶、碱性磷酸酶、γ- 谷氨酰转移酶、淀粉酶和肌酸激酶等。一些代谢物酶法测定的项目如己糖激酶法测定葡萄糖、脲酶偶联法测定尿素等，也可用连续监测法。

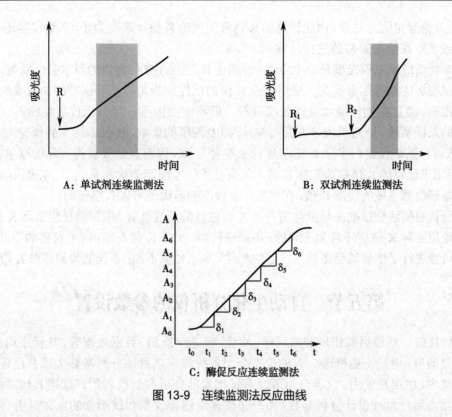

图 13-9　连续监测法反应曲线

4. 免疫比浊测定法　抗原与相应的抗体结合形成的免疫复合物,在反应液中具有一定的浊度,由分光光度法进行透射比浊测定。如血清载脂蛋白测定。

二、自动生化分析仪的校准

生化分析仪应定期进行校准(也称定标)。每年至少请仪器厂商校准仪器一次,使仪器性能状态符合仪器的质量标准,当仪器维修特别是仪器的加样系统或者比色分析系统进行维修时,应及时进行仪器的校准。

1. 用校准品进行校准　用仪器厂商配套的试剂及校准品进行相应测定项目的校准,参考操作手册,执行校准程序,当已知浓度的校准品吸光度测出后,仪器会自动计算出校准常数 K,存储于计算机中,供样品测定时计算用。

用校准品进行校准应注意如下问题:选择合适的校准品,以保证检测结果的可溯源性;根据试验项目确定校准的频度,但每 6 个月至少进行一次校准;室内质控出现异常的趋势或者偏移时的项目应重新校准;注意区别定值质控血清和校准品,决不可用定值质控血清代替校准品进行校准。校准方法可采用两点或多点校准,但对于多数的免疫比浊法应采用多点校准。两点法校准采用一个浓度的校准品和一个试剂空白,标准曲线为直线;多点法校准工作曲线可以为对数、指数、量程法等非线性曲线。

2. 用实际 K 值进行校准　多用于酶活性测定中,因酶活性尚无公认的校准品可用,因根据酶活性的国际单位定义得出酶活性的计算公式为:

$$U/L = \Delta A/min \times K$$

$$K = \frac{10^6}{\varepsilon} \times \frac{TV}{L \times SV}$$

ε为理论摩尔吸光系数,由此计算的K值称为理论K值。迄今为止,多数仪器还是用理论K值或者厂家给出的K值进行计算。

一个物质的摩尔吸光度是一个定值,而理论K值的计算与物质的摩尔吸光系数、光径、样本及试剂加注量等因素有关。采用理论K值的前提应当是样品和试剂的加量准确、比色杯光径准确,温度控制精确以及波长准确等。但事实上由于各型分析仪的性能不一,特别是仪器的加样系统、分光系统等方面的差异,以及温度的影响,使仪器达不到理论上的最佳状态,从而导致该仪器的实际K值与理论K值不一致,因而有必要获得实际的摩尔吸光系数,然后用来计算的K值称为实际K值。如果使用厂家配套的检测系统,厂家提供的K值,实际上是该检测系统的实际K值,在仪器厂家校准的前提下可以直接使用。

在公认的酶活性标准品问世前需使用K值进行酶活性计算,应提倡使用实际K值进行计算。使用实际K值应注意如下问题:不同的仪器,实际K值不同;同一仪器的不同时期,特别是仪器进行了维修甚至更换了主要的部件,实际K值不同;不同的检测系统K值不同。

第五节 自动生化分析仪的参数设置

分析仪的一些通用操作步骤如取样、冲洗、吸光度检测、数据处理等,其程序均已经固化在存储器里,用户不能修改。有的仪器公司各种测定项目的分析参数大部分已设计好,存于磁盘中,供用户使用;仪器公司若没有试剂盒的分析参数或者用户选用其他厂商的试剂盒则须由用户自行设计分析参数,用户必须详细阅读仪器和试剂盒的原文说明书,理解各参数的确切意义。如果理解错误,设置的参数不合理,检测结果将不可靠。常规设定的主要参数如下:

一、基本参数设置

1. 试验名称 试验名称是指测定项目的标示符,常以项目的英文缩写来表示。

2. 方法类型 方法类型有一点终点法、两点终点法、固定时间法、连续监测法等,根据被测物质的检测方法原理选择其中一种反应类型。

3. 反应温度 一般有30℃、37℃可供选择,通常固定为37℃。

4. 测定波长 主波长的选择原则,是选择一个与被测物质反应产物吸收峰对应的波长,尽量避开或减少来自试剂空白和样品空白的干扰,提高测定的特异性和灵敏度。次波长是在使用双波长时要指定一个与主波长、干扰物质光吸收有关的波长。

5. 反应方向 反应方向有正向反应和负向反应两种,吸光度增加为正向反应,吸光度下降为负向反应。

6. 样品量和试剂量 样品量一般是$2\sim35\mu l$,以$0.1\mu l$步进。第一试剂量和第二试剂量一般为$20\sim300\mu l$,以$1\mu l$步进。根据试剂厂家提供的说明书设定标本量和试剂量。由于每一种生化分析仪需要的反应液的体积量不同,需要对两者的比例进行同时缩小或增大。

7. 总反应容量 总反应容量在不同的分析仪中有不同的规定范围,一般是$180\sim350\mu l$。总反应容量太小,则无法进行吸光度测定。

8. 样品空白 用于终点法,即依据是否需要扣除空白,选择YES或NO。

9. 孵育时间 终点法是从样品与试剂混匀开始至反应终点为止的时间段;固定时间法是从第一吸光度选择点开始至第二吸光度选择点为止的时间段。

10. 延迟时间 在连续监测法中样品与反应试剂（第二试剂）混匀开始至连续监测期第一吸光度选择点之间的时间。

11. 连续监测时间 在延迟时间之后即开始，一般为 60～120 秒，不少于 4 个吸光度监测点。有的仪器为固定读数点而不能选择。

12. 标准液浓度 已知线性较好者只需一个浓度，非线性方法学（如免疫比浊法）可设 5～6 个浓度。

13. 校准 K 值或理论 K 值 通过校准得到的 K 值为校准 K 值，由计算得到的 K 值为理论 K 值。

14. 计量单位 选 g/dl、g/L、mg/dl、mg/L、mmol/L、μmol/L、U/L 等。

15. 小数点位数 测定结果的小数点位数，按有效数字设定。

16. 线性范围 即方法的线性范围，超过此范围应增加样品量或减少样品量重测。

17. 底物耗尽 在负反应的酶活性测定中可设置此参数，以规定一个吸光度下限。若低于此限时底物已太少，不足以维持零级反应而导致检测结果不准确。

18. 参考值范围 超过此范围的检测结果，仪器会打印出提示。

二、特殊分析参数设置

还有一些分析参数，如线性度、前区检查、试剂吸光度上限与下限、试剂空白速率、线性回归方程等，在不同分析仪上差别很大，不再详述。

第六节 自动生化分析仪的性能指标

性能指标是评价仪器的主要依据，从世界上第一台自动生化分析仪的出现至今已有 50 年，在漫长的发展历史过程中，仪器的结构和性能不断完善，功能和技术指标不断更新，自动化程度越来越高，检测速度越来越快，检测结果的精密度和准确度也越来越高。

一、自动化程度

对于一台自动生化分析仪来说，自动化程度高低是衡量仪器档次的重要指标。仪器的自动化程度越高，其功能越强。如半自动生化分析仪只能完成比色、计算和打印结果等过程，而全自动可完成加样、加试剂、混匀、温育、反应、比色、计算、打印结果、统计、分析等过程。

二、分析效率

即分析速度，指单位时间内（小时）完成的项目测试数，反映了单位时间内仪器可处理标本的能力。效率的高低取决于一次测定中可测样品的数目和可测项目的数目。如单通道生化分析仪一次仅能检测一个项目，其分析效率比多通道生化分析仪一次可测定多个项目要低得多。目前大多数自动生化分析仪的分析速度从 200～3000 测试 / 小时不等（如选用 ISE 法），有的型号仪器测试速度时可达 6000 测试。

三、准确度和检测精密度

对于一台分析仪而言，准确度无疑是最重要的性能指标，是决定自动生化分析仪检测结果准确性和可靠性的主要因素，其高低取决于分析仪各部件的加工精度和精确的工作状态。吸样、加试剂、温控准确度，以及光路系统如波长、检测器准确度和波谱带宽等都能影响检测准确度，这些因素往往使相同项目的检测结果向同一方向偏离。吸样精度以及样品针、试剂针、反应杯的交叉污染是影响精密度的主要因素。

四、应用范围

自动生化分析仪的应用范围包括可测试的生化项目、反应的类型及分析方法的种类等。近年来推出的一些自动生化分析仪，既可运用分光光度法进行检测，也可运用浊度法、离子选择电极法、荧光光度法等；可测项目的种类也从常规的生化检测指标扩展到特种蛋白、药物监测分析和微量元素的检测，应用范围越来越广泛。

本章小结

本章介绍了五种生化分析仪的分类方法，主要学习按反应装置的结构分类；半自动生化分析仪目前主要在一些基层医院使用，要了解其主要的性能指标；全自动生化分析仪中，分立式应用最普遍，其次是干片式，主要学习分析仪的基本结构组成和大致操作流程。生化分析方法是生化分析仪参数设置的理论依据。要理解终点法、固定时间法、连续监视法等各分析方法的意义和应用实例；要保证一个实验室测定结果的可靠性，必须对分析仪进行正确的校准，理解用校准品和实际K值两种校准方法的意义；参数设置是生化分析仪的基本操作，主要学习各参数的意义；生化分析仪的性能指标主要包括自动化程度、分析效率、准确度和检测精密度及应用范围，知道用哪几项指标来评价生化分析仪。

（王　璇）

思考题

1. 什么是自动生化分析仪？有什么特点？
2. 根据不同分类标准，可将自动生化分析仪分成哪些？
3. 简述分立式自动生化分析仪的基本结构。
4. 何谓后分光光路系统？有何特点？

第十四章 酶学分析技术

1. 掌握:酶活性、工具酶、同工酶概念;酶活性单位的计算;酶活性测定的定时法和连续监测法;代谢物的酶学分析技术和方法。
2. 熟悉:酶促反应进程;酶促反应动力学;酶活性测定的直接法与间接法;酶活性测定的影响因素;诊断酶学在临床的应用。
3. 了解:同工酶的产生机制和测定方法;酶活性单位的校准。

　　酶(enzyme)是由活细胞产生的对特异底物具有高效催化作用的蛋白质,属于生物催化剂;核酶和脱氧核酶可催化 RNA 和 DNA,也属于生物催化剂。前者是临床酶学分析技术的主体。酶学分析技术是以酶作为试剂,用于检测其他酶活性或某待测物浓度的分析方法。自 20 世纪 70 年代以来,随着现代免疫学技术的发展和自动生化分析技术的广泛使用,酶学分析在临床医学上的发展进入了一个崭新的时期,目前临床酶学分析占临床生化实验室常规工作量的 25%～55%,是临床生物化学检验的一项重要内容。

　　人体内绝大多数代谢反应都是在酶的催化下进行的,当酶的编码基因变异或表达异常,可导致酶分子缺陷,引起疾病;组织细胞病变,也可导致酶的质和量(或活性)以及代谢物浓度改变,因此,酶学分析在临床诊断上具有重要意义。

第一节 酶学分析技术基本知识

　　酶学分析的重要内容是对酶进行测定,包括酶绝对质量测定和相对质量(酶活性)测定两种方式。酶绝对质量测定是将酶作为一种蛋白质,对其酶蛋白质量进行定量测定的方法;酶活性测定(相对质量)是将酶作为一种催化剂,对其催化反应速率进行定量,以间接代表酶质量的测定方法。由于大部分酶在血液中含量极微(在 μg/L 甚至 ng/L 水平),故直接测定酶的绝对质量比较困难,除少数酶如肌酸激酶同工酶(CK-MB)质量、α_1- 抗胰蛋白酶等可用免疫方法进行直接测定质量外,绝大多数都是根据酶具有高效催化活性的特点,测定酶活性比较方便,因此临床上广泛采用酶活性测定用于间接表示酶质量。

一、酶的基础知识

(一)酶活性的概念

酶活性(enzyme activity)又称酶活力,表示酶催化底物的能力。单位时间内底物消耗量越大或产物的生成越多,就表示此酶的活性越强。一般用酶促反应速度来表示,即在规定条件下单位时间内底物(substrate)的减少量或产物(product)的生成量。

$$\upsilon = \frac{d[P]}{dt} \text{或} \upsilon = \frac{d[S]}{dt}$$

式中 υ 为反应速度;[P] 为产物浓度;[S] 为底物浓度;t 为时间。

在实际测定时,由于底物浓度设计往往过量,难以准确测定,而产物是从无到有,容易准确测定,因此酶促反应速度以测定单位时间内产物的生成量为好。

（二）酶活性单位

酶活性的高低用酶活性单位来计量。酶活性单位是指在一定条件下,单位时间内催化生成一定量的产物或消耗一定量的底物所需的酶量。酶活性单位有三种表示方法,即惯用单位、国际单位和 Katal 单位。

1. 惯用单位　20 世纪 50 年代以前的命名方式,由酶活性测定方法的建立者所规定的单位。如碱性磷酸酶(ALP)的金氏单位(King)、氨基转移酶的卡门氏单位(Karmen)等。由于各单位对反应条件及物质量的定义不同,彼此难以比较,给临床诊断带来困难,现在已极少使用。

2. 国际单位(IU)　1963 年国际酶学委员会(International Enzyme Commission, IEC)推荐采用国际单位(International unit, IU)的统一标准,即在规定条件下(25℃,最适底物浓度,最适 pH),每分钟催化 1μmol 底物转变成产物的酶量。1IU=1μmol/min。后来考虑到不同地区温度的差异,取消了对温度的限制。目前临床酶学测定时,为了与人体实际情况及加快反应速度,温度大都选择 37℃,故省略"国际",将"IU"简写为"U"

3. Katal 单位　为了与国际单位制(SI)相接轨,国际生物化学协会于 1979 年提出 Katal 单位(也称催量,可简写为 Kat)。1Katal 指在规定条件下,每秒钟催化 1mol 底物的酶量。1Katal=1mol/s。由于 Katal 单位相对于血清中的酶量而言其单位太大,可用 nKatal 表示。

国际单位和 Katal 之间关系如下:

$$1U=1\mu mol/min =16.67nKatal$$

酶活性浓度是指单位体积样本中的酶活性单位。近些年来,我国及世界各国的临床实验室常习惯使用 U/L 来表示体液中酶活性浓度,katal/L 较少用。

（三）正常上限升高倍数

正常上限升高倍数(upper limits of normal, ULN)是指样本酶活性测定结果与其参考范围上限的比值。酶活性浓度是一个相对的概念,与测定方法及测定条件有关,影响因素很多,各实验室之间测定结果难以比较,参考范围也难统一。为了直观地反映酶含量的变化,将测定值转化成 ULN 更容易为临床医生所接受,在相应校准品、测定方法尚未完全统一时,使用 ULN 也有一定好处,但要考虑到性别、年龄的差异。

（四）酶的质量分析

利用酶蛋白分子具有抗原性的特点,可以通过抗原抗体反应的原理直接测定酶的质量,报告方式用质量浓度单位。如用免疫学方法测定肌酸激酶同工酶(CK-MB),其结果用 ng/ml 或 μg/L 表示。

二、酶活性单位的计算与校准

（一）酶活性单位的计算

1. 酶活性单位计算公式　可根据所测定的酶所用方法的不同,利用标准曲线法或吸光系数法求得酶活性浓度。

在计算酶活性浓度之前，首先应明确测定方法的酶单位定义，确定物质量、体积和时间的单位，然后进行计算。

（1）标准曲线法：不同浓度的产物（底物）不加样品时，经与测定酶活性时的条件处理，显色后读取吸光度，绘制标准曲线，即可求出样品反应体系中产物的增加量（或底物的减少量），再按下列公式计算样品的酶活性浓度。

$$酶单位/升 = \frac{产物的增加量}{每单位规定的产物增加量} \times \frac{每单位规定的保温时间}{实际保温时间} \times \frac{1000(ml)}{实际标本量(ml)}$$

（2）吸光系数法：在分光光度法测定中，也可利用底物或产物的摩尔吸光系数加以计算，无需作标准管或标准曲线。摩尔吸光系数（ε）是在特定条件下，光径为 1.00cm 时，1.00mol/L 吸光物质对特定波长光的吸光度。根据 Lambert-Beer 定律，有：

$$C = \frac{A}{\varepsilon \times L}(mol/L)$$

根据国际单位的定义，样品中酶活性浓度（U/L）计算公式为：

$$U/L = \frac{(A/\varepsilon L)\times 10^6 (\mu mol)/L}{1\mu mol} \times \frac{酶单位规定的保温时间}{实际保温时间} \times \frac{TV}{SV}$$

式中：A：吸光度；ε：摩尔吸光系数（cm^2/mol 或 $L/mol \cdot cm$）；L：光径（cm）；TV（total volume）：反应体系总体积（ml）；SV（sample volume）：样品体积（ml）；10^6：将 mol 换算为 μmol。

在反应进程的不同反应时间测定方法中，公式换算如下：

1）终点法：上述公式中去除时间项，即：

$$U/L = (A_u - A_c) \times \frac{10^6}{\varepsilon} \times \frac{TV}{L \times SV}$$

式中：A_u：样本管吸光度；A_c：对照管吸光度。

2）定时法：

$$U/L = (A_u - A_c) \times \frac{每一酶单位所规定的时间}{酶反应温育时间} \times \frac{10^6}{\varepsilon} \times \frac{TV}{L \times SV}$$

式中：A_u：样本管吸光度；A_c：对照管吸光度。

3）连续监测法：

$$U/L = \Delta A/min \times \frac{10^6}{\varepsilon} \times \frac{TV}{L \times SV}$$

式中：$\Delta A/min$ 为反应体系在线性范围内每分钟吸光度的变化。

2. 系数 K 值的计算与应用 在实际工作中，特别是自动化分析测定同一种酶时，条件固定，从理论上来讲，TV、SV 和 L 均为固定值，ε 为常数，上述连续监测法公式可简化为：

$$U/L = \Delta A/min \times k$$

$$K = \frac{10^6}{\varepsilon} \times \frac{TV}{L \times SV}$$

K 称为酶活性浓度系数（或称为常数），亦称计算因数值（F 值），常用于临床酶活性测定的计算与校准。如连续监测法测定血清 LD 活性浓度，已知 NADH 的 ε 为 $6.22 \times 10^3 cm^2/mol$，血清 50μl，底物液 1ml，比色杯光径 1cm，则 K=$(10^6 \times 1.05)/(6.22 \times 10^3 \times 1 \times 0.05)$=3376。

系数 K 值对酶的测定具有十分重要的意义，K 值过高，虽然测定的线性范围较宽，但重复性差；K 值过低，虽然精密度较好，但检测线性窄。因此应根据实际情况进行合理的设置与应用，同时还应考虑被测酶的参考区间上限及测定时间两个方面，以保证测定结果的可靠。

通常自动分析仪吸光度噪声都需控制在 0.001 水平，即保证对同一溶液反复测定时，吸光度误差控制在 0.001 左右。如 K 值为 8000，每分钟测定吸光度如有 0.001 的微小变化，根据上式将出现 8U/L 左右的误差，这对参考值较低的酶如转氨酶来说显然太大。如测定时间只有 0.5 分钟时，K 值一般不超过 4000。改变 K 值最简单的方法是改变样本的稀释度，稀释倍数越大，K 值越大。

在酶活性测定试剂盒的说明书中，一般都标明了指示物的理论 ε，有些还直接给出了系数 K 值，其系数 K 值是根据测定程序中样品用量和反应体积比例，以理论摩尔吸光系数 ε 计算而来，称之为理论 K 值。各厂家虽然设置是同一测定项目的同一方法，但由于设置的样本与试剂体积比不同，K 值也有较大差别。因此，理论 K 值仅供用户求实测 K 值参考。常用指示物的 ε 与用途见表 14-1。

表 14-1　常用指示物的 $\varepsilon(cm^2/mol)$ 与用途

指示物	主波长	次波长	用途
NADH	$\varepsilon_{340nm}6.22\times10^3$	$\varepsilon_{380nm}1.33\times10^3$	测 ALT、AST、LD 等
NADPH	$\varepsilon_{340nm}6.22\times10^3$	$\varepsilon_{380nm}1.33\times10^3$	测 G-6-PD、CK
对硝基苯酚	$\varepsilon_{405nm}18.5\times10^3$	$\varepsilon_{476nm}0.20\times10^3$	测 ALP
对硝基苯胺	$\varepsilon_{405nm}9.9\times10^3$	$\varepsilon_{476nm}0\times10^3$	测 γ-GT
5-硫代-2-硝基苯甲酸	$\varepsilon_{405nm}13.6\times10^3$	$\varepsilon_{476nm}2.80\times10^3$	测 ChE

（二）酶活性单位的校准

酶活性测定的影响因素很多，以至于同一样本用相同的试剂在不同的仪器上，或同一方法用不同厂家的试剂盒在同一仪器上测定时，结果都会有较大的差异。为使结果有可比性，在试剂制备时从影响因素上进行统一较为困难，而在试剂制备及样本测定后进行校准（校正、定标）则相对简单、实用。

酶活性测定的校准常用两种方式：一是用实际测定的摩尔吸光系数 ε 进行校准，二是用酶校准物进行校准。

1. 用实测 ε 校准　在一个固定的测定系统内，即用同一厂家生产的仪器与配套试剂盒测定时，用速率法测定酶活性的计算公式中因数 K 值是一个常数，此时可采用厂家给定的 K 值（亦即理论摩尔吸光系数 ε 和理论 K 值）。但实际上很难固定一个测定系统，且测定条件如 pH、温控的准确性、仪器波长的准确性、加样系统状况、比色池光径及磨损与清洁度、杂光等变化时，若不符合要求或发生变化都会影响指示物的 ε 值，ε 发生变化，则 K 值就会发生变化。

因此，需要用实际测定的 ε 值来计算真实的 K 值。

实测 ε 校准即是用实际测定的 ε 确定 K 值（实测 K 值）。使用已知浓度的指示物标准品（如 NADH、4-NP、4-NA 等）或底物（如葡萄糖）等作为样本进行酶活性测定，根据测出的吸光度值计算出真实摩尔吸光系数 ε，然后根据实测 ε 得出实测 K 值。该法简单、实用，可消除或减少测量系统的系统误差，提高测定结果的准确性，很多常规实验室采用此法。

例：己糖激酶（HK）法测定葡萄糖 NADPH 的 ε 与 K 值校准。

已知葡萄糖校准液浓度为 5.56×10^{-3} mol/L，校准液体积为 5μl，HK 法试剂量为 450μl，在 340nm 处，光径 1cm，用空白管调零后测得吸光度值为 0.353，求 NADPH 的真实 ε 和 K 值。

解：根据 Beer 定律：

NADPH 的真实摩尔吸光系数 $\varepsilon = (A \times TV)/(C \times L \times SV)$

$$= (0.353 \times 455\mu l)/(5.56 \times 10^{-3} mol/L \times 1cm \times 5\mu l)$$

$$\approx 5.778 \times 10^3 (L/mol \cdot cm)$$

NADPH 的真实 $K = (10^6 \times TV)/(\varepsilon \times L \times SV)$

$$= (10^6 \times 455\mu l)/[5.778 \times 10^3 L/(mol \cdot cm) \times 1cm \times 5\mu l]$$

$$\approx 1.575 \times 10^4 \mu mol/L$$

用实测的 ε 校准，即为用实测的 K 值校准。

2. 用酶校准物校准　用实测的 ε 校准的测定环境与用样本加至试剂后的真实环境不一样，存在基质效应。因此，IFCC 指出使用公认的酶校准物来校准常规方法，以增加酶活性测定的可靠性。

利用稳定的、定值准确的酶校准物或酶参考物进行校准后得到 K 值目前国内外推荐有证参考物（certifiedreferencematerial，CRM）、标准参考物（standardreferencematerial，SRM）和酶参考物（ERM）用于酶学测定的校准。这些物质的定值可溯源各自的参考方法或推荐方法，该方法代表了目前国际上临床酶学标准化的一个新途径。

可用作酶活性测定的校准物分两类。一类是产物的基准物质，如对硝基苯酚、对硝基苯胺等，可用于校准仪器的摩尔吸光系数。产物 NAD(P)H 的摩尔吸光系数可以用葡萄糖测定试剂（己糖激酶法）来校正。另一类称酶校准物，多是用人血清或动物血清作介质，目的是为了与标本基质接近。在实际工作中，使用酶校准物的优点有：①改进方法间的符合程度；②缩小方法内因保护剂、原材料等试剂配方不同等造成的差异；③校正试剂稳定性稍有下降造成的误差；④校正仪器的某些系统误差，如波长、温度、加样误差等。但需注意的是，酶校准物无法补偿分析系统自身的性能缺陷，而且不同的检测系统应使用不同的校准物。

对同一个样本来说，一个有良好精密度的测定系统，速率法测定酶活性国际单位的计算公式中 ΔA/min 在校准前后应是相同的，即使出现偏差，也应是在系统本身的不精密度所造成的误差范围内。设酶校准物的活性浓度测定值为 U_L，理论 K 值为 K_L，酶活性浓度校准值为 U_J，校准 K 值为 K_J，根据公式 $U = \Delta A/min \times K$，可得出校准 K 值。

$$\frac{U_J}{K_J} = \frac{U_L}{K_L}$$

$$则 K_J = K_L \times \frac{U_J}{U_L}$$

例：生化分析仪 K 值的校准。在 K 值为 3000μmol/L 的某生化分析仪上测定 80U/L 的某酶校准物及一未知酶样本，测定结果分别为 100U/L、200U/L。假定其恒定系统误差可以忽略不计，求校准后 K 值和患者样本校准后的酶活性浓度。

解：将酶校准物当成样本检测，即 $U_L = 100U/L$，已知 $K_L = 3000\mu mol/L$，$U_J = 80U/L$，根据公式，校准 K 值为：

$$K_J = (3000 \times 80)/100 = 2400 \mu mol/L$$

已知患者样本测定值为 U_L=200U/L，校准后的酶活性浓度为：

$$U_J=（2400×200）/3000=160μmol/L$$

此方法是一种理想校准方法，实际操作简便，可对酶测定中仪器、试剂及反应条件等差异造成的偏差进行校准，还可促进方法间的一致性和增加常规酶测定方法的可靠性，可使不同实验室之间的测定结果相对统一。但由于酶制品提纯难、不稳定，且提纯酶与血清酶反应性不一定一致，所以此校准方法长期未解决。近年来各种动物源性、人源性酶制品，特别是源于基因工程的酶制品已相继研制成功，将为该方法学提供巨大的发展空间。

三、酶促反应动力学

酶促反应动力学是研究酶促反应速度规律及其影响因素。这些因素包括底物浓度、酶浓度、温度、pH、激活剂和抑制剂等。通过酶促反应动力学研究，可以掌握酶促反应速度的规律，指导选择酶作用的底物种类、确定底物浓度，确定酶作用的最适温度、pH、激活剂和抑制剂类型和含量等，从而准确测定酶活性或代谢物浓度。

（一）中间复合物（络合物）学说和米 - 曼氏方程

1903 年 Henri 通过蔗糖酶水解蔗糖的实验发现，在酶浓度不变的情况下，酶促反应速度与底物浓度之间呈矩形双曲线关系（图 14-1）。即随着底物浓度的增加，酶促反应依次经过一级反应、混合级反应和零级反应三个阶段。

根据实验结果，Henri 和 Wurtz 提出了中间复合物学说。该学说认为，当酶催化某一化学反应时，酶首先与底物结合形成中间复合物（ES），然后生成产物（P），并释放出酶。

$$E + S \rightleftharpoons ES \longrightarrow E + P$$

反应式中 E 代表酶，S 代表底物，ES 代表中间复合物，P 代表产物。

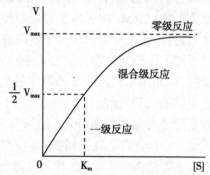

图 14-1 酶促反应速度与底物浓度的关系

中间复合物学说指出，酶浓度和底物浓度是决定酶促反应速度的两个关键因素。当底物浓度较低时，酶分子未被底物饱和，中间产物随着底物浓度的增加而增加，反应速度与底物浓度成正比，该阶段为一级反应；随着底物浓度的增加，大部分酶分子已被底物饱和，自由酶分子很少，不能使中间产物成正比增加，反应速度与底物浓度不成正比，该阶段为混合级反应；当底物浓度达到一定量时，所有酶分子已被底物充分结合达到饱和状态，再增加底物浓度也不能增加中间产物浓度，反应速度达到最大值，该阶段为零级反应。在零级反应阶段，反应速度不受底物浓度的影响，只与酶活性浓度成正比。

1913 年 Michaelis 和 Menten 根据中间复合物学说进行数学推导，得出了单底物的 v 与 [S]关系的公式，即著名的米 - 曼氏方程式，简称米氏方程：

$$v = \frac{V_{max} \times [S]}{K_m + [S]}$$

方程式中 v 为酶促反应速度，V_{max} 为最大反应速度，[S]为底物浓度，K_m 为米氏常数。

米氏方程可以很好地解释图 14-1：[S]为自变量，v 为因变量，反应条件一定时，方程中 V_{max} 和 K_m 为常数。底物浓度很低时，即[S]<K_m 时，方程中的分母 K_m+[S]≈K_m，方程形式

可简化为 $v=V_{max}\times[S]/K_m$，表现为一级反应，这时由于底物浓度低，酶没有全部被底物所饱和，因此在底物浓度低的条件下是不能正确测得酶活性的；随着底物浓度的增加，方程中的分母不能简化，而为双曲线形式，反应速率不再与底物浓度成正比升高，表现为混合级反应；当底物浓度达到相当高时，即 $[S]>K_m$ 时，方程中的分母 $K_m+[S]\approx[S]$，方程形式可简化为 $v=V_{max}\times[S]/[S]=V_{max}\times[S]^0$，表现为零级反应，即反应速度与底物浓度 $[S]$ 的零次方成正比，v 与 $[S]$ 无关，只有在此条件下才能正确测得酶活力。

（二）K_m 的含义及应用

1. K_m 的含义 当 $v=1/2V_{max}$ 时，$K_m=[S]$。因此，K_m 值为反应速度达到最大反应速度一半时的底物浓度，单位是 mol/L，与底物浓度的单位一样。

2. K_m 的应用 K_m 是酶的特征性常数之一，只与酶的结构、底物性质以及反应条件（如温度、pH、离子强度等）有关，而与酶浓度无关。

各种酶的 K_m 分布范围很大，一般在 $10^{-6}\sim10^{-1}$ mol/L 之间（表 14-2）。

表 14-2 一些酶的 K_m 值

酶	底物	K_m（mmol/L）
过氧化氢酶	H_2O_2	25.0
谷氨酸脱氢酶	谷氨酸	0.12
己糖激酶	D-葡萄糖	0.15
	D-果糖	1.5
碳酸酐酶	HCO_3^-	9.0
乳酸脱氢酶	丙酮酸	0.017
蔗糖酶	蔗糖	28.0
	棉子糖	350
肌酸激酶	肌酸	0.6
	磷酸肌酸	5.0
丙酮酸脱氢酶	丙酮酸	1.3
β-半乳糖苷酶	D-乳糖	4.0
葡萄糖-6-磷酸脱氢酶	葡萄糖-6-磷酸	0.058

（1）鉴别酶的种类：K_m 是酶的特征性常数。同一种酶的 K_m 值相同，不同种类的酶 K_m 不同，同工酶对同一底物的 K_m 值也不相同。对于一种未知的酶，可在规定条件下测定其 K_m 来判断是否为不同的酶，这一点在同工酶测定中有应用价值。

（2）反映酶与底物的亲和力：酶与底物亲和力与 K_m 值成反比。由米氏方程可见，v 与 K_m 成反比例关系，K_m 值越大，酶与底物亲和力越小，K_m 值越小，酶与底物亲和力越大。可直接用 $1/K_m$ 表示酶与底物亲和力的大小。

（3）选择酶的最适底物：当酶有几种不同的底物存在时，K_m 最小的底物为该酶的最适底物或天然底物。酶活力测定时，应优先选择酶的最适底物，使酶促反应容易进行，并节省底物用量。

（4）设计适宜的底物浓度：由米-曼氏方程计算得出：当 $[S]=1K_m$ 时，$v=0.5V_{max}$；当 $[S]=9K_m$ 时，$v=0.90V_{max}$；当 $[S]=19K_m$ 时，$v=0.95V_{max}$；当 $[S]=99K_m$ 时，$v=0.99V_{max}$；由此可以计算出不同底物浓度时酶促反应速度相当于最大反应速度的比率，以推算酶的活性中心被底物饱和的分数。

酶促反应进程曲线表明,只有初速度才能真正代表酶活性。为了使酶反应的初速度接近 V_{max},一般要求[S]设计在 $10\sim20K_m$ 之间,此时 v 相当于 V_{max} 的 90.9%~95.2%、底物消耗率为 1%~5%,这样既可近似表示酶活性,又不至于使底物浓度过高而造成浪费。

(5)判断可逆反应的速率:对于可逆反应,如测得该酶催化正逆两个方向底物的 K_m 及底物浓度,基本上可推测其催化反应的方向及催化效率。

(6)判断酶偶联反应的限速反应:在多个工具酶催化的连锁反应体系中,各工具酶的 K_m 是不相同的,一般 K_m 值最大的酶所催化的反应是该酶系反应中的限速反应,该酶则为限速酶。

(7)计算工具酶的用量:在利用工具酶测定代谢物浓度或酶活性时,可根据米氏方程来计算工具酶的用量。

(三)V_{max} 的含义及应用

1. V_{max} 的含义 V_{max} 即酶促反应的最大反应速度,是酶完全被底物饱和时的反应速度,与酶活性浓度成正比。在一定的酶活性浓度和测定条件下,对于特定的底物,V_{max} 也是一个常数。

2. V_{max} 的应用 如果已知酶量,则可用 V_{max} 计算酶的转化率(turnover number,TN),即当酶被底物充分饱和时,单位时间内每分子酶可将底物转变成产物的分子数。计算公式如下,TN 单位是 /s,底物转化量单位是 mol/L/s;酶量单位 mol/L。

$$TN = \frac{V_{max}}{[E]} = \frac{底物转化量(mol/L/s)}{酶量(mol/L)}$$

例如,10^{-4}mol/L 的碳酸酐酶溶液 2 秒钟催化生成 0.6mol/L 的碳酸,则 $TN=(0.6/2)/10^{-4}=3\times10^3$/s。

TN 代表酶的催化效率,TN 越大,酶的催化效率越高。大多数酶的 TN 在 $10^1\sim10^4$/s 范围内。

(四)K_m 和 V_{max} 的测定

如果用 v 对[S]作图所得的双曲线求 K_m 和 V_{max} 不够现实,因为根据米 - 曼氏方程计算可知,要使 v=99%V_{max},则[S]要达到 $99K_m$,如此高浓度的底物已超过底物的溶解度,而且实验成本高,实际上是做不到的,况且 V_{max} 是一个渐近值,不可能从实验中直接得到。如果将双曲线的米 - 曼氏方程转换成直线方程,然后根据直线的斜率或用外推法处理,则可以方便地求得 K_m 和 V_{max}。最常用的方法为 Lineweaver-Burk 双倒数作图法。

将米 - 曼氏方程作两侧同时取倒数,得到:

$$\frac{1}{v} = \frac{K_m + [S]}{V_{max}[S]} = \frac{K_m}{V_{max}} \times \frac{1}{[S]} + \frac{1}{V_{max}}$$

令 $1/v=y$,$K_m/V_{max}=b$,$1/[S]=x$,$1/V_{max}=a$,上式可改写为 y=bx+a,即直线方程。以 1/v 为纵坐标,1/[S] 为横坐标作图可得一

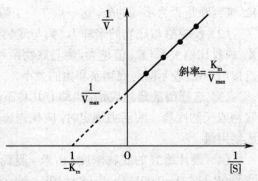

图 14-2 双倒数作图法(Lineweaver-Burk 作图法)

条直线。纵轴截距为 $1/V_{max}$，斜率为 K_m/V_{max}，横轴截距为 $-1/K_m$（图 14-2）。根据 $1/K_m$ 和 $1/V_{max}$ 的数值即可求得 K_m 和 V_{max}。

该方法简便易行，但也存在明显的局限性。当[S]>K_m 时，斜率很小，直线近乎水平，与负 X 轴很远相交，虽可测得 V_{max}，但难以测得 K_m；当[S]<K_m 时，斜率很大，直线近乎陡直，与负 X 轴的交点接近原点，V_{max} 和 K_m 均难测得；只有将底物浓度范围设计在 K_m 附近，并将 $1/[S]$ 设计成等差数列，使工作点在直线上间隔均匀，方可测得较为准确的结果。

四、酶促反应进程

酶促反应不同于一般的化学反应，反应不能瞬间完成。一个典型的酶促反应过程一般包括延滞期、线性期、非线性期三个阶段。如果将酶促反应过程中的产物生成量（或底物消耗量）对反应时间作图，可得到酶促反应时间进程曲线（图 14-3）。

从酶促反应时间进程曲线可以看出，酶促反应各期具有以下特点：

1. 延滞期　对单一酶促反应，在过量的底物存在下，底物与酶结合启动酶促反应。由于温度、酶与底物分子以及激活剂等结合（混匀）程度的影响，致使反应速率一开始时较慢，底物或产物的变化量与时间不成正比，称为延滞期。此期时间从数秒到数分钟，通常为 1~3 分钟。

在双试剂法中，将延滞期中最开始的一段称为孵育期（预温期，预孵育期），即第一试剂

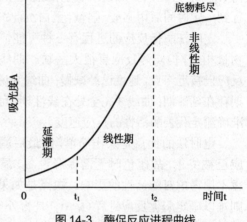

图 14-3　酶促反应进程曲线

与样本中的内源性干扰物质反应期，将加入第二试剂后至线性期之前的时间称为延滞期，也有将它们统称为延滞期。

2. 线性期　经过延滞期后，酶与底物分子结合增多，反应速度达到并保持恒定速度的时期，称为线性反应期。此时，反应速度（v）与底物浓度[S]的零次方成正比，又称为零级反应期。即反应速度不受底物浓度的影响，而只与酶活性浓度成正比，是酶活性测定的最佳时期，一般为 1~5 分钟。

此期底物虽有部分消耗，但未明显改变酶促反应速率，为反应初速度（初速度是指底物消耗量小于 5% 时的反应速度）。

3. 非线性期　随着反应时间的推移，底物消耗越来越多，酶促反应速度明显下降，偏离线性期，进入非线性期。酶活性浓度越高，线性期就越短。若为单底物反应，此时反应速度（v）与底物浓度[S]的一次方成正比，故称为一级反应期，如果反应速度受两种或两种以上底物浓度的影响，则为二级或多级反应。此期的酶促反应速度不再与酶活性成正比。

因此，代表酶活性大小的是线性期的酶促反应速度。要准确测定酶活性，必须找出酶促反应的线性期，即在过量底物存在条件下的零级反应期的速度，而避开延滞期和非线性反应期。传统的手工分析技术无法准确地在线性期内测定酶促反应速度，故结果不够准确。自动生化分析仪能方便准确地找到线性期，结果准确可靠。

第二节 酶活性测定方法

酶活性测定方法至少有三种分类方式。按仪器检测方法分类,可分为分光光度法、浊度法、荧光法、放射性核素法、电极法、量气法等,其中分光光度法最为常用;按反应时间分类,可分为定时法、连续监测法,此种分类方式影响最大、用途最广;按检测对象分类,可分为直接法和间接法。

一、根据反应时间测定酶活性

(一)定时法

定时法即固定时间法,是早期测定酶活性的方法。通过测定酶促反应开始后一段时间内($t_1 \sim t_2$)产物的生成量或底物的消耗量来测定酶活性的方法。该方法一般需要在反应进行到一定时间后用强酸、强碱、蛋白沉淀剂等终止反应。

定时法酶促反应的进程有三种可能情况(图 14-4):虽然从 t_1 到 t_2 三种反应所生成的产物量相同,但实际反应有很大区别。曲线 1 说明酶促反应已接近终点,速度已经减慢;曲线 2 说明在反应早期存在延滞期;曲线 3 完全处在线性期,可以用定时法准确测定代表酶活性的反应速度。

定时法的优点是操作简单,因最后测定时酶促反应已被终止,故比色时无需保温设备,显色剂的选择也不用考虑对酶活性的影响。缺点是如果不做预试验则难以确定酶促反应进程($t_1 \sim t_2$)是否处于线性期(零级反应),难以确保测定结果的准确性。

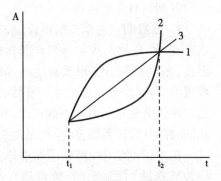

图 14-4 定时法酶促反应进程曲线

因此,要用定时法准确测定酶活性必须了解不同酶促反应速度和时间的关系,先做预试验找出酶促反应速度恒定的时期,确定线性时间,然后在这段时间进行测定,以避开延滞期和非线性期。

实际测定时,延滞期很短并难以确定,对酶活性测定产生的影响可以忽略不计。随着保温时间的延长,酶变性失活加速;随着底物的减少和产物的增多,逆反应也加强。因此,定时法时间段的预定,一般从保温一开始就计时(t_1),至终止时间(t_2)不宜过长,一般以 30 分钟左右为宜。

一般情况下,定时法也称为两点法,因为 t_1 和 t_2 是整个反应进程中的两个点。但严格来说,两者是有区别的,定时法需要终止反应,两点法则不需要。

目前,在一些基层单位还经常使用定时法。对于某些酶而言,定时法测定也能得到较准确的结果。如 ALP 测定,IFCC 推荐法以 4- 硝基磷酸酚钠盐为底物,以 2- 甲基 -2- 氨基 -1- 丙醇(AMP)做缓冲液,使用定时法,延滞期短(小于 1 分钟),线性期长(400U 的样品,线性期达 15 分钟),产物对硝基酚有标准品供应,终止液 NaOH 不会对产物的摩尔消光系数有影响,因此,在酶促反应条件不变的情况下,可以使用定时法,测定结果与速率法准确性相当。但定时法需做样品空白。

(二)连续监测法

连续监测法又称为速率法、动力学法,是指在酶促反应的线性期(零级反应期)每间隔一定时间测定一次产物或底物的变化量，根据其变化量间接计算酶活性浓度的方法（图 14-5）。

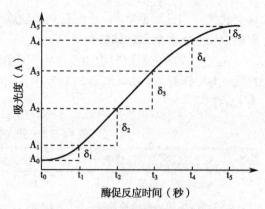

图 14-5　连续监测法酶促反应进程曲线

连续监测法的优点是能够即时观测反应进程，可将多点测定结果绘图连线，快速、直观地查看反应进程，很容易找到反应的线性期，结果准确可靠，标本和试剂用量少，可在短时间内完成测定。与固定时间法不同的是无需终止酶促反应进程，不需要添加其他显色试剂。

连续监测法的测定结果常较固定时间法高，这是因为在酶促反应初始阶段底物最充裕，产物的抑制作用、逆向反应和酶变性等均很小，所以反应后期的吸光度等检测信号就比定时法要高且真实，因而测定结果也较定时法准确，在高浓度标本时尤为明显。

该方法是在一定的反应时间区段内（至少 9～120 秒）每隔一定时间（常为 2～30 秒）读取一次吸光度值，连续测定多点（至少 4 点），然后对吸光度数据作最小二乘法处理，再用线性期内的数据计算单位时间内的反应速率 $\Delta A/min$，最后根据公式计算出酶活性。

连续监测法要求准确地控制温度、pH 和底物浓度等反应条件，并具有恒温装置及自动监测功能，半自动或全自动生化分析仪都能满足这些要求。

连续监测法要求不显色而直接测定产物或底物的变化量，因此，在方法学设计上，可以选择紫外吸收法或色素原底物显色法等。例如利用 NAD（P）H 在 340nm 波长紫外吸收的改变、利用对硝基酚在 405nm 波长光吸收的变化等。

此外，根据反应时间测定酶活性的方法还有一种方法——终点法。终点法是指通过测定酶促反应开始至反应达到平衡时产物或底物浓度的总变化量来求出酶活性的方法。它是在酶促反应平衡期即非线性期的任何一点进行测定，无需终止反应。由于其测定是在非线性期，不是零级反应，不能代表初速率，测定时间长，有可逆反应影响等，导致测定不准确，现临床很少应用。

二、根据检查对象测定酶活性

（一）直接法

直接法是指使用各种分析手段，如分光光度法、荧光法、pH 计、旋光计、电导仪等，在不停止酶促反应条件下，直接测定反应体系中产物或底物的变化，从而计算出酶活性浓度的方法。该方法的待测酶酶促反应的产物或底物通常有特征性的理化性质，可通过特殊的仪器直接检测。其常用方法种类如下：

1. 测定 NAD（P）H 的方法　利用 NAD（P）H 在 340nm 处有特异紫外吸收峰的特点，监测 340nm 吸光度的变化可反映 NAD（P）H 量的变化，其变化与待测酶活性成正相关。利用该原理能测定以 NAD（P）$^{+}$ 或 NAD（P）H 为辅酶的脱氢酶类，如 LDH、葡萄糖 -6- 磷酸脱氢酶（G-6-PD）、谷氨酸脱氢酶（GLDH）等。

2. 测定人工合成的色素原底物的方法　人工合成某些底物，其本身为无色或微黄色，通过酶促反应后，其化合物中的某一基团被水解或转移，使无色的底物转变成有色的产物，这类底物称为色素原底物,检测有色产物在 405nm 波长吸光度的变化可测定酶活性,常用于测定一些水解酶和转移酶。

人工合成的色素原底物的要求为:①酶促反应特异性高;②酶促反应效率高;③稳定,自发水解、分解少;④纯度高,接近无色;⑤溶解性好。常见的人工合成的色素原底物见表 14-3。

表 14-3　一些人工合成的色素原底物

人工合成的色素原底物	待测酶	产物的毫摩尔吸光系数
对硝基苯酚磷酸二钠盐	ALP	对硝基苯酚(405nm,pH 10.3)18.5
L-γ-谷氨酰-3-羧基对硝基苯胺	GGT	2-硝基-5-氨基苯甲酸(405nm,pH 8.1)9.49
2-氯-硝基酚-α-半乳糖-麦芽糖苷	AMY	2-氯酚(405nm,pH 6.0)6.1
2-氯-硝基酚-α-岩藻糖苷	α-岩藻糖苷酶	2-氯酚(405nm,pH 6.5)6.2

3. 测定耗氧量的方法　氧化酶在催化反应时不断消耗氧气,可用氧电极连续监测耗氧量以测定酶活性。

4. 其他　胆碱酯酶(ChE)催化乙酰胆碱水解产生乙酸,pH 下降,可监测 pH 以测定 ChE 活性。脱羧酶催化反应时产生 CO_2,可用量积法监测 CO_2 变化以测定酶活性等。

（二）间接法

间接法是指加入相应试剂后间接测定酶促反应的产物转化物或底物转化物的理化指标以测定酶活性的方法。这类方法通常是酶促反应的底物和产物没有特征性的理化性质,需通过另一个(或多个)化学反应,将底物或产物转化为有明显特征理化性质的另一个化合物。直接法测定的酶类非常有限,很多情况下不得不采用间接法来检测酶活性。其常用方法种类如下:

1. 酶偶联法　在测定待测酶活性时,常采用偶联一个工具酶或几个工具酶,将待测酶的某一产物转化为可以直接测定的产物,从而对待测酶的活性进行测定(详见第三节工具酶)。

2. 化学法　在反应体系中加入一些与酶促反应无关,同时也不影响酶活性的试剂,这些试剂只与酶反应物(一般是产物)迅速作用,产生信号变化。如胆碱酯酶(ChE)的丁酰硫代胆碱测定法,ChE 催化底物丁酰硫代胆碱后,生成的硫代胆碱(SCH)与 5,5′-二硫代-双(2-硝基苯甲酸)(5,5′-DTNB)反应,生成黄色的 5-巯基-2-硝基苯甲酸(5-TNBA);酸性磷酸酶测定,利用 α-萘酚磷酸盐做底物,经酸性磷酸酶水解后释放萘酚,与试剂中的固红 TR 发生偶氮反应,生成黄色化合物等。其中的 DNTB、固红 TR 就是所加的试剂。

三、定时法测定血清淀粉酶(碘-淀粉比色法)

血液中的淀粉酶(α-amylase,AMY 或 AMS)主要来自胰腺和唾液腺,均可随机作用于淀粉分子内的 α-1,4-糖苷键生成葡萄糖、麦芽糖、寡糖及糊精。尿液中的 AMY 则来自血液。血清淀粉酶和尿淀粉酶测定是诊断胰腺疾病最常用的实验室检测指标。当患有胰腺疾病,特别是急性胰腺炎,或胰腺外分泌功能障碍性疾病均可引起淀粉酶活性发生相应的变化,据此有助于胰腺疾病的诊断。

AMY 测定的方法主要有 3 类,第一类是碘量法(通过测定酶作用后剩余的淀粉量推算出酶活性，如碘 - 淀粉比色法）；第二类是糖化法（通过测定淀粉水解生成的小分子糖量进而计算出酶活性）；第三类是染料释放法（通过测定染色淀粉水解后释放出的可溶性色素计算酶活性）。下面以碘量法中的碘 - 淀粉比色法为例测定血清淀粉酶活性。

【实验原理】 血清（或血浆）中 α- 淀粉酶催化淀粉分子中 α-1，4- 糖苷键水解，产生葡萄糖、麦芽糖及含有 α-1，6- 糖苷键支链的糊精。在底物过量（浓度已知）的条件下，反应后加入碘液与未被水解的淀粉结合生成蓝色复合物，淀粉酶活性越高，则蓝色越浅，与未发生酶促反应的空白管比较，从而推算出淀粉酶的活性。

【试剂】

1. 0.4g/L 淀粉缓冲液 取一烧杯，准确称取 NaCl 9g、无水 Na_2HPO_4 22.6g（或 $Na_2HPO_4·12H_2O$ 56.94g），无水 KH_2PO_4 12.5g，放入 500ml 蒸馏水中溶解，加热至沸腾。另取一小烧杯，精确称取 0.4g 可溶性淀粉，加入约 10ml 蒸馏水，混匀成糊状后，加入上述沸腾之溶液中，水洗烧杯一并倒入，冷却至室温后，加入 37% 甲醛溶液 5ml，用蒸馏水稀释至 1000ml。该溶液 pH 为 7.0±0.1，置冰箱保存。

2. 0.1mol/L 碘贮存液 量取约 400ml 蒸馏水，溶解碘酸钾 KIO_3 1.7835g 及 KI 22.5g，缓慢加入 4.5ml 浓盐酸，边加边搅拌。用蒸馏水稀释到 500ml，充分混匀，贮存于棕色瓶中，塞紧，置冰箱保存。

3. 0.01mol/L 碘应用液 取碘贮存液，用蒸馏水稀释 10 倍，贮存于棕色瓶中，置冰箱保存可稳定 1 个月。

【操作步骤】 血清先用生理盐水作 10 倍稀释，按表 14-4 操作。

表 14-4 定时法测定淀粉酶操作步骤

加入物（ml）	空白管（B）	测定管（U）
淀粉缓冲液	1.0	1.0
37℃预温 5 分钟		
稀释血清	-	0.2
混匀，置 37℃水浴 7.5 分钟		
碘应用液	1.0	1.0
蒸馏水	6.2	6.0

混匀，波长 660nm，以蒸馏水调零，读取各管吸光度。

【单位定义】 100ml 血清中的淀粉酶，在 37℃、15 分钟水解 5mg 淀粉为 1 个单位（U/dl）。

【结果与计算】

$$淀粉酶（U）= \frac{A_B - A_U}{A_B} \times \frac{0.4}{5} \times \frac{15}{7.5} \times \frac{100}{0.02} = \frac{A_B - A_U}{A_B} \times 800$$

【参考范围】 健康成年人：血清淀粉酶活性 80～180U/dl；尿液淀粉酶活性 100～1200U/dl。

【注意事项】

1. 酶活性在 400U/dl 以下时，与底物的水解量呈线性。如测定管吸光度小于空白管吸光度一半时，应加大血清稀释倍数或减少稀释血清加入量，重新测定，测定结果乘以稀释倍数。

2. 本法亦适用于其他体液 AMY 的测定。尿液先作 20 倍稀释后测定。

3. 唾液含高浓度 AMY，须防止带入。

4. 淀粉产品来源不同，空白管吸光度差异较大，但空白管吸光度均应在 0.40 以上。

5. 淀粉溶液若出现混浊或絮状物，表示淀粉溶液受污染或变质，不能再用。

6. 抗凝剂草酸盐、枸橼酸盐、EDTA-Na$_2$ 及氟化钠对 AMY 活性有抑制作用，肝素无抑制作用。

【临床意义】

1. 血清 AMY 测定主要用于诊断急性胰腺炎。常在腹痛后 2～3 小时开始升高（也有延至 12 小时后升高者），多在 12～24 小时达峰值，2～5 天恢复正常。峰值一般为 4～6 倍，最高可达 40 倍。此值愈高，急性胰腺炎的可能性愈大，但高低和疾病预后关系不大，但若持续性升高达数周，常提示胰腺炎有反复，或有并发症发生。

2. 急性胰腺炎尿 AMY 也增高，且持续时间更长，约于发病后 12～24 小时开始升高，下降比血液 AMY 慢，但由于尿浓度受尿液浓缩稀释影响，很难定出正常与病理界限，还需定时收集尿液测 AMY 排泄总量，结果虽较可靠但收集困难。

3. 唾液腺疾病如腮腺炎患者血 AMY 也可升高，但临床表现迥异，且主要为 S-AMY 升高，有别于胰腺炎以 P-AMY 升高为主。

此外，急性阑尾炎、肠梗阻、胰腺癌、肾衰竭、胆石症、溃疡病、肠穿孔及吗啡注射后等均可见血清 AMY 增高，但常低于 500U/dl。

由于正常人血清中 AMY 主要由肝脏产生，故血清与尿中 AMY 同时减低主要见于肝炎、肝硬化、肝癌及急性和慢性胆囊炎等。肾功能障碍时，血清 AMY 也可降低。

【方法学评价】 本法线性范围较小，酶活性在 <400U/dl 时，与底物的水解量线性。批内 CV 3.1%～9.0%，批间 CV 12.4%～15.1%，与以 4-NP- 麦芽庚糖（4-NP-G$_7$）为底物的速率法相比较，在酶活性低时相关性良好，但酶活性较高时相关性差。因此，不能认为该法是 AMY 测定的理想方法。但由于该法简单易行，不需要特殊设备、试剂价廉，目前仍为许多医院使用。

四、连续监测法测定血清乳酸脱氢酶（L→P 法）

乳酸脱氢酶（lactate dehydrogenase，LD，LDH）活性的测定方法有两种：①根据乳酸氧化成丙酮酸的正向反应（L→P），以乳酸和 NAD$^+$ 作为酶底物，在 340nm 波长监测吸光度上升速率，称 L→P 法；②根据丙酮酸还原成乳酸的逆向反应（P→L），以丙酮酸和 NADH 作为酶底物，在 340nm 波长监测吸光度下降速率，称 P→L 法。340nm 波长吸光度上升或下降的速率与标本 LDH 活性呈正比关系。

正反两向反应的最适 pH 不同，其中正向反应最适 pH 为 8.8～9.8，偏碱，能使平衡偏向生成丙酮酸的方向。其优点是乳酸和 NAD$^+$ 稳定性好，且 NAD$^+$ 纯品易得、价格较低，过量乳酸对 LDH 活性的抑制较小，反应线性较好。缺点是需要较高的底物浓度，反应速度较慢。

逆向反应的最适 pH 为 7.4～7.8，与生理性 pH 相同。其显著的优点在于 NADH 用量少，仅为正向反应的 3% 左右，而反应速度比前者约快 3 倍，灵敏度高。但丙酮酸与 NADH 的稳定性较差，过量的丙酮酸对 LDH 活性的抑制作用较大。

LDH 活性测定时正向反应和逆向反应都可以运用。IFCC 推荐的 LDH 测定参考方法是基于 L→P 的反应，即 L→P 法。下面以 L→P 法为例，介绍连续监测法测定血清乳酸脱氢酶活性。

【实验原理】 乳酸脱氢酶催化反应如下：

$$L-乳酸 + NAD^+ \xrightarrow{LDH} 丙酮酸 + NADH + H^+$$

在反应过程中，乳酸氧化生成丙酮酸，同时 NAD^+ 还原生成 NADH，NADH 在 340nm 处有紫外吸收峰，从而引起 340nm 的吸光度升高。吸光度升高速率与 LDH 活性呈正比。

【试剂】 试剂成分和在反应液中的终末浓度如下：

甲基葡糖胺	325mmol/L
L-(+)-乳酸盐	50mmol/L
β-NAD$^+$	10mmol/L
样品体积分数	0.0435（1：23）

1. 底物溶液（373.8mmol/L 甲基葡糖胺；57.5mmol/L 乳酸锂） 甲基葡糖胺 7.30g，乳酸锂 0.552g，溶于 80ml 蒸馏水中，用 2mol/L 的 HCl 溶液调节 pH 至 9.4（37℃），转移入 100ml 容量瓶中，再加水至 100ml，保存在 2～8℃中。

2. 启动试剂（115mmol/L NAD$^+$ 溶液） 此溶液由 36.23mmol/L NAD$^+$ 游离酸和 78.78mmol/L NAD$^+$ 锂盐组成的混合液。

【操作步骤】

1. 主要参数

温度	37℃
波长	340nm
带宽	≤2nm
比色杯光径	1.0cm
孵育时间	180s
延迟时间	90s
监测时间	180s
读数点	≥6
系数	3697.7

2. 2.0ml 底物溶液，温育至 37℃。

3. 加 0.10ml 血清，混匀，孵育 180 秒，使反应杯中溶液的温度达到 37℃。

4. 加 0.20ml 启动试剂，混匀，延迟时间 90 秒，然后监测吸光度（升高速率）。在此期间，吸光度读数点≥6。

【结果计算】

$$LDH（U/L）= \Delta A \big/ min \times \frac{10^6}{6220} \times \frac{2.3}{0.1} = \Delta A \big/ min \times 3697.7$$

式中，ΔA/min 为平均每分钟吸光度增加值；6220 为 340nm 处 NADH 的摩尔吸光系数；2.3 为比色皿液体总体积，0.1 为血清用量，单位为 ml。

【参考范围】 健康成年人：109～245U/L（37℃，L→P 法）。

【注意事项】

1. 由于红细胞、血小板中含有大量的 LDH，故标本应严格避免溶血。使用血浆标本时，必须用 3000r/min 离心 15 分钟，以去除血小板。

2. 标本采集用血清或肝素抗凝血浆，不能使用对 LDH 有抑制作用的草酸盐、EDTA 等抗凝剂。

3. 不同的 LDH 同工酶对低温的敏感性不同，LDH_4 和 LDH_5 对低温很不稳定，组织提取液若放于 −20℃ 过夜，LDH_4 和 LDH_5 会全部丧失活性。血清（或血浆）标本应存放于室温下，一般 2～3 天活性不会出现丢失。如果血清标本需要存放较长时间，应加入 10mg/ml 的 NAD^+ 或 3.1mg/ml 的谷胱甘肽后于 4℃ 冰箱保存。

4. LDH 活性能被巯基试剂所抑制，硼酸、丙二酸、草酸以及 EDTA 都是竞争性抑制剂。

【临床意义】 LDH 几乎存在于人体各组织中，以肝、心肌、肾、肌肉、红细胞含量较多。当组织细胞损伤以及恶性肿瘤等疾患均可致此酶增高，故其特异性较差。LDH 活性增高主要见于心肌梗死、肺梗死、病毒性肝炎、肝硬化、肾脏疾病、某些恶性肿瘤、白血病以及非恶性疾病如传染性单核细胞增多症、贫血、肌营养不良、胰腺炎等，一些肿瘤转移所致的胸腹水中 LDH 活性往往有升高。在急性心肌梗死（AMI）时升高迟、达峰晚，故对 AMI 的早期诊断价值不大。由于其半衰期长（10～163 小时），多用于回顾性诊断，如对入院较晚的 AMI 患者、亚急性心肌梗死的诊断和病情监测。

LDH 活性降低目前没有发现重要的临床意义。

【方法学评价】

1. 本实验是根据正向反应（L → P）建立的连续监测法，其优点是乳酸盐和 NAD^+ 底物溶液稳定性较好，冰冻放置可稳定 6 个月以上，两溶液的浓度对测定方法的影响最小，NAD^+ 较少被产物抑制。

2. 本法以 LDH 活性为 726U/L 以内时线性良好，超过此值最好将标本用生理盐水稀释后重测，结果乘以稀释倍数。

3. 精密度 LDH 为 65U/L 时，日间 CV% 为 5.8%；LDH 为 149U/L 时，日间 CV% 为 3.2%。

4. 本法特异性高，血清中非 LDH 的其他 NAD^+ 类氧化酶的内源性底物很少，加上样本被高度稀释，故这些酶的干扰作用可忽略不计。

第三节 代谢物酶学分析技术

一、工具酶

(一) 工具酶概念

在酶学分析技术中作为试剂用于测定化合物浓度或酶活性的酶称为工具酶。利用工具酶进行酶学分析常见于两种方式，一是利用工具酶来测定化合物浓度，如利用葡萄糖氧化酶（GOD）和过氧化物酶（POD）来测定血清葡萄糖浓度，以及测定血清胆固醇、尿素、尿酸、肌酐等；二是利用工具酶来测定待测酶的活性，如转氨酶、肌酸激酶、淀粉酶等。例如丙氨酸氨基转移酶（ALT）活性测定，在 ALT 催化丙氨酸与 α- 酮戊二酸反应生成丙酮酸后，再用乳酸脱氢酶（LDH）催化丙酮酸与 NADH 反应生成乳酸和 NAD^+，然后检测 340nm 波长处吸光度的改变，间接测得 ALT 的活性。在这里 ALT 为待测酶，LDH 为工具酶，它的作用相当于试剂。

常用的工具酶多为氧化还原酶类，因其产物容易被直接监测。以 NAD（P）H 为辅酶或辅基的脱氢酶和过氧化物酶（POD）是常用的酶偶联法的工具酶。常用工具酶的名称及缩写符号见表 14-5。

表 14-5　常用工具酶的名称及缩写符号

名称	缩写符号	名称	缩写符号
乳酸脱氢酶	LDH	己糖激酶	HK
苹果酸脱氢酶	MDH	肌酸激酶	CK
葡萄糖 -6- 磷酸脱氢酶	G-6-PD	丙酮酸激酶	PK
谷氨酸脱氢酶	GLDH	甘油激酶	GK
葡萄糖氧化酶	GOD	脂蛋白脂肪酶	LPL
胆固醇氧化酶	COD	胆固醇酯酶	CE
磷酸甘油氧化酶	GPD	脲酶	Ure
过氧化物酶	POD	肌酐酶	Cr

在一系列利用工具酶的反应中，要保持酶偶联体系中待测酶所催化的反应为零级反应速率，通常将工具酶及其辅助底物设定为过量，而将待测化合物或待测酶设定成限速因素，故工具酶应便宜易得，来源要广，一般在富含这些工具酶的生物组织中提取。对工具酶试剂中的杂质（杂酶、抑制剂等）的含量要有一定的限制，以保证工具酶一定的比活性和纯度，减少或避免一些干扰测定的不必要的副反应。

（二）工具酶的应用

1. 工具酶的来源和理化性质　临床生物化学酶试剂中的工具酶主要来自动植物组织提取及微生物发酵工程。如脲酶来源于豆类种子，POD 来源于辣根，LD 来源于心肌，COD 来源于链霉菌等。但现在的工具酶主要依赖于微生物发酵工程获得。微生物发酵工程包括高产酶菌种的筛选、放大培养和酶提取纯化 3 个部分。

来源不同的同一种工具酶的理化特性有所不同。因此使用时一定要注意工具酶的来源，掌握其对底物的专一性、等电点、K_m、最适 pH、最适温度等理化参数，并熟悉辅助因子、激活剂和抑制剂对酶活性的影响。

2. 工具酶的纯度要求　不同的酶试剂系统对工具酶的纯度要求不同。在 NADH 的指示系统中，由于组织匀浆中往往含有 NADH- 细胞色素 c 还原酶，会消耗 NADH 而出现干扰反应，因此要求该测定系统的工具酶有较高的纯度。而在 Trinder 反应中，由于人体液中的POD 等较少，产生副反应的机会较少，因此对该测定系统中工具酶的纯度要求就相对低一些。

工具酶纯度的衡量指标是比活性，且要对其杂酶含量进行限制。

（1）酶的比活性（specificactivity，比活力）：是指每毫克酶蛋白所含的酶活性单位数（U/mg）。酶的比活性代表酶的纯度，其值越高，纯度越高。

（2）杂酶含量：为兼顾工具酶的较低生产成本和保证酶试剂质量，要对工具酶中容易引起副反应的其他酶即杂酶含量进行限制。杂酶含量要少，以基本不影响测定为标准。

二、代谢物酶学分析技术

代谢物酶学分析技术是指用酶学分析的方法来测定人体内的代谢物或代谢产物浓度的技术。由于酶作用的特异性高，成分复杂的血清等样本往往不需预处理，反应条件温和、安全，实验程序简单，在准确性、精密度、灵敏度和线性范围等方面均优于传统的化学法，因此被广泛应用于临床体液中有机物的测定，如葡萄糖、尿素、肌酐、胆红素、尿酸、胆固醇、甘油三酯、胆汁酸、乳酸、丙酮酸、酮体、乙醇、氨等，也可用于测定无机离子和微量元素，如钾、钠、氯、无机磷、碳酸氢根、铜、锌、镁等。

在代谢物酶学分析技术中，分光光度法是最常用的测定手段。根据测定方法的原理不同，一般将其分为单酶反应和酶偶联反应两种技术。

（一）单酶反应

单酶反应比较简单，一般将工具酶和待测物一起保温，可按照定时法或连续监测法对待测产物或底物进行测定，在相对应的氧化还原酶作用下产生可以直接检测的信号。如尿酸在尿酸氧化酶作用下生成的尿囊素。在293nm处有特异吸收峰；胆红素在胆红素氧化酶作用下生成的胆绿素在450nm波长处吸光度下降；乳酸、丙酮酸、酮体、乙醇等经氧化还原反应，使NAD（P）H在氧化型与还原型之间转换，从而用分光光度法检测。

（二）酶偶联反应

在酶活性测定中，如果底物或产物不能直接测定或难于准确测定，即可采用酶偶联反应测定。酶偶联反应是在反应体系中加入两种或两种以上的数种酶组成一个连续反应体系来测定待测酶活性或代谢物浓度的技术。表14-6列举了临床用酶偶联法测定的常用酶与工具酶。

表 14-6　常用酶偶联法测定的酶

待测酶	测定方法	辅助酶	指示酶
丙氨酸氨基转移酶	IFCC 推荐方法	无	LD
天冬氨酸氨基转移酶	IFCC 推荐方法	LD	MD
肌酸激酶	IFCC 推荐方法	HK	G-6-PD
5'-核苷酸酶	5'-AMP 作底物 ADA-GLDH 法	腺苷酸脱氨酶	GLD
淀粉酶	EPS 底物法	无	多功能 α- 葡萄糖苷酶
5'-核苷酸酶	5'-IMP 作底物 NP-XOD-POD 法	核苷磷酸化酶 黄嘌呤氧化酶	POD
脂肪酶	GK-GPO-PO 法	GK、GPO、共脂肪酶	POD

单酶反应测定的项目相对有限，而酶偶联法若不限制偶联酶的数量，不考虑酶的来源和价格，从理论上讲几乎可以测定所有代谢物及酶活性。而且，每种代谢物可以使用不同的酶而建立多种检测方法，如甘油三酯、肌酐等都有多种酶试剂法。目前，酶偶联反应技术是应用最广泛的酶学分析技术。

1. 酶偶联反应原理　最简单的酶偶联反应模式为：

$$A \xrightarrow{E_x} B \xrightarrow{E_i} C$$

反应模式中 A 代表底物，B 代表待测酶产物（不能直接测定），C 代表指示酶产物（可以直接测定），E_x 代表待测酶，E_i 代表指示酶。

该反应模式表达的是：待测酶（E_x）催化底物的反应称为始发反应；反应产物（B）被偶

联酶 E_i 催化，产生能被检测的产物 C（如 NADH），故称此为指示反应，此偶联酶 E_i 为指示酶。

采用双试剂，用酶偶联法实际测定酶活性浓度时，酶促反应进程存在四个时相：①预孵育期：先将 E_i 加入样本中保温，以使内源性底物 A 和产物 B 耗尽，指示反应不检测；②延滞期：加入底物 A 启动反应，在启动后一段时间内，产物 B 开始出现并逐渐增加，但仍处于较低水平，指示酶反应速度也较慢，不能代表测定酶的反应速度；③线性反应期（稳态期或恒态期）：随着产物 B 的生成速度等于转化为 C 的速度，反应达到动态平衡，线性期的速度代表真实的酶活性；④偏离线性期（非恒态期）：反应后期，底物已经大部分消耗，反应速度减慢，进入非恒态期。图 14-6 为酶偶联法双试剂测定 ALT 时吸光度变化曲线。

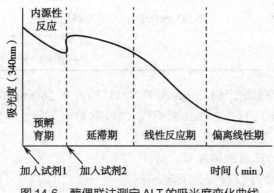

图 14-6　酶偶联法测定 ALT 的吸光度变化曲线

如果一些酶促反应找不到合适的指示酶与其直接偶联，此时往往可在始发反应和指示反应之间加入一个或多个工具酶，将两者连接起来，此反应称为辅助反应。模式为：

$$A \xrightarrow{E_x} B \xrightarrow{E_a} C \xrightarrow{E_i} P$$

反应模式中 A 为底物，B、C 为中间产物，P 为终产物（必须能直接测定），E_x 为待测酶，E_a、E_i 为工具酶。按工具酶的作用不同，E_a 称为辅助酶，E_i 称为指示酶。此连续反应称为酶偶联体系。

设计或选择酶偶联法时，延滞期越短越好，测定时关键在于确定线性反应期，只有在线性反应期才能代表酶活性，此阶段的吸光度才会变化明显。线性反应期可以通过测定指示酶的 V_{max} 和 K_m 等动力学因数加以计算确定。

2. 常用指示酶及其指示反应　近年来在临床生化检验中，许多项目的测定均有工具酶参与，即所谓共同（或通用）反应途径。

最常用的两类指示酶反应系统，一是利用氧化-还原酶偶联 NAD(P)$^+$ 或 NAD(P)H 的指示系统，直接通过分光光度法或其他方法测定 NAD(P)H 的变化量；二是偶联 H_2O_2 的指示系统，即用较高特异性的过氧化物酶产生过氧化氢（H_2O_2），再加氧化发色剂进行比色的方法。常用的共通型显色反应如表 14-7。

（1）偶联 NAD(P)$^+$ 或 NAD(P)H 的指示系统：用做工具酶的脱氢酶（DH）都是以 NAD(P)H 为辅酶的脱氢酶。其反应式如下：

$$P+NAD(P)H+H^+ \underset{}{\overset{DH}{\rightleftharpoons}} PH_2+NAD(P)^+$$

表 14-7 临床化学常用的共通型显色反应

呈色反应	酶	底物	显色剂	呈色
氧化酶	过氧化物酶	供氧体	邻联甲苯胺	蓝色
			四甲基联苯胺	蓝色
			四甲基联苯胺加硫酸	黄色
			邻联茴香胺	黄色
			邻联茴香胺加硫酸	红色
			4-氨基安替比林	红色
			3-甲基-2-苯并噻唑酮腙	深红色
脱氢酶	过氧化氢酶	甲醇	变色酸	红紫色
NADH/NAD			Hantzsch 反应	黄色
PH	脱氢酶	$NAD^+/NADP^+$	紫外光比色	无色
			吩嗪甲酯硫酸盐	红色
			硝基四氮唑蓝	蓝紫色

反应式中,P 代表待测酶产物。还原型的 NAD(P)H 在 260nm 和 340nm 波长处有吸收峰,而氧化型的 NAD(P)$^+$ 只在 260nm 处有吸收峰,这是因为分子中含有腺嘌呤(图 14-7)。因此,测定 340nm 波长处吸光度的变化可以反映反应体系中 NAD(P)H 量的增减量。另外,NAD(P)H 除了可用紫外吸收分光光度法测定以外,还可采用荧光分析法进行测定,即用 365nm 波长的紫外光激发 NAD(P)H,使其在 460nm 波长处发射强烈荧光加以测定。

目前,运用 NAD(P)H 在 340nm 处的吸光度变化测定方法已经成为应用最为广泛的一类方法。如 LDH、MDH、G6PD、GLDH、葡萄糖、尿素、甘油三酯、血氨、β-羟丁酸、ALT、AST、CK、异柠檬酸脱氢酶(ICD)、醛缩酶(ALD)等。但该方法也有几个不足之处:①仪器要求:须使用具有紫外光区的分光光度仪器,如紫外分

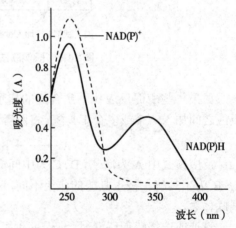

图 14-7 NAD(P)$^+$、NAD(P)H 紫外吸收曲线

光光度计等,限制了其应用;②费用较高:要求使用高纯度的酶和辅酶;③灵敏度低:因为 NAD(P)H 的摩尔吸光系数只有 $6.22×10^3 cm^2/mol$。

(2)偶联 H_2O_2 的指示系统:在临床化学测定中,可利用葡萄糖氧化酶、尿酸氧化酶、胆固醇氧化酶、甘油氧化酶、丙酮酸氧化酶等工具酶分别氧化葡萄糖、尿酸、胆固醇、甘油、丙酮酸等代谢物产生 H_2O_2,再在过氧化物酶(peroxidase, POD)催化下,H_2O_2 与 4-氨基安替比林(4-aminoantipyrine, 4-AAP)和酚(phenol)反应(POD、4-AAP 和酚统称为 PAP),生成红色醌亚胺,反应如下:

$$2H_2O_2 + 4\text{-氨基安替比林}(4\text{-AAP}) + 酚 \xleftrightarrow{\text{POD}} 醌亚胺(红色) + 4H_2O$$

醌亚胺为红色化合物,最大吸收峰在 500nm,在可见光范围内比色,这是它的最大优点。

此反应是 Trinder 在 1969 年提出，故称为 Trinder 反应。后来人们提出了很多酚类或苯胺的衍生物来代替酚，如 2,4-二氯酚、2,6-二氯酚、2-羟基-3,5-二氯苯磺酸、邻联甲苯胺(OT)、四甲基联苯胺(TMB)、邻联茴香胺(ODA)等，极大提高生色基团的稳定性和溶解度以及产物的灵敏度和色泽的稳定性。后来的方法虽然色原成分有所改变，但是仍称为 Trinder 反应。偶联 H_2O_2 的指示系统属于基于"色素原"底物理化特性的测定方法。所谓"色素原"底物，是指其本身为无色或微黄色，在酶作用下可生成有色化合物，常适用于测定水解酶和一些转移酶。Trinder 反应中"4-氨基安替比林"、"酚"是两个"色素原"，产物"醌亚胺(红色)"是色素。

该系统优点在于：①在可见光范围，便于推广应用；②对酶的纯度要求不高，酶制剂生产方便，价格相对低廉；③灵敏度较脱氢酶系统高。该法的主要缺点是容易受维生素 C、尿酸、胆红素、谷胱甘肽等还原性物质的干扰，严重时测定结果可出现假性负值。目前一般多采用双试剂剂型，在试剂 I 中加入维生素 C 氧化酶、亚铁氰化钾等来消除维生素 C、胆红素的干扰。

此外，还有酶循环法(enzymatic cycling methods)，采用催化可逆反应的工具酶来催化底物与产物之间的循环反应(底物循环)，使被测物放大扩增，从而使检测灵敏度提高。目前，酶循环法测定总胆汁酸已应用于临床常规检测项目。

三、代谢物的酶学分析方法

代谢物的酶学分析方法也可按仪器检测方法、检测对象或反应时间来分类，前两种分类情况与酶活性测定极为相似，而按时间分类法则有所不同。通常也可分为终点法和速率法(动力学法)两大类。

(一) 终点法

终点法又称为平衡法，是指样本中代谢物即待测底物与工具酶保温一定时间后，全部转变为可检测的产物，以产物量来计算代谢物浓度的方法。如乙醇脱氢酶(alcoholdehydrogenase, ADH)法测量乙醇：

$$乙醇 + NAD^+ \xrightarrow{\text{ADH}} 乙醛 + NADH + H^+$$

反应达到终点时，产物 NADH 的浓度与乙醇的浓度成正比。

终点法是实验室检测代谢物最常用的方法之一，通常被测底物的量有限，通过反应逐渐转变为产物，当剩余底物的量很小(<1%～5%)时，指示反应信号逐渐达到平衡，即达到反应终点。而实际上被测物并没有完全被转变，只是与产物达到一个动态的化学平衡，如果正向反应的平衡常数很大，底物经过一段时间(一般为几分钟)反应，可认为所有的被测定物已转变为可检测的产物。

终点法要求工具酶的用量要足够大，能使反应在 1～3 分钟达到平衡，以保证较快完成测定；反应要朝正方向进行，如果反应的平衡常数太低，可用增加底物浓度、偶联反应移去生成物、改变 pH 等方法加快酶促反应速率、缩短反应时间，并设标准管一起到达平衡以后测定；K_m 在保证测定线性的前提下要尽量小。其中，可与酶促反应产物结合，减少逆反应，使正向反应进行得比较完全的试剂称为陷阱试剂(如肼与丙酮酸结合)。

终点法对反应条件(如酶量、pH、温度)的变化不敏感，只要不影响反应达到平衡即可，参数设置简单，反应时间一般较长，精密度较好。

（二）速率法

速率法又称为动力学法、连续监测法，测定的是速率（通常指的初速度），当底物的消耗量较小时（<5%），酶促反应在线性期，此时的反应速度与代谢物的浓度成正比例。在临床操作中，只要测定期间待测物消耗<5%，测定两个固定时间的吸光度值，就可以采用标准浓度对照法计算样本浓度。

速率法受很多因素影响，必须控制反应速度与代谢物浓度成正比。要求所用酶的 K_m 应足够大，以保证测定线性和较长的反应动态期，K_m 太小，可加入竞争性抑制剂加大 K_m；酶的用量要合适，太少可能导致线性期缩短，甚至一级反应丧失。一般认为酶用量比平衡法小。终点法与速率法测定比较见表 14-8。

表 14-8 终点法与速率法测定比较

区别	速率法	终点法
测定时间	较短	较长
检测速度	较快	较慢
检测成本	酶用量小、成本低	酶用量大、成本高
产物堆积	影响较小	影响较大
样品色原	影响较小	影响较大
测定仪器	要求电噪声小，A 读准到 0.0001，温差<0.1%	要求不严

另外，终点法的试剂酶活性下降对测定影响远没有速率法明显，仅使达到平衡所需时间延长，检测范围变窄。但速率法可能导致线性期缩短甚至一级反应丧失。因此，代谢物酶法分析大多选择终点法。

第四节　同工酶分析

同工酶（isoenzyme）是指催化同一反应，但其分子结构、理化性质和免疫学性能等方面都不同的一组酶。

同工酶不仅存在于不同组织中，也存在于同一组织、同一细胞的不同亚细胞结构中。同工酶是研究代谢、生长、发育、遗传、进化、分化和癌变的有力工具。由于同工酶在体内呈现组织器官或细胞内区域化分布，具有组织特异性，不同脏器、不同组织等病变时同工酶含量即同工酶酶谱不同，因而同工酶的测定具有很大的临床诊断价值。如测定 LDH 和 CK 的同工酶，其临床疾病诊断意义超过总酶活性测定。体内一些重要同工酶见表 14-9。

表 14-9 体内一些重要的同工酶

名称	同工酶种类	相关疾病
肌酸激酶	CK-MM，CK-MB，CK-BB	心肌梗死，肌病，颅脑损伤，肿瘤
乳酸脱氢酶	LDH_1，LDH_2，LDH_3，LDH_4，LDH_5	心肌梗死，肌病，肺梗死，脑病，肿瘤
碱性磷酸酶	肝型，肠型，骨型，胎盘型，肾型	肝胆疾病，骨病，妊娠，肠炎，肿瘤
γ-谷氨酰转肽酶	$γ-GT_1$，$γ-GT_2$，$γ-GT_3$，$γ-GT_4$	肝病，梗阻性黄疸
淀粉酶	胰型，唾液型	胰腺炎，腮腺炎
丙氨酸氨基转移酶	ALT_S，ALT_M	心肌梗死，肝病
天冬氨酸氨基转移酶	AST_S，AST_M	心肌梗死，肝病
酸性磷酸酶	红细胞型，前列腺型，溶酶体型	前列腺癌、血液病、骨肿瘤

一、同工酶产生的机制

由不同基因或等位基因所编码的多肽链所组成的酶蛋白,或由同一基因编码、转录但mRNA经不同翻译产生的不同多肽链所组成的酶蛋白,这三种机制产生的同工酶形式称为基因性同工酶或原级同工酶。

不同基因可以是不同染色体或在同一染色体的不同位点上。如LDH同工酶是由H亚基和M亚基组成的四聚体,分别是H_4(LDH$_1$)、H_3M_1(LDH$_2$)、H_2M_2(LDH$_3$)、H_1M_3(LDH$_4$)、M_4(LDH$_5$)。编码H亚基的是a基因,位于第12号染色体,编码M亚基的是b基因,位于第11号染色体。两种亚基分子量相同,均为35 000,但氨基酸组成不同,其理化性质也不相同。

由同一基因、同一信使RNA转录生成原始的酶蛋白,再经过不同的化学修饰,如磷酸化、肽链断裂、糖链上的糖基增减等形成不同结构的酶蛋白,它们的免疫性往往相同。按照同工酶的定义,该类同工酶不是真正意义的同工酶,它们与遗传因素无关,只是在多肽链上进行化学修饰后形成的多分子形式,即所谓同工酶亚型(同工型)。在遗传学领域中,以研究原级同工酶为主。尽管如此,同工型在电泳分离时也会出现不同条带,并且与基因编码的同工酶用一般方法难以区别,在临床诊断上也具有重要的意义。如CK同工酶分为两个亚型,即CK-MB$_1$和CK-MB$_2$,正常人含量为MB$_1$>MB$_2$,发生AMI时MB$_2$>MB$_1$,并且此变化早于CK和CK-MB的升高。

二、同工酶的测定方法

由于同工酶的一级结构互不相同,因此其在电荷、溶解度、吸附性、生物学特性、动力学性质、相对分子质量以及分子形状等方面均有差异,这就为同工酶的分离与鉴定提供了理论基础。同工酶的检测按其检测对象分类,可分为直接法和间接法两大类。直接法是利用同工酶催化反应动力学性质或免疫学原性的不同,采用化学抑制、免疫抑制和热变性等原理,直接测定同工酶组分的方法。该方法只能测定同工酶的某一组分,操作方便,适合于自动生化分析仪;间接法则是依据同工酶理化性质(如带电性、分子大小和糖链等)的不同,利用电泳技术、色谱技术等先将同工酶各组分分开,再定量检测酶活性或酶蛋白的方法,该方法操作复杂,需要特殊装置,不适合自动生化分析仪,但能同时分析同工酶的各个组分。

最常见的是按照检测原理及方法特点分类,主要有电泳法、色谱法、免疫法、光谱法四大类。

(一)电泳法

由于各型同工酶氨基酸组成不同,所带电荷不同,在电场中的电泳迁移率也就不同,据此可对同工酶进行电泳分离鉴定。目前的电泳方法可分为显微电泳、区带电泳和自由界面电泳,其中以区带电泳在临床上应用最广。区带电泳分为谱带分离、活性显色、定量检测三个步骤。

谱带分离是利用电泳原理将同工酶各组分分离,方法与其他蛋白电泳相似。

活性显色是选择合适的显色系统使谱带呈色。常用的显色系统有:①偶氮染料:水解酶作用于人工合成的萘酚或萘胺衍生物后产生的萘酚或萘胺,可与偶氮染料如固蓝B、固蓝BB等生成深蓝色、紫色重氮化合物,如ALP、γ-GT等同工酶的测定。②电子传递染料：脱氢酶催化底物脱下的氢由 NAD^+ 传递给吩嗪二甲酯硫酸盐（PMS），再由 PMS 传递给硝基四氮唑蓝（NBT），生成不溶性的紫褐色的甲䐶，如 LDH 同工酶测定。③荧光染料：水解酶作用于人工合成的荧光色素底物后产生荧光，如 ALP 同工酶测定；或脱氢酶反应后产生的 NAD（P）H 直接在紫外光 365nm 波长下照射下产生荧光，如 ALT、AST、CK 等同工酶测定。

定量检测是将染色后的谱带经光密度扫描仪、荧光计等直接对谱带扫描进行定量分析，或将谱带切下洗脱比色测定。

电泳法方法简便、快速、分离效果好，并且一般不会破坏酶的天然状态，是临床常规实验室应用最广泛的方法。但用电泳法测定同工酶时，要特别注意酶与免疫球蛋白或其他蛋白质形成的复合物（又称为巨分子酶）的影响，如 CK-BB-IgG、CK-MM-IgA、LD-IgA 等出现的新的谱带。如果患者同工酶图谱显示的区带数与同工酶数不一致时，要特别注意巨分子酶的存在，最好用其他方法再测定同工酶，以免出现误差。

（二）色谱法

色谱法（层析法）是利用同工酶分子电荷量、亲和力及相对分子量的不同，用离子交换色谱、凝胶色谱等加以分离。此法往往用于同工酶的提纯和制备，方法费时烦琐，通常不适用于临床同工酶的常规检测。

（三）免疫法

免疫法是利用同工酶抗原性不同的分析方法。

由于同工酶的一级结构不同，因而免疫学性质也不相同。可将同工酶分离纯化后制备抗血清，此抗体只与该同工酶产生特异性免疫反应。此方法主要用于同工酶的分离鉴定。常用的方法有免疫抑制法、免疫沉淀法和免疫化学法。

免疫抑制法是同工酶一种亚基与相应抗体结合后，酶活性会受到抑制，观察加与不加抗体前后样本中酶活性的变化，可以计算出该型同工酶的活性。该法简单、快速，适用于急诊及批量样本的自动化测定。

免疫沉淀法是含同工酶抗原的样本与相应抗体混合，在一定条件下可形成抗原 - 抗体复合物沉淀，离心后测定上清液中其他型别的酶活性。将加入抗体前后的酶活性相减，即可求出被沉淀的同工酶活性。如 PACP 和胎盘 ALP 的测定。

免疫化学法不适用于等位基因编码的同工酶，仅适用于不同基因位点编码的同工酶，因其酶蛋白氨基酸组成差异较大，抗原特异性较强。

（四）光谱法

光谱法是控制酶促反应条件，使得待测的某一种或几种同工酶发挥酶活性，最后用光谱法进行酶活性测定的方法。可分为化学抑制法、底物特异性分析法、热失活法、最适 pH 控制法等。

1. 化学抑制法　利用一些化学抑制剂对部分同工酶进行有效的抑制，从而测定出未被抑制的同工酶活性。

血浆中 ACP 来自于红细胞及前列腺等。前列腺释放的 ACP 受 L- 酒石酸的抑制，而破骨细胞、红细胞等组织来源的 ACP 则不受 L- 酒石酸的抑制，称为抗酒石酸 ACP。将待测样本在不含 L- 酒石酸的基质中测定，得到的是 ACP 总活性，在含 L- 酒石酸的基质中测定，得到的是抗酒石酸 ACP，两者活性之差即为前列腺 ACP 的活性。

LD_1 测定试剂盒也采用化学抑制法，即 750mmol/L 的 1, 6- 乙二醇、240mmol/L 的硫氰

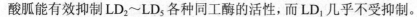

酸胍能有效抑制 LD_2~LD_5 各种同工酶的活性,而 LD_1 几乎不受抑制。

2. 底物特异性分析法　利用同工酶对底物的 K_m 及亲和力的差别,对同工酶进行鉴定的方法。如 AST 同工酶的鉴定,在用 L-天冬氨酸作底物时,胞质 AST 的 K_m 为 5.07mmol/L,线粒体 AST 的 K_m 为 0.7mmol/L,两者差别很大,据此可通过测定它们的 K_m 值加以鉴定。

3. 热失活法　利用各型同工酶对热的稳定性差异的分析方法。如 ALP 同工酶中,ALP_4 耐热而其他同工酶不耐热,将温度升高 56℃ 保持 15 分钟,ALP_4 仍有足够的活性,其他同工酶都被灭活,此时测定的就是 ALP_4 的活性。

4. 最适 pH 控制法　利用同工酶的最适 pH 的差异进行分析的方法。如 AST 的最适 pH 为 7.4,将 pH 调至 6.5 时胞质 AST_S 的活性明显降低,而线粒体 AST_m 活性无明显改变。因而测定 AST 总活性后再测定 pH 6.5 时 AST_m 的活性,两者相减即得 AST_S。

三、乳酸脱氢酶同工酶测定

临床上常进行的同工酶测定有 LDH,CK,AST,ALP,GGT,AMS 等。其中 LDH 同工酶主要用于心肌梗死、肝病、恶性肿瘤和贫血的诊断;CK 同工酶主要用于心肌梗死的早期诊断,也可用于诊断神经肌肉系统疾病;AST 同工酶主要用来诊断细胞损伤程度;ALP 同工酶主要用于诊断肝胆系统疾病和恶性肿瘤;GGT 同工酶主要用于诊断原发性及继发性肝癌;AMS 同工酶有助于提高急性胰腺炎诊断的敏感性和特异性。本节主要介绍心肌酶谱中的乳酸脱氢酶同工酶测定。

LDH 是由 H 和 M 两种免疫性质不同的亚基组成的四聚体。现已证实人体组织中的 LDH 用电泳法可分离出 5 种同工酶,其组成及相对含量见表 14-10。

表 14-10　正常人体组织中 LDH 同工酶的组成及相对含量(相对活性%)

同工酶及其亚基组成	心肌	肝	骨骼肌	红细胞
LDH_1(H_4)	60	2	4	42
LDH_2(H_3M)	33	6	7	44
LDH_3(H_2M_2)	7	15	17	10
LDH_4(HM_3)	<1	13	16	4
LDH_5(M_4)	<1	64	56	<1

从表 14-10 可知不同组织的 LDH 同工酶分布不同,存在明显的组织特异性。因此,LDH 同工酶的检测提高了 LDH 总活性测定的临床诊断价值。

测定 LDH 同工酶的方法主要有 5 类:①电泳法;②离子交换柱层析法;③免疫学法;④抑制剂法;⑤酶水解法等。其中电泳法为应用最早且目前应用最广泛的方法,在电泳法中有琼脂糖电泳法,醋酸纤维素薄膜电泳法,聚丙烯酰胺凝胶电泳和全自动电泳(也是一种琼脂糖电泳)等。以下主要介绍琼脂糖电泳法和醋酸纤维素膜电泳法测定 LDH 同工酶。

(一)琼脂糖凝胶电泳法

【实验原理】　根据 LDH 各种同工酶的一级结构和等电点的不同,在一定电泳条件下,使其在支持物上分离。以乳酸锂作底物,NAD^+ 作氢受体,LDH 催化乳酸脱氢生成丙酮酸,同时使 NAD^+ 还原为 NADH。酚嗪二甲酯硫酸盐(PMS)将 NADH 的氢传递给氯化硝基四唑蓝(NBT),使其还原生成紫蓝色化合物。因此,有 LDH 活性的区带即显紫蓝色,其颜色深浅与酶活性成正比。从阳极至阴极其区带依次为：LDH_1，LDH_2，LDH_3，LDH_4 及 LDH_5。因电渗作用，LDH_5 位于加样槽之阴极端。

【试剂与器材】

1. 0.05mol/L 巴比妥钠 - 巴比妥电泳缓冲液（pH 8.6） 称取巴比妥钠 10.3g，巴比妥 1.84g，溶于蒸馏水中，加热助溶，冷却后稀释至 1L。

2. 1% 琼脂糖胶板 称取琼脂糖 1.0g，加热溶于巴比妥 -Tris- 甘氨酸缓冲液 100ml 中（pH 8.8），趁热制成 100mm×70mm×1mm 的胶板，下衬一块聚酯膜做支撑，置湿盒保存。

3. 呈色底物试剂 用水配制，内含 211mmol/L 乳酸锂，5.58mmol/L NAD^+，0.4mmol/L PMS 和 2.67mmol/L NBT。

4. 5% 醋酸。

5. 巴比妥 -Tris- 甘氨酸缓冲液

A 液：称取巴比妥钠 6.5g，巴比妥 1.035g，溶于 500ml 蒸馏水中。

B 液：称取甘氨酸 2.81g，Tris22.6g，溶于 500ml 蒸馏水中。

A 液与 B 液等量混合，作 1:4 稀释，加入 0.5%NaN_3。

6. 器材 微量进样器，聚酯膜，滤纸，加样孔膜条，电泳槽，纱布，电泳仪，塑料薄膜，恒温水浴箱，光密度计等。

【操作步骤】

1. 取琼脂糖胶板 1 块，在胶板阴极侧 1.5cm 处覆盖一条 2cm 宽的滤纸条。吸去部分水分，然后将加样孔膜条置于其上，轻按膜条加样孔四周，使其紧贴在胶板上，避免气泡，然后将 3～5μl 样品加入孔内。注意必须使样品全部均匀地充满孔内。一块板可同时做 10 份样品。加样后静置 5～10 分钟，待样品扩散进入胶内，用一条滤纸盖于加样膜孔上，轻轻吸去多余样品，然后除去膜条。

2. 将胶板放入电泳槽上（可下垫一块玻璃），两端用 4 层纱布搭桥，上空架一冰袋降温，电泳 10～12 分钟。电泳条件为 1.5mA/cm～2.0mA/cm，150V。

3. 电泳结束前配制呈色底物试剂 1ml。

4. 电泳完毕，将呈色底物试剂均匀布于胶板上，上面覆盖一张与胶板同样大小的塑料薄膜，注意避免气泡，置 37℃恒温水浴槽内温育 30 分钟或 45℃恒温水浴槽内温育 15 分钟。

5. 温育完毕即可见紫蓝色酶带，用 5% 醋酸漂洗背景，置光密度计，在 520～570nm 扫描，即可读出每一种同工酶的百分率。

【参考范围】 用琼脂糖电泳法测定献血员 97 名，血清中 LDH 同工酶平均值为：LDH_1（28.4±5.3）%；LDH_2（41.0±5.0）%；LDH_3（19.0±4.0）%；LDH_4（6.6±3.5）%；LDH_5（4.6±3.0）%。

（二）醋酸纤维素膜电泳法

【实验原理】 同琼脂糖电泳法。

【试剂与器材】

1. 所用试剂 同琼脂糖电泳法中的试剂 1、3、4。

2. 器材 微量进样器（或点样器）、醋酸纤维素膜、滤纸、电泳槽、纱布、电泳仪、恒温水浴箱、大平皿、光密度计、恒温培养箱等。

【操作步骤】

1. 取 8cm×2cm 醋酸纤维素膜一条，在电泳缓冲液浸透，然后夹于清洁滤纸上，吸去多余水分。

2．距醋酸纤维素膜一端约 1.5cm（在膜的毛面上）用微量进样器（或点样器）加血清 3～5μl（如 LDH 总活性低，可加血清 7～10μl），待样品渗入膜后，将膜架于电泳槽搭有 4 层纱布的桥上（注意：样品要置于阴极端，膜的毛面要朝下紧贴纱布，待膜充满电泳缓冲液后方可通电）。

3．电泳 45～50 分钟，电泳的条件为 0.8mA/cm 宽。

4．电泳结束前配制呈色底物试剂，每条膜约需 0.2ml。

5．另取一条醋酸纤维素膜，浸透呈色底物试剂后置于大平皿内，将电泳毕的膜条（注意在取电泳后的膜条时要先断电），最好是毛面对毛面，覆盖在浸有呈色底物试剂的膜条上，注意避免气泡。并将装有膜的大平皿置于 37℃ 恒温水浴箱中避光温育 30 分钟或 40℃ 恒温水浴箱中避光温育 15 分钟。

6．温育毕，将两条醋酸纤维素膜轻轻揭开，置于 5% 醋酸中固定漂洗。

7．干燥后用液体石蜡透明后扫描，亦可直接肉眼观察判断酶带染色深浅和宽窄来确定各酶带的相对高低。

【结果与计算】

1．目视观察比较并描述　按各区带呈色的深浅，比较 LDH 各同工酶区带呈色强度之关系并作描述报告。正常成年人 LDH 同工酶电泳图谱呈色深浅之关系为：$LDH_2 > LDH_1 > LDH_3 > LDH_4 > LDH_5$，$LDH_5$ 显色最浅。

2．光密度计扫描求百分率　用光密度计在波长 520～570nm 扫描，求各同工酶区带吸光度所占百分率。

【参考范围】　健康成年人血清中 LDH 同工酶有如下规律：$LDH_2 > LDH_1 > LDH_3 > LDH_4 > LDH_5$。

【注意事项】

1．LDH_4 及 LDH_5，特别是 LDH_5 对热敏感，呈色底物试剂如超过 50℃，就很容易变性失活，因此要严格控制温度。

2．呈色底物试剂需避光保存，因 PMS 对光敏感，否则显色后的凝胶板背景颜色深而影响结果。

3．其他注意事项见比色法测定 LDH。

【临床意义】　按 LDH 同工酶在组织中的分布可将其分为三类。一类以心肌为代表，主要含 LDH_1，活性占该组织的一半以上，肾、胰、膈肌和红细胞次之；另一类以肝为代表，含 LDH_5 为主，其 LDH_5 占该组织总活性的 50% 以上，皮肤、骨髓、关节滑液、白细胞、血小板及胆汁次之；再一类是以肺、脾为代表，含 LDH_3 为主，脑、肠、淋巴结与内分泌腺等次之。

当组织，器官受损或坏死时，其所含的同工酶释放入血，可引起血清中同工酶活性的改变。据此，测定血清中 LDH 同工酶的相对活性有助于相应组织病变的诊断。急性心肌梗死时，血清 LDH_1 和 LDH_2 活性明显升高，尤其以 LDH_1 增高最显著。因此，临床上将 LDH_1、LDH_2 的增高，特别是 $LDH_1 > LDH_2$ 视为诊断心肌梗死的特异指标。此外，风湿性心肌炎、急性病毒性心肌炎及某些溶血性疾病（如镰刀型红细胞贫血、恶性贫血等），肾梗死、假性肥大性肌营养不良等，LDH_1、LDH_2 也会升高。LDH_3 升高主要见于肺梗死、肺炎等。LDH_5 升高主要见于肝病及各种恶性疾病。各种癌症患者可见 LDH_2、LDH_3、LDH_4 部分或全部升高。

LDH 同工酶与 CK-MB、AST 联合测定有助于判定急性心肌梗死的病程。

第五节 酶活性测定的影响因素

测定酶活性浓度方法所选择的测定条件应是酶促反应的"最适条件",即满足酶促反应速率达到最大反应速率所需的条件。主要包括:①合适的底物及底物浓度;②理想的缓冲液及最适离子强度;③最适温度;④最适 pH;⑤合适的辅因子、激活剂浓度;⑥酶偶联反应中合适的指示酶和辅助酶的种类和浓度;⑦合理的测定时间;⑧合适的样本与反应试剂的比例;⑨足够的检测范围;⑩尽量除去各种抑制剂等。在某些情况下,为使最终测定系统达到最大的测定重复性,可考虑对最适条件进行适当修改。下面从样本、试剂、方法学、仪器四个方面进行具体分析。

一、样本

1. 采集 样本采集前,要考虑到影响血液成分变化的因素,如年龄、性别、运动、饮食、药物和采血时间等。

采集时,一定要防止溶血。大部分的酶在细胞内外浓度差异明显,且其活性远高于血清(或血浆),只要轻微溶血即可引起血清中酶明显升高。如红细胞内的 LDH、AST 和 ALT 活性分别较血清中高 100、15 和 7 倍左右,故测定这些酶时,样本应避免溶血。另外,溶血时红细胞释放的血红蛋白在 $300\sim500nm$ 可见光波段能使吸光度值明显升高,从而干扰光谱分析。

2. 处理 在静脉采血后的 $1\sim2$ 小时内应及时离心分离出血清(浆),并及时测定,避免血细胞因膜能量不足通透性增加导致血细胞内酶释放入血或因其他因素影响造成误差。如 ACP 因血中 CO_2 丧失极快,可使 pH 在 15 分钟内由 7.4 增至 8.0,对碱性灵敏的 ACP 活性因而急剧下降;CK 可因吸收蓝光而引起酶发生不可逆地失活,其失活程度与曝光时间的长短成正比。

大多数抗凝剂在一定程度上会影响酶活性,应加以注意。如草酸盐、柠檬酸盐和 EDTA 等抗凝剂为金属螯合剂,可抑制需 Ca^{2+} 的 AMY,也可抑制需 Mg^{2+} 的 CK 和 5′-NT;草酸盐既可与丙酮酸或乳酸发生竞争性抑制,又能与 LDH 及 NADH 或 NAD^+ 形成复合物,从而抑制催化的还原或氧化反应。柠檬酸盐、草酸盐对 CP、ChE 均有抑制作用;EDTA 还能抑制 ALP;氟化物也可抑制 ChE。故用上述抗凝剂分离的血浆一般不宜做酶活性测定。肝素是黏多糖,对 ALT、AST、CK、LDH 和 ACP 无影响,适用于急诊时迅速分离血浆进行测定,但可使 γ-GT 升高,AMY 下降。

3. 保存 由于血清清蛋白对酶蛋白有稳定作用,如无细菌污染,某些酶如 AST、γ-GT、ALP 等,可在室温保存 $1\sim3$ 天,而活性不受影响。但有些酶极不稳定,如血清前列腺 ACP,在 37℃ 放置 1 小时,活性可下降 50%。大部分酶在低温中比较稳定,因此当天不能测定时,应在血清分离后置 $0\sim4$℃ 冰箱中冷藏。不同温度下酶的稳定性见表 14-11。

4. 样本与试剂的体积比 样本与试剂的体积比与方法检测的灵敏度和检测上限有关,与测定的误差也有关。如样本所占比例过小,则使稀释倍数加大,会降低方法的灵敏度,还可使测定误差加大;样本所占比例过大,则会使测定线性下降,样本要稀释后复检的机会增多。同时,体液样本本身就是缓冲液,体积比影响整个反应体系的 pH,从而影响酶活性测定结果。因此,应当严格控制样本与试剂的体积比,一旦确定,就不能随意改变。一般推荐样本与试剂的体积比为 1:10。

表 14-11　不同贮存温度时体液酶的稳定性（活性变化小于 10%）

酶	室温（25℃）	冷藏（0~4℃）	冰冻（-25℃）
LD	1 周	1~3 天[§]	1~3 天[§]
γ-GT	2 天	1 周	1 月
ALD	2 天	2 天	不稳定[★]
ALT	2 天	5 天	不稳定[★]
AST	3 天	1 周	1 月
CK	1 周	1 周	1 月
ChE	1 周	1 周	1 月
ALP	2~3 天	2~3 天	1 月
ACP	4 小时[※]	3 天[#]	3 天[#]
5'-NT	24 小时	1 周	3 月
AMY	1 月	7 月	2 月
LPS	1 周	3 周	3 周
LAP	1 周	1 周	1 月

注：[★]酶不耐融化；[§]与同工酶类型有关；[※]标本未酸化；[#]标本加柠檬酸或醋酸至 pH 5.0

二、试剂

1. 底物的种类　有些酶的专一性不强，可作用于多种底物，须根据需要选择合适的底物。选择底物时应注意以下几项原则：①一般选择 K_m 最小的底物；②底物应有足够的溶解度；③酶对底物的特异性高；④底物的稳定性好；⑤有较高的临床诊断价值。

2. 底物的浓度　对于单一底物的酶促反应，根据米氏方程式，一般酶测定时底物浓度最好为 K_m 值的 10~20 倍，此时反应速度可达最大反应速度的 90% 以上。不少酶促反应中有两种或两种以上的底物参加反应，双底物反应的可能机制有乒乓机制（如 ALT、AST）、有序反应（如 LD、GLDH）、随机反应（如 CK）三种。有关双底物酶促反应的米氏方程和底物浓度的选择可参考相关论著。譬如，可先将其中的一种酶的底物浓度选得很高，使酶饱和，然后求出另一底物的表观 K_m，反之亦然，最后按上述规律决定两底物的浓度。

3. 缓冲液的种类、pH 和离子强度　酶与底物结合的能力，酶的催化活性，会受不同 pH 的影响，只有在最佳缓冲系统内才能充分表达。

各种酶在一定条件下都有其特定的最适 pH，即酶促反应达到最大时的 pH。多数酶在最适 pH 的一定范围内相对恒定，故测定酶活性时一定要选择在最适 pH 处。一般来说，植物和微生物酶的最适 pH 多在 4.5~6.5，动物酶多在 6.5~8.0。但 ACP 反应的最适 pH 为 4.0~7.0，而 ALP 则为 9.0~10.0。最适 pH 并非酶的特征性常数，易受缓冲液的种类、离子强度、底物浓度、反应温度、样本与反应试剂的比例等不同因素的影响。

临床酶学测定时发现，用不同种类缓冲液配制相同 pH 介质中所测的酶活性并不相同，因此，选择合适的缓冲液种类，是酶活性测定的必要保障。理想的缓冲液应具备以下条件：①有足够的缓冲容量；②纯度高，不含有抑制酶活性的杂质；③受温度影响小，即 pH 不易受温度的变化而变化；④对酶活性表达有促进作用则更好；⑤对酶有稳定作用。常用缓冲液分为活性缓冲液、惰性缓冲液和抑制性缓冲液三大类。活性缓冲液含有对酶有激活作用的氨基，如 GOOD 缓冲液（或称两性离子缓冲液）、三羟甲基氨基甲烷（Tris）、三乙醇胺（triethanolamine，TRA）、二乙醇胺（diethanolamine，DEA）、2-氨基-2-甲基-1-丙醇（AMP）；惰性缓冲液对酶的活性即无激活也无抑制作用，如碳酸盐缓冲液、巴比妥缓冲液；抑制性缓冲液对酶具有一定的抑制作用，如甘氨酸缓冲液等。磷酸盐缓冲液（PBS）有时为活性惰性缓冲液，有时为抑制性惰性缓冲液，现已越来越少用。酶活性测定时应尽量选用活性或惰性缓冲液，不宜选用抑制性缓冲液。

缓冲液的离子强度也能影响酶活性。研究表明，离子强度过高的电解质干扰酶与底物的结合，酶活性将逐步下降；离子强度过低也会抑制酶活性。一般选择与生理环境的体液比较接近的离子强度。

4. 辅因子 一些金属离子和维生素类辅酶是结合酶的辅因子，是酶发挥活性所必需的非蛋白质部分，按其与酶蛋白结合的紧密度又分为辅基和辅酶。如 Zn^{2+} 是羧基肽酶的辅基，Mo^{6+} 是黄嘌呤氧化酶的辅基，NADH 是不需氧脱氢酶的辅酶等。结合酶离开它们的辅基或辅酶就不能表现活性，因此在酶活性测定时，要保证辅基或辅酶的供给。例如，测定 ALT 时加入磷酸吡哆醛（PLP）为辅酶时，其测定值比不加 PLP 时明显增高。

5. 激活剂 能使酶活性提高的物质都称为酶的激活剂，其中大部分是无机离子或简单的有机化合物。如 Mg^{2+} 是 CK 的激活剂，Cl^- 是 AMY 的激活剂，N-乙酰-L-半胱氨酸（NAC）是 CK 的激活剂等。

6. 抑制剂 凡是能降低酶促反应速度，但不引起酶分子变性失活的物质统称为酶的抑制剂。其抑制作用可分为不可逆的抑制作用和可逆的抑制作用两大类。酶活性测定过程中最常见的抑制剂有产物、底物、分析器材或试剂中的重金属及体液中的药物等，不同的抑制剂，其抑制类型也不相同。在设计和选择酶的测定方法时，应设法避免抑制剂对酶促作用的影响。例如，脲酶测定时，一般可先通过透析、凝胶色谱或超滤等方法将尿中一些小分子抑制剂与酶分开，以使测定结果准确可靠。

三、方法学

1. 方法等级的选择 方法等级的选择主要由实验室条件所决定。在条件许可的情况下，尽可能采用速率法，少用或不用定时法。

速率法可选择线性期的反应速度来计算酶活性，测定结果准确可靠，且不需要做样本空白，线性范围广，是首选的方法。但该方法对仪器要求相对较高。

在一些基层单位，由于不具备分析仪，某些酶采用定时法测定也可得到比较准确的结果。如 ALP 酶活性的测定，在酶促反应条件不变的情况下，加入不影响测定准确性的终止液，并加做样品空白，两法的结果准确性相当。

2. 检测底物或产物的选择 在酶活性测定时，为了使酶能全部与底物结合，底物浓度设计往往过量，且测定的是酶促反应的初速度，反应时间短，底物消耗量不明显，如测底物消耗量则误差较大。而产物是从无到有，反应显色明显，检测灵敏度和准确度较高。因此，原则上应选择测定产物的生成量而不是底物的消耗量。现除部分测定 NADH 减少可以看成测底物消耗量外，已很少采用测定底物消耗量的项目。

如酶促反应有两个以上的产物，则应从测定的方便性和内源性干扰等方面综合考虑，选择测定合适的产物。如 ALT 测定：

$$L-谷氨酸+\alpha-酮戊二酸 \xrightarrow{\text{ALT}} L-谷氨酸 +\alpha-丙酮酸$$

即可测定 L- 谷氨酸的生成速率,也可测定 α- 丙酮酸的生成速率。IFCC 推荐法是偶联 LDH 测定 α- 丙酮酸的生成速率。反应如下:

$$\alpha-丙酮酸+NADH+H^+ \xrightarrow{\text{LDH}} L-乳酸+NAD^+$$

如果用偶联 GLDH 法测定 L- 谷氨酸,测定 NADH 在 340nm 的吸光度的增加速率,则反应如下:

$$L-谷氨酸+NAD^++H_2O \xrightarrow{\text{GLDH}} NH_4^+ + \alpha-酮戊二酸+NADH$$

该法因指示酶催化的产物是 α- 酮戊二酸,与待测酶 ALT 产生底物与产物的交叉影响,且待测酶 ALT 与指示酶 GLDH 最适 pH 相差较大,要快速达到平衡,则需增加指示酶的用量,同时内源性谷氨酸的干扰较大,因此该法不宜采用。

3. 启动模式的选择 酶促反应的启动模式有底物启动模式(底物启始反应、底物起始反应)与样本启动模式(样本启始反应、样本起始反应)两种。

底物启动模式(IFCC 推荐采用)指样本先与缺乏某种底物的试剂 1 预孵育一定时间后,再加入含这种底物的试剂 2,开始启动样本中的待测酶的酶促反应。这种模式需要双试剂剂型。其优点在于待测酶促反应之前,可以除去某些干扰物,包括内源性干扰物和外源性干扰物。

样本启动模式是指反应所需的试剂先混合在一起,然后加入样本,依靠样本中的待测酶来启动酶促反应。该模式采用单一试剂型,只是在延滞期能消除部分干扰物。需要注意的是某些双试剂剂型是基于试剂稳定性考虑,并没有将底物单独作为第二试剂,也起不到消除干扰的作用。

4. 正向反应与逆向反应的选择 正向反应是测定产物的生成量即测定吸光度的增加值,在生化分析仪上描述为正向 / 向上 /(+),逆向反应是测定底物的消耗量,描述为负向 / 向下 /(−)。一般根据测定底物或产物的难易程度来决定。除原则上选择对底物亲和力大,酶转换率高的方向外,还应考虑内源性干扰、底物价格和稳定性等诸多因素。例如:CK 的测定普遍采用逆向反应,因其逆向反应是正向反应的 6 倍,而且不受 ATP 酶、ALP 和内源性丙酮酸的干扰。

但是,LDH 测定的选择目前尚有争议。国内多采用正向反应(L → P,从乳酸到丙酮酸),与 IFCC 在 2001 年发表的操作手册一致。原因是正向反应有利于 LDH 的活性表达,同时试剂成本低廉,稳定性好。而以前国外常用方法却是逆向反应(P → L,从丙酮酸到乳酸),其理由是逆向反应速率是正向反应的 3 倍。

四、仪器

1. 反应温度 温度对酶活性影响具有双重性,温度升高,酶促反应速度加快,灵敏度高,延滞时间和测定时间都可能缩短,有利于提高工作效率,但同时酶的变性失活也增加。由于不同的酶其最适温度不同,相同的酶在不同的温度时的活性不同,因此,酶活性测定时要注意测定温度。

早期曾推荐使用 25℃为酶的测定温度,其优点为接近室温,反应体系很容易平衡到此温度。但温度过低反应太慢,加之地区差异,当室温超过 25℃时,还需使用降温系统很不方便,目前已很少有实验室采用此温度。

1986年,IFCC推荐酶活性测定的温度为30℃,因为纯镓的熔点为29.77℃,镓作为此温度的基准物质,保证了测定仪器在30℃的高准确性。在此温度下即保证了一定的酶促反应速度,又不至于使酶变性失活。

2001年,IFCC正式发表了"37℃下检测酶催化活性浓度的IFCC一级参考方法操作手册和参考制品认可系统",包括CK、LD、ALT、AST、γ-GT 5个酶在内。目前常规实验室越来越多使用37℃。

由于酶反应受温度影响很大,在测定时间内,反应体系的温度变化应控制在37℃±0.1℃内。

2. 反应时间　酶促反应进程曲线包括延滞期、线性期和非线性期。其中与酶活性测定相关的时间是延滞时间和线性期监测时间。

因不同样本的酶活性不同,所存在的介质中内源性干扰物和抑制剂不同,因此不同样品中同一种酶作用的延滞期和线性期不同。延滞期的确定可通过观察浓度不等、病理情况不同的样本,选择延滞期最长者作为确定值,选择线性期最短的为监测时间的确定值。

对线性期时间的确定主要是通过读数次数和读数间隔来决定。在一定的反应时间区段内每隔一定时间读取一次吸光度值,读数不少于四次,读数间隔按一般仪器要求30秒就足够,线性期在2分钟即可。中华医学会检验学会规定酶活性测定要求线性期不短于2.5分钟,其测得酶活性的最高浓度就是该法的测定上限。

在日常工作中,应熟悉实验室所使用的生化分析仪器的操作、参数设置以及基本维护。如不同的仪器,带宽的设置、分光元件等性能不同,波长的精确性就有所区别,对同一溶液的吸光度测定值也就有所差别;仪器加样系统的准确性、重复性和洁净度;反应系统中反应杯的形状、表面是否有沉淀形成或反应体系中有颗粒下沉;搅拌和清洗机构的效果和洁净度;检测系统光度计的准确性、重复性、线性范围和杂射光等均会造成结果的偏差。因此,应定期检查并校准仪器。

第六节　诊断酶学在临床的应用

酶是由组织细胞合成的,通过细胞的分泌和胞吐作用进入血液、脑脊液、尿液及羊水等体液中,若出现组织器官损伤、组织再生或修复异常、肿瘤、梗阻等情况时,体液中的酶的浓度将发生变化。临床上可根据不同体液中酶浓度的变化来诊断各种疾病,尤其是血清酶或血浆酶的测定。

一、血液酶的来源

根据酶的来源及其在血浆中发挥催化功能的情况,可将血液中的酶分成血浆特异酶和非血浆特异酶两大类。

(一)血浆特异酶

在血浆中发挥特定的催化作用的酶,也称为血浆固有酶。如凝血酶原及一些凝血因子、纤溶酶原、胆碱酯酶(ChE)、卵磷脂胆固醇脂酰转移酶(LCAT)、铜氧化酶(铜蓝蛋白)、脂蛋白酯酶等。血浆特异酶大多数在肝脏合成,当肝实质性病变时,该类酶在血中的浓度明显下降,故常作为肝功能检验的重要项目。

（二）非血浆特异酶

在血浆中浓度很低，并且在血浆中很少发挥作用，可分为外分泌酶和细胞内酶。

1. 外分泌酶　来源于消化腺或其他外分泌腺的酶。如胰淀粉酶、胰蛋白酶、胰脂肪酶、胃蛋白酶、前列腺酸性磷酸酶等。它们在血液中的含量与相应的外分泌腺的功能与疾病有关。

2. 细胞内酶　存在于组织细胞中发挥催化作用的酶类，该类酶极少进入血液，细胞内外浓度差异悬殊。当组织细胞病变、细胞膜通透性增加或细胞坏死等病理状态下，细胞内酶可大量进入血液，导致血浆酶活性显著增高。这类酶常用于临床诊断，如转氨酶、LDH、CK 等。

二、血液中酶浓度的变化机制

正常情况下，血清酶的胞内合成、胞外释放的速度与酶在血清中失活、降解的速度几乎保持动态平衡，因此血清酶活性水平也相对恒定。但在病理情况下，平衡被打破，血清酶活性可出现病理变化，对疾病的诊断具有重要的意义。

（一）酶合成异常

1. 合成减少　肝损害时酶的合成能力下降，血液中相应的酶减少，慢性肝病（如肝硬化）更为明显。如肝病时因凝血酶原合成不足，导致凝血时间延长或发生出血倾向等。另外，酶基因变异时也可引起酶合成减少，如肝豆状核变性（Wilson 病）患者血中铜氧化酶明显下降。

2. 合成增多　细胞对血清酶的合成增加或酶的诱导作用是血清酶活性升高的重要原因。增生性疾病如成骨性疾病可因成骨细胞增多，ALP 合成和分泌增加，引起血清酶浓度升高。一些恶性肿瘤细胞也可因胞内合成酶增加引起血清酶浓度增高，如前列腺癌患者，血 ACP 明显增高。此外一些药物如巴比妥类、哌替啶类等也可通过诱导酶的合成引起血清酶浓度的升高。

（二）酶释放增加

当细胞损伤或病变时，大量细胞内酶释放入血是引起血清酶增高的主要机制。研究表明，炎症、缺血、缺氧、能源供应缺乏、坏死和创伤等是细胞释放大分子酶蛋白的重要原因。细胞酶释放速度和数量还受下述一些因素的影响：

1. 细胞内外酶浓度的差异　酶在细胞内外的浓度差异因酶而异，且随组织而不同。这种差异影响血清酶浓度增加速率，特别是非血浆特异酶，只要有少量细胞受损，酶从细胞中释出，就可使血液中酶浓度明显升高。如肝细胞内 LDH 是细胞外液的 3000 倍以上，只要有少量肝细胞坏死或轻度病变，血液中的 LDH 就明显升高。但对于血浆特异酶而言，细胞内外浓度差异较小，细胞病变时血液中酶浓度变化不明显。

2. 酶的相对分子量　酶的相对分子量大小是影响细胞内酶释出的关键，酶从胞内释出的速度与酶的相对分子量成反比，相对分子量越小的酶从细胞内释出的速度越快。如在 AMI 时，血液中最先升高的 CK 其分子量为 85 000，而分子量为 125 000 的 LDH 升高的时间明显推迟。

3. 酶的组织分布　同一种酶可分布于多种脏器组织。酶的含量高且血流丰富的组织器官，其细胞内酶进入血液的可能性较大，发生病变时可引起该酶在血清中浓度的变化。除了少数组织专一性的酶之外，大多数血液中的酶不能特异性地反映某个特定组织的病变。

4.酶的细胞定位与存在形式 细胞病变时存在于细胞质中的酶较易逸出，而存在于细胞器中的酶较难逸出，除非细胞病变加重累及细胞器膜。如肝细胞中 AST 的绝对量超过ALT，AST 大部分存在于线粒体，ALT 则存在于细胞质，因此，急性肝炎时，由于细胞病变较轻，血液中 ALT 往往超过 AST。而在肝硬化时，由于肝细胞坏死，AST_m 大量逸出，血液中的 AST 大于 ALT。

（三）酶的清除异常

血清中酶的清除方式与其他血浆蛋白质相似，通常以半衰期来表示酶从血液中清除的快慢。血清酶及其同工酶之间半衰期差异较大，半衰期长的酶，在血清中持续时间长，这有助于了解同一疾病不同酶升高持续时间的差异。常用酶的半衰期与分子量见表 14-12。另外，酶的排除异常，也可导致血液中浓度的变化。如胆道梗阻时由于梗阻区 ALP 的合成加强，ALP 排泄受阻而逆流入血。

表 14-12 常用酶的半衰期与分子量

酶	半衰期	相对分子量
ALT	37～57h	110 000
AST	12～22h	—
AST_s	约 14h	120 000
AST_m	约 6h	100 000
CK	约 15h	—
CK_1（CK-BB）	约 3h	88 000
CK_2（CK-MB）	约 10h	87 000
CK_3（CK-MM）	约 20h	85 000
LD	—	—
LD_1	53～173h	135 000
LD_5	8～12h	135 000
ALP	3～7d	120 000
肠 ALP	<1h	—
骨 ALP	约 40h	—
胎盘 ALP	约 170h	—
GLD	约 16h	350 000
AMY	3～6h	—
LPS	3～6h	48 000
γ-GT	3～4d	—

（四）其他影响

病理情况下，一些药物或毒物对酶活性的影响，如有机磷中毒时血清 ChE 下降，是因为有机磷对 ChE 的不可逆抑制导致酶活性降低，而并非酶含量下降。

三、酶在临床诊断的应用

人体内已知的酶有 2000 余种，大多数酶分布于机体各组织细胞中，不具备组织器官特异性；而有些酶呈区域化分布，具有组织器官特异性，能反映来源组织器官的病变，具有临床诊断价值。目前,血清酶学分析已成为临床诊断和治疗疾病的一个非常重要的手段,占生化检验常规工作量的25%~55%。常见疾病血清酶的来源见表14-13。

表14-13 常见疾病血清酶的来源

血清酶	符号	组织来源	主要疾病
丙氨酸氨基转移酶	ALT	肝、肾、心	肝炎等
天冬氨酸氨基转移酶	AST	心、肝、骨骼肌	肝炎等
γ-谷氨酰基转肽酶	γ-GT	肝、胆、肾、小肠	肝胆梗阻性疾病
碱性磷酸酶	ALP	小肠、胎盘、肝、肾	肝胆梗阻性疾病
单胺氧化酶	MAO	肝、肾、脑	肝纤维化疾病
肌酸激酶	CK	骨骼肌、心、脑	心肌梗死、肌肉
乳酸脱氢酶	LDH	心、肾、骨骼肌、肝、肾	病种广泛
淀粉酶	AMY	胰、唾液腺	胰腺炎
脂肪酶	LPS	胰	胰腺炎
酸性磷酸酶	ACP	前列腺、红细胞、血小板	前列腺疾病等

(一)在肝胆疾病诊断中的应用

肝脏内物质代谢旺盛,代谢途径复杂,多酶体系丰富,其中特异性强、活性高的酶具有较大的诊断价值。如 ALT、AST 在肝病诊断中应用最为广泛,其次是 ALP、γ-GT、ChE、MAO 等,这些酶能比较确切地反映肝胆系统的炎症或坏死性病变。

1. 转氨酶及其同工酶 这是一类与细胞完整性有关的酶。ALT 和 AST 是其中最重要的两种,是反映肝功能最常用的酶。ALT 大量存在于肝脏组织中,其次为肾、心、骨骼肌等。血清 ALT 活性升高,通常表示肝损伤,是诊断肝细胞损伤最敏感的指标之一。AST 广泛存在于多种器官中,按含量多少依次为心、肝、骨骼肌和肾,其组织专一性不如 ALT,在血浆中的持续时间也不如 ALT 长。ALT(AST)有 ALT_s(AST_s)和 ALT_m(AST_m)两种不同活性同工酶,分别存在于细胞质及线粒体。在肝细胞坏死性病变时,涉及细胞器的损伤,血清中 ALT_m(AST_m)常明显升高。

2. ALP 和 γ-GT 常用肝胆系统有无梗阻的诊断。血清 ALP 主要来自于肝脏和骨骼,血清 γ-GT 则主要来自肝胆。它们由肝和胆管细胞合成后进入胆汁,经胆道进入肠腔排出。当胆道梗阻时,胆汁反流入血,血清酶活性明显增高。肝实质性病变时,ALP 和 γ-GT 一般只是中度升高,这点有利于肝胆疾病的鉴别诊断。如 ALP 升高而 γ-GT 正常,可排除 ALP 的肝来源,若 ALP 和 γ-GT 均升高,则应先排除肝外原因后高度疑为肝病所致。单独 γ-GT 升高可能与酗酒有关。γ-GT 同工酶常用于肝占位性病变的诊断,原发性肝癌时 $γ-GT_2$ 显著升高。

3. ChE 反映肝细胞合成功能的酶。人体内存在两种胆碱酯酶,一种是乙酰胆碱酯酶(AChE),又称"真性胆碱酯酶"或"特异性胆碱酯酶",主要作用于乙酰胆碱,存在于红细胞及中枢神经系统的灰质中;另一种为血清胆碱酯酶(SChE),除可作用于乙酰胆碱外,还能作用于其他胆碱酯类,故又称"假性胆碱酯酶"或"非特异性胆碱酯酶",此酶主要由肝脏产生。临床测定的通常为 SChE,简称 ChE。当肝细胞受损时,胆碱酯酶合成减少,肝病越严重,胆碱酯酶下降的幅度越大,胆碱酯酶是肝脏病变后唯一下降的酶。肝硬化患者如果出现胆碱酯酶持续下降,则预后不良,胆碱酯酶在反映肝硬化程度上是一个灵敏、稳定的指标。

4. MAO 反映肝脏纤维化的程度,是诊断肝硬化的重要指标,诊断阳性率可达80%以上。MAO催化原胶原聚合为胶原纤维的反应,其活性与肝纤维化程度呈平行关系,但非特异性指标。肝外疾病如甲状旁腺功能亢进、肢端肥大症等也可见MAO升高。

(二)在急性心肌梗死(AMI)诊断中的应用

常用于AMI诊断的酶类有CK、LDH和AST,统称为心肌酶。虽然心肌酶不具有心肌绝对特异性,但在心肌中活性很高,心肌细胞坏死时,血清酶活性可显著升高。特别是心肌酶同工酶诊断价值高于总酶活性测定,在临床诊断中发挥重要的作用。

1. CK 主要存在于骨骼肌、心肌和脑组织中,相比其他两种心肌酶,CK升高具有较强的组织特异性,是诊断AMI较特异的心肌酶。CK有三种同工酶即CK-MM,CK-MB,CK-BB,同工酶检测常用于心肌梗死、肌肉疾病和神经系统疾病的诊断。其中CK-MB在心肌的活性仅次于骨骼肌,AMI时,CK-MB活性在心肌损伤后3～8小时即升高,16～24小时达峰值,可比正常时增高10～25倍,阳性率可达100%,是诊断AMI最为敏感特异的血清酶指标。CK-MM的亚型MM_1、MM_2、MM_3,以及CK-MB的亚型MB_1、MB_2的测定在AMI的早期诊断和溶栓疗效判断上更优于总酶和同工酶测定。

2. LDH LDH存在于机体所有组织细胞的胞质内,以肝、心肌、肾、肌肉、红细胞含量较多。临床测定LDH及其同工酶常用于诊断和鉴别诊断心、肝、骨骼肌的疾病。由于LDH分子大,在AMI时升高迟、达峰晚,通常在8～18小时升高,48～144小时达峰值,增高可持续5～10天,故对AMI早期诊断价值不大,多用于回顾性诊断,如对入院较晚的AMI病人、亚急性心肌梗死的诊断和病情监测。

不同组织的LDH同工酶分布不同,存在明显的组织特异性,如LDH_1主要存在于心肌和红细胞,LDH_5主要存在于肝和骨骼肌中。因此,临床测定LDH同工酶有助于相应组织病变的诊断。正常人体血清中LDH同工酶的分布为$LDH_2>LDH_1>LDH_3>LDH_4>LDH_5$,大多数AMI患者血液LDH同工酶中$LDH_1$明显增高以至于$LDH_1>LDH_2$,即所谓"反转"现象,且持续时间长。

3. AST 主要存在于心肌,以往多用于AMI的诊断。但由于AST在AMI时升高迟于CK,恢复早于LDH,故诊断AMI意义不大。但AST_m存在于线粒体,正常时几乎不进入血浆,当心肌细胞严重受损时,则AST_m大量出现于血清中,因此AST_m在预测心肌梗死程度、并发心力衰竭的发生率及预后上具有重要价值。

(三)在急性胰腺炎诊断中的应用

用于诊断急性胰腺炎的酶有AMY和LPS,两者均由胰腺合成并分泌进入血液,属于外分泌酶。AMY和LPS多呈平行性改变,急性胰腺炎时,AMY和LPS从坏死的胰腺细胞进入血浆,导致血浆酶活性升高,因此,急性胰腺炎时应同时测定AMY和LPS。急性胰腺炎发病后2～3小时,AMY开始升高(也有延至12小时后升高者),12～24小时达到高峰,2～5天下降至正常。若持续升高,则提示病变有反复或出现并发症。血清LPS的升高一般早于AMY,于发病后4～8小时内,血清LPS活性升高,24小时达高峰,一般持续8～14天,升高比AMY早、幅度大、持续时间长,在急性胰腺炎的后期测定LPS更具有临床意义,并且LPS的组织来源比AMY少,在诊断急性胰腺炎时具有更高的特异性。尿液AMY在发病后12～72小时开始升高,下降比血清缓慢。因此,急性胰腺炎的后期或恢复期测定尿AMY更有价值。

淀粉酶有胰腺型和唾液腺型两种同工酶,腮腺炎时可有血清AMY的升高。

（四）在骨骼疾病诊断中的应用

常用于诊断骨骼疾病的酶是 ALP。ALP 主要由成骨细胞合成，由于骨的损伤或疾病使成骨细胞内所含高浓度的碱性磷酸酶释放入血液中，引起血清碱性磷酸酶活力增高。如纤维性骨炎、成骨不全症、佝偻病、骨软化病、骨转移癌和骨折修复愈合期等。

（五）在骨骼肌疾病诊断中的应用

骨骼肌组织含有丰富的 AST、CK 和 LDH，在某些肌肉疾病时可释放入血，致使血清酶升高。原发性肌病如各型进行性肌营养不良症时血清酶明显升高。尤其是 CK，在骨骼肌中含量最高，并且主要是 CK-MM，对于诊断肌肉疾病具有重要价值。各类继发性于神经障碍的肌肉萎缩，如脊髓灰质炎、重症肌无力和运动神经原疾病等血清酶往往正常。

（六）在前列腺疾病诊断中的应用

酸性磷酸酶（ACP）主要分布于前列腺、肝、脾、乳汁、红细胞、血小板及骨骼等，以前列腺含量最为丰富，是血浆 ACP 的主要来源，占血浆总 ACP 活性的 1/3～1/2。ACP 同工酶大致为两大类，一是前列腺 ACP（PAP），是体内活性最高的一种酸性磷酸酶同工酶，另一类为非前列腺 ACP。ACP 及同工酶的检测主要用于前列腺疾病和前列腺癌的辅助诊断。

（七）在肿瘤诊断中的应用

肿瘤发生时，可以引起某些血清酶活性改变，如 ALP、LDH 活性升高。血清酶活性测定已经用于肿瘤的辅助诊断，但是特异性不强，迄今尚未有十分特异的酶用于某些恶性肿瘤的诊断。

由于血清同工酶的分布具有器官特异性、组织特异性和细胞特异性，因此，同工酶的测定可以较为准确地反映病变器官、组织和细胞的种类及其功能损伤的程度，与酶的总活性测定相比，同工酶测定具有诊断特异性强、符合率高等优点，对于疾病的诊断、治疗和预后都具有重要的意义，同工酶的检测有望成为某些恶性肿瘤的特异性诊断指标。

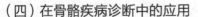 **本章小结**

> 酶是催化生物体内化学反应的一类特殊蛋白质。酶活性浓度测定是酶学分析最为常用的方法。一个典型的酶促反应过程一般包括延滞期、线性期、非线性期三个阶段。在线性期，反应速度不受底物浓度的影响，而只与酶活性浓度成正比，是酶活性测定的最佳时期。
>
> 根据酶促反应中底物的减少量或产物的生产量，可计算出酶活性的高低。按反应时间分类酶活性测定方法有定时法、连续监测法和终点法。其中连续监测法是目前临床实验室最常用的方法。按检测对象分类酶活性测定方法有直接法和间接法。直接法是在不终止酶促反应条件下，直接测定反应体系中产物或底物的变化，从而计算出酶活性浓度的方法。其中以分光光度法应用最为广泛。间接法以酶偶联法应用最多。
>
> 酶活性测定受到样本、试剂、方法学、仪器等因素影响，测定时应该尽量满足酶活性"最适条件"。
>
> 在酶学分析技术中作为试剂用于测定化合物浓度或酶活性的酶称为工具酶。最常用的两类指示酶反应系统：一是利用氧化 - 还原酶偶联 NAD(P)$^+$ 或 NAD(P)H 的指示系统，直接通过分光光度法或其他方法测定 NAD(P)H 的变化量；二是偶联 H_2O_2 的指示系统。

同工酶具有相同的催化功能，但其分子组成、空间构象、理化性质、生物学性质以及器官分布和细胞定位不同的一类酶。按照检测原理及方法特点分类，同工酶的测定主要有电泳法、色谱法、免疫法、光谱法四大类。临床常规中以电泳法最常用。

酶是由组织细胞合成，通过细胞的分泌和胞吐作用进入体液中，若出现组织器官损伤、组织再生或修复异常、肿瘤、梗阻等情况时，体液中的酶的浓度将发生变化。临床上可根据不同体液中酶浓度的变化来诊断各种疾病。

(雷 呈)

 思考题

连续监测法测定血清碱性磷酸酶 ALP 活性。按表操作：

加入物（ml）	空白管（B）	测定管（T）
血清	/	0.02
D.W.	0.02	/
4NPP 试剂	1.0	1.0

混匀，室温 405nm 处，立即用 0.5cm 的比色皿分别在第 1、2、3、4 分钟时，读取各吸光度值 A_1、A_2、A_3、A_4 如下：

A_1	0.505	0.600
A_2	0.511	0.633
A_3	0.515	0.665
A_4	0.520	0.690

已知 4NP 的毫摩尔吸光系数为 $18.5 L \cdot cm^{-1} \cdot mmol^{-1}$，血清管吸光度测定过程处于线性期。试求血清 ALP 含量，并判断该结果是否在正常参考范围。要求写出详细计算过程。

第三篇 体液常用代谢物检验

第十五章 体液蛋白质检验

> **学习目标**
>
> 1. 掌握：血浆蛋白质的基本特征和功能；血清中几种主要蛋白的种类及其临床意义；血浆蛋白质的测定原理及临床意义。
> 2. 熟悉：血浆蛋白质测定方法的性能特点及适用范围；血清黏蛋白测定的原理、注意事项及临床意义；血清蛋白醋酸纤维素薄膜电泳分析的原理、注意事项及临床意义。
> 3. 了解：脑脊液和尿液总蛋白测定的方法、原理及主要临床意义；血清蛋白聚丙烯酰胺凝胶分析的原理、实践操作及注意事项。

蛋白质是生物体的主要组成成分，广泛分布于机体各处，参与细胞生命活动的各个过程。体内蛋白质种类繁多，功能各异，蛋白质的异常可引发疾病；反之，组织器官的功能障碍或代谢异常时，体液蛋白质种类和含量也会发生相应变化。因此，体液蛋白质的检测在疾病诊断、治疗及病情监测方面有重要意义。本章主要介绍血清（浆）蛋白质测定的有关内容，对尿液、脑脊液中蛋白质的测定也作了简单介绍。

第一节 概　　述

一、血浆蛋白质的功能和分类

血浆蛋白质是血浆中含量最多的一类有机化学物，为 60～80g/L。目前已研究的蛋白质约有 500 种之多，其中已被分离的近 200 种。这些蛋白质含量差异很大。虽然血浆中各种蛋白质的含量、特性、功能差异很大，但在生命活动中的作用都是不可替代的。

从目前的临床生物化学实际应用来看，利用盐析法可将血浆蛋白质分为清蛋白和球蛋白两大类；通过醋酸纤维素薄膜电泳可将血浆蛋白质分为清蛋白和 α_1- 球蛋白、α_2- 球蛋白、β- 球蛋白、γ- 球蛋白以及纤维蛋白原 6 条主要区带。正常成人每天大约可合成 15g 左右的血浆蛋白质,绝大多数血浆蛋白质由肝合成,如清蛋白、纤维蛋白原、部分球蛋白等;还有少量血浆蛋白由其他组织细胞合成,如γ-球蛋白(大部分是免疫球蛋白)、蛋白类激素等。

（一）血浆蛋白质的主要生理功能

1. 维持血浆胶体渗透压　血浆清蛋白(白蛋白)分子量小、含量高,是维持血浆胶体渗透压的主要蛋白质,占血浆胶体总渗透压的75%～80%。血浆胶体渗透压的主要作用是促使组织液回流入血,维持血管内、外水平衡。某些病理情况下,血浆蛋白质浓度降低,尤其是清蛋白浓度过低时,会导致血浆胶体渗透压下降,水分在组织间隙中潴留,出现水肿。

2. 运输作用　血浆蛋白质可作为载体在血液中运输多种物质。许多血浆蛋白质分子表面具有与脂溶性物质结合的位点,脂溶性物质可与其结合而被运输;另外,血浆中还有一些特殊运载蛋白,可与激素、维生素、金属离子、药物等进行特异结合运输。

3. 维持血浆正常pH　血浆的正常pH为7.35～7.45。血浆蛋白质的等电点(pI)大多在4.0～7.3之间,因此在血浆中以弱酸形式(H-Pr)存在,其中一部分血浆蛋白与Na^+结合成弱酸盐(Na-Pr)。弱酸及其弱酸盐构成缓冲对(Na-Pr/H-Pr),参与血液酸碱平衡的调节以维持体液pH的相对恒定。

4. 免疫与防御作用　抗体和补体是血浆中具有免疫作用的蛋白质。抗体也称免疫球蛋白(Ig),分为IgG、IgA、IgM、IgD、IgE五大类。补体是一组协助抗体完成免疫作用的蛋白水解酶。免疫球蛋白能识别特异性抗原并与之结合,形成的抗原-抗体复合物能激活补体系统,产生溶菌、溶细胞的作用。

5. 凝血、抗凝血和纤溶作用　血浆中存在众多凝血因子(除Ⅳ因子外均为蛋白质)及抗凝血因子,它们在减少出血、防止血管内凝血中发挥了重要作用。

此外,血浆蛋白质还具有营养、催化、调控物质代谢等功能。

（二）血浆蛋白质的分类

目前主要的分类方法有以下两种。

1. 按分离方法分类　盐析法可将血浆蛋白质分为清蛋白和球蛋白两大类;电泳法依据分辨率的不同可将血浆蛋白质分成数条甚至几十条区带,如采用醋酸纤维素薄膜电泳可将血浆蛋白质分为5条区带,依次是清蛋白、α_1-球蛋白、α_2-球蛋白、β-球蛋白和γ-球蛋白。薄膜分辨率高的情况下,β-球蛋白还可分为β_1、β_2-球蛋白两部分。采用分辨率更高的琼脂糖凝胶电泳可分离出13条区带,而聚丙烯酰胺凝胶电泳则可分离出30多条区带;SDS-PAGE等电点聚焦双向电泳可分离出300多种不同的血浆蛋白质。

2. 按生理功能分类　根据各种血浆蛋白质生理功能的区别,可以分为不同的类别,详见表15-1。

（三）血浆中几种主要的蛋白质

1. 前清蛋白　前清蛋白(又称前白蛋白)由肝细胞合成。测定其在血浆中的浓度对于了解蛋白质的营养不良和肝功能不全有较高的敏感性。在肝炎发病早期血清前清蛋白浓度下降往往早于其他血清蛋白成分的改变,急性炎症、营养不良、恶性肿瘤、急性炎症、肝疾患或肾炎时其浓度也可下降。前清蛋白除了作为组织修补的材料外,还可视作一种运载蛋白,它可以和T_3、T_4结合,还可以和视黄醇结合而具有运载维生素A的作用。

2. 视黄醇结合蛋白　视黄醇结合蛋白(RBP)是分子量仅为21kD的单体多肽链,由肝脏合成,携带视黄醇(维生素A的一种形式),半衰期为12小时。RBP将视黄醇从肝脏转运至各靶组织,保护其不被氧化损伤。在血浆中RBP与TTR以1:1结合,可避免小分子RBP从肾小球滤过。

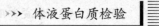

表15-1 血浆蛋白质的功能分类

类别	名称	功能特征
运输载体类	脂蛋白	运输胆固醇、甘油三酯、磷脂
	前清蛋白与清蛋白	运输激素、游离脂肪酸、胆红素、药物等
	甲状腺素结合球蛋白	结合甲状腺激素
	皮质醇结合球蛋白	结合皮质醇
	类固醇激素结合球蛋白	结合类固醇激素
	视黄醇结合蛋白	结合视黄醇
	转铁蛋白	运输铁
	铜蓝蛋白（亚铁氧化酶）	结合铜
	结合珠蛋白	结合血红蛋白
	血红素结合蛋白	结合血红素
补体蛋白类	C3、C4、B因子、D因子等	参与机体的防御功能
免疫球蛋白类	IgG、IgA、IgM、IgD、IgE	排除外来抗原
凝血和纤溶蛋白类	凝血因子（除Ⅳ因子外）及纤维蛋白原等	参与血液凝固与抗凝
蛋白酶抑制物	α_1-抗胰蛋白酶、α_1-抗凝乳蛋白酶	抑制蛋白酶作用、避免作用过强
血清酶类	脂蛋白脂肪酶（LPL）、卵磷脂胆固醇脂酰基转移酶（LCAT）等	水解甘油三酯，将游离胆固醇转化为胆固醇酯等重要的代谢调节作用
蛋白类激素	胰岛素、胰高血糖素、生长激素等	参与机体多种代谢调节

3. 清蛋白（白蛋白） 由肝实质细胞合成，是血浆中含量最多的蛋白质，占总蛋白的57%～68%。主要生理功能：作为内源性氨基酸营养源；具有相当的酸碱缓冲能力；是血浆中的主要载体。另一功能是维持血液胶体渗透压；清蛋白分子量较小，它在血管外体液中的浓度可作为各种膜屏障完整性的良好指标。临床意义：①血浆清蛋白浓度可以受饮食中蛋白质摄入量的影响，一定程度上可以作为个体营养状态的评价指标；②在血浆蛋白质浓度明显下降的情况下，可以影响许多配体在血液循环中的存在形式，包括内源性的代谢物、激素和外源性的药物；③血浆的清蛋白增高较少见，在严重失水时，对监测血浓度有诊断意义；④清蛋白降低临床意义较大，可见于清蛋白合成降低，如急慢性肝病；营养或吸收不良；组织损伤或炎症引起的清蛋白分解代谢增加如大面积组织损伤；消耗性疾病（恶性肿瘤，严重感染等）；清蛋白异常丢失，如肾病综合征、慢性肾炎等；清蛋白分布异常，如有门静脉高压腹水时；遗传性疾病等。

4. α_1-抗胰蛋白酶 α_1-抗胰蛋白酶（α_1-AT 或 AAT）是具有蛋白酶抑制作用的一种急性时相反应蛋白，在醋酸纤维薄膜或琼脂糖电泳中 α_1-抗胰蛋白酶位于 α_1 区带，是这一区带主要成分。一般认为 AAT 的主要功能是对抗由多形核白细胞吞噬作用时释放的溶酶体蛋白水解酶，AAT 缺陷，也可引起肝细胞的损害而致肝硬化，炎症及外科手术后血清浓度可增加，长期接受可的松治疗、妊娠及妇女服用避孕药时，浓度亦可增高；低血浆 AAT 可以发生于胎儿呼吸窘迫综合征。

5. α_1-酸性糖蛋白 α_1-酸性糖蛋白（AAG）由肝脏合成，分子量为 40kDa，又称血清类黏蛋白，含糖约为 45%，其中包括 11%～20% 的唾液酸，是血清中黏蛋白的主要成分。α_1-酸性糖蛋白的测定目前主要作为急性时相反应的指标，在风湿病、恶性肿瘤及心肌梗死患者亦常增高，与免疫防御功能有关，在营养不良、严重肝损害等情况下降低。

6. 结合珠蛋白 结合珠蛋白（Hp）是一种糖蛋白，主要在肝合成，它是一种急性时相反应蛋白。每分子 Hp 可以结合 2 分子的血红蛋白。Hp 可以防止血红蛋白从肾丢失而为机体有效地保留铁。临床意义：急性时相反应中血浆结合珠蛋白浓度增加，当烧伤和肾病综合征引起大量清蛋白丢失的情况下亦可见增加。血管内溶血（如溶血性贫血、输血反应、疟疾、输血反应）时结合珠蛋白含量明显下降。此外，严重肝病患者 Hp 的合成降低。

7. α₂- 巨球蛋白 α_2- 巨球蛋白（α_2-MG）是血浆中分子量最大的蛋白质。由肝细胞与单核吞噬细胞系统合成。其特性是能与多种分子和离子结合，是主要的蛋白酶抑制剂，能结合并抑制各种类型的蛋白酶，如纤维蛋白溶酶、胃蛋白酶、凝乳蛋白酶、胰蛋白酶及组织蛋白酶 D 等。这在免疫应用中可能具有重要意义。在低清蛋白血症时，α_2- 巨球蛋白含量可增高。

8. 铜蓝蛋白 铜蓝蛋白（Cp 或 CER）又称铜氧化酶，分子量约 132kDa，pI 4.4，每分子含 6～7 个铜原子，因含铜而呈蓝色，故名铜蓝蛋白，电泳时位于 α_2- 球蛋白区带。血浆中铜蓝蛋白携带 90% 的铜离子。主要由肝脏合成。

功能：①铜蓝蛋白既是铜的运输形式，也是铜的无毒性的代谢库，组织细胞可利用 Cp 分子中的铜来合成含铜的酶蛋白，例如维生素 C 氧化酶、单胺氧化酶等；②具有铁氧化酶活性，可使血液中的 Fe^{2+} 氧化为 Fe^{3+}，只有 Fe^{3+} 才能结合到转铁蛋白上使铁不具有毒性且利于运输，故又称亚铁氧化酶；③Cp 还具有抗氧化的作用，如能催化多酚和多胺类底物氧化。

铜蓝蛋白稳定性较差，采集血液标本后应尽快测定，如不能立即测定时需置 3～4℃ 条件下储存，长期储存应置于 -70℃。

临床意义：主要用于协助诊断肝豆状核变性（Wilson 病），Wilson 病患者血清铜蓝蛋白含量降低（10ml/dl 以下），同时伴有血浆可透析的铜含量增加，这是本病的特征。此病为常染色体隐性遗传，主要由于体内铜代谢障碍所致。铜蓝蛋白为一种急性时相反应蛋白，在感染、创伤和肿瘤时增高。增高亦见于半数以上的肝癌（转移性）、胆石症、肿瘤引起的胆道阻塞、妊娠后 3 个月及口服避孕药者。减低见于肾病综合征、严重肝病。

9. 转铁蛋白 转铁蛋白（TRF 或 Tf）是血浆中的主要含铁蛋白质，主要运载由消化道吸收的铁和由红细胞降解释放的铁。转铁蛋白能可逆地结合多价阳离子，包括铁、铜、锌、钴等。主要由肝细胞合成，半寿期为 7 天。血浆中转铁蛋白的浓度受铁供应的调节，在缺铁状态时，血浆 TRF 浓度上升，经铁有效治疗后恢复到正常水平。

临床意义：血浆中转铁蛋白可用于贫血的诊断和对治疗的监测。在炎症、恶性病变时常随着清蛋白、前清蛋白同时下降。在肾病综合征、慢性肝疾病及营养不良时亦下降。妊娠及口服避孕药或雌激素注射可使血浆 TRF 升高。

10. β₂- 微球蛋白 β_2- 微球蛋白（β_2-MG）是分子量较低的蛋白质，广泛存在于所有的有核细胞表面，特别是淋巴细胞和肿瘤细胞，并由此释放入血液循环。

临床意义：肾衰竭、炎症及肿瘤时血浆中浓度升高，但临床主要应用在于监测肾小管功能损伤。特别用于肾移植后排斥反应的监测，如有排异反应影响肾小管功能时，尿中 β_2- 微球蛋白排出量增加。在急性白血病和淋巴瘤有神经系统浸润时，脑脊液中 β_2- 微球蛋白可增高。

11. C- 反应蛋白 C 反应蛋白（CRP）是一种能与肺炎链球菌 C 多糖体反应的急性时相反应蛋白，由肝细胞合成，电泳在 γ 带，有时可延伸到 β 区带。广泛分布于各部分体液中，如胸水、腹水、心包液、关节液、血液等处。

临床意义：作为急性时相反应的一个极灵敏的指标，血浆 C- 反应蛋白浓度在急性心肌梗死、创伤、感染、炎症、外科手术、肿瘤浸润时迅速地显著升高，可达正常水平的数千倍。CRP 不受红细胞、血红蛋白、脂质和年龄等因素的影响，是反映炎症、感染及疗效的良好指标。

二、血浆蛋白质的测定方法及评价

蛋白质测定的原理是利用其特有的结构或性质：①重复的肽链结构；②分子中的酪氨酸和色氨酸残基对酚试剂反应或紫外光吸收；③能特异性结合某些染料；④采用沉淀反应借助光折射原理或浊度测定。

血浆蛋白质的测定方法很多，归纳为以下四类：化学法、物理法、染料结合法和免疫化学法。

（一）化学法

1. 凯氏定氮法　1883 年由 Kieldahl 建立，是蛋白质定量测定的经典方法。根据蛋白质平均含氮量 16% 计算蛋白浓度。该法结果准确性好、精密度高、灵敏度高，至今仍被认为是测定生物样品中蛋白质含量的参考方法。但因操作复杂、费时，影响因素较多，不适宜血清总蛋白常规检测。目前多用于标准蛋白质的定值和校正其他蛋白质测定方法，并可适用于一切形态（固体和液体）的样品。

2. 双缩脲法　双缩脲测定血清总蛋白含量是目前首选的最方便、最适用的常规方法。原理是蛋白质分子中的肽键与二价铜离子（Cu^{2+}）作用生成紫红色的络合物，颜色深浅与蛋白质浓度成正比。该法对清蛋白、球蛋白的呈色反应基本相同，特异性、准确性、精密度好；试剂单一、操作简便，显色稳定性好；灵敏度不高，对血清总蛋白测定较为适用。

3. 酚试剂法（Lowry 法）　1921 年由 Folin 首创，早期用于酪氨酸和色氨酸测定，后由吴宪用于蛋白质定量。该法运用了蛋白质分子中酪氨酸和色氨酸残基能使酚试剂中的磷钨酸 - 磷钼酸还原生成蓝色化合物的反应原理。Lowry 将酚试剂法进行了改良，先用碱性铜溶液与蛋白质反应，再加入酚试剂，铜 - 肽键络合物中的酪氨酸和色氨酸能使磷钨酸还原为钨蓝和钼蓝，使呈色灵敏度得到大幅度提高，达到双缩脲法的 100 倍左右，有利于检出较微量的蛋白质。由于不同种类的蛋白质酪氨酸和色氨酸含量不同，且该法易受还原性化合物的干扰，因此准确性、特异性较差，适用于测定单一蛋白质。目前，临床生物化学检验常用此法测定血清黏蛋白。

4. 比浊法　用某些有机酸（如三氯醋酸、磺基水杨酸等）与血清蛋白质结合产生沉淀，然后测定其浊度，与同样处理的蛋白标准液比较，即可求得蛋白质的含量。优点是操作简便、灵敏度高、不需特殊仪器。缺点是浊度形成的强弱受多种因素影响，如加试剂的手法、混匀技术、反应温度等。另外，各种蛋白质形成的浊度亦有较大差别，一般用于测定尿液、脑脊液等蛋白质浓度较低的样品。不适用于测定血清蛋白质。

（二）物理法

1. 电泳法　血清蛋白电泳（如醋酸纤维素纤维薄膜电泳或琼脂糖凝胶电泳）可将血清清蛋白及其他几种主要的血清蛋白质分离。用醋酸纤维素薄膜作支持物可将血清蛋白质分为清蛋白和 α_1、α_2、β、γ- 球蛋白五部分。通过测定计算出其占总蛋白的百分含量，是了解血清（浆）蛋白质全貌的有价值的方法。电泳法特异性较好，但操作繁琐、费时，不易自动化。

2. 紫外分光光度法　蛋白质分子中的酪氨酸、色氨酸等芳香族氨基酸可使蛋白质溶液在 280nm 处有吸收峰，此性质可用于蛋白质测定，由于各种蛋白质中芳香族氨基酸的含量和比例不同，且尿酸和胆红素在 280nm 附近有干扰，因此，本法的准确性和特异性都受到很大影响。不适宜血清等组成复杂的蛋白质溶液测定，常用于较纯的酶和免疫球蛋白溶液测定。本法测定时未加任何试剂和处理，保留了制剂的生物活性，可回收全部蛋白质。但此法需要紫外分光光度计和石英比色杯。

（三）染料结合法

在酸性环境中，蛋白质分子可解离出带正电荷的 NH_4^+，它可与染料中的阴离子产生颜色反应。常用的染料有氨基黑、丽春红、考马斯亮蓝和邻苯三酚红钼等。氨基黑和丽春红常作为血清蛋白电泳的染料。考马斯亮蓝和邻苯三酚红钼主要用于测定尿液及脑脊液中的蛋白质。本法的优点是操作简便、重复性好、灵敏度高，且干扰因素少。缺点是特异性不高，线性范围狭窄。

清蛋白具有与阴离子染料溴甲酚绿（BCG）和溴甲酚紫（BCP）结合的特性，而球蛋白基本不结合这些染料，故可直接测定血清清蛋白。BCG 法和 BCP 法灵敏度高、操作简便、重复性好、能进行自动生化分析。其中 BCG 法是目前国内测定血清清蛋白的最常用方法。

（四）免疫化学法

血浆蛋白质具有抗原性，注射入异种动物后可产生抗体。各种蛋白质的抗原结构不同，因而可在动物体内产生不同的抗体。利用抗原和抗体的高度特异性反应，可分析混合物中各种抗原成分。采用免疫化学技术，通过制备特异的抗血清（或抗体）测定抗原 - 抗体复合物。免疫化学法有免疫比浊法、免疫扩散法、免疫沉淀法、免疫电泳法等。此法可特异的定量测定个别蛋白质，若蛋白质含量极微，可采用放射免疫法（RIA）或酶免疫测定法（EIA）。这类方法的优点是特异性好、灵敏度高，缺点是成本较高，操作费时。

第二节　体液蛋白质的检验

一、血清总蛋白测定

血清总蛋白（TP）是血清中各蛋白质的总称。总蛋白的测定方法很多，凯氏定氮法是参考方法。目前，临床常规应用方法是利用蛋白质分子中的多个肽键与双缩脲试剂显色的方法。本节主要介绍用于血清总蛋白测定的双缩脲比色法。

【实验原理】　蛋白质分子中的肽键（—CONH—）在碱性条件下，与 Cu^{2+} 产生稳定的紫红色络合物。在碱性溶液中，双缩脲（$H_2N—CO—NH—CO—NH_2$）也能与 Cu^{2+} 形成紫红色络合物。蛋白质此反应与双缩脲相似，故称为双缩脲反应。产生颜色的强度在一定范围内与蛋白质的含量成正比，与同样处理的蛋白质标准溶液比较，经计算或查标准曲线即可求出血清总蛋白质含量。

$$蛋白质 + Cu^{2+} \xrightarrow{OH^-} 紫红色络合物$$

【试剂与器材】

1. 6mol/L 氢氧化钠溶液。

2. 双缩脲试剂

硫酸铜（$CuSO_4 \cdot 5H_2O$）　　　　　　　　　　　　　　　　2.0mmol/L

酒石酸钾钠（NaKC₄H₄O₆•4H₂O）	31.9mmol/L
碘化钾（KI）	30.1mmol/L
氢氧化钠	600mmol/L

酒石酸钾钠（$NaKC_4H_4O_6 \cdot 4H_2O$）　　　　　　　　　　31.9mmol/L
碘化钾（KI）　　　　　　　　　　　　　　　　　　　30.1mmol/L
氢氧化钠　　　　　　　　　　　　　　　　　　　　600mmol/L

称取硫酸铜结晶（$CuSO_4 \cdot 5H_2O$）3.0g，溶于500ml新鲜制备的蒸馏水中，加酒石酸钾钠（$NaKC_4H_4O_6 \cdot 4H_2O$）9.0g，碘化钾（KI）5.0g，待完全溶解后，边搅拌边加入6mol/L氢氧化钠溶液100ml，最后用蒸馏水定容至1000ml。置聚乙烯瓶中盖紧保存。此试剂室温下可稳定半年，若贮存瓶中有黑色沉淀出现，则需重新配制。

3. 蛋白标准液（70.0g/L）　可用商品血清蛋白标准液或定值参考血清作标准。也可收集混合新鲜血清（无溶血、无黄疸、乙肝表面抗原阴性、肝肾功能正常的人血清），经凯氏定氮法定值后，加叠氮钠防腐（叠氮钠的终浓度为0.5~1.0g/L），冷冻保存。

4. 器材　试管、试管架、刻度吸管、微量加样器、恒温水浴箱、分光光度计等。

【操作步骤】

1. 标准管法血清总蛋白测定，按表15-2操作。

表15-2　血清总蛋白操作步骤

加入物（ml）	测定管	标准管	空白管
待测血清	0.1	—	—
蛋白标准液	—	0.1	—
蒸馏水	0.4	0.4	0.5
双缩脲试剂	3.0	3.0	3.0

混匀，置37℃水浴10分钟，用540nm波长比色，以空白管调零，测定各管吸光度。

2. 标准曲线的绘制

（1）配制20g/L蛋白标准液，如蛋白标准液浓度为70g/L，则取此液1ml，加入新鲜蒸馏水2.5ml，混匀即成。

（2）取试管6支，标记后，按表15-3操作。

表15-3　血清蛋白标准曲线绘制操作步骤

加入物（ml）	空白管	1	2	3	4	5
20g/L蛋白标准液	—	0.1	0.2	0.3	0.4	0.5
蒸馏水	0.5	0.4	0.3	0.2	0.1	—
双缩脲试剂	3.0	3.0	3.0	3.0	3.0	3.0
相当于血清蛋白质（g/L）	0	20	40	60	80	100

混匀，置37℃水浴10分钟，用540nm波长比色，以空白管调零，读取各管吸光度。

上述操作重复三次。取三次各管吸光度平均值作纵坐标，以上述各管蛋白质标准液浓度作横坐标，绘制成标准工作曲线，并注明：标准曲线名称、测定波长、制作时间、制作人等。

【结果计算】

1. 标准管法按下述公式求得血清总蛋白浓度。

$$血清总蛋白（g/L） = \frac{测定管吸光度}{标准管吸光度} \times 蛋白标准液浓度（g/L）$$

2．标准曲线法查标准曲线求得血清总蛋白浓度。

【参考范围】 正常成人：60～80g/L。

【注意事项】

1．血清标本以新鲜为宜，在冰箱保存且不浑浊的标本也可用，含脂类极多的血清加入试剂后仍浑浊不清，可用乙醚3ml抽提后再比色。

2．蛋白标准液要澄清，如浑浊应更换，否则需作标准空白管，以消除浊度的影响。

3．试管、刻度吸管应清洁，否则会有浑浊出现。

4．明显溶血的标本会干扰双缩脲反应，故不宜使用。

5．黄疸血清可使结果偏高，最好做相应的血清空白，以保证结果准确。

6．铵离子能与氢氧化铜反应，因此实验所选器材不可含铵盐。

【说明】

1．各种血清蛋白与双缩脲试剂的显色基本相同，但其他类蛋白质的显色强度与血清蛋白有较大的差别，故不可随意选用未知性能的蛋白质作为血清蛋白测定的标准。

2．血清蛋白质含量一般用 g/L 表示，因为各种蛋白质的分子量不同，不能用 mol/L 表示。

3．双缩脲试剂要密封保存，以防止吸收空气中的 CO_2。

4．双缩脲试剂中含有 Cu^{2+}，容易还原成 Cu^+，故不宜长期保存。一般用较低浓度的碱以防止 $Cu(OH)_2$ 沉淀，同时加入稳定剂以防止 Cu^{2+} 还原，通常在试剂中加入酒石酸钾钠和碘化钾。

5．右旋糖酐对测定有干扰，若患者注射右旋糖酐，应在几天之后再进行测定。

6．酚酞、溴磺酞钠会在碱性溶液中呈色，影响双缩脲法测定结果。

7．本法线性范围为 10～120g/L，常规工作中使用标准曲线更为方便，但需同时用标准血清显色，对标准曲线进行校核。

8．本显色反应自 30 分钟到 4 小时，颜色深度不变，亦无混浊出现。如室温过低，可在 37℃水浴中放置 10 分钟，然后再进行比色。

【临床意义】

1．血清总蛋白浓度增高

（1）蛋白质合成增加：多见于多发性骨髓瘤患者，此时主要是异常免疫球蛋白增加，其量可超过 50g/L，总蛋白则可超过 100g/L。

（2）总蛋白浓度相对增高：凡体内水分的排出大于水分的摄入时，均可引起血浆浓缩，导致总蛋白浓度相对增高。尤其是急性失水时（如呕吐、腹泻、高热等）变化更为明显，血清总蛋白浓度可达 100～150g/L。休克时，由于毛细血管通透性的变化，血浆也可发生浓缩。慢性肾上腺皮质功能减退（爱迪生病）患者，由于钠的丢失而导致继发性水分丢失，血浆也会出现浓缩现象。

2．血清总蛋白浓度降低

（1）血浆被稀释：血浆中水分增加，如静脉注射过多低渗溶液或因各种原因引起的水钠潴留。

（2）吸收不足、消耗增加：长期食物中蛋白质含量不足或慢性肠道疾病所引起的吸收不良，使体内缺乏合成蛋白质的原料；或因长期患消耗性疾病，如甲状腺功能亢进、严重结核病和恶性肿瘤等，均可造成血清总蛋白浓度降低。

（3）合成障碍：血浆清蛋白及大部分 α_1、α_2、β- 球蛋白均由肝合成，当肝功能严重受损时，血浆蛋白质合成减少，以清蛋白下降最为显著。

（4）蛋白质大量丢失：如严重烧伤时，大量血浆渗出；大出血时，大量血液丢失；肾病综合征时，尿液中长期丢失蛋白质；溃疡性结肠炎可从粪便中长期丢失一定量的蛋白质，这些病理改变均可使血清总蛋白浓度降低。

二、血清清蛋白测定

血清清蛋白（Alb） 由肝实质细胞合成。其分子结构是一条含 585 个氨基酸残基的单链多肽，分子量为 66 458，等电点 pI 4～5.8，在血浆中的半衰期约 15～19 天。清蛋白是血浆中含量最多的蛋白质，占血浆蛋白质总量的 40%～60%。

血清清蛋白测定以前用硫酸铵盐析法沉淀球蛋白，再用总蛋白测定方法测定上清液中的清蛋白。目前测定清蛋白的方法有电泳法、免疫化学法和染料结合法。电泳法可受清 / 球比值对染料结合力的干扰，且费时较多。免疫化学法灵敏度高、特异性好，清蛋白易于纯化，因而其抗血清容易制备，但成本较高，适用于尿液和脑脊液等微量清蛋白的测定。染料结合法最常用，清蛋白具有与阴离子染料溴甲酚绿（BCG）和溴甲酚紫（BCP）结合的特性，而球蛋白法（Glo）基本不结合这些染料，故可直接测定血清清蛋白。用血清总蛋白量减去清蛋白量即可得球蛋白含量，也就可以计算出清蛋白 / 球蛋白（A/G）比值。BCG 法操作简便、灵敏度高、重复性好，能用于自动生化分析，本节将予以重点介绍。

【实验原理】 血清清蛋白在 pH 4.2 的缓冲溶液中带正电荷，当有非离子型表面活性剂存在时，可与带负电荷的染料溴甲酚绿（BCG）结合形成蓝绿色复合物，在波长 630nm 处有吸收峰，其颜色深浅与清蛋白含量成正比，与同样处理的清蛋白标准液作比较，可求得血清中清蛋白含量。

$$清蛋白+溴甲酚绿 \xrightarrow{pH=4.2} 蓝绿色复合物$$

【试剂与器材】

1. 0.5mol/L 琥珀酸缓冲贮存液（pH 4.10±0.05） 称取氢氧化钠 10g 和琥珀酸 56g，溶解于 800ml 蒸馏水中，用 1mol/L 氢氧化钠溶液调 pH 至 4.10±0.05，加蒸馏水定容至 1000ml，置 4℃冰箱保存。

2. 10mmol/L BCG 贮存液 称取溴甲酚绿（分子量 720.02）1.80g，溶于 1mol/L 氢氧化钠溶液 5ml 中，加蒸馏水定容至 250ml，置棕色瓶中保存。

3. 叠氮钠贮存液（40g/L） 溶解 4.0g 叠氮钠于 100ml 蒸馏水中。

4. 聚氧乙烯月桂醚（Brij-35）溶液（250g/L） 称取聚氧乙烯月桂醚 25g，加蒸馏水 80ml，置 60℃水浴使其溶解，然后，用蒸馏水定容至 100ml。

5. BCG 试剂（pH 4.15±0.05）

pH 4.2 琥珀酸缓冲液	5mmol/L
溴甲酚绿	80μmol/L
叠氮钠	1g/L
聚氧乙烯月桂醚（Brij-35）	0.625g/L

于 1000ml 容量瓶内加入蒸馏水 400ml，琥珀酸缓冲贮存液 100ml，用刻度吸管准确加

入 BCG 贮存液 8.0ml，再加入叠氮钠贮存液 2.5ml，聚氧乙烯月桂醚溶液 2.5ml，最后用蒸馏水定容至刻度。配好的 BCG 试剂 pH 应为 4.15±0.05。

6. 清蛋白标准液（40g/L） 以标准清蛋白溶液或定值参考血清作清蛋白标准，此液需放冰箱保存。

7. 器材 试管、试管架、刻度吸管、微量加样器、分光光度计等。

【操作步骤】 血清清蛋白测定按表 15-4 操作。

表 15-4 血清清蛋白操作步骤

加入物（ml）	测定管	标准管	空白管
待测血清	0.02	—	—
清蛋白标准液	—	0.02	—
蒸馏水	—	—	0.02
BCG 试剂	4.0	4.0	4.0

充分混匀，置室温 10 分钟，分光光度计波长 630nm，以空白管调零，读取各管吸光度。

【结果计算】

$$血清清蛋白（g/L）= \frac{测定管吸光度}{标准管吸光度} \times 清蛋白标准液浓度（g/L）$$

测定清蛋白同时，用双缩脲法测出血清标本中总蛋白浓度，减去清蛋白浓度即为血清球蛋白浓度（参考浓度），并可计算出血清清蛋白 / 球蛋白比值（A/G 比值）。

$$血清球蛋白（g/L）= 血清总蛋白（g/L）- 血清清蛋白（g/L）$$

$$血清清蛋白：球蛋白比值（A/G）= 血清清蛋白（g/L）/ 血清球蛋白（g/L）$$

【参考范围】 血清清蛋白：35～55g/L；血清球蛋白：20～29g/L；血清 A/G：1.5～2.5：1。

【注意事项】

1. BCG 是一种 pH 指示剂，受酸、碱影响较大，故所用器材必须清洁，无酸、碱污染，否则对结果影响较大。

2. BCG 试剂的 pH 必须严格控制在 pH 4.2，pH 升高可使染料空白增加，与清蛋白结合率下降。所以，控制反应液的 pH 是本法测定的关键。

3. 高胆红素血症和溶血标本对本法不产生干扰。严重高脂血症可使结果偏高，应采取用标本空白的方法校正。

4. BCG 与蛋白质结合的特异性较低。实验证明：BCG 不但与清蛋白呈色，与血清中多种蛋白成分都结合呈色，其中以 α_1- 球蛋白、转铁蛋白、结合珠蛋白更为显著，但其反应速度比清蛋白稍慢。30 秒内呈色反应对清蛋白特异，故 BCG 与血清混合后，在 30 秒内读取吸光度，可明显减少非特异性呈色反应。为了减少本法基质效应的影响，最好用定值参考血清作标准。

5. 若标本因严重高脂血症而呈现混浊，需做标本空白管（取血清 0.02ml，加入琥珀酸缓冲液 4.0ml），以琥珀酸缓冲液调零，测定标本空白管吸光度。用测定管吸光度减去标本空白管吸光度后，再计算结果。

6. 若样品中清蛋白含量超过 60g/L，则用蒸馏水稀释样品，重新测定，结果乘以稀释倍数。

7. 如用定值参考血清作标准，混匀 10 分钟后比色，对手工操作比较方便，但温度影响明显。

【说明】

1. 当 60g/L 清蛋白标准液与 BCG 试剂作用后,以光径 1.0cm、波长 630nm 测定,吸光度应为 0.811±0.035,若达不到此值,表示 BCG 试剂灵敏度较差。

2. 聚氧乙烯月桂醚、吐温 -20 均为非离子型表面活性剂,可提高蛋白质与染料的结合力和溶解度,并在一定浓度下能提高呈色的稳定性。配制 BCG 试剂时,若无聚氧乙烯月桂醚,可用吐温 -20 代替,用量为 1000ml BCG 试剂加 2ml。

3. 血清 α- 球蛋白与 β- 球蛋白也能与 BCG 结合而影响测定结果,尤其是在急性时相反应蛋白增加和清蛋白浓度降低时更为明显,但 BCG 与清蛋白结合的速率要比其他蛋白快。

4. 本法线性范围为 10~60g/L,重复试验的变异系数(CV)<4%,回收率为 100.5%(99.3%~102.0%)。

5. 溴甲酚绿试剂不纯时,可按下法提纯:取无水乙醇加热约至 60℃,加入溴甲酚绿使之达饱和,加少量活性炭,趁热过滤,滤液置冰箱过夜,使之析出结晶,过滤后将结晶干燥备用。

【临床意义】

1. 血清清蛋白

(1)浓度增高:常见于严重脱水所致的血浆浓缩。

(2)浓度降低:在临床上比较重要和常见,通常与总蛋白降低的原因大致相同。急性降低主要见于严重烧伤或大出血时血浆大量丢失;慢性降低见于营养不良、肝功能受损、肾病蛋白尿、肠道肿瘤及结核病伴慢性出血和恶性肿瘤等。血清清蛋白低于 20g/L,患者可出现水肿。

2. 血清球蛋白

(1)浓度增高:临床上常以 γ- 球蛋白增高为主。球蛋白增高的原因,除严重脱水的间接原因外,主要有以下因素:①感染性疾病:如结核病、麻风病、疟疾、黑热病、血吸虫病、病毒性肝炎等;②自身免疫性疾病:如系统性红斑狼疮、硬皮病、风湿热、类风湿关节炎、肝硬化等;③多发性骨髓瘤:多发性骨髓瘤是一种单克隆疾病,是由浆细胞恶性增生造成的异常高的单一免疫球蛋白(多见于 IgA 或 IgG)血症,γ- 球蛋白可增至 20~50g/L。淋巴瘤也属单克隆疾病。

(2)浓度降低:常见于血液稀释、胃肠道疾病、严重营养不良等。肾上腺皮质激素和其他免疫抑制剂有抑制免疫功能的作用,会导致球蛋白的合成减少。球蛋白浓度低于 10g/L 时,可怀疑为无 γ- 球蛋白血症。

3. 清蛋白与球蛋白的比值(A/G 比值) A/G 比值反映了清蛋白与球蛋白浓度变化的关系。正常 A/G 比值为 1.5/1~2.5/1。临床上常用 A/G 比值来衡量肝疾病的严重程度,当 A/G 比值<1.0 时,称比值倒置,为慢性肝炎或肝硬化的特征之一。

三、血浆纤维蛋白原测定

血浆纤维蛋白原(Fbg)即凝血因子 I,是一种分子量为 340 000 的大分子糖蛋白,由肝合成,等电点 5.5,电泳时位于 β- 球蛋白区带。与血液凝固有关,是血液中含量最高的凝血因子。在血液凝固过程中,纤维蛋白原在其他凝血因子的作用下转化为纤维蛋白细丝,形成互相交织的纤维蛋白网,将血细胞包裹其中形成凝血块。在出血性疾病和严重肝衰竭的诊断中,纤维蛋白原测定十分重要。

血浆纤维蛋白原的测定方法很多，根据测定原理的不同可分为三类：①根据 Fbg 的生物学特性建立的方法，如复钙双缩脲法、冯·克劳斯法（Von Clauss 法）；②根据 Fbg 的理化特性建立的方法，如热沉淀比浊法、盐析双缩脲法；③根据 Fbg 的免疫学特性建立的方法，如免疫电泳法、酶联免疫吸附法。

目前，在国外特别是美国，最常见的测定血浆纤维蛋白原方法是冯·克劳斯法。该法操作简便、快捷，结果可靠、准确，国内一些学者建议，在我国也可逐步推广应用此法。本节主要介绍复钙双缩脲法和热沉淀比浊法。

（一）复钙双缩脲法

【实验原理】 于稀释血浆中加入钙离子，使纤维蛋白原转化为纤维蛋白凝块。取出凝块，洗涤后，用双缩脲法测定纤维蛋白含量。

【试剂与器材】

1. 225.2mmol/L 氯化钠溶液　称取氯化钙 2.5g，用蒸馏水溶液并定容至 100ml。

2. 154mmol/L 氯化钠溶液（生理盐水）。

3. 双缩脲试剂　同血清总蛋白测定。

4. 蛋白标准液　同血清总蛋白测定。

以上试剂可购买有批准文号的优质商品试剂盒。

5. 器材　小烧杯、试管、试管架、刻度吸管、微量加样器、恒温水浴箱、分光光度计等。

【操作步骤】

1. 于小烧杯（或大试管）内加入血浆 0.5ml，154mmol/L 氯化钠溶液 10ml，225.2mmol/L 氯化钙液 0.5ml，混匀。置 37℃恒温水浴箱中保温，直至凝块形成，通常约需 30 分钟。若纤维蛋白原含量过低，则需延长保温时间。对无纤维蛋白凝块形成的标本，需保温过夜后方可作出结论。

2. 用一小玻璃棒将凝块小心卷起，并转动玻璃棒在杯（试管）壁挤压，使凝块紧裹在玻璃棒上，用滤纸小心吸干凝块上的液体，再用蒸馏水小心冲洗数次，以除去可能残留的其他蛋白质。

3. 取 1 支试管（测定管），加入 154mmol/L 氯化钠溶液 0.1ml，双缩脲试剂 5ml，然后，放入裹有凝块的小玻璃棒，置 37℃水浴箱中保温，不断搅动，直至纤维蛋白凝块完全溶解，约需 10 分钟。

4. 另取 1 支试管（标准管），加入用 154mmol/L 氯化钠溶液作 1:10 稀释的蛋白质标准液（或定值标准血清）0.1ml、双缩脲试剂 5ml。

5. 再取 1 支试管（空白管），加入蒸馏水 0.1ml，双缩脲试剂 5ml。

6. 以上三管混匀，置 37℃水浴 10 分钟，用 540nm 波长，以空白管调零，读取各管吸光度。

【结果计算】

$$血浆纤维蛋白原（g/L）=\frac{测定管吸光度}{标准管吸光度}\times标准蛋白液浓度（g/L）\times\frac{0.01}{0.5}$$

【参考范围】 正常成人：2～4g/L。

【注意事项】

1. 标本应新鲜，放置过久会使结果偏低。

2. 纤维蛋白凝块应完全卷起，不可留有小块在小烧杯（或大试管）内。

3. 标本不能溶血,否则结果增高。

4. 卷裹、挤压、吸干、冲洗凝块时,动作一定要轻柔,避免纤维蛋白丢失,影响结果。

【说明】

1. 纤维蛋白含量正常但凝血酶含量过低的标本,往往不形成凝块,此时可于 0.5ml 血浆中加入凝血酶(500U/ml)0.1ml 和 154mmol/L 氯化钠溶液 10ml,可在数分钟内出现凝块。

2. 纤维蛋白凝块形成过程中,往往包裹其他血浆蛋白质,影响测定结果,可采取稀释血浆、挤压、吸干及反复洗涤凝块等措施除去其他血浆蛋白质。

(二)热沉淀比浊法

【实验原理】　血浆经 pH 6.3 的 KH_2PO_4-NaOH 缓冲液稀释后,置 56℃ 水浴 15 分钟,纤维蛋白原被沉淀而呈现浊度,而其他蛋白质仍处于溶解状态,于 405nm 波长比浊测定,在一定范围内,纤维蛋白原含量与浊度成正比。

【试剂与器材】

1. 0.1mol/L 的 KH_2PO_4 溶液。

2. 0.1mol/L 的 NaOH 溶液。

3. KH_2PO_4-NaOH 缓冲液(pH 6.3)　取 0.1mol/L KH_2PO_4 溶液 50ml,加 0.1mol/L NaOH 溶液 10.6ml 混合,用蒸馏水定容至 100ml。

4. 125g/L 的亚硫酸钠溶液。

5. 器材　试管、试管架、刻度吸管、微量加样器、恒温水浴箱、分光光度计或浊度计等。

【操作步骤】

1. 加样　取试管 2 支,标记"测定"、"空白",按表 15-5 操作。

表 15-5　血清纤维蛋白原测定操作步骤

加入物(ml)	测定管	空白管
待测血浆	0.1	—
蒸馏水	—	0.1
KH_2PO_4-NaOH 缓冲液	4.0	4.0

混匀,用分光光度计,波长 504nm,1cm 比色杯,以空白管调零,读取吸光度为 A_1。然后,两管同置 56℃ 水浴 15 分钟,取出冷却至室温,再读取吸光度为 A_2。

2. 标准曲线制作　取新鲜混合血浆 1 份,加 125g/L 亚硫酸钠溶液 19 份,沉淀纤维蛋白原,反复 2 次,取沉淀物溶于生理盐水,用双缩脲法测定蛋白质含量。将此纤维蛋白原溶液稀释成 1.0g/L、2.0g/L、4.0g/L、6.0g/L、8.0g/L,分置 5 管,然后,按表 15-6 操作。

表 15-6　血浆纤维蛋白原标准曲线绘制操作步骤

| 加入物(ml) | 标准管 | | | | | 空白管 |
	1	2	3	4	5	
标准液	0.1	0.1	0.1	0.1	0.1	—
蒸馏水	—	—	—	—	—	0.1
pH 6.3 缓冲液	4.0	4.0	4.0	4.0	4.0	4.0

混匀,与"测定操作"同样条件读取吸光度 A_1 和 A_2,并分别计算各管的 ΔA 作为纵坐标,以相应的纤维蛋白原浓度为横坐标,绘制标准曲线,在 8.0g/L 范围内呈线性。

【结果计算】 $\Delta A = A_2 - A_1$,查标准曲线求得血浆纤维蛋白原浓度。

【参考范围】 正常成人:2.22~4.22g/L。

【注意事项】

1. 缓冲液的 pH 对本实验有影响,pH 下降,实验结果升高;pH 上升,实验结果下降。

2. 实验温度 对本法结果有影响,加热若比 50℃升高或降低 1℃,可产生约 ±12% 的误差。

3. 标本要新鲜,抗凝要完全,比浊前要混匀。

4. 加热管在比浊前要缓慢冷却,否则,脂血略有干扰。

5. 关于双缩脲法测定纤维蛋白原的注意事项,参见该法的注意事项。

【说明】

1. 草酸盐与 EDTA 抗凝剂均可使用。

2. 亚硫酸钠盐析制备纤维蛋白原的标准曲线法,标准液不稳定,可比性差。

3. 本法操作简便、快速,特异性较高不受血脂干扰。精密度高,批内 CV 为 1.63%,回收范围 90.7%~96.6%,线性范围为 1.5~10g/L。

【临床意义】

1. 纤维蛋白原减少

(1)原发性纤维蛋白原减少:见于一种极为罕见的常染色体隐性遗传疾病。此患者肝不能合成纤维蛋白原或合成量减少,造成血浆中纤维蛋白原缺乏,其血液凝固缓慢或只有部分凝固,病人往往有较严重的出血倾向。

(2)继发性纤维蛋白原减少:肿瘤、烧伤、手术、不恰当的输血、胎盘早剥、分娩时羊水进入血液等,均可引起弥散性血管内凝血(DIC)。这一方面造成纤维蛋白原消耗,另一方面由于纤溶酶活性增加,水解血液中剩余的纤维蛋白原,使其含量进一步减少,有时下降至 0.5g/L 以下。

(3)严重的肝实质损害:如各种原因引起的肝坏死、慢性肝病晚期、肝硬化等均可引起纤维蛋白原减少。此类疾病还常伴有凝血酶原及第Ⅶ因子缺乏,也提示往往是病情严重的先兆。

2. 纤维蛋白原增加 纤维蛋白原是一种急性时相反应蛋白,其增加往往是机体的一种非特异性反应,常见于下列疾病。

(1)感染:毒血症、肺炎、轻型肝炎、亚急性细菌性心内膜炎、胆囊炎、肺结核及长期局部炎症。

(2)非菌炎症:肾病综合征、风湿热、风湿性关节炎、脑血栓、脑梗死、心肌梗死。

(3)其他:如外科手术、放射治疗、月经期及妊娠期也可见轻度增高。

3. 纤维蛋白原异常 纤维蛋白原异常是一种遗传性疾病,是常染色体显性遗传。患者血浆纤维蛋白原含量可能在正常范围,但纤维蛋白原有质的异常。主要是纤维蛋白原分子的一条多肽链上出现一个异常的氨基酸残基,临床上可无症状或仅有轻度出血倾向。

四、血清黏蛋白测定

黏蛋白是一类辅基为混合多糖(黏多糖)的结合蛋白质,黏多糖由己糖、氨基己糖、甲基戊糖和唾液酸组成。血清黏蛋白的主要成分是 α_1- 酸性糖蛋白糖（又称血清类黏蛋白），分子量 40 000，等电点 2.7～3.5，其含糖量约 45%，主要在肝合成。

黏蛋白占血清总蛋白量的 1%～2%，作为主要的急性时相反应蛋白，与抗体的免疫防御功能有关，它与其他血浆蛋白质的区别之一是黏蛋白不被过氯酸、磺基水杨酸等蛋白沉淀剂所沉淀，而能被磷钨酸沉淀。临床生物化学检验中利用此特性将它与其他血浆蛋白质分离后，再进行测定。本节主要介绍血清黏蛋白测定的酚试剂法。

【实验原理】 以 0.6mol/L 过氯酸溶液沉淀并除去血清中其他蛋白质，滤液中的黏蛋白用磷钨酸沉淀，然后，加酚试剂与黏蛋白分子中的酪氨酸残基作用，生成蓝色化合物，根据颜色的强度，与同样处理的酪氨酸标准液比较，求得其含量。

【试剂与器材】

1. 154mmol/L 氯化钠溶液。

2. 1.8mol/L 过氯酸溶液 取含量为 70%～72% 的过氯酸 28ml，用蒸馏水稀释至 200ml。若用 60% 过氯酸则需要 39.2ml 稀释至 200ml，配制后需用标准氢氧化钠标定。

3. 17.74mmol/L 磷钨酸溶液 称取磷钨酸 $H_7[P(W_2O_7)_6]$5.0g，溶于 2mol/L 盐酸中并定容至 100ml。

4. 酚试剂

钨酸钠（$Na_2WO_4 \cdot 2H_2O$）	100g/L
钼酸钠（$NaMO_4 \cdot 2H_2O$）	25g/L
浓磷酸（H_3PO_4）	50ml/L
浓盐酸（HCl）	100ml/L

于 1500ml 球形烧杯中加入钨酸钠 100g，钼酸钠 25g，蒸馏水 700ml，浓磷酸 50ml，浓盐酸 100ml，缓缓回流蒸馏 10 小时，取下冷凝管，加硫酸锂 75g，蒸馏水 50ml，并加溴水 2～3 滴，再煮沸 15 分钟，以除去多余的溴（亦可用 30% 过氧化氢 6～8 滴代替），冷却后稀释至 1000ml，此试剂应为金黄色而不带绿色，贮棕色瓶保存。使用时按需要量用蒸馏水等量稀释后使用。

5. 1.88mol/L 碳酸钠溶液。

6. 酪氨酸标准溶液（50mg/L） 精确称取酪氨酸 5.0mg，以 0.1mol/L 盐酸溶解并定容至 100ml，置冰箱内保存。

7. 器材 试管、试管架、刻度吸管、微量加样器、离心机、恒温水浴箱、分光光度计等。

【操作步骤】

1. 取血清 0.5ml，加 154mmol/L 氯化钠溶液 4.5ml 混匀，慢慢滴加 1.8mol/L 过氯酸溶液 2.5ml，边加边摇，使血清蛋白质呈均匀沉淀（最好在 22～25℃条件下操作）。

2. 静置 10 分钟后，离心或过滤收集上清液或滤液备用。

3. 取上清液或滤液 2.5ml 加入另一试管内，加 17.74mmol/L 磷钨酸溶液 0.5ml，混匀，使黏蛋白沉淀。静置 10 分钟后，以 3000r/min 离心 10 分钟，倾去上清液（注意不可使沉淀损失），将试管倒扣于滤纸上沥干，以此管为测定管。

4. 另取 2 支试管分别标记标准管、空白管，连同上述测定管，按表 15-7 操作。

混匀，置 37℃水浴 15 分钟，取出后，用 650nm 波长比色，以空白管调零，分别读取各管吸光度。

表 15-7 血清黏蛋白测定操作步骤

加入物(ml)	测定管	标准管	空白管
蒸馏水	1.75	1.50	1.75
酪氨酸标准液	—	0.25	—
碳酸钠溶液	0.50	0.50	0.50
酚试剂	0.25	0.25	0.25

【结果计算】

$$血清黏蛋白(mg/L)(以酪氨酸计)=\frac{测定管吸光度}{标准管吸光度}\times50\times\frac{0.25}{\frac{2.5}{7.5}\times0.5}mg/L$$

$$血清黏蛋白(mg/L)(以酪氨酸计)=\frac{测定管吸光度}{标准管吸光度}\times75mg/L$$

$$血清黏蛋白(g/L)=\frac{测定管吸光度}{标准管吸光度}\times0.05\times\frac{0.25}{\frac{2.5}{7.5}\times0.5}\times23.8g/L$$

$$血清黏蛋白(g/L)=\frac{测定管吸光度}{标准管吸光度}\times1.785g/L$$

黏蛋白中酪氨酸的含量为 4.2%,因此,如以黏蛋白报告时,只需将上述以酪氨酸计算的结果乘 100/4.2(23.8)即可。

【参考范围】 以酪氨酸计:33.8±2.7mg/L;以黏蛋白计:0.71~0.87g/L。

【注意事项】

1. 操作中血清与 154mmol/L 氯化钠溶液的稀释比例必须准确,不可随便更改,否则将影响结果。

2. 过氯酸沉淀蛋白质在 30℃ 以下进行较好,否则结果将偏低。操作中滴加过氯酸溶液时速度宜慢,以 30~40 秒内加完 2.5ml 为宜。速度过快易发生混浊,离心后不易得到清晰的上清液。

3. 加过氯酸沉淀蛋白后及滤液(或上清液)加磷钨酸后,均需静置 10 分钟后进行过滤或离心。倾去上清液时,需细心操作,不能使沉淀丢失,否则,结果偏低。

【说明】

1. 过氯酸为强氧化剂,应按危险品条例保存,实验操作时应多加小心。

2. 酚试剂若使用过久而有绿色时,可再加溴水数滴,煮沸 15 分钟,若能恢复原来的鲜明黄色则仍可继续使用。

3. 溴有毒,开启瓶塞或加溴煮沸时应在通风柜内操作或在空气流通处进行。

4. 目前测定黏蛋白的方法很多,其结果有己糖、氨基己糖、酪氨酸及蛋白质四种类型表示法,无论以哪种方式表示结果,均需说明所采用的方法及参考范围。

5. 黏蛋白中酪氨酸的含量为 4.2%,因此两种报告方式可以互相换算。

6. 因过氯酸沉淀其他蛋白质时,黏蛋白可能与其他蛋白质产生共同沉淀而损失,故本法准确度较低,测得结果往往偏低。

【临床意义】

1. 血清黏蛋白增高 常见于各种急性或慢性炎症,病理性增生,组织破坏分解所造成

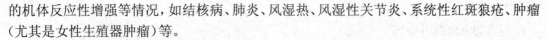

的机体反应性增强等情况,如结核病、肺炎、风湿热、风湿性关节炎、系统性红斑狼疮、肿瘤(尤其是女性生殖器肿瘤)等。

2. 血清黏蛋白降低 见于实质性肝病(如病毒性肝炎、中毒性肝炎、门静脉肝硬化)时,合成黏蛋白减少。肾病综合征时,黏蛋白由尿中丢失增多而血中含量减少。此外,甲状腺功能减退者亦可降低。

总之,血清黏蛋白测定是一种非特异性的辅助诊断指标,对于同一病例病程的转归(病变的扩大或缩小,肿瘤有无转移,肿瘤手术切除或其他治疗效果)的判断、连续测定有一定的参考价值。

五、其他体液蛋白质测定

除血浆外,其他体液(脑脊液、尿液)中也含有一定量的蛋白质,在许多疾病如脑膜炎、肾病时,其总蛋白含量出现异常。本节所指的其他体液蛋白质测定,主要是指脑脊液和尿液中的总蛋白质测定。

(一)脑脊液总蛋白质测定

脑脊液属细胞外液。脑脊液蛋白质主要是经脉络膜上的毛细血管壁超滤作用生成的,还有一些是中枢神经系统合成的脑脊液特有蛋白质。血浆蛋白能通过血 - 脑脊液屏障进入脑脊液的主要是分子量较小的蛋白质。因此,脑脊液中总蛋白浓度(0.15~0.45g/L)明显低于血清蛋白浓度(60~80g/L)。

由于脑脊液中蛋白质含量非常少,常用于血浆蛋白质测定的双缩脲法,因其灵敏度低并不适用于脑脊液蛋白质的测定。脑脊液总蛋白测定的常规方法有磺基水杨酸 - 硫酸钠比浊法和邻苯三酚红钼络合显色法。

1. 磺基水杨酸 - 硫酸钠比浊法 测定脑脊液总蛋白的常用方法。磺基水杨酸比浊法虽然简单,但磺基水杨酸与清蛋白和球蛋白所产生的浊度并不一致,清蛋白产生的浊度较高于球蛋白;三氯醋酸比浊法虽无上述缺点,但没有磺基水杨酸法灵敏、重复性也差。采用磺基水杨酸与硫酸钠的混合试剂做脑脊液蛋白质比浊测定时,则可改进上述两法的缺点。但比浊法产生的浊度易受温度变化、操作手法等因素的影响。

2. 邻苯三酚红钼络合显色法 测定脑脊液总蛋白的自动分析方法。具有标本用量少、灵敏度高、显色稳定、重复性好、线性范围宽(可达 2g/L)等优点,同时克服了色素附着于比色杯的缺点,既能手工操作,也能用于自动生化分析。

现主要介绍磺基水杨酸 - 硫酸钠比浊法。

【实验原理】 脑脊液中的蛋白质可在磺基水杨酸 - 硫酸钠试剂的作用下,形成不溶性的蛋白盐沉淀,所产生的浊度在一定范围内与蛋白质的含量成正比,与同样处理的标准溶液比较,可求得其蛋白质含量。

【试剂与器材】

(1)磺基水杨酸 - 硫酸钠溶液

磺基水杨酸[$C_6H_3(OH)(COOH)\cdot SO_3H\cdot 2H_2O$]	30g/L
无水硫酸钠(Na_2SO_4)	70g/L

称取磺基水杨酸 3.0g,无水硫酸钠 7.0g,用蒸馏水溶解并定容至 100ml,必要时过滤后使用。

(2)叠氮钠生理盐水

叠氮钠	1.0g/L

229

氯化钠   9.0g/L

用蒸馏水溶解并定容。

（3）蛋白标准液：将血清总蛋白测定所用标准液用叠氮钠生理盐水稀释成 500mg/L，冰箱保存。

（4）器材：试管、试管架、刻度吸管、微量加样器、浊度计或分光光度计等。

【操作步骤】 按表 15-8 操作。

表 15-8 脑脊液总蛋白测定操作步骤

加入物（ml）	测定管	标准管	空白管
脑脊液	0.5	—	—
蛋白标准液	—	0.5	—
生理盐水	—	—	0.5
磺基水杨酸 - 硫酸钠溶液	4.0	4.0	4.0

混匀，室温放置 10 分钟，用分光光度计，530nm 波长，以空白管调零，读取各管吸光度。

【结果计算】

$$脑脊液总蛋白（mg/L）=\frac{测定管吸光度}{标准管吸光度}×蛋白标准液浓度（mg/L）$$

【参考范围】 新生儿：400～1200mg/L；儿童：200～700mg/L；成人：150～400mg/L。

【注意事项】

1. 测定前应将脑脊液标本离心，以排除细胞蛋白的影响。由于血浆蛋白含量为脑脊液的 100～200 倍，所以，腰穿时如混入血液，则不易进行测定。

2. 磺基水杨酸 - 硫酸钠试剂放置久后，会产生颜色或微细沉淀，应弃去重新配制。

3. 如脑脊液蛋白质浓度过高，超过线性范围，一定要稀释后重新测定，否则，影响测定结果。

4. 本法加试剂后 10 分钟内浊度进行性增加，到 10 分钟时达到顶点，如遇絮状发生，应颠倒混匀后再进行比浊。

5. 蛋白质标准液若混浊、霉变，应弃去重新配制。

【临床意义】 正常脑脊液蛋白质含量极微，当中枢神经系统病变时，脑脊液中总蛋白含量增加。临床意义见表 15-9。

表 15-9 脑脊液总蛋白测定的临床意义

临床情况	脑脊液外观	总蛋白（mg/L）
正常	无色、透明、澄清	150～450
球菌性脑膜炎	脓性、混浊	1000～3000
结核性脑膜炎	无色、纤维薄膜	500～3000，偶可达 10 000
病毒性脑膜炎	无色、清	500～3000
癫痫	无色、清	500～3000
脊髓肿瘤	无色、清、黄变	1000～20 000
脑肿瘤	无色、清	150～2000
脑脓肿	清或微混	300～3000
脑出血	无色、黄变或血性	300～1500
多发性硬化症	无色、清	250～800

【说明】

1. 实验时的温度、分光光度计和单色光器的性能以及操作手法等对浊度的测定均会产生影响。因此在应用此法时，必须先绘制标准曲线，观察结果的重复性和标准曲线的线性范围。因为受温度的影响（一般温度较高，浊度较大），所以每次测定必须同时做标准管，以检查标准曲线是否符合。否则，不应直接在标准曲线上查读结果。

2. 本法亦适用于尿液总蛋白测定。

（二）尿液总蛋白测定

正常情况下，由于肾小球滤过膜存在分子屏障和电荷屏障，只有分子量<15 000 的血浆蛋白质可以通过肾小球滤过膜；分子量>70 000 的血浆蛋白质不能过滤；而分子量介于 15 000～70 000 之间的血浆蛋白质可选择性滤过。95% 以上进入原尿的蛋白质可被肾小管重吸收回血液中，加上肾小管分泌的蛋白质，健康成人从尿中排出的蛋白总量<150mg/24h 尿，青少年可略高，其上限为 300mg/24h 尿。采用常规尿蛋白定性试验呈阴性。

肾病时，肾小球滤过的蛋白质量增加或肾小管重吸收能力降低，均可使尿液中蛋白质含量>150mg/24h 尿，尿蛋白定性试验呈阳性反应称为蛋白尿。因此肾病时的尿蛋白检查是十分重要的，可以作为肾病的初筛试验。尿液总蛋白测定方法在临床上可分为定性检查和定量测定。

尿蛋白定性检查的方法有好多种，临床上常用的有加热醋酸法、磺基水杨酸法和试纸条法。尿蛋白定性检查的方法详见《临床检验》相关内容。定性试验可根据阳性程度的不同粗略估算蛋白质含量，仅能满足临床诊断的一般要求，24 小时尿蛋白定量能准确反映每天排泄的尿蛋白量，以更好地观察病情变化和治疗效果。

尿蛋白定量测定可采用双缩脲比色法、邻苯三酚红钼络合显色法、磺基水杨酸 - 硫酸钠比浊法等方法。双缩脲比色法也是国内推荐的测定尿液总蛋白的参考方法。

现主要介绍邻苯三酚红钼络合显色法。

【实验原理】 邻苯三酚红与钼酸结合，形成在 475nm 有最大吸收峰的红色络合物，当这种络合物在酸性条件下与蛋白质相结合时，生成蓝紫色络合物，在 600nm 处有最大吸收。产生的颜色强度在一定范围内与蛋白质含量成正比，与同样处理的标准溶液比较，可求得其蛋白质含量。

【试剂与器材】

1. 显色试剂

邻苯三酚红	27mg/L
钼酸铵	30mg/L

称取邻苯三酚红 27mg，钼酸铵 30mg，用 0.1mol/L 甘氨酸 - 盐酸缓冲液（pH 3.0）溶解后，稀释至 1000ml，置棕色瓶内，25℃以下保存。

2. 蛋白标准液（500mg/L）。

3. 器材 试管、试管架、刻度吸管、微量加样器、分光光度计等。

【操作步骤】

1. 收集随时尿或收集 24 小时尿液，建议使用清洁一次性有盖容器，加入 5ml 甲苯作防腐剂；收集标本后应及时送检。

2. 按表 15-10 操作。

表 15-10　尿液总蛋白测定操作步骤

加入物（ml）	测定管	标准管	空白管
生理盐水	—	—	0.1
蛋白标准液	—	0.1	—
标本	0.1	—	—
显色试剂	5.0	5.0	5.0

混匀，置 37℃ 水浴 10 分钟，用 600nm 波长比色，以空白管调零，读取各管吸光度。

【结果计算】

$$尿蛋白（mg/L）=\frac{测定管吸光度}{标准管吸光度}\times 蛋白标准液浓度（mg/L）$$

尿蛋白（mg/24h）= 尿蛋白浓度（mg/L）× 尿量（L/24h）

【参考范围】　随机尿蛋白：10～140mg/L；24h 尿蛋白：28～141mg/24h。

【注意事项】

1. 表面活性剂如十六烷基三甲基溴化铵、吐温 -80 等对本法均有干扰，故实验中要避免表面活性剂的污染。

2. 显色后需在 1 小时内比色测定。

3. 高浓度标本反应后可见少量细小悬浮物，此现象不影响测定结果。

【说明】

1. 本法的线性范围为 2g/L，超过线性范围的标本用生理盐水 1:1 稀释后重新测定，结果乘以 2。

2. 本法亦适用于脑脊液总蛋白测定脑脊液标本应该是无溶血的，需要离心分离红细胞及其他颗粒物。

3. 本法具有线性范围宽、不沾污比色杯和管道等优点。

4. 某些分析仪器的管道受材料影响可能会吸附色素，测定后用 3mol/L 的 HCl 清洗一次，再用蒸馏水清洗。

5. 3mol/L HCl 配制方法，取含量 34%～36% 的浓盐酸与蒸馏水按 1:1 的比例混匀即可。

6. 本试剂不仅适用于手工操作和半自动生化分析仪，还适用于全自动生化分析仪，若使用全自动生化分析仪，请参阅该仪器的参数指南。

【临床意义】　生理性蛋白尿见于高蛋白饮食、剧烈运动、发热、寒冷、精神过度紧张所导致的轻度、一过性蛋白尿。

最常见的病理性蛋白尿见于肾小球、肾小管疾病所致的蛋白尿。①肾小球性蛋白尿：急性肾小球性肾炎、急性肾衰竭、红斑狼疮性肾病等情况下引起肾小球毛细血管壁通透性增高出现的蛋白尿；②肾小管性蛋白尿：肾小管性酸中毒、肾盂肾炎、间接性肾炎、肾移植及药物中毒性肾炎等情况下引起肾小管重吸收功能减退出现的蛋白尿；③混合性蛋白尿：

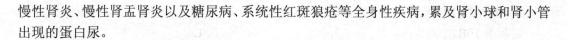

慢性肾炎、慢性肾盂肾炎以及糖尿病、系统性红斑狼疮等全身性疾病，累及肾小球和肾小管出现的蛋白尿。

六、血清蛋白电泳分析

醋酸纤维素薄膜电泳及琼脂糖凝胶电泳是目前临床生物化学检验中最常用的电泳技术。醋酸纤维素薄膜电泳具有样品用量少、区带清晰、分辨率高、电泳时间短、染料吸附少、无拖尾现象等优点，同时，电泳设备简单、操作方便，很快被临床实验室应用到体液蛋白质分析。近年来，国内引进了不少半自动和全自动程序化琼脂糖凝胶电泳系统，该系统具有自我控制、程序测试、安全报警等功能，分析效率高，并有商品试剂盒供应，大大促进和方便了临床的应用。聚丙烯酰胺凝胶电泳（PAGE）具有标本浓缩效应以及电荷效应和分子筛效应的综合作用，极大提高了样品的分辨率，而且结合十二烷基硫酸钠（SDS）形成十二烷基硫酸钠 - 聚丙烯酰胺凝胶电泳（SDS-PAGE），或者与等电聚焦电泳（IEF）结合进行双向电泳，更进一步提高分辨率及扩大应用范围。醋酸纤维素薄膜或琼脂糖凝胶电泳可将血清蛋白质分为清蛋白、α_1- 球蛋白、α_2- 球蛋白、β- 球蛋白及 γ- 球蛋白 5 条主要区带，如果采用聚丙烯酰胺凝胶电泳，在适当条件下可以分离出 30 多条区带。本节主要介绍血清蛋白质醋酸纤维素薄膜和聚丙烯酰胺凝胶电泳分析技术。

（一）醋酸纤维素薄膜电泳

醋酸纤维素系纤维素的醋酸酯，由纤维素的羟基进行乙酰化而获得。将其溶于有机溶剂（如丙酮、氯仿、乙酸乙酯等），涂抹成均匀薄膜，则称为醋酸纤维素薄膜。

【实验原理】 血清中各种蛋白质的等电点（pI）大都低于 7.0，将蛋白质置于 pH 8.6 的缓冲溶液中，它们都电离成负离子，在电场中均向正极泳动。由于血清中各种蛋白质的等电点不同，它们在同一 pH 溶液中所带电荷量多少不同；另外，各种蛋白质的分子量大小、分子形状也有差异，因此，在同一电场中泳动的速度不同。蛋白质分子小带电荷多者，泳动速度较快；分子大而带电荷少者，则泳动速度较慢。

醋酸纤维素薄膜电泳可将血清蛋白分离为 5 条区带；从正极端起依次为清蛋白、α_1- 球蛋白、α_2- 球蛋白、β- 球蛋白及 γ- 球蛋白。由于染色时染料与蛋白质的结合与蛋白质的量成正比，因此将各蛋白区带剪下，经脱色、比色或经透明处理后直接用光密度计扫描，即可计算出血清各蛋白组分的相对百分含量。如同时测定出血清总蛋白浓度，还可计算出各蛋白组分的绝对浓度。

【试剂与器材】

1. 巴比妥缓冲溶液（pH 8.6±0.1，离子强度 0.06）

巴比妥	2.21g/L
巴比妥钠	12.36g/L

称取巴比妥 2.21g，巴比妥钠 12.36g 于 500ml 蒸馏水中，加热溶解，待冷却至室温后，用蒸馏水定容至 1000ml。

2. 染色液

（1）丽春红 S 染色液

丽春红 S	4g/L
三氯醋酸	60g/L

称取丽春红 S 0.4g，三氯醋酸 6.0g，用蒸馏水溶解并定容至 100ml。

233

（2）氨基黑 10B 染色液

氨基黑 10B	1g/L
磺基水杨酸	25g/L

称取氨基黑 10B 0.1g，溶于无水乙醇 20ml 中，加冰醋酸 5ml，使溶解。另取磺基水杨酸 2.5g，溶于 74.5ml 蒸馏水中，再将二液混合摇匀。

3. 漂洗液

（1）3%（V/V）醋酸溶液：适用于丽春红 S 染色的漂洗。

（2）氨基黑 10B 漂洗液：甲醇 45ml、冰醋酸 5ml 和蒸馏水 50ml，混匀。

4. 透明液

（1）N-甲基-2-吡咯烷酮-柠檬酸溶液

N-甲基-2-吡咯烷酮	300g/L
柠檬酸（$C_6H_5N_3O_7 \cdot 2H_2O$）	42g/L

称取 N-甲基-2-吡咯烷酮 150g，柠檬酸（$C_6H_5N_3O_7 \cdot 2H_2O$）21g，用蒸馏水溶解并定容至 500ml。可用于直接扫描和永久保留的电泳图谱。

（2）液体石蜡或十氢萘，用于不保留的电泳图谱。

（3）冰醋酸：95% 乙醇为 2.7∶7.5 的混合液，可用于直接扫描和永久保留的电泳图谱。

5. 洗脱液

（1）0.4mol/L 氢氧化钠溶液：适用于氨基黑 10B 染色的洗脱。

（2）0.1mol/L 氢氧化钠溶液：适用于丽春红 S 染色的洗脱。

6. 器材　电泳仪、电泳槽、醋酸纤维素薄膜、恒温水浴箱、分光光度计、光密度扫描计、加样器、染色皿、漂洗皿、镊子、剪刀等。

【操作步骤】

1. 准备

（1）电泳槽准备：将电泳槽置于水平平台上，两侧注入等量的巴比妥缓冲溶液，使其在同一水平面，液面与支架的距离约为 2～2.5cm，支架宽度调节为 5.5～6cm，用三层滤纸或四层纱布搭桥。

（2）醋酸纤维素薄膜准备：选择薄厚一致、透水性能好的薄膜，在无光泽面一端 1.5cm 处用铅笔轻画一条横线作点样标记，同时进行编号。然后将薄膜浸泡于巴比妥缓冲溶液中，待充分浸透后（一般约 20 分钟）用镊子取出。

2. 点样

（1）将薄膜条于洁净滤纸中间，无光泽面朝上，用滤纸轻按吸取多余的缓冲溶液。

（2）用微量吸管在点样线内侧直线状加血清 3～5μl，或用电泳加样器加样。亦可用盖玻片或 X 线胶片蘸取少许血清，垂直印在薄膜无光泽面划线处内侧，待血清完全渗入薄膜后移开。

3. 电泳

（1）将加样后的薄膜条翻转，无光泽面朝下，点样侧置于阴极端，平直地贴于电泳槽支架的两端，用滤纸或纱布将膜的两端与缓冲液连通，平衡约 5 分钟。

（2）将电泳槽的正极和负极分别与电泳仪的正极和负极连接，接通电源，调节电压 90～150V，电流 0.4～0.6mA/cm 膜宽（不同电泳仪所需电压、电流有可能不同，应灵活掌握）。

4. 染色　用镊子将薄膜条从电泳槽上取下，直接浸入丽春红 S 或氨基黑 10B 染色液中染色 5～10 分钟（以清蛋白带染透为止）。染色过程中不时轻轻晃动染色皿，以使薄膜与染色液充分接触。薄膜条较多时，应避免彼此紧贴致染色不良。

5. 漂洗 准备 3～4 个漂洗皿，装入漂洗液，从染色液中取出薄膜条并尽量沥去染色液，按顺序置入漂洗液中反复漂洗，直至背景漂白为止。

6. 定量

（1）洗脱比色法：取 6 支试管，分别标明"A、α_1、α_2、β、γ、空白"。将漂洗净的薄膜条用滤纸吸干，剪下各染色的蛋白区带放入相应的试管内，另从空白背景处剪一块平均大小的薄膜条置于空白管中，根据染色不同按以下方法洗脱。

1）氨基黑 10B 染色法：取 6 支试管，于清蛋白管内加入 0.4mol/L 氢氧化钠 6ml（计算时吸光度乘以 2），其余 5 管各加入 3ml，置于 37℃ 水浴 20 分钟，并不断振摇，待颜色脱净后，取出冷却。用分光光度计，620nm 波长，以空白管调零，读取各管吸光度值。

2）丽春红 S 染色液：用 0.1mol/L 氢氧化钠溶液脱色，加入量同上。10 分钟后，向清蛋白管内加入 40%（V/V）醋酸溶液 0.6ml（计算时吸光度乘以 2），其余 5 管各加入 0.3ml，以中和部分氢氧化钠，使溶液色泽加深。如出现沉淀，可离心后取上清液比色。用分光光度计，520nm 波长，以空白管调零，读取各管吸光度值。

（2）光密度计扫描法

1）透明：不需要保留的电泳图谱可用液体石蜡或氢萘浸透后，取出夹在两块优质的薄玻璃间，供扫描使用；需要保留的电泳图谱可将薄膜条放入 N-甲基-2-吡咯烷酮-柠檬酸溶液（或冰醋酸乙醇）中 2～3 分钟（时间稍长亦可），取出后以滚动的方式平贴于洁净无划痕的载玻片上（勿产生气泡），将此玻片竖立片刻，除去一定量透明液后，于 90～100℃（冰醋酸乙醇法透明，70～80℃）烘箱内烘烤 10～15 分钟，取出冷却至室温，即可透明。用此法透明的薄膜各蛋白区带清晰，薄膜平整，可供直接扫描和永久保存。

2）将已透明的薄膜放入全自动光密度计或其他光密度计扫描光路，选择波长 520nm，描记各蛋白区带峰，并计算各蛋白成分的相对百分比。

【结果计算】

$$各组分蛋白质百分比（\%）\frac{A_X}{A_T} \times 100\%$$

A_X 表示各组分蛋白质（Alb 和 α_1、α_2、β、γ-球蛋白）吸光度值。

$$A_T = A_{Alb} + A_{\alpha 1} + A_{\alpha 2} + A_{\beta} + A_{\gamma}$$

A_T 表示各组分蛋白质的吸光度值总和。

各组分蛋白质绝对浓度（g/L）= 血清总蛋白（g/L）× 各组分蛋白质百分比（%）

【参考范围】 由于各实验室采用的电泳条件（包括电泳仪、支持介质、缓冲液和染料等）不同，参考范围可能有差异，因此，每个实验室应根据不同的实验条件和检测对象设定参考范围。结果报告可用各组分蛋白质的相对百分比或实际浓度（绝对值）两种方式，但应注意两者之间的关系。表 15-11～表 15-13 的参考范围仅供参考。

表 15-11 丽春红 S 染色直接扫描法参考范围

蛋白质组分	绝对含量（g/L）	占总蛋白的百分比（%）
清蛋白	35.0～52.0	57.0～68.0
α_1-球蛋白	1.0～4.0	1.0～5.7

蛋白质组分	绝对含量(g/L)	占总蛋白的百分比(%)
α₁- 球蛋白	4.0～8.0	4.9～11.2
β- 球蛋白	5.0～10.0	7.0～13.0
γ- 球蛋白	6.0～13.0	9.8～18.2
清蛋白 / 球蛋白比值	1.5～2.5/1	

表 15-12　氨基黑 10B 染色直接扫描法参考范围

蛋白质组分	绝对含量(g/L)	占总蛋白的百分比(%)
清蛋白	48.8±5.1	66.6±6.6
α₁- 球蛋白	1.5±1.1	2.0±1.0
α₁- 球蛋白	3.9±1.4	5.3±2.0
β- 球蛋白	6.1±2.1	8.3±1.6
γ- 球蛋白	13.1±5.5	17.8±5.8

表 15-13　氨基黑 10B 染色洗脱法参考范围

蛋白质组分	占总蛋白的百分比(%)
清蛋白	54.75～71.73
α₁- 球蛋白	1.76～4.48
α₁- 球蛋白	4.04～8.28
β- 球蛋白	6.79～11.39
γ- 球蛋白	11.18～22.97

【注意事项】

1. 通电时,不得接触电泳槽内缓冲液或醋酸纤维素薄膜,以防触电。

2. 应选择薄厚均匀的醋酸纤膜素薄膜,电泳前必须浸泡在巴比妥缓冲液中,使薄膜浸泡透彻。

3. 电泳槽缓冲液的液面要保持一定高度,过低可能会增加 γ- 球蛋白的电渗现象(向阴极移动)。同时电泳槽两侧的液面应保持同一水平,否则,通过薄膜时有虹吸现象,会影响蛋白质分子的泳动速度。

4. 每次电泳时应交换电极,以使两侧电泳槽内缓冲液的正、负离子相互交换,使缓冲液的 pH 维持在一定水平。然而,每次使用薄膜的数量可能不等,所以其缓冲液经 10 次使用后,应将缓冲液弃去。

5. 标本应新鲜,不能溶血。否则 β- 球蛋白浓度偏高。

6. 电泳时电泳槽要密闭,以保持湿度。否则,薄膜水分蒸发干燥,使电流下降,分离不佳。

7. 电泳后区带应无拖尾,各区带明显分开,如果电泳图谱分离不清或不整齐,最常见的原因有:①点样过多;②点样不均匀、不整齐,样品触及薄膜边缘;③薄膜过湿,样品扩散;④薄膜未完全浸透或温度过高导致局部干燥或水分补给不足;⑤薄膜与滤纸或纱布桥接触不良;⑥薄膜放置不正,与电流方向不平行;⑦缓冲液变质;⑧样品不新鲜;⑨醋酸纤维素薄膜质量不高。

8. 染色问题

（1）用光密度计扫描定量一般用丽春红 S 染色，比色法定量可选择丽春红 S 或氨基黑 10B 染色。在血清蛋白浓度正常范围内，丽春红 S 能与各蛋白组分成比例结合，但氨基黑 10B 却对清蛋白染色过深，导致清蛋白结果偏高，球蛋白偏低。

（2）清蛋白中间着色浅，可能因为：①染色时间不够或染色液陈旧；②清蛋白含量过高，可减少血清用量或延长染色时间。

（3）丽春红 S 染色液以 1～2g/L 浓度较合适，过淡，染色时间要延长；过浓，漂洗次数要增加。若出现清蛋白染色不均，应及时更换染液。

（4）染色时间以 2 分钟为佳（室温低时，时间可稍长），若时间过长，可使 a_1- 球蛋白与染料结合率增加，导致 α_1- 球蛋白百分含量升高。

9. 透明问题

（1）薄膜透明不完全：①烘箱温度未达到 90℃ 即将薄膜放入；②透明液陈旧，或透明液中冰醋酸含量不足，或透明过程中遇水分；③浸泡时间不足。

（2）薄膜在透明液中溶解：透明液中冰醋酸含量过高，可酌情减量。

（3）透明后薄膜皱缩：薄膜未完全干燥即从玻片上取下。

（4）透明膜上有气泡：玻片上有油脂，使薄膜部分脱开，或贴膜时滚动不佳。

10. 洗脱用氢氧化钠浓度不宜超过 0.4mol/L（丽春红 S 染色为 0.1mol/L），并且必须在 30 分钟内比色，否则有褪色现象。

11. 在定量之前，应仔细观察电泳图谱，注意有无异常蛋白区带出现，如甲胎蛋白，位于清蛋白与 α_1- 球蛋白之间。

电泳速度过慢，可能由以下原因造成：①电流过低；②供给薄膜的缓冲液不足，连接薄膜与缓冲液的滤纸或纱布过薄（一般需 4 层）；③室温过低，冬季电泳速度较慢；④薄膜结构过于致密，导电性差；⑤缓冲液中水分蒸发，导致溶液离子强度增大。

【说明】

1. 血清加量 用光密度计扫描定量，丽春红 S 染色加血清量在 0.5～1.0μl/cm。如血清总蛋白含量超过 80g/L，用氨基黑 10B 染色时应将血清稀释 2 倍后加样。若不稀释，清蛋白区带中蛋白含量太高，区带染色不透，反而出现空泡，致使定量不准确。

2. 染色液使用时间 ①发现正在使用的染色液已陈旧，应立即全部弃去；②每 100ml 染色液染色以不超过 100 条（2cm×8cm）醋酸纤维素薄膜为宜；③连续使用时如发现清蛋白染色不均匀并有空泡，即更换染色液。

3. 电泳仪电流、电压的选择 国产电泳仪，其电流电压的调节是同步的，各实验室所应用的电流、电压参数由自己摸索确定。在实际工作中支持介质两端的电压应以万用表测量值为准，而不是电泳仪表上所指电压数字。

4. 电泳缓冲液的选择及应用 常用的电泳缓冲液有连续和不连续两种。常规操作能明显分出 5 条区带即可满足临床需要，故应选择连续电泳。巴比妥缓冲液为 pH 8.6，离子强度 0.06。

5. 温度对电泳的影响 醋酸纤维素薄膜电泳时最适宜的温度是 20～30℃，为了保持图谱清晰，室温超过 30℃ 以上时应采取降温措施。

6. 关于血清蛋白电泳质量控制问题 电泳的质量受各种因素影响，要使每天所测结果的重复性都能控制在允许范围内非常不易。

为了做好此项工作,应做到:①做好室内质控,严格控制实验条件;②进行室间质控调查,在小范围内用同一种醋酸纤维素薄膜,同批号质控血清,按同一标准进行操作和定量,然后进行统计学处理,观察其变异系数;③在一个地区取得经验后,进行总结,提出醋酸纤维素薄膜蛋白电泳各蛋白区带的允许误差范围。

【临床意义】

1. 正常血清蛋白电泳图谱 正常血清蛋白电泳一般可分为清蛋白、α_1- 球蛋白、α_2- 球蛋白、β- 球蛋白、γ- 球蛋白 5 条主要区带。参见图 15-1(1)。

2. 异常血清蛋白电泳图谱

(1)异常血清蛋白电泳图谱分型:在疾病情况下血清蛋白质可出现多种变化。根据它们在电泳图谱上的异常特征,可将其分为以下几种类型,使其有助于临床疾病的诊断,参见表 15-14。

表 15-14 血清脂蛋白分析的临床意义

图谱类型	TP	Alb	α_1	α_2	β	γ
低蛋白血症型	↓↓	↓↓	N	N	↓	N↑
肾病型	↓↓	↓↓	N↑	↑↑	↑	↓N↑
肝硬化型	↓N↑	↓↓	N↓	N↓	$\beta\sim\gamma$↑	(融合)
弥漫性肝硬化损害型	N↓	↓↓	↑↑			↑
慢性炎症型		↓				
急性时相反应型	N	↓N	↑	↑		N
弥散宽 γ 球蛋白血症型	↑	↓N				↑↑
M 蛋白血症型	在 $\alpha\sim\gamma$ 区带中出现 M 蛋白区带					
高 α_2(β)球蛋白血症型		↓		↑↑	↑	
妊娠型	↓N	↓	↑		↑	↑
蛋白质缺陷型	个别区带出现特征性缺如					

注:表中 N 代表正常,↑为轻度增加,↑↑为大量增加,↓为轻度减少,↓↓为大量减少

(2)典型异常血清蛋白电泳图谱:在以上异常电泳图谱中,肾病型、肝硬化型和 M 蛋白血症型最具有特征性,在临床上诊断意义最大,参见图 15-1(2)~(6)。如肾病型可见于急、慢性肾炎、肾病综合征、肾衰竭等,图谱表现为 Alb 下降,γ 带不变或下降,α_2 和 β 带尤其是 α_2 带显著升高。肝硬化型可见于慢性活动型肝炎、肝硬化等,图谱表现为 Alb 下降,β 和 γ 带增高,甚至出现两带难以分离而连接在一起的"$\beta\sim\gamma$"桥。M 蛋白血症型主要见于多发型骨髓瘤,图谱表现为 Alb 下降,出现一条色泽深染的狭窄区带即 M 蛋白带,多位于 γ 带之中,也可出现在 α 或 β 带。

(3)浆细胞病与 M 蛋白:正常血清蛋白电泳图谱上显示的宽 γ 区带主要成分是免疫球蛋白,免疫球蛋白由多株(克隆)浆细胞所产生。发生浆细胞病变时,异常浆细胞克隆增殖,产生大量单克隆免疫球蛋白或其轻链或重链片段,患者电泳图谱出现一狭窄而深染的 M 区带,此区带较多出现在 γ 或 β 区,偶见于 α 区。

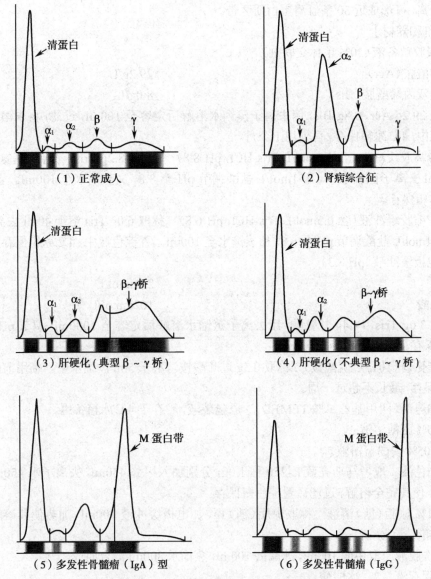

图 15-1　几种典型电泳图谱及其扫描曲线

（二）聚丙烯酰胺凝胶电泳

【实验原理】　聚丙烯酰胺凝胶电泳（PAGE）有圆盘电泳和平板电泳之分，两者的原理完全相同，仅在于电泳装置有所不同。由于垂直平板电泳具有板薄、凝胶易冷却、分辨率高、操作简易、易进行样品比较和光密度扫描测定等优点，为大多数实验室采用。不论圆盘电泳或平板电泳都有连续和不连续电泳之分。电泳在电极缓冲液、凝胶缓冲液、凝胶孔径一致的体系中进行，称为连续 PAGE；电泳在电极缓冲液、凝胶缓冲液 pH 不同、凝胶孔径不同的体系中进行，称为不连续 PAGE。不连续 PAGE 分离中包括三种物理效应。本实验介绍不连续聚丙烯酰胺凝胶垂直平板电泳。

由于血清中各种蛋白质的等电点不同，因而在高 pH 8.8 缓冲液条件下，多数蛋白质带负电荷。同时，由于不同蛋白质的分子量及分子形状亦不相同，因此，在同一电场作用和分子筛的双重效应下，它们在聚丙烯酰胺凝胶中泳动的速度就不相同，从而各种血清蛋白质被精细分离,可形成近30条血清蛋白质区带。

【试剂和器材】

1. 凝胶贮备液(30% 单体交联剂)

丙烯酰胺(Acr)	29.2g/L
甲叉双丙烯酰胺(Bis)	8.0g/L

称取 29.2g Acr,0.8g Bis,用去离子蒸馏水溶解后定容至 100ml,过滤,将未溶物滤去,置棕色瓶中,4℃冰箱保存,可使用 1 个月。

2. 分离胶缓冲液(含 1.5mol/L Tris-HCl,pH 8.8) 称取 18.2g Tris(三羟甲基氨基甲烷)溶于 40ml 去离子蒸馏水中,用 1mol/L 盐酸调节 pH 至 8.8,加蒸馏水至 100ml。置棕色瓶中,4℃冰箱保存。

3. 浓缩胶缓冲液(含 0.5mol/L Tris-HCl,pH 6.8) 称取 6.0g Tris 溶于 40ml 去离子蒸馏水中,用 1mol/L 盐酸调节 pH 至 6.8,加蒸馏水至 100ml。置棕色瓶中,4℃冰箱保存。

4. 电极缓冲液(pH 8.3)

Tris	25mmol/L
甘氨酸	162mmol/L

称取 3.0g Tris,14.4g 甘氨酸,用去离子蒸馏水溶解后定容至 1000ml,调节 pH 至 8.3,4℃冰箱保存。

5. 催化剂(10% 过硫酸铵) 称取 0.5g 过硫酸铵溶解于 5ml 蒸馏水中。临用前配制,置4℃冰箱保存,最长不超过一周。

6. 加速剂(四甲基乙二胺 TEMED) 原包装液,贮存于 4℃冰箱备用。

7. 25% 蔗糖溶液。

8. 0.05% 溴酚蓝溶液。

9. 染色液 取考马斯亮蓝 R-250 称 1.0g,分别加入甲醛 450ml,去离子水 450ml,冰醋酸 100ml,使其完全溶解,过滤后置棕色瓶保存。

10. 1% 琼脂(糖)溶液 称取琼脂(糖)1g,加电极缓冲液 100ml,加热使其溶解,贮存于 4℃冰箱。

11. 洗脱液 取甲醇 100ml,冰醋酸 100ml,蒸馏水 800ml 混合而成。

12. 保存液 7% 冰醋酸。

13. 器材 电泳仪、电泳槽、刻度吸管、细长头滴管、微量注射器、染色和脱色用培养皿等。

【操作步骤】

1. 安装垂直板电泳槽 先将垂直板电泳槽和两块玻璃洗净,晾干。

(1)将密封用硅胶框放在平玻璃上,然后将凹型玻璃与平玻璃重叠。

(2)用手将两块玻璃板夹住放入电泳槽内(注意勿用手接触灌胶面的玻璃),玻璃室凹面朝外,插入斜插板。

(3)用蒸馏水试验封口处是否漏水。

2. 制备凝胶板

(1)分离胶制备:制备两块 8% 的分离胶(6cm×8cm×0.75cm),取凝胶贮备液(30% 单体交联剂)2.7ml,Tris-HCl 缓冲液(pH 8.8)2.5ml,去离子水 4.8ml,加速剂(四甲基乙二胺,TEMED)5μl 置于小烧杯中混匀,再加入 50μl 催化剂(10% 的过硫酸铵),用磁力搅拌器充分混匀 2 分钟。混合后的凝胶溶液,用细长头滴管加至长、短玻璃板间的缝隙内,加胶高度距样品模板梳齿下缘约 1cm。用刻度吸管在凝胶表面沿短玻璃板边缘轻轻加一层蒸馏水（约3～4cm），用于隔绝空气，使胶面平整。约 30 分钟后，分离胶凝固，可看到水与凝胶的胶面有折射率不同的界面。倒掉蒸馏水，用滤纸吸去多余的水。

（2）浓缩胶制备：制备两块 5% 的浓缩胶（6cm×8cm×0.75cm），取凝胶贮备（30% 单体交联剂）0.67ml，Tris-HCl 缓冲液（pH 6.8）1.0ml，加速剂（四甲基乙二胺，TEMED）5μl，去离子水 2.3ml，催化剂（10% 的过硫酸铵）30μl，用磁力搅拌器充分混匀。混匀均匀后，用细长头滴管将浓缩胶溶液加到已聚合的分离胶上方，直至距短玻璃板上缘 0.5cm 处，轻轻将样品槽模板（称"梳子"）插入浓缩胶内，约 30 分钟后凝胶聚合，再放置 20～30 分钟，使凝胶"老化"。小心拔去样品槽模板，用窄条滤纸吸去样品凹槽中多余的水分。用手夹住两块玻璃板，上提斜插板，使其松开，然后取下玻璃室，去掉密封用胶框，用 1% 电极缓冲液加至内槽玻璃凹口以上，外槽缓冲液加到距平玻璃上缘 3mm 处。

3. 加样　取 0.1ml 血清样品，0.1ml 25% 蔗糖溶液，0.05ml 0.05% 溴酚蓝溶液混匀后，用微量注射器取 5μl 上述混合液，通过缓冲液，小心将样品加到凝胶凹型样品槽底部，待所有凹型样品槽内部都加了样品，即可开始电泳。

4. 电泳　加样完毕，连接电泳仪与电泳槽。将直流稳压电泳仪开关打开，将电流调至10mA。待样品中的溴酚蓝指示剂进入分离胶时，将电流调至 20～30mA。当蓝色染料迁移至距凝胶底部约 1～5mm 处时，将电流调回到零，关闭电源。

5. 凝胶板剥离　电泳结束后，拔掉固定斜插板，取出玻璃板，用刀片轻轻将一块玻璃撬开移去，在胶板一端切除一角作为标记，将胶板移至大培养皿中染色。

6. 染色　将凝胶放入考马斯亮蓝 R-250 染色液中，使染色液浸过凝胶板，染色 30 分钟左右。

7. 脱色　弃去染色液，将凝胶置于洗脱液中，并经常更换洗脱液，直至背景蓝色褪去，蛋白质区带清晰为止。如用 50℃ 水浴或脱色摇床，则可缩短脱色时间。洗脱液经活性炭脱色后，可反复使用。

【注意事项】

1. 丙烯酰胺（Acr）和甲叉双丙烯酰胺（Bis）是神经毒剂，可经皮肤、呼吸道等吸收，操作时应戴手套和口罩，纯化应在通风柜内进行。

2. 玻璃板表面应光滑洁净，否则，在电泳时会造成凝胶板与玻璃板之间产生气泡。

3. 样品槽模板梳齿应平整光滑。

4. 用琼脂封底及灌凝胶时不能有气泡，以免影响电泳时电流的通过。

5. 切勿破坏加样凹槽底部的平整，以免电泳后区带扭曲。

6. 为防止电泳后区带拖尾，样品中盐离子强度应含量低。含盐量高的样品可用透析法或凝胶过滤法脱盐。

7. 电泳时应选用合适的电流、电压。过高或者过低都会影响电泳效果。

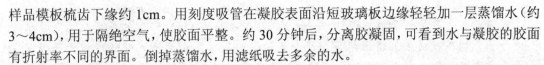

本章小结

　　体液蛋白质检验是临床生物化学检验的主要内容之一。在疾病的发生和发展过程中，细胞遭到破坏，一些正常存在于细胞内或细胞表面的蛋白质可进入血浆、尿液、脑脊液等体液中，因此体液蛋白质检测可用于某些疾病的诊断、病情监测和预后观察等。

　　血浆蛋白质是血浆固体成分中含量最多、组成复杂、功能广泛的一类生物高分子化合物。利用盐析法可将血浆蛋白质分为清蛋白和球蛋白两类。醋酸纤维素薄膜电泳及琼脂糖凝胶电泳是目前临床生化检验中最常用的电泳技术，按其电泳速度可将血清蛋白质分为清蛋白和 α_1、α_2、β、γ- 球蛋白 5 条主要区带，通过染色和光密度计扫描可计算出各区带蛋白质占总蛋白质的百分比，乘以总蛋白浓度还可得到各组分的绝对含量及 A/G 值，是了解血清蛋白质全貌的有价值的方法。聚丙烯酰胺凝胶电泳（PAGE）具有标本浓缩效应、电荷效应以及分子筛效应的综合作用，极大地提高了蛋白质组分的分辨率，可以分辨出多达 30 余种组分的血浆蛋白质。

　　血清总蛋白（TP）是血清中各种蛋白质的总称。凯氏定氮法是血清总蛋白测定的参考范围。临床常规应用的方法是双缩脲法测定总蛋白，溴甲酚绿法测定清蛋白，应用总蛋白浓度减去清蛋白浓度即为球蛋白浓度，并可计算出血清清蛋白和球蛋白的比值（A/G 比值）。血浆纤维蛋白原测定可选择复钙双缩脲法或热沉淀比浊法。血清黏蛋白测定的方法可选用酚试剂法。

　　正常脑脊液蛋白质含量极微，中枢神经系统病变时，脑脊液中总蛋白含量增加。脑脊液总蛋白测定的常规方法有磺基水杨酸 - 硫酸钠比浊法和邻苯红钼络合显色法。

　　尿蛋白定量测定可采用双缩脲比色法、邻苯三酚红钼络合显色法、磺基水杨酸 - 硫酸钠比浊法等方法。双缩脲比色法也是国内推荐的测定尿液总蛋白的参考方法。

（姚德欣）

 思考题

1. 血浆蛋白质有哪些生理功能？
2. 什么是 C- 反应蛋白，其临床意义是什么？
3. 临床实验室如何测定血清总蛋白、清蛋白、球蛋白及 A/G 比值？并说出 A/G 比值的意义。

第十六章　体液葡萄糖检验

　学习目标

1. 掌握：血糖及口服葡萄糖耐量试验的概念、实验原理、操作方法和临床应用，掌握糖尿病的概念、诊断标准和临床应用。
2. 熟悉：血糖的来源、去路及调节机制，熟悉糖化血红蛋白和糖化血清蛋白测定方法学特点、测定原理和临床应用；
3. 了解：其他体液葡萄糖测定方法学特点和临床应用，了解低血糖的概念、病因和临床分类。

人体内的糖主要是糖原和葡萄糖，糖原主要存在于肝脏和肌肉组织中，是糖的贮存形式。葡萄糖则广泛存在于各组织细胞和体液中，是糖的运输和利用形式。糖的主要生理功能是：①为机体提供能量；②作为组织细胞的结构材料；③转变为其他物质。

第一节　概　　述

血液中的葡萄糖称为血糖，其含量高低是反映体内糖代谢状况的重要指标。目前糖代谢的生物化学检验项目主要包括血清（浆）葡萄糖、果糖、乳糖、丙酮酸、糖化血红蛋白、糖化清蛋白的定量测定、葡萄糖耐量试验、尿液葡萄糖和脑脊液葡萄糖的定量测定等。这些实验检测的目的在于了解糖在体内的代谢情况，了解体内糖代谢在哪个代谢环节出现了障碍，为临床疾病的病因分类、临床诊断、病情观察、并发症的鉴别诊断、治疗效果及预后评判提供有用信息。其中，血清（浆）葡萄糖测定、口服葡萄糖耐量试验、糖化血红蛋白测定、血清糖化清蛋白测定是临床生化检验实验室的常规检测项目。

一、血糖

血糖是指血液中的葡萄糖。其含量会随着进食、运动等方面变化而有所波动，但正常人空腹血糖浓度相对恒定，维持在 3.9～6.1mmol/L 之间。血糖浓度的相对恒定对保证人体各组织特别是脑组织正常的功能活动有着极其重要的作用。

（一）血糖的来源和去路

血糖浓度的相对恒定，取决于其来源与去路之间的动态平衡。血糖的来源主要有食物、肝糖原分解及糖异生作用。去路有氧化分解供能、合成糖原及转变成其他物质。当血糖浓度超过肾糖阈（>8.9mmol/L）时，即由尿排出，出现糖尿。

（二）血糖浓度的调节

正常情况下，血糖的来源与去路之间维持动态平衡，这种平衡依赖于神经系统、内分泌激素和组织器官的共同调节。

1. 器官调节　肝脏是调节血糖浓度最主要的器官。肝脏对糖代谢具有双向调控功能，可经肝糖原合成、肝糖原分解及糖异生等途径相互协调，来维持血糖浓度的相对恒定。

2. 神经系统的调节　神经系统的调节主要依靠下丘脑和神经系统，控制胰岛素、胰高血糖素、肾上腺皮质激素、肾上腺素等的分泌，达到调控血糖浓度的相对恒定。该调节方式属一种高级调节作用，需通过激素实现。

3. 激素调节　调节血糖的激素主要有胰岛素、胰高血糖素、肾上腺素、肾上腺皮质激素、生长素和甲状腺素等。其中胰岛素是唯一降血糖的激素，其余均为升高血糖的激素。两类激素主要是通过激活、诱导或抑制糖代谢途径中的关键酶活性，从而调控血糖来源与去路间的动态平衡，达到维持血糖浓度的相对恒定。

二、糖代谢紊乱

神经系统功能紊乱、内分泌失调、肝肾功能障碍以及先天性某些酶的缺陷等，均可引起糖代谢紊乱，出现低血糖、高血糖、糖尿等病理现象。

（一）高血糖症与糖尿病

空腹血糖浓度超过 7.0mmol/L 称高血糖。若血糖浓度超过肾糖阈（>8.8mmol/L），则尿中可出现糖，临床上称糖尿。能引高血糖的原因很多，既有生理性的，也有病理性的。生理性的高血糖均为一过性的，多见于饮食性或情感性的高血糖，没有临床意义。病理性高血糖主要是糖尿病及其他原因引起的血糖升高。

1. 糖尿病及其分型　糖尿病是一组由遗传和环境因素引起的胰岛素分泌不足或（和）胰岛素作用低下而导致的以慢性血糖增高为特征的代谢性疾病。典型的临床表现是"三多一少"，即多饮、多食、多尿及体重减轻，以高血糖为其主要特征，伴有蛋白质、脂肪、水和电解质等一系列代谢紊乱，长期高血糖可引起功能紊乱、多器官损害甚至衰竭。病情严重时可发生多种急性代谢性紊乱，如酮症酸中毒等而危及生命。

WHO 推荐根据病因将糖尿病分为 4 种类型：

（1）1 型糖尿病：各年龄段均可发病，但常见于儿童和年轻人，占糖尿病患者的 5%～10%，主要病变在于胰岛 β 细胞破坏导致胰岛素绝对缺乏，对胰岛素治疗敏感。

（2）2 型糖尿病：包括胰岛素抵抗伴胰岛素相对不足。该型占糖尿病患者的 90% 以上，常见于 40 岁以上的中老年肥胖者，起病缓慢，早期常无明显症状，常以并发症出现为首诊。

（3）特殊类型糖尿病：包括一系列病因比较明确或继发性的糖尿病，主要有以下几类：①胰岛 β 细胞基因缺陷；②胰岛素受体基因异常导致胰岛素受体缺失或突变；③内分泌疾病（拮抗胰岛素的激素过度分泌）如肢端肥大症、甲状腺功能亢进等；④胰腺疾病；⑤药物或化学制剂所制的胰岛损伤；⑥感染，如先天性风疹及巨细胞病毒感染等。

（4）妊娠期糖尿病：指在妊娠期首次发生或发现的糖尿病，包含部分妊娠前已患有糖尿病但在孕期首次被确诊的患者。妊娠前已确诊为糖尿病的不属于该型，后者被称为"糖尿病合并妊娠"。多数该型妇女在分娩后血糖将恢复正常水平，但也有 30% 的患者在 5～10 年后转变成 2 型糖尿病。

2. 糖尿病的诊断标准

(1) 糖尿病诊断标准：目前国际通用的是 1999 年 WHO 糖尿病专家委员会提出的糖尿病诊断标准。①糖尿病症状＋随机血糖浓度≥11.1mmol/L。典型糖尿病症状包括多食、多饮、多尿和不明原因的体重下降。随机血糖是指末次进食后任意时间点测得的血糖浓度；②空腹血糖浓度≥7.0mmol/L。空腹指持续 8 小时以上无任何热量摄入；③口服葡萄糖耐量试验中 2 小时血糖≥11.1mmol/L。口服葡萄糖耐量试验采用 75g 无水葡萄糖负荷。

以上三种方法都可以单独用来诊断糖尿病，但需要重复试验，两次的试验结果有相关性才能确诊。

(2) 妊娠期糖尿病的诊断标准：对妊娠 24～28 周有糖尿病倾向（肥胖、有妊娠期糖尿病史、尿糖阳性、有糖尿病家族史等）的孕妇，可在空腹条件下口服 50g 葡萄糖，然后测定 1 小时血糖浓度进行妊娠期糖尿病筛查，若血糖≥7.8mmol/L，则为筛查异常，须进一步做葡萄糖耐量试验。

妊娠期糖尿病的诊断标准见表 16-1。

表 16-1　妊娠期糖尿病的诊断标准

方法	时间	血浆葡萄糖浓度
100g 葡萄糖耐量试验	空腹	≤5.3mmol/L
	1h	≤10.0mmol/L
	2h	≤8.6mmol/L
	3h	≤7.8mmol/L
75g 葡萄糖耐量试验	空腹	≤5.3mmol/L
	1h	≤10.0mmol/L
	2h	≤8.6mmol/L

注：①妊娠期糖尿病诊断标准长期未统一，表 16-1 为美国糖尿病学会所推荐；②临床采用 100g 和 75g 葡萄糖耐量试验均可，后者较为常用；③以上检测结果每一个试验中如果有 2 项以上阳性，即可诊断，1 项阳性为妊娠糖耐量减退，各项均为阴性为正常

3. 糖尿病的代谢变化　糖尿病会导致葡萄糖、脂肪和蛋白质代谢的改变，表现为高血糖症、糖尿、高脂血症、酮血症及乳酸血症等。

(1) 高血糖症：其原因为一方面组织细胞对葡萄糖的摄取利用障碍，葡萄糖消耗减少；另一方面肝糖原分解增多，糖异生作用加强，导致血糖升高。

(2) 糖尿：血糖过高超过肾糖阈时可出现糖尿，严重者尿中会出现酮体。由于尿中葡萄糖和酮体增多可产生渗透性利尿，故会引起多尿和水盐丢失。

(3) 高脂血症：糖尿病时由于脂肪组织动员加强，脂肪酸转化成乙酰 CoA，生成酮体和胆固醇进入血液，引起高脂血症和高胆固醇血症。

(4) 酮血症：当酮体产生过多，超过肝外组织的氧化能力时，会形成酮血症和酮尿症。酮体产生过多时，可引起酮症酸中毒。

（二）低血糖症

低血糖症是指由于某些病理和生理原因使血糖浓度低于参考值下限而出现交感神经兴奋性增高和脑功能障碍，从而引起饥饿感、心悸、肢冷出汗等症状，严重时可出现意识丧失、昏迷甚至死亡。

对低血糖症的诊断目前尚无统一的界定标准,多数学者建议空腹血糖参考下限<2.78mmol/L。

临床上一般将低血糖症分为空腹性低血糖症和餐后(反应性)低血糖症两类。

1. 空腹性低血糖症 为临床常见的低血糖症。往往是由于葡萄糖利用过多、糖摄入不足、降糖药物使用过量及胰岛素分泌过多所导致。临床上反复发生空腹性低血糖症,则提示有器质性疾病,胰岛素瘤是器质性低血糖症中最常见的病因。

2. 餐后(反应性)低血糖症 主要是胰岛素反应性释放过多,多见于功能性疾病,在临床中往往容易被忽略,常见的类型有:①功能性低血糖症(反应性低血糖症):发生于餐后或口服葡萄糖耐量 2～5 小时的暂时性低血糖。多见于心理动力学异常的年轻妇女。②2 型糖尿病或糖耐量受损伴有的低血糖症:患者空腹血糖正常,在口服葡萄糖耐量试验后,前 2 小时似糖耐量受损或 2 型糖尿病,但食入葡萄糖后 3～5 小时,血糖浓度迅速降低到最低点。其原因可能是持续高血糖引起的胰岛素延迟分泌,出现的高胰岛素血症所致。③营养性低血糖:发生于餐后 1～3 小时。患者多有上消化道手术或迷走神经切除史。由于胃迅速排空,使葡萄糖吸收增快,血糖浓度明显增高并刺激胰岛素一过性分泌过多,导致低血糖。

3. 低血糖的诊断标准 可根据 Whipple 三联症确诊:①低血糖症状;②发作时空腹血糖浓度<2.78mmol/L;③补糖后低血糖症迅速缓解。

第二节 血 糖 测 定

血糖测定方法按反应原理分为三类:氧化还原法(无机化学法)、缩合法(有机化学法)和酶法。氧化还原法特异性差,现已被淘汰;缩合法干扰因素多,试剂有腐蚀性和致癌性,现已很少使用。目前均采用酶法测定血浆(清)葡萄糖。

血糖的酶法测定主要有葡萄糖氧化酶法、己糖激酶法和葡萄糖脱氢酶法。其特点是灵敏度高、准确度和精密度好、反应条件温和、操作简单且适用于自动化分析仪。本节主要介绍葡萄糖氧化酶法、己糖激酶法。

一、葡萄糖氧化酶法

葡萄糖氧化酶法包括速率法和比色法,这里介绍的是比色法。

【实验原理】 葡萄糖氧化酶(GOD)将葡萄糖氧化为葡萄糖酸内酯和 H_2O_2,后者在过氧化物酶(POD)和色素原性氧受体存在下,将过氧化氢分解为水和氧,同时使色素原性氧受体 4- 氨基安替比林和酚去氢缩合为红色醌类化合物,即 Trinder 反应。其颜色深浅在一定范围内与葡萄糖的含量成正比,与同样处理的标准管比较,即可求得标本中葡萄糖浓度。反应式如下:

$$葡萄糖+O_2+2H_2O \xrightarrow{GOD} 葡萄糖酸内酯 +2H_2O_2$$

$$2H_2O_2+4-氨基安替比林 + 酚 \xrightarrow{POD} 红色醌类化合物$$

【试剂与器材】

1. 0.1mol/L 磷酸盐缓冲液(pH 7.0) 称取无水磷酸氢二钠 8.67g 及无水磷酸氢二钾 5.3g 溶于 800ml 蒸馏水中,用 1mol/L 氢氧化钠(或 1mol/L 盐酸)调 pH 至 7.0,用蒸馏水定容至 1000ml。

2．酶试剂　称取过氧化物酶 1200U，葡萄糖氧化酶 1200U，4-氨基安替比林 10mg，叠氮钠 100mg，溶于磷酸盐缓冲液 80ml 中，用 1mol/L NaOH 调 pH 至 7.0，用磷酸盐缓冲液定容至 100ml，置 4℃保存，可稳定 3 个月。

3．酚溶液　称取重蒸馏酚 100mg 溶于蒸馏水 100ml 中，用棕色瓶贮存。

4．酶酚混合试剂　酶试剂及酚溶液等量混合，贮存于棕色瓶中，冰箱 4℃可以存放一个月。

5．12mmol/L 苯甲酸溶液　于 900ml 蒸馏水中加入苯甲酸（MW122.12）1.46g，加热助溶，冷却后置于 1000ml 容量瓶中，加蒸馏水至刻度。

6．100mmol/L 葡萄糖标准贮存液　称取标准纯度的无水葡萄糖（MW180.16，预先置于 80℃烤箱内干燥恒重后，移置于干燥器内保存）1.802g，以 12mmol/L 苯甲酸溶液溶解并转移到 100ml 容量瓶内，再以 12mmol/L 苯甲酸溶液稀释至 100ml 刻度处，至少放置 2 小时后方可使用。

7．5mmol/L 葡萄糖标准应用液　吸取葡萄糖标准贮存液 5ml，置于 100ml 容量瓶中，用 12mmol/L 苯甲酸溶液稀释至刻度，混匀。

8．器材　刻度吸管、微量移液器、恒温水浴箱、生化分析仪或分光光度计。

【操作步骤】

1．自动分析法　按仪器说明书要求进行测定。

2．手工操作法　按表 16-2 进行操作。

表 16-2　葡萄糖氧化酶法定血糖操作步骤

加入物	空白管	标准管	质控管	测定管
蒸馏水（μl）	20	—	—	—
葡萄糖标准应用液（μl）	—	20	—	—
质控血清（μl）	—	—	20	—
血清（μl）	—	—	—	20
酶酚混合试剂（ml）	3.0	3.0	3.0	3.0

混匀，置 37℃水浴中保温 15 分钟，选择波长 505nm，用空白管调零，分别读取各管吸光度。

【结果计算】

$$血清葡萄糖（mmol/L）=\frac{测定管吸光度值}{标准管吸光度值}\times 标准液浓度$$

【参考范围】　空腹血清葡萄糖：3.9～6.1mmol/L。

【注意事项】

1．标本置于室温大约每小时葡萄糖会降低 5%，因此采血后应立即测定。

2．葡萄糖氧化酶仅对 β-D 葡萄糖高度特异，溶液中的葡萄糖约 36% 为 α 型，64% 为 β 型。葡萄糖的完全氧化需要 α 型到 β 型的变旋过程。国外有些商品葡萄糖氧化酶试剂盒中含有葡萄糖变旋酶，则可加速这一过程，这对极谱法测定葡萄糖（速率法）时尤为重要。但在终点法中，延长孵育时间可达到完成自发变旋过程。新配制的葡萄糖标准液主要是 α 型，因此必须放置 2 小时以上（最好过夜），待变旋平衡后方可应用。

3．葡萄糖氧化酶法可直接测定脑脊液葡萄糖含量，但不能直接测定尿液葡萄糖含量。

因为尿液中尿酸等干扰物质浓度过高,如尿酸、维生素 C、胆红素和谷胱甘肽等,可与色原性物质竞争过氧化氢,从而消耗反应过程中所产生的过氧化氢,产生竞争性抑制,使测定结果偏低。尿酸可干扰过氧化物酶反应,造成结果假性偏低。

4. GOD 线性范围至少可达 19mmol/L,回收率 94%～105%,批内精密度 CV 为 0.7%～2.0%。批间精密度 CV 为 2% 左右,日间精密度 CV 为 2%～3%。其准确度和精密度都能达到临床要求,且操作简便,为国家卫生和计划生育委员会临床检验中心推荐方法。

二、己糖激酶法

【实验原理】 在己糖激酶(HK)催化下,葡萄糖和 ATP 发生磷酸化反应,生成葡萄糖 -6- 磷酸(G6P)与 ADP。前者在葡萄糖 -6- 磷酸脱氢酶(G6PD)催化下脱氢,生成 6- 磷酸葡萄糖酸(6PG),同时使 $NADP^+$ 还原成 NADPH。反应式如下:

$$葡萄糖 + ATP \xrightarrow{HK} G6P + ADP$$

$$G6P + NADP^+ \xrightarrow{G6PD} 6PG + NADPH + H^+$$

根据反应方程式,NADPH 的生成速率与葡萄糖浓度成正比。NADPH 在波长 340nm 处有吸收峰,连续监测 340nm 吸光度升高速率,可计算血清中葡萄糖浓度。

【试剂与器材】

1. 酶酚混合试剂 酶酚混合试剂的成分和在反应液中的参考浓度如下:

三乙醇胺盐酸缓冲液(pH 7.5)	50mmol/L
$MgSO_4$	2mmol/L
$NADP^+$	2mmol/L
ATP	2mmol/L
HK	≥1500U/L
G6PD	2500U/L

根据试剂盒说明书复溶后,混合配制成酶试剂,置棕色瓶中,放冰箱保存,约可稳定 7 天。

2. 5mmol/L 葡萄糖标准液 见 GOD 法。

【操作步骤】

1. 速率法测定(以半自动分析仪为例)

(1)主要参数

系数	8.2
孵育时间	30 秒
监测时间	60 秒
波长	340nm
比色杯光径	1.0cm
温度	37℃
吸样量	0.5ml

(2)加样:37℃预温酶酚混合试剂 1000μl,加血清 20μl,立即吸入自动分析仪,监测吸光度升高速率(ΔA/min)。

(3)计算:

$$血清葡萄糖(mmol/L) = \Delta A/min \times \frac{1}{6.22} \times \frac{1.02}{0.02} = \Delta A/min \times 8.2$$

2. 终点法测定 按表 16-3 进行操作。

表 16-3 己糖激酶法测定血糖操作步骤

加入物（μl）	空白管	标准管	对照管	质控管	测定管
生理盐水	20	—	2000	—	—
葡萄糖标准液	—	20	—	—	—
质控血清	—	—	—	20	—
血清	—	—	20	—	20
酶混合试剂	2000	2000	—	2000	2000

混匀，置 37℃水浴中保温 10 分钟，分光光度计波长 340nm，比色杯光径 1.0cm，用蒸馏水调零，分别读取各管的吸光度。

【结果计算】

$$血清葡萄糖（mmol/L）= \frac{A_{测定管} - A_{对照管} - A_{空白管}}{A_{标准管} - A_{空白管}} \times 5\,mmol/L$$

【参考范围】 空腹血清葡萄糖：3.9～6.1mmol/L。

【注意事项】

1. 轻度溶血、脂血、黄疸、维生素 C、氟化钠、肝素、EDTA 和草酸盐等不干扰本法测定。溶血标本，若血红蛋白超过 5g/L 时，因从红细胞释放出较多的有机磷酸酯和一些酶可干扰本法测定。

2. 己糖激酶法的特异性比葡萄糖氧化酶法高，是血清葡萄糖测定的参考方法，适用于自动分析仪。

【临床意义】 血糖浓度受神经系统和激素的调节而保持相对稳定，当这些调节失去原有的相对平衡时，则出现高血糖或低血糖。

1. 生理性血糖升高 主要见于餐后 1～2 小时、摄入高糖食物、剧烈运动或情绪紧张、肾上腺分泌增加时。

2. 病理性血糖升高

（1）糖尿病：血糖测定主要用于糖尿病的诊断与监测。

（2）内分泌疾病以及肾上腺皮质功能亢进。

（3）胰腺疾病：如急性或慢性胰腺炎、胰腺肿瘤等。

（4）其他如颅内压增高、脱水等原因引起的血糖升高。

3. 生理性低血糖 见于饥饿和剧烈运动后。

4. 病理性低血糖

（1）胰岛 β 细胞增生或胰岛 β 细胞瘤等，使胰岛素分泌过多。

（2）对抗胰岛素的激素分泌不足，如腺垂体功能减退、肾上腺皮质功能减退、甲状腺功能减退而使生长素、肾上腺皮质激素分泌减少。

（3）严重肝病患者，由于肝脏储存糖原及糖异生等功能低下，肝脏不能有效调节血糖。

三、口服葡萄糖耐量试验

口服葡萄糖耐量试验（OGTT）是一种葡萄糖负荷试验，用以了解胰岛 β 细胞功能和机体对血糖的调节能力。主要用于诊断症状不明显或血糖升高不明显的可疑糖尿病。通过OGTT试验，可以早期发现糖代谢异常，早期诊断糖尿病。

【实验原理】 口服葡萄糖糖耐量试验（OGTT）是检查人体血糖调节功能的一种方法。正常人在进食一定量的葡萄糖后，血液葡萄糖浓度仅暂时升高（一般不超过 8.8mmol/L），在2小时内葡萄糖浓度又恢复到空腹水平，称为耐糖现象。人在进食一定量的葡萄糖后，间隔一定时间测定血糖和尿糖，观察血液葡萄糖水平及有无尿糖出现，称为耐糖试验。

【操作步骤】

1．受试者实验前三天停用胰岛素治疗及影响实验的药物。维持正常饮食及活动（每天食物糖含量不低于150g）。试验前应空腹10～16小时。

2．空腹静脉取血2ml，抗凝，测定血浆葡萄糖（称空腹血浆血糖，FPG）。

3．将75g无水葡萄糖溶于250ml水中，5分钟内饮完。对于儿童葡萄糖用量可按1.75g/kg体重计算，总量不超过75g。

4．从服第一口糖水开始计时，每隔30分钟取血1次，共4次，历时2小时（必要时可延长至6小时）。采血同时每隔1小时留取尿液做尿糖测定。整个试验过程中不可吸烟、喝咖啡、喝茶或进食。

5．一般根据5次葡萄糖测定结果，以测定血糖的时间为横坐标（空腹时为0时），血糖浓度为纵坐标，绘制糖耐量曲线。

【结果计算】

1．FPG≤6.1mmol/L，并且2hPG<7.8mmol/L，为糖耐量正常。

2．当6.1mmol/L≤FPG<7.0mmol/L，且2hPG<7.8mmol/L，说明人体对进食葡萄糖后的血糖调节能力尚好，但对空腹血糖调节能力轻度减退，为空腹血糖受损（IFG）。

3．当PFG<7.0mmol/L，7.8mmol/L≤2hPG<11.1mmol/L，说明人体对葡萄糖的调节能力轻度下降，为糖耐量受损（IGT）。

4．当FPG≥7.0mmol/L，2hPG≥11.1mmol/L，说明人体处理进食后葡萄糖的能力明显降低，为糖尿病。

不同人群OGTT葡萄糖耐量曲线见图16-1。

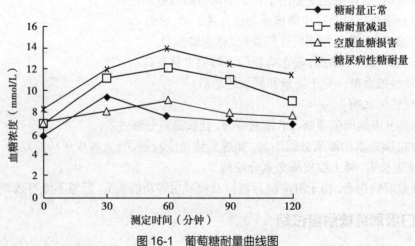

图16-1 葡萄糖耐量曲线图

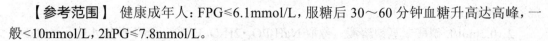

【参考范围】 健康成年人：FPG≤6.1mmol/L，服糖后 30～60 分钟血糖升高达高峰，一般<10mmol/L，2hPG≤7.8mmol/L。

【注意事项】

1. 整个试验中不可吸烟、喝咖啡、喝茶或进食，应安静地坐在椅子上。

2. 2hPG 是从进食第一口糖水开始计算

3. 临床上首先推荐 FPG 测定，因为大多数糖尿病患者会出现 FPG 增加。若 FPG <5.6mmol/L 或随机血糖<7.8mmol/L，即可排除糖尿病的诊断。

4. 某些因素会影响 OGTT 检测结果，如年龄、饮食、健康状况、胃肠道功能、某些药物和精神因素等。

5. 胃肠道疾病患者可采用静脉葡萄糖耐量试验（IGTT）。

【临床意义】

1. 糖尿病患者葡萄糖耐量降低 其特征为：FPG 往往超过正常，服糖后血糖更高，且维持时间长，2 小时后不能恢复至正常空腹水平，同时尿糖阳性。糖耐量降低还见于甲状腺功能亢进、严重肝脏疾病等。

2. 肾性糖尿 由于肾小球重吸收功能降低，肾糖阈下降，以致肾小球滤液中正常浓度的葡萄糖不能完全重吸收，此时出现的糖尿，称为肾性糖尿。

3. 其他内分泌疾病 如肾上腺皮质激素或肾上腺髓质激素分泌过多等都会导致糖耐量异常。

第三节 糖化血红蛋白测定

红细胞内的血红蛋白（Hb）与糖类（主要是葡萄糖）以共价键形式结合而形成糖化血红蛋白（GHb）。这一过程称糖基化作用，该过程为非酶促反应，过程缓慢且不可逆，GHb 一旦形成不再解离。GHb 的生成速率取决于一段时间内血糖的平均含量和红细胞的寿命，血糖浓度越高，糖与红细胞接触时间越长，GHb 的生成量也就越多。GHb 主要存在于糖尿病或其他高血糖患者的血中。因红细胞的平均寿命为 120 天，因此 GHb 的浓度可反映受试者检测前 1～2 个月内血糖的平均浓度，而与血糖的短期波动无关，是评价糖尿病患者血糖控制效果的良好指标，对血糖或尿糖浓度波动较大的患者，GHb 浓度测定对其诊断或追踪病情发展有其独特的临床价值。

GHb 测定方法有电泳法、比色法、离子交换微柱法、亲和层析微注法、免疫学法及高效液相色谱法等。离子交换微柱法具有操作简便、快速等优点，结果可满足临床对糖尿病监控的要求，是目前推荐的常规方法。高效液相色谱法被作为参考方法。

本节介绍离子交换层析微注法。

【实验原理】 用偏酸缓冲液处理 Bio-Rex70 阳离子交换树脂，使之带负电荷。它与带正电荷的 Hb 有亲和力。HbA 及 HbA$_1$ 均带正电荷，由于 HbA$_1$ 的两条 β- 链 N- 末端正电荷被糖基清除，正电荷较 HbA 少，二者对树脂的附着力不同。用 pH 6.7 磷酸盐缓冲液可首先将带正电荷较少、吸附力较弱的 HbA$_1$ 洗脱下来，用分光光度计测定洗脱液中的 HbA$_1$ 占总 Hb 的百分数。

【试剂与器材】

1. 0.2mol/L 磷酸氢二钠溶液 称取无水 Na$_2$HPO$_4$ 28.396g 溶于蒸馏水中，并加蒸馏水定容至1000ml（即试剂1）。

2．0.2mol/L磷酸二氢钠溶液　称取$NaH_2PO_4 \cdot 2H_2O$ 31.206g溶于蒸馏水中，并加蒸馏水定容至1000ml（即试剂2）。

3．溶血剂　pH 4.62，取25ml试剂2，加0.2ml Triton X-100，加蒸馏水定容至100ml。

4．洗脱剂Ⅰ（磷酸盐缓冲液，pH 6.7）　取100ml试剂1、150ml试剂2于1000ml容量瓶内，加蒸馏水定容至刻度。

5．洗脱剂Ⅱ（磷酸盐缓冲液，pH 6.4）　取300ml试剂1、700ml试剂2于1000ml容量瓶内，加蒸馏水定容至刻度。

6．Bio-Rex70阳离子交换树脂　200～400目，钠型，分析纯级。

7．器材　分光光度计、毛细滴管、塑材微柱、微量加样器。

【操作步骤】

1．树脂处理　称取Bio-Rex70阳离子交换树脂10g，加0.1mol/L NaOH溶液30ml，搅匀，置室温30分钟，期间搅拌2～3次。然后，加浓盐酸数滴，调至pH为6.7，弃去上清液，用约50ml蒸馏水洗1次，用洗脱剂Ⅱ洗2次，再用洗脱剂Ⅱ洗4次即可。

2．装柱　将上述处理过的树脂加洗脱剂Ⅰ，搅匀，用毛细滴管吸取树脂，加入塑料微柱内，使树脂床高度达30～40mm，树脂床填充应均匀，无气泡、无断层即可。

3．溶血液的制备　将EDTA抗凝血或毛细管血20μl，加入2.0ml生理盐水中，摇匀，离心，吸弃上清液，仅留下红细胞，加溶血剂0.3ml，摇匀，置37℃水浴中15分钟，以除去不稳定的HbA_1。

4．微柱的准备　将微柱颠倒摇动，使树脂混悬，然后去掉上下盖，将柱插入15mm×150mm的大试管中，让柱内缓冲液完全流出。

5．上样　用微量加样器取100μl溶血液，加入微柱内树脂床上，待溶血液完全进入树脂床后，将柱移入另一支15mm×150mm的空试管中。

6．层析洗脱　取3.0ml洗脱剂Ⅰ，缓缓加入树脂床上，注意勿冲动树脂，收集流出物，此即为HbA_1（测定管）。

7．对照管　取上述溶血液50μl，加蒸馏水7.5ml，摇匀，此即为总Hb管。

8．比色　用分光光度计，波长415nm，比色杯光径10mm，以蒸馏水作空白，测定各管吸光度。

9．微柱的清洗和保存　用过的柱先加洗脱剂Ⅱ3.0ml，使Hb全部洗下，再用洗脱剂Ⅰ洗3次，每次3.0ml，最后加洗脱剂Ⅰ3.0ml，加上下盖，保存备用。

【结果计算】

$$HbA_1(\%) = \frac{A_{测定管}}{A_{标准管} \times 5} \times 100\%$$

【参考范围】　健康成年人HbA_1（%）：均值6.5%；范围5.0%～8.0%。

【注意事项】

1．层析时环境温度对结果有较大的影响，需要严格控制温度，温度波动比较大时，应置于22℃温箱内操作，器材和试剂也要预温。糖化血红蛋白仪有配套试剂盒，恒温控制，分析结果快速、准确，是一种理想的测定方法。

2．微柱的清洗，应在20℃以上进行，此层析柱一般可重复使用20次。

3. 抗凝剂 EDTA 和氟化物不影响测定结果,肝素能使结果增高。

4. HbF、HbH 及 Hb Bart's 可与 HbA$_1$ 一起洗脱下来,使结果假性升高;有 HbC 和 HbS 的患者,HbA$_1$ 可偏低。故有前述异常血红蛋白病者不宜用此方法。

5. 标本置室温超过 24 小时,可使结果增高,置 4℃ 冰箱可稳定 5 天。

6. 该法批内变异系数 CV<1.5%,批间 CV<5%,与参考方法 HPLC 比较,其相关系数 $\gamma=0.945$,两法具有高度的相关性($p<0.001$)。

7. 手工微柱操作受到人工因素和环境因素影响较大。

【临床意义】

1. HbA 作为糖尿病患者长期控制血糖的评价指标。其结果评价如下:

4%～6%:血糖控制正常。

6%～7%:血糖控制比较理想。

7%～8%:血糖控制一般。

8%～9%:血糖控制不理想。

>9%:血糖控制很差。

糖尿病患者血糖控制未达到目标或治疗方案调整时,应每 3 个月检查一次糖化血红蛋白;血糖控制达到目标后也应每年至少检查 2 次糖化血红蛋白。

2. 此实验不能用于诊断糖尿病或判断短时间内的葡萄糖控制水平,亦不能用于取代血液葡萄糖测定。

第四节　糖化血清蛋白测定

血液中的葡萄糖与清蛋白和其他蛋白质分子 N 末端发生非酶促糖基化反应,形成高分子酮胺类化合物,这些糖化的血清蛋白称为果糖胺,即糖化血清蛋白(GSP)。清蛋白是血清蛋白中最多的成分,半寿期为 17～19 天,故可通过测定糖化血清蛋白来反映 1～2 周前患者的血糖控制情况。

目前对糖化血清蛋白的测定主要是亲和层析法、化学比色法和果糖胺法,后者操作简单快速、可用于自动化分析,是目前临床常用的方法。

本节介绍果糖胺法。

【实验原理】　血清中的果糖胺在碱性环境下能还原硝基四氮唑蓝(NBT)为紫红色甲䐶,在 530nm 波长处有最大吸收峰,与同样处理的果糖胺标准液进行比较,即可计算出样本中糖化血清蛋白的含量。

【试剂与器材】

1. 0.1mol/L 碳酸氢盐缓冲液(pH 10.8)　称取无水碳酸钠 9.54g,碳酸氢钠 0.84g,用蒸馏水溶解并定容至 1000ml。

2. 0.11mol/L NBT 试剂　称取氯化硝基四氮唑蓝(NBT)10mg。用上述 0.1mol/L 碳酸氢盐缓冲液溶解并定容至 100ml。置冰箱保存可稳定 3 个月。

3. 4mmol/L DMF(1- 脱氧 -1- 吗啉果糖)标准液　称取 99.6mg 的 DMF 溶于 40g/L 牛血清蛋白溶液 100ml 中。

【操作步骤】　取试管 3 支,按表 16-4 操作。

表 16-4　果糖胺法测定

加入物(ml)	空白管	标准管	测定管
血清(血浆)	—	—	0.1
蒸馏水	0.1	—	—
DMF 标准液	—	0.1	—
NBT 试剂(预温至37℃)	4.0	4.0	4.0

将各管混匀,于37℃水浴中准确放置15分钟后立即取出,流水冷却至25℃以下,空白管调零。在550nm波长处,15分钟内测定各管吸光度。按下式结算结果。

【结果计算】

$$血清果糖胺 = \frac{测定管吸光度}{标准管吸光度} \times DMF标准液浓度$$

【参考范围】　1.10～2.15mmol/L。

【注意事项】

1．必须严格控制实验条件,如反应温度、pH 等。

2．标本中果糖胺含量超过 4.0mmol/L 时,应用生理盐水稀释后再测定。

3．必须注意测定的标准化,因为用不同标准物时所得结果不完全一致,最好各实验室建立自己的参考区间。

【临床意义】

1．由于血清蛋白半衰期较短,本试验可有效反映患者过去1～2周血糖的水平。

2．本试验不受临时血糖浓度波动影响,故为临床糖尿病病人的诊断和较长时间血糖控制水平的研究,提供了一个很好的目标。同一患者前后连续检测结果的比较更有价值。

本章小结

　　血液中的葡萄糖称为血糖,正常人血糖浓度恒定在 3.9～6.1mmol/L 之间。在神经、体液和器官的共同调节下,血糖来源和去路保持动态平衡,从而使血糖浓度得以恒定。

　　胰岛素是体内唯一降低血糖的激素,其余均为升高血糖的激素。

　　高血糖是指血糖浓度>7.2mmol/L。若血糖浓度超过肾糖阈(>8.8mmol/L),则形成尿糖。病理性高血糖主要是糖尿病。根据病因,糖尿病分为 4 种类型:1 型糖尿病、2 型糖尿病、特殊类型糖尿病及妊娠期糖尿病。实验室诊断主要有空腹或随机血糖测定、口服葡萄糖耐量试验等。

　　低血糖是指糖浓度<2.78mmol/L,可由多种原因引起。

　　临床测定血糖的常规方法是葡萄糖氧化酶法。口服葡萄糖耐量试验用于了解受试者耐糖现象是否正常。糖化血红蛋白、糖化血清蛋白测定有利于既往血糖情况的监控,对于判断临床疗效有重要的指导意义。

本章小结

葡萄糖是人体内糖的主要存在和利用形式。血液中的葡萄糖称为血糖,通过体内神经系统、激素及组织器官的共同调节,使血糖浓度保持相对恒定状态。糖尿病是一组由于胰岛素分泌不足或(和)胰岛素作用低下引起的代谢性疾病,高血糖是其主要特征,血糖控制不良会出现脂类、蛋白质代谢异常,最终导致多器官功能损害。

根据病因,糖尿病可分为四大类,即1型糖尿病、2型糖尿病、特殊类型糖尿病、妊娠期糖尿病。实验室诊断方法主要有空腹或随机血糖浓度测定、口服葡萄糖耐量试验(OGTT)或餐后2小时血糖测定。除了注意标本采集等影响因素外,在临床应用上,不能仅凭一次检验结果异常就做出糖尿病的诊断。

低血糖是指低于参考范围下限的空腹血糖,可由多种原因引起,其诊断依据主要依靠临床表现和血糖测定。

血糖测定方法按反应原理分为三类,目前均采用酶法测定血浆(清)葡萄糖。葡萄糖氧化酶法为国家卫生和计划生育委员会临床检验中心推荐的常规方法,已糖激酶法为参考方法。

口服葡萄糖耐量试验(OGTT)是一种葡萄糖负荷试验,用以了解胰岛β细胞功能和机体对血糖的调节能力。主要用于诊断症状不明显或血糖升高不明显的可疑糖尿病。

糖化血红蛋白、糖化血清蛋白利于既往血糖情况的监控,对于判断临床疗效有重要的指导意义。

(蒲克俭)

思考题

一、名词解释

1.血糖　2.耐糖现象　3.高血糖症　4.葡萄糖耐量试验

二、简答题

1.简述血糖的来源和去路。

2.简述糖尿病的分型及基本特征。

3.叙述葡萄糖氧化酶法测定血糖的原理、参考范围及临床意义。

4.简述OGTT试验方法、注意事项及意义。

第十七章　血脂及血浆脂蛋白检验

脂类是机体能量的来源和组织结构的重要成分，体内脂代谢状况可通过血脂变化反映出来，血脂代谢异常不仅与动脉粥样硬化（AS）的发生、发展有密切关系，对冠心病急性事件（不稳定型心绞痛、急性心肌梗死和冠脉猝死）的发生也起着重要作用。早在 20 世纪初就已经开始关于血脂与 AS 发生机制异常之间关系的研究，大量研究证实，富含甘油三酯（TG）的脂蛋白是冠心病（CHD）的独立危险因子，TG 增加表明病人存在代谢异常综合征。血脂、血浆脂蛋白及载脂蛋白检验已成为 AS 和心、脑血管疾病诊断、治疗和预防的重要实验室指标，且应用于糖尿病、肾脏疾病及绝经后妇女内分泌改变等临床相关疾病的研究中。

第一节　血脂与血浆脂蛋白

血脂是指血浆中脂类的总称。包括甘油三酯（TG）、游离胆固醇（FC）、胆固醇酯（CE）、磷脂（PL）和游离脂肪酸（FFA）等。血浆中的胆固醇包括 FC 和 CE，二者合称总胆固醇（TC）。血脂的主要成分是 TG、TC 和 PL，其中 TG 参与体内能量代谢，而 TC 则主要参与细胞膜的组成，或转变为胆汁酸和类固醇激素。甘油三酯和胆固醇难溶于水，不能直接溶解在血液里被转运，因此在血浆中它们通常与载脂蛋白结合以脂蛋白（LP）的形式运输。

一、血浆脂蛋白的分类

根据血浆脂蛋白中所含的脂类和蛋白质比例的不同，可用密度分离法和电泳分离法将其分为四大类。

1. 密度分离法（超速离心法）　可将血浆脂蛋白分为乳糜微粒（CM）、极低密度脂蛋白（VLDL）、低密度脂蛋白（LDL）和高密度脂蛋白（HDL），四类脂蛋白密度依次增大，颗粒则依次变小。此外,病理情况下,VLDL 与 LDL 之间还会出现中间密度脂蛋白(IDL)。

2. 电泳分离法 由于不同密度脂蛋白表面电荷量、分子构象及分子量不同,因此在同一电场中具有不同的迁移率,根据迁移率不同可将其分为乳糜微粒(CM)、β- 脂蛋白(β-LP)、前 β- 脂蛋白(preβ-LP)和 α- 脂蛋白(α-LP)四条区带。

二、血浆脂蛋白的组成

血浆脂蛋白主要由蛋白质、甘油三酯、磷脂、胆固醇及其酯等成分组成。其中蛋白质部分称为载脂蛋白(Apo),至今已发现的载脂蛋白有 20 多种,主要有 Apo A、Apo B、Apo C、Apo D、Apo E 等,由于氨基酸组成的差异,每一型又分为若干亚型(表 17-1)。

不同种类的血浆脂蛋白所含载脂蛋白的种类和含量均不相同,在 HDL 中主要是 Apo A,LDL 中主要是 Apo B,VLDL 中主要是 Apo B 和 Apo C,CM 中 A、B、C 三种都有。

各种血浆脂蛋白的特征与功能如表 17-1 所示。

表 17-1 血浆脂蛋白的特征与主要功能

脂蛋白	密度（g/ml）	电泳位置	颗粒直径（nm）	主要脂质	主要载脂蛋白	来源	主要功能
CM	<0.950	原位	80～500	TG	Apo B48 Apo A I Apo A II	小肠合成	将小肠中来自食物的 TG 和胆固醇转运至其他组织
VLDL	0.95～1.006	前 β	30～80	TG	Apo B48 Apo A I Apo A II	肝脏合成	将肝内合成的 TG 转运至外周组织,经脂肪酶水解后释放 FFA
IDL	1.006～1.019	β	27～30	TG、TC	Apo B48 Apo A I	VLDL 中 TG 经脂肪酶水解后形成	属于 LDL 前体,部分经肝脏摄取
LDL	1.019～1.063	β	20～27	TC	Apo B48	VLDL 和 IDL 中 TG 经脂肪酶水解后形成	胆固醇的主要载体,经 LDL 受体介导而被外周组织摄取利用,与冠心病直接相关
HDL	1.063～1.210	α	8～10	PL、TC	Apo B48 Apo A I Apo A II	肝脏和小肠合成,CM 和 VLDL 脂解后表面物衍生	促进胆固醇从外周组织转运至肝脏或其他组织再分布,HDL-C 与冠心病呈负相关
Lp(a)	1.050～1.120	前 β	25～35	TC	Apo B48 Apo A I	肝脏合成后于 LDL 形成复合物	可能与冠心病相关

三、血浆脂蛋白的结构与载脂蛋白功能

各种脂蛋白在形态特征上有许多共同之处,成熟的血浆脂蛋白大致为球形颗粒,由两部分组成,即疏水的核心和亲水的外壳。核心由不溶于水的 CE 与 TG 组成,表层则覆盖有载脂蛋白和具有极性的 PL、FC,它们的极性基团突出于脂蛋白颗粒的表面,向外露于血浆中,而疏水部分掩蔽在脂蛋白内部(图 17-1)。

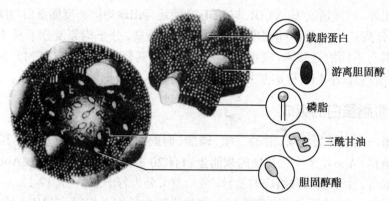

图 17-1 脂蛋白结构示意图

载脂蛋白
游离胆固醇
磷脂
三酰甘油
胆固醇酯

一般认为,载脂蛋白至少有以下五种功能:①与脂质的亲和作用而使脂质溶于水性介质中;②运转甘油三酯和胆固醇;③作为脂蛋白外壳的结构成分,与脂蛋白外生物信息相联系;④以配体的形式连接脂蛋白与特异受体;⑤激活某些与血浆脂蛋白代谢有关的酶类,例如 Apo A I 和 C I 能激活 LCAT(磷脂酰胆碱:胆固醇脂酰基转移酶)。

四、脂蛋白代谢

人体血浆脂蛋白代谢分为外源性代谢途径和内源性代谢途径。外源性代谢途径是指食物中摄取的胆固醇和甘油三酯在小肠中合成 CM 及 CM 代谢的过程,而内源性代谢途径则是指肝脏内合成甘油三酯、胆固醇和磷脂后进一步合成 VLDL,释放至血液中转变为 IDL 和 LDL,并被肝脏或其他器官代谢的过程。HDL 参与将胆固醇从外周组织转运至肝脏的过程,称为胆固醇的逆向转运。

1. 外源性代谢途径　CM 是运输外源性 TG 的主要形式。食物中的 TG 在肠道中经胰脂肪酶水解成甘油一酯和脂肪酸,被小肠黏膜上皮细胞吸收后重新合成 TG,连同合成及吸收的胆固醇、磷脂与 Apo B48、Apo A I、Apo A II 和 Apo A IV 等共同形成 CM。CM 经小肠淋巴管及胸导管进入血液循环,经过肌肉、心脏及脂肪组织时,CM 在毛细血管内皮细胞表面的脂蛋白脂肪酶(LPL)的作用下,其内核 TG 逐步被分解,释放出游离脂肪酸。游离脂肪酸可作能量物质,但大部分是被组织细胞摄取并重新酯化合成 TG 储存起来。在代谢过程中,CM 颗粒逐渐变小,其表面的 Apo A I、Apo A II 和 Apo A IV、磷脂及胆固醇不断转移给 HDL。同时,CM 接受来自 HDL 和 VLDL 的 Apo C 和 Apo E,形成富含胆固醇的 CM 残粒,CM 残粒利用其表面的 Apo E 与肝细胞表面的 Apo E 受体(残粒受体)结合,被肝细胞迅速摄取后进行代谢转变(图 17-2 和图 17-3)。

2. 内源性代谢途径　肝脏可利用葡萄糖、氨基酸和脂肪酸等原料合成甘油三酯、胆固醇和磷脂,然后与 Apo B100、C、E 等共同组成 VLDL 释放入血,故 VLDL 是运输内源性 TG 的主要形式。小肠黏膜细胞也可合成少量的 VLDL。在血液中,VLDL 经历了与 CM 类似的分解代谢过程,即在 LPL 及 Apo C II 的作用下,VLDL 内核的 TG 被水解,释放出游离脂肪酸,其表面 Apo C 和 Apo E 残粒转移到 HDL,而 Apo B100 则保留在 VLDL 残粒中。有研究结果表明,只有一半的 VLDL 残粒逐步转变成 IDL,并进一步转变为 LDL 进行代谢,另一半的 VLDL 被肝细胞摄取并代谢(图 17-2 和图 17-3)。

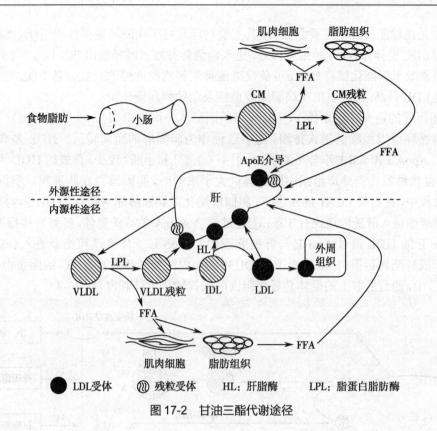

图 17-2 甘油三酯代谢途径

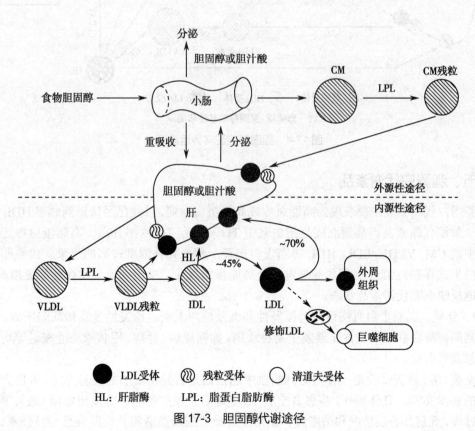

图 17-3 胆固醇代谢途径

LDL 是运输胆固醇的主要脂蛋白，其主要功能是将胆固醇转运至外周组织。LDL 与细胞膜上的 LDL 受体结合后，被细胞内吞，进入溶酶体并被水解释放出 FC，FC 除可被细胞利用合成激素或重新酯化储存外，还可负反馈地抑制细胞胆固醇的合成。若 LDL 受体缺陷，导致血浆 LDL 升高，患者将出现高胆固醇血症及动脉粥样硬化。

3. 胆固醇的逆向转运途径 HDL 可将胆固醇从外周组织（包括动脉粥样斑块）运回肝脏进行再循环或以胆酸的形式排泄，这一过程称为胆固醇的逆向转运。HDL 是含有胆固醇、磷脂、ApoA I 和 A II 的小分子脂蛋白，肝脏（主要）和小肠（较少）合成的 HDL 为新生脂蛋白，圆盘状颗粒。当外周组织中胆固醇供大于求的时，胆固醇会在此堆积。胆固醇在逆向转运过程中，在血浆 LCAT 的作用下，胆固醇酯化成胆固醇酯并贮存于 HDL 内核。HDL 运输胆固醇酯进入肝脏的途径有 3 条：①通过结合 Apo A 的特殊受体，肝脏直接摄取 HDL；②含 Apo E 的 HDL 通过 Apo E 与肝细胞表面的 Apo E 受体或残粒结合进入肝脏；③在 CETP（胆固醇酯转运蛋白）的作用下，HDL 中的胆固醇酯转移到富含 TG 的脂蛋白（如 CM 和 VLDL）中，通过肝脏上的受体介导将胆固醇间接转运至肝脏内（图 17-4）。

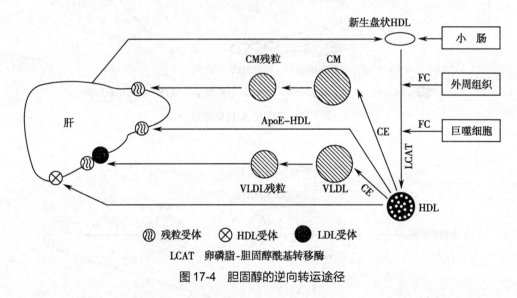

图 17-4 胆固醇的逆向转运途径

五、脂蛋白代谢紊乱

脂蛋白代谢紊乱主要表现为高脂血症或高脂蛋白血症，目前已经认识到血浆 HDL 降低也是一种脂代谢紊乱。高脂血症是指血浆中 TC 和（或）TG 水平升高。高脂蛋白血症是指血浆中的 CM、VLDL、LDL、HDL 等脂蛋白出现一种或几种浓度过高的现象。血浆脂类以脂蛋白形式存在，因此，高脂血症一定也是高脂蛋白血症。采用脂质异常血症能更准确、更全面地反映血脂代谢紊乱状态。

1. 分型 高脂蛋白血症可分为原发性和继发性两大类。原发性是遗传缺陷所致，如家族性高胆固醇血症。继发性是继发于某种疾病，如糖尿病、肾病、甲状腺功能减退等均可继发引起高脂血症。

血浆（清）静置试验是一种粗略判断血中脂蛋白是否异常增加的简易方法，可作为高脂血症的初筛实验。具体操作：将患者空腹 12 小时后采集的静脉血分离出血清（浆），置 4℃冰箱过夜，观察其分层情况和清晰度。正常空腹血清应清澈透明。根据血浆（清）外观、TC、

TG 的含量及脂蛋白电泳图谱,1970 年世界卫生组织(WHO)建议将高脂蛋白血症型分为 5 型或包括亚型在内的 6 型(图 17-5)。

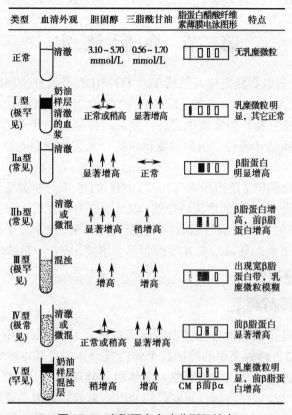

图 17-5 高脂蛋白血症分型及特点

2. 各型高脂蛋白血症的特点

(1) Ⅰ型:高乳糜微粒血症,又称为自发性高脂血症,是一种罕见的遗传性疾病。因为缺乏脂蛋白脂肪酶,CM 不能被水解,故导致高 CM 血症。血浆外观呈乳白色混浊,4℃冰箱过夜,出现"奶油样"上层,下层澄清。

(2) Ⅱ型:最常见的高脂血症,多系遗传性缺陷。常因食入过多胆固醇和饱和性脂肪酸而诱发,又分为:①Ⅱa 型:高胆固醇血症,受膳食影响较轻。血浆外观澄清,TC 显著增加,β 脂蛋白明显升高,电泳图谱上 LDL 带明显增宽;TG 正常,前 β 脂蛋白正常。患者临床特点是易发生动脉粥样硬化。②Ⅱb 型:继发性高胆固醇血症,受膳食影响较大。血浆外观澄清或轻度混浊。TC 增加,伴有 TG 升高,血中除 β- 脂蛋白升高,前 β- 脂蛋白也升高。此型也是一种常见的脂蛋白异常,患者临床特征为甲状腺功能减退,也常见于肾病综合征。

(3) Ⅲ型:伴有高甘油三酯血症的高胆固醇血症。血浆外观混浊,4℃冰箱过夜,常可见一模糊"奶油样"表层,电泳图谱上 β- 脂蛋白和前 β- 脂蛋白区带混为一体,即所谓宽 β 区带。此型属罕见的遗传性疾病,患者早年即可发生冠心病。

(4) Ⅳ型:高甘油三酯血症。其特点是 TG 显著升高,前 β- 脂蛋白升高,而 TC 含量正常,通常 α- 脂蛋白降低,血浆外观可以澄清也可呈混浊状,4℃冰箱过夜,表面无"奶油状"。此型在临床上较常见,约占高脂蛋白血症的一半以上,与过胖和低糖耐量有关。

（5）V型：高脂血症伴有乳糜微粒血症，实际上是Ⅰ型和Ⅳ型的混合症。血浆 TG 和 TC 水平均升高，以 TG 升高为主。乳糜微粒和前 β- 脂蛋白都升高。将该型血浆 4℃过夜，可见上层为"奶油样"，下层为混浊状。此型高脂蛋白血症易于发生危及生命的胰腺炎，在临床上较少见。

第二节 血脂测定

目前临床上开展的血脂测定项目包括 TC、TG、HDL 及其亚类胆固醇、LDL-C、Lp（a）以及部分载脂蛋白如 Apo I、Apo B 等，其中 TC、TG、HDL-C、LDL-C 测定是血脂测定的基本四项，绝大多数实验室都作为常规项目进行测定。血浆（清）于 4℃冰箱中过夜观察分层现象及清澈度，可初步估计各种脂蛋白的变化状况。血浆脂蛋白电泳结合 TC、TG 水平有助于高脂血症的分型。

我国"中国成人血脂异常防治指南"（2007）中建议：血脂分析前受试者应处于稳定代谢状态，要采集至少空腹 12 小时的血清或血浆，取血前应有 2 周时间保持平常饮食习惯和体重稳定；取血前 24 小时内不做剧烈运动；如血脂检测异常，应在 2 个月内进行再次或多次测定，但至少要相隔 1 周。妊娠后期各项血脂都会增高，应在产后或哺乳停止后 3 个月查血，才能反映其基本血脂水平。

一、血清总胆固醇测定

总胆固醇（TC）是指血液中各脂蛋白所含胆固醇之总和，血清中 TC 约 1/3 为游离胆固醇，2/3 为胆固醇酯。两种类型的比例在个体内或个体间是基本恒定的。游离胆固醇在 LCAT 作用下，与脂肪酸结合成胆固醇酯。人体胆固醇除来自于食物以外，还可在体内由乙酰辅酶 A 在肝内合成，提供内源性胆固醇的 90%。血浆胆固醇主要存在 LDL 中，其次为 HDL 和 VLDL，CM 中含量最少。其主要功能：①是所有细胞膜和亚细胞器膜上的重要组成成分；②是胆汁酸的唯一前体；③是所有类固醇激素，包括性腺和肾上腺激素的前体等。血清胆固醇含量升高可引发动脉粥样硬化，形成堵塞性心脑血管疾病。血清 TC 测定的决定性方法为核素稀释 - 质谱法，参考方法为化学法中的 ALBK 法，常规方法为酶法。在我国，高效液相色谱（HPLC）法被推荐作为 TC 测定的参考方法。

（一）化学法

化学法是将胆固醇及其酯在酸性条件下与显色剂作用呈色的一种测定方法，标本中胆固醇通常需抽提纯化。显色剂主要有两类：①醋酸 - 醋酸酐 - 硫酸；②高铁硫酸。这些显色反应须用强酸试剂，干扰因素多，准确测定有赖于从标本中抽提、皂化、纯化过程，因而操作较为烦琐，不适于分析大批量标本，且不适于自动分析。

（二）酶法

胆固醇氧化酶法（COD-PAP 法）测定始于 20 世纪 70 年代，其特异性高，精密度和灵敏度都能很好地满足临床实验室的要求。由于操作简便，试剂无腐蚀性，既可以手工分析，又特别适用于自动生化分析，国内外均推荐 COD-PAP 法作为测定胆固醇的主要方法，是胆固醇测定的常规方法。

本节主要介绍酶法测定总胆固醇。

【实验原理】 血清中胆固醇酯酶（CEH）将胆固醇酯（CE）水解成脂肪酸和游离胆固醇，后者在胆固醇氧化酶（COD）的作用下，氧化生成胆烷 -4- 烯 -3- 酮和过氧化氢（H_2O_2），H_2O_2

在 4- 氨基安替比林(4-AAP)与酚存在下,经过氧化酶(POD)催化,生成红色醌亚胺(Trinder反应)。颜色的深浅与标本中 TC 含量成正比。反应式如下:

$$胆固醇酯 + H_2O \xrightarrow{CEH} 胆固醇 + 游离脂肪酸$$

$$胆固醇 + O_2 \xrightarrow{COD} 胆烷–4–烯–3–酮 + H_2O_2$$

$$2H_2O_2 + 4–AAP + 酚 \xrightarrow{POD} 红色醌亚胺 + 4H_2O$$

【试剂与器材】 酶法测定胆固醇通常采用市售试剂盒操作。"三酶合一"试剂盒包括 CEH、COD 和 POD。

1. 酶应用液 0.1mol/L 磷酸盐缓冲液(pH 7.76),含 Triton X-100 5ml、胆酸钠 3mmol、4-AAP 0.5mmol、2, 4- 二氯酚 1.25mmol。根据当日需要,按说明在上述 100ml 缓冲液中加入"三酶合一"酶试剂。

2. 参考血清(胆固醇次级标准液) 混合人血清 100ml,加叠氮钠 100mg,用 Abell 法重复测定 10 次,定值。并与国际上认可的定值血清核对,分装成小瓶,冰箱保存,可用一年。

3. 器材 试管、刻度吸管、微量加样器、分光光度计、恒温水浴箱。

【操作步骤】 按表 17-2 操作。

表 17-2 胆固醇酶法测定操作步骤

加入物(ml)	测定管	标准管	空白管
待测血清	0.02	—	—
参考血清	—	0.02	—
蒸馏水	—	—	0.02
酶应用液	2.00	2.00	2.00

混匀,置 37℃ 水浴保温 15 分钟,用分光光度计,波长 510nm,以空白管调零,测定各管吸光度,按参考血清为标准计算结果。

【结果计算】

$$血清总胆固醇(mmol/L) = \frac{测定管吸光度}{标准管吸光度} \times 参考血清胆固醇浓度(mmol/L)$$

【参考范围】 3.10～5.70mmol/L。

【注意事项】

1. 样品中酶的质量影响测定结果。CEH 必须能有效水解各种脂肪酸的胆固醇酯(有些微生物来源的 CEH 不易水解花生四烯酸酯);COD 对胆固醇氧化必须完全。

2. 比色后应尽快清洗试管和比色杯,防止染料沉积污染,影响以后的测定。

3. 总胆固醇浓度在 12.95mmol/L 以下呈直线关系,超过此值时,可用生理盐水稀释后再重新测定,结果乘以稀释倍数。

【说明】

1. 用胆固醇标准液比采用 Abell 法测定值的血清为标准引起的误差要大,故目前提倡采用胆固醇定值血清为标准。

2. 胆红素、谷胱甘肽、尿酸和维生素 C 等一些还原性物质可使结果偏低。

3. 轻度溶血对测定结果无影响,但明显溶血可使结果增高,此时可用一个不加 COD 的空白管从结果中减去来纠正。

【临床意义】 TC 除了作为高胆固醇血症的诊断指标之外，不能作为其他任何疾病的诊断指标，对于动脉粥样硬化和冠心病而言，TC 水平是一个明确的独立危险因子，与冠心病发病率呈正相关。影响胆固醇水平的因素有年龄、性别及饮食习惯等。血浆 TC 水平往往随年龄增长而上升，但到 70 岁或 80 岁以后会有所下降，中青年女性低于男性，女性绝经后超过同龄男性。长期高胆固醇、高脂肪、高热量饮食可使 TC 增高。

1. 病理性血清 TC 增高　见于动脉粥样硬化脂肪肝、肝脏肿瘤、甲状腺功能减退、严重糖尿病、肾病综合征、总胆管阻塞等；家族性高胆固醇血症时 TC 显著增高。

2. 病理性血清 TC 降低　见于肝脏疾病如肝硬化、暴发性肝衰竭、甲状腺功能亢进、恶性贫血、溶血性贫血、营养不良，慢性消耗性疾病如癌症晚期等。

二、血清甘油三酯测定

甘油三酯由 1 分子甘油和 3 分子脂肪酸组成。每分子甘油三酯可以含有 2～3 种不同的脂肪酸，分子量为 800～900。属中性脂肪，在体内大量储存，其首要功能是为细胞代谢提供能量。饮食脂肪被消化吸收以甘油三酯形式形成乳糜微粒循环于血液中，血中乳糜微粒的半寿期仅为 10～15 分钟，进食后 12 小时，正常人血中甘油三酯恢复至原有水平。血清 TG 测定的决定性方法为核素稀释 - 质谱法；目前尚无公认的 TG 测定参考方法，化学法中的二氯甲烷 - 硅酸 - 变色酸法是美国疾病预防与控制中心测定 TG 采用的参考方法；常规方法为酶法（GPO-PAP 法）。

（一）化学法

主要有三种：① Van Handel 法：用氯仿抽提样品中的甘油三酯，用沸石吸附磷脂，变色酸显色；②正庚烷 - 异丙醇抽提法：沸石合剂或氧化铝吸附干扰物，乙酰丙酮显色或测荧光；③分溶抽提 - 乙酰丙酮显色法。上述测定方法中以正庚烷 - 异丙醇抽提乙酰丙酮显色法应用较普遍。

化学法测定的基本原理可分为以下四步：

1. 甘油三酯的抽提　用甲醇、乙醇、正庚烷或氯仿等溶剂提取甘油三酯，同时，又要消除葡萄糖、磷脂、游离甘油等干扰物的影响。可用吸附剂（如硅酸、沸石等）或有机溶剂（如异丙醇、己烷等）去除干扰物质。

2. 甘油三酯水解生成甘油　通常采用氢氧化钾作皂化剂，温度一般控制在 50～60℃，时间 10～15 分钟。

3. 甘油氧化成甲醛　用过碘酸作氧化剂，过碘酸在酸性溶液中将甘油氧化为甲醛和甲酸。这一反应并非甘油所特有，但凡含有相邻羟基或有相邻羟基或氨基的化合物，如葡萄糖、α- 磷酸甘油和丝氨酸等都会引起干扰，因此，在第一步提取时应尽量除去这类物质。

4. 甲醛的定量　主要有两种：①甲醛与变色酸（4, 5- 二羟 -2, 7- 萘二磺酸）在硫酸溶液中生成紫红色化合物，570nm 测吸光度。反应前要用还原剂去除剩余的过碘酸。该法稳定、灵敏度高，线性范围可达 10mmol/L。②乙酰丙酮法：甲醛与乙酰丙酮在 NH_4^+ 存在下生成黄色的二乙酰二氢二甲基吡啶，420nm 测吸光度，也可测荧光。

（二）酶法

测定甘油三酯基于以下反应：

1. 甘油三酯经脂肪酶水解生成甘油和脂肪酸。

2. 甘油的测定，方法有：①甘油激酶（GK）- 丙酮酸激酶（PK）- 乳酸脱氢酶（LDH）法，当 NADH 氧化成 NAD$^+$ 时，于 340nm 波长测得吸光度下降值的变化；②甘油激酶 - 甘油磷酸脱氢酶（GPDH）法，生成的 NADH 还原硝基四氮唑蓝（NBT）为甲䐶，于波长 340nm 处测定吸光度下降值；③甘油脱氢酶（GDH）- 甲䐶法，用碘化四氮唑蓝（INT）代替 NBT；④甘油激酶（GK）- 甘油磷酸氧化酶（GPO）- 过氧化物酶（POD）法等。

在酶法测定甘油三酯的众多反应中，监测 NADH 变化的方法特异性好、灵敏度高，但工作液稳定性欠佳。目前多采取 GPO-PAP 法。

本节介绍酶法（GPO-PAP 法）

【实验原理】 用脂肪酶或脂蛋白脂酶（LPL）使血清中的甘油三酯水解，生成甘油和脂肪酸。甘油在甘油激酶（GK）催化下，生成 α- 磷酸甘油（α-PG），后者再经磷酸甘油氧化酶（GPO）作用，氧化成磷酸二羟丙酮和 H_2O_2，最后以 Trinder 反应测定 H_2O_2，计算血清 TG 含量。反应式如下：

$$\text{甘油三酯} + 3H_2O \xrightarrow{\text{LPL}} \text{甘油} + 3\text{脂肪酸}$$

$$\text{甘油} + \text{ATP} \xrightarrow{\text{GK}} \alpha-\text{磷酸甘油} + \text{ADP}$$

$$\alpha-\text{磷酸甘油} + O_2 \xrightarrow{\text{GPO}} \text{磷酸二羟丙酮} + H_2O_2$$

$$H_2O_2 + 4-\text{AAP} + 4-\text{氯酚} \xrightarrow{\text{POD}} \text{红色醌亚胺} + 4H_2O$$

GPO、4-AAP、4- 氯酚三者合成 PAP，故本法称为 GPO-PAP 法。

【试剂与器材】

1. 甘油三酯测定酶试剂　组成：

pH 7.6 Tris-HCl 缓冲液	150mmol/L
脂肪酶或脂蛋白脂酶	3000U/L
ATP	0.5mmol/L
甘油激酶	250U/L
磷酸甘油氧化酶	3000U/L
过氧化物酶	1000U/L
胆酸钠	3.5mmol/L
$MgSO_4$	17.5mmol/L
4-AAP	1mmol/L
4- 氯酚	3.5mmol/L
Triton X-100	0.1g/L

2. 1.13mmol/L 甘油三酯水溶性标准液。

3. 器材　试管、刻度吸管、微量加样器、分光光度计、恒温水浴箱。

【操作步骤】 取 3 支试管，分别标记后按表 17-3 操作。

表 17-3　甘油三酯酶法测定操作步骤

加入物（ml）	测定管	标准管	空白管
待测血清	0.01	—	—
标准液	—	0.01	—
蒸馏水	—	—	0.01
酶试剂	1.00	1.00	1.00

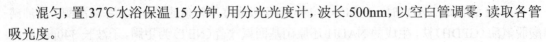

混匀,置37℃水浴保温15分钟,用分光光度计,波长500nm,以空白管调零,读取各管吸光度。

【结果计算】

$$血清甘油三酯（mmol/L）=\frac{测定管吸光度}{标准管吸光度}×标准液浓度mmol/L$$

【参考范围】 0.56~1.71mmol/L。血清甘油三酯一般都随年龄增长而升高,体重超标者往往偏高。

【注意事项】

1. 需采空腹血清为标本。

2. 标本应新鲜,4℃放置不宜超过3天,放置时间过长可使游离甘油升高。

3. 本法线性关系在11.4mmol/L以内。若所测TG值超过11.0mmol/L,可用生理盐水稀释后再测定,其结果乘以稀释倍数。

【说明】

1. 配制后的酶试剂在4℃避光保存,至少可稳定3天至1周,出现红色时不可再用,试剂空白的吸光度应≤0.05。

2. 正常人血清中游离甘油浓度平均约为0.11mmol/L,对于变动幅度较大的TG,由此引起的误差可以忽略,但有些标本中游离甘油明显增多,以致影响对TG水平的判断。临床实验室应备有可以去除游离甘油的空白试剂,供必要时使用;体检及门诊患者可以不做游离甘油空白,但糖尿病及其他特殊门诊例外;TG>2.3mmol/L者最好做游离甘油空白校正;对有些可疑情况,如高TG而血清不混浊者应排除高游离甘油的可能。

【临床意义】 血清甘油三酯有随年龄增长而呈上升的趋势,体重超标者往往偏高。正常成人空腹给脂肪餐(脂肪1g/kg体重)后,一般2~4小时内血清混浊程度及甘油三酯含量达高峰,8小时后恢复正常。脂肪清除作用较差者,清除试剂延长。

1. 病理性增高 见于动脉粥样硬化、原发性高脂血症、糖尿病、脂肪肝、其他肝病、肾病综合征、胰腺炎、糖原贮积症、甲状腺功能减退、妊娠、先天性脂蛋白脂肪酶缺陷等。

2. 病理性降低 见于原发性-β脂蛋白缺乏症、甲状腺功能亢进、肝功能严重低下、肾上腺皮质功能减退等。

第三节 血清脂蛋白测定

脂蛋白(LP)是一种既有蛋白质又有胆固醇,还有磷脂的复合体,如何定量,尚无一种较为理想的方法。目前用于测定血浆脂蛋白的方法有超速离心分离纯化法、电泳分离法、血浆脂蛋白胆固醇测定法,以后者最为常用。

血浆脂蛋白中胆固醇含量较为稳定,目前常以测定脂蛋白中胆固醇总量代表脂蛋白水平,即测定HDL、LDL和VLDL中的胆固醇,并分别称为高密度脂蛋白胆固醇(HDL-C)、低密度脂蛋白胆固醇(LDL-C)或极低密度脂蛋白-胆固醇(VLDL-C)。对于LP(a),除免疫学方法外,也可用电泳法测定血浆LP(a)中的胆固醇[LP(a)-C]。

一、高密度脂蛋白胆固醇

高密度脂蛋白胆固醇(HDL-C)是血清中颗粒最小、密度最大的一组LP,主要由蛋白质、甘油三酯、磷脂、胆固醇及其酯组成。HDL-C 被视为是人体内具有抗动脉粥样硬化的 LP,同时大量流行病资料表明,血清 HDL-C 水平与冠心病发病呈负相关,因而将 HDL-C 称为"好的胆固醇"。

HDL-C 的测定技术较多,但主要依据两步:①HDL 分离;②分离后 HDL-C 的测定。不同测定方法的差异主要是 HDL 的分离,胆固醇测定通常采用酶法。将 HDL 从样品中与其他脂蛋白分离的方法有沉淀法、超速离心法、凝胶过滤层析法、免疫化学法、电泳法等。临床实验室常用沉淀法,如磷钨酸 - 镁法。

分离提取 HDL-C 主要依据 HDL 不含 Apo B,而 LDL 及 VLDL 中的 Apo B 含有较多的碱性氨基酸,能与多价阴离子在有二价阳离子存在条件下形成复合物而被沉淀。目前,用于分离沉淀 LDL 及 VLDL 的多价阴离子和二价阳离子的试剂种类很多,磷钨酸可代替多价阴离子,二价阳离子试剂有肝素 -Ca^{2+}、肝素 -Mg^{2+}、硫酸葡聚糖 -Mg^{2+} 等,聚乙二醇(PEG)也可作为沉淀剂。用多价阴离子试剂沉淀 LDL 及 VLDL 等脂蛋白的特异方法简便、快速,无需昂贵仪器,较适用于临床实验室。

HDL-C 测定目前没有决定性方法,1995 年,中华医学会检验学会曾推荐磷钨酸 - 镁法(PTA-Mg^{2+} 法)作为常规方法,目前基层单位还在应用,虽不能完全自动化,但测定结果尚能满足临床要求。最近中华医学会检验学会血脂专题委员会推荐匀相法作为临床实验室测定 HDL-C 的常规方法,此法免去了标本预处理步骤,可直接上机测定。

本节介绍磷钨酸 - 镁法。

【实验原理】 用磷钨酸与镁离子作沉淀剂,选择性的沉淀 LDL 和 VLDL(主要含 ApoB),上清液中只含 HDL,用酶法测定上清液中胆固醇含量(同酶法测定),即可代表 HDL-C 含量,以此来间接反映 HDL 含量。

【试剂及器材】

1. 沉淀剂 内含磷钨酸和氯化镁,以 1mmol/L NaOH 校正 pH 至 6.15。此试剂至少可稳定一年。

2. 酶试剂 同 TC 测定。

3. 参考血清 低 TC 的定值血清或将 TC 测定用定值血清适当稀释(1:2 或 1:3)后用。

4. 器材 试管、刻度吸管、微量加样器、分光光度计、恒温水浴箱、离心机。

【操作步骤】

1. HDL 的提取 于小离心管中加血清 200μl 和沉淀剂 200μl,混匀,室温(20℃,不得高于 30℃)放置 15 分钟,然后 3000r/min,离心 15 分钟。

2. HDL-C 测定 取 3 支试管,分别标记后按表 17-4 操作。

表 17-4 酶法测定 HDL-C 操作步骤

加入物(ml)	测定管	标准管	空白管
上清液	0.050	—	—
定值血清	—	0.025	—
蒸馏水	—	0.025	0.050
酶试剂	2.00	2.00	2.00

混匀,置 37℃水浴保温 15 分钟,用分光光度计,波长 500nm,以空白管调零,读取各管吸光度。

【结果计算】

$$HDL-C(mmol/L)=\frac{测定管吸光度}{标准管吸光度}×定值血清胆固醇浓度(mmol/L)$$

【参考范围】 成人男性：$1.16\sim1.42mmol/L$；成人女性：$1.29\sim1.55mmol/L$。

【注意事项】

1. 血清在室温下放置时，各类脂蛋白之间会进行脂质交换，游离胆固醇也会不断酯化，故需及时测定，否则，应冰冻保存，但只能冻一次，冻融后立即测定。

2. 离心过程中应防止温度升高使沉淀不完全，室温最好在 $15\sim25℃$ 之间，离心后应立即吸取上清液进行测定（4 小时内完成），否则，结果偏高。

【说明】

1. 血清严重混浊时 LDL 和 VLDL 沉淀不完全，此时可用生理盐水将血清做 1∶1 稀释后再进行沉淀，测定结果乘以 2。

2. 血清中高胆红素、溶血、维生素 C 等的影响同酶法测定总胆固醇。

【临床意义】 HDL 的含量与冠心病发生呈负相关，目前已被临床医学用作估计冠心病危险度。$HDL-C<0.9mmol/L$ 是冠心病危险因素，$HDL-C>1.55mmol/L$ 被认为是冠心病"负"危险因素。

HDL-C 下降多见于肝炎、肝硬化、脑血管病、糖尿病等患者。高 TG 血症常伴有低 HDL-C；肥胖、吸烟者的 HDL-C 也常偏低，适量饮酒、长期体力活动和运动会使之升高。

二、低密度脂蛋白胆固醇

低密度脂蛋白（LDL）由极低密度脂蛋白（VLDL）在血浆中转变而来，是空腹血浆中含量最多的脂蛋白，约占脂蛋白总量的一半以上。LDL 中的胆固醇占血浆胆固醇总量的 $60\%\sim70\%$，其中胆固醇酯占 4/5，故有血浆低密度脂蛋白胆固醇（LDL-C）之称。临床观察发现，动脉粥样硬化患者血浆 LDL-C 升高，且与冠心病发生呈正相关。目前常用 LDL-C 代替总胆固醇（TC）作为冠心病危险因素指标。

LDL-C 测定没有决定性方法。目前多采用聚乙烯硫酸（PVS）沉淀法，该法不需要特殊仪器、操作简便、试剂低廉，是一般实验室的首选方法。由于自动分析仪的普及，最近中华医学会检验学会已推荐匀相法作为临床实验室测定 LDL-C 的常规方法。

本节介绍聚乙烯硫酸（PVS）沉淀法。

【实验原理】 空腹血清中主要含有 HDL、LDL、VLDL，用聚乙烯硫酸盐 - 聚乙二醇甲醚选择性地沉淀 LDL，离心后上清液中含 HDL、VLDL。测出上清液中胆固醇含量即代表 HDL-C 与 VLDL-C 之和，同时测定血清总胆固醇，以总胆固醇减去上清液胆固醇含量即为 LDL-C。胆固醇测定同前述酶法测定 TC 含量。

【试剂及器材】

1. 沉淀剂 内含聚乙烯硫酸、聚乙二醇甲醚和 $EDTA-Na_2$。

2. 酶试剂 与 TC 测定相同。

3. 参考标准 同 TC 测定用定值血清。

4. 器材 试管、刻度吸管、微量加样器、分光光度计、恒温水浴箱、离心机。

【操作步骤】

1. LDL 分离 于小离心管中加入血清 $200\mu l$ 和沉淀剂 $100\mu l$，混匀，置室温 15 分钟，然后 3000r/min 离心 15 分钟，取上清液与血清同时测定胆固醇。

2. 胆固醇测定　取 4 支试管，分别标记后按表 17-5 操作。

表 17-5　LDL-C 测定操作步骤

加入物（ml）	标准管	测定管 1	测定管 2	空白管
标准液	0.03	—	—	—
上清液	—	0.03	—	—
血清	—	—	0.03	—
蒸馏水	—	—	—	0.03
酶试剂	2.00	2.00	2.00	2.00

混匀，37℃水浴保温 5 分钟，用分光光度计，波长 500nm，以空白管调零，读取各管吸光度。

【结果计算】

$$上清液胆固醇浓度（mmol/L）=\frac{测定管1吸光度}{标准管吸光度}\times 胆固醇标准液浓度（mmol/L）$$

$$总胆固醇浓度（mmol/L）=\frac{测定管2吸光度}{标准管吸光度}\times 胆固醇标准液浓度（mmol/L）$$

$$血清LDL-C（mmol/L）=TC-上清液胆固醇浓度（mmol/L）\times 1.5$$

【参考范围】　40 岁以上成人：2.70～3.10mmol/L；合适水平：≤3.36mmol/L；危险水平：≥4.41mmol/L。

【注意事项】

1. 标本沉淀过程要求严格，吸取上清液时，注意轻轻吸取，不能搅动沉淀。

2. 血清与沉淀剂混合，放置时间不得超过 1 小时。

【说明】

1. 本法沉淀物中还包括 IDL 及 LP(a)。

2. 血清 VLDL 很高时，部分标本会因沉淀不完全而使结果偏低，故血清严重混浊时，应用生理盐水将血清稀释一倍后测定。

3. 干扰因素除高 VLDL 外，显色反应的干扰同 TC。

4. PVS 沉淀法受血清中高甘油三酯的影响，当 TG>4.5mmol/L 时，结果偏低。

【临床意义】　LDL 增高是动脉粥样硬化（AS）发生发展的主要脂类危险因素。由于 TC 水平同时也受 HDL-C 水平的影响，所以最好以 LDL-C 代替 TC 作为冠心病危险因素指标。美国国家胆固醇教育计划成人治疗专业组规定，以 LDL-C 水平作为高脂蛋白血症的治疗对策及其需要达到的治疗目标。

三、脂蛋白（a）

脂蛋白（a）[LP(a)]是脂蛋白中特殊的一种，其结构在蛋白质方面与 LDL 很相似，但带有一个富含碳水化合物和高度亲水性的叫做 Apo(α) 的蛋白。绝大多数 LP(a)是在 1.050～1.100kg/L 密度范围内。LP(a)有增加动脉粥样硬化和动脉血栓形成的危险性。LP(a)成分和 LDL 及纤溶酶原都有相似性。最近的研究表明 LP(a)可以对纤溶酶原和纤维蛋白及细胞表面的结合进行竞争，而抑制纤维蛋白水解作用。LP(a)浓度的增加是动脉粥样硬化心血管疾病的一个独立的危险因素。

LP(a)测定有两类方法,一是以免疫化学原理测定其所含的Apo(a),结果以LP(a)质量表示,也有以LP(a)颗粒数mmol/L表示的。另一类方法测定其所含的胆固醇,结果以LP(a)-C表示。目前主要用免疫学方法测定。

本节介绍免疫透射比浊法,此法为临床检验的首选方法。

【实验原理】 血清LP(a)与特异性抗人LP(a)抗体结合,形成不溶性免疫复合物,使反应液产生浊度,浊度高低反映血清标本中LP(a)的含量。

【试剂与器材】

1. LP(a)试剂

试剂Ⅰ:PBS缓冲液(60mmol/L,pH 8.0)、聚乙烯、EDTA(1.0mmol/L)、NaCl(100mmol/L)、表面活性剂和防腐剂。

试剂Ⅱ:PBS缓冲液(100mmol/L,pH 8.0)、兔抗人LP(a)抗体(按滴度)、表面活性剂和防腐剂。

2. 校准物 LP(a)浓度在1600mg/L左右的定值血清,校准物用手工操作按表17-6稀释成5个浓度。

3. 器材 试管、微量加样器、生化自动分析仪。

表17-6 校准物稀释成5个浓度

校准物	校准物	水	转换因子
S1	50	200	0.2
S2	100	150	0.4
S3	150	100	0.6
S4	200	50	0.8
S5	不稀释	—	1.0

*S1-S5的浓度分别为校准物的LP(a)值乘以各自的转换因子即得

【操作步骤】

自动分析参数:反应类型:终点法;

温度:37℃;

波长:340nm;5点定标;

单位:mg/L;

校准类型:非线形。

【技术指标】

1. 测定范围 60～1600mg/L

2. 灵敏度 检测限位60mg/L

3. 精密度 批内CV≤4.0%,批间CV≤8.0%

4. 准确度偏差≤±10%

【参考范围】 正常人群的LP(a)水平呈明显的正偏态分布,且大多在200mg/L以下,一般以300mg/L以上作为病理性增高。

【说明】

1. 胆红素<1.026mmol/L,血红蛋白<5g/L,甘油三酯<11.3mmol/L时,对结果无明显影响。

2. Lp(a)测定的标准化问题,迄今仍是值得研究的课题。

【临床意义】 肝脏是LP(a)合成的主要场所。LP(a)不是由极低密度脂蛋白(VLDL)转化而来,也不能转化为其他脂蛋白,是一类独立的脂蛋白。血清LP(a)水平主要决定于遗传,个体间LP(a)水平可相差100倍,但同一个体的血浆LP(a)水平变化则相对较小。

环境、饮食、药物对它的影响并不明显。体内LDL受体缺陷可影响LP(a)浓度,可能与体内LP(a)合成增加有关。血清LP(a)水平是动脉粥样硬化性疾病的独立危险因素,与动脉粥样硬化呈正相关。此外,LP(a)水平增高还可见于终末期肾病、肾病综合征、I型糖尿病、糖尿病肾病、妊娠和服用生长激素等,接受血透析、腹腔透析、肾移植等也有可能使LP(a)升高。

四、血清脂蛋白电泳分析

血清脂蛋白电泳分析是利用电泳原理直接测定血浆脂蛋白的组成和相对含量,对高脂蛋白血症的分型具有十分重要的意义。电泳支持物可选择用醋酸纤维素薄膜、琼脂糖凝胶和聚丙烯酰胺凝胶等,其中以琼脂糖凝胶电泳最为常见。

血清脂蛋白电泳与血清蛋白电泳最大的区别在于使用的染色剂不同。脂蛋白电泳分析常用苏丹黑、油红O等脂质染料。根据染色方式的不同,脂蛋白电泳分析可分为预染法和电泳后染色法两大类。预染法操作简便、分离效果直观,是目前临床上常用的方法。

本节介绍血清脂蛋白预染琼脂糖凝胶电泳分析法。

【实验原理】 血清脂蛋白是含有脂质的结合蛋白。由于各类脂蛋白中分子组成上的差异,在pH 8.6缓冲液中,各脂蛋白分子表面所带的电荷多少不同,在电场中迁移率不同而彼此分离。本实验在电泳前将血清脂蛋白用脂质染料(苏丹黑B)进行预染,使脂蛋白着色,再用琼脂糖凝胶作载体进行电泳。电泳完毕后,切下各脂蛋白区带,分别加热溶解,冷却后测定其吸光度,最后分别计算各脂蛋白的相对百分数。

【试剂及器材】

1. 饱和苏丹黑B染液。

2. 电泳缓冲液(pH 8.6,离子强度0.075) 由巴比妥钠、巴比妥配制而成。

3. 巴比妥-盐酸缓冲液(pH 8.2,离子强度0.082)。

4. 10mmol/L乙二胺四乙酸二钠(EDTA-Na$_2$)。

5. 250g/L蔗糖溶液。

6. 5g/L琼脂糖凝胶。

7. 器材 电泳仪与电泳槽、微量加样器(也可用血红蛋白吸管)、分光光度计、滤纸、剪刀、玻片、离心机、可调温箱(37~200℃)、光密度计。

【操作步骤】

1. 血清预染 取空腹血清0.18ml于小试管中,加饱和苏丹黑B染液0.02ml,混匀,置于室温1小时后,加250g/L蔗糖0.2ml。

2. 制备琼脂糖凝胶板 取普通载玻片(2.5cm×7.5cm)擦净,将已溶化的5g/L琼脂糖溶液均匀涂抹载玻片上,厚度1.5~2.0mm,室温下静置待凝固。然后距玻片一端1.5cm处打一小槽(1cm×0.1cm),注意勿将小槽挑破。

3. 加样 吸净槽内水分,将预染血清2000r/min离心5分钟,除去多余染料颗粒。用微量加样器吸取预染血清20μl,加入样品槽中。

271

4.电泳 将已加样的琼脂糖玻片放入电泳槽中,加样品端接负极。用四层滤纸或纱布搭桥,敷于胶板两端各1cm左右,"引桥"另一端浸入电极缓冲液中,接通电源,电压控制在100～120V,电泳40～60分钟,待最前端区带电泳至玻片2/3处时即可终止电泳。

【实验结果】 自负极起,原点为乳糜微粒(CM),依次为β-脂蛋白、前β-脂蛋白、α-脂蛋白。正常人血清脂蛋白电泳可出现三条区带,顺次为β-脂蛋白(着色最深)、前β-脂蛋白(着色最浅)、α-脂蛋白(着色居中)。正常人空腹时在原点处一般无CM区带。见图17-6和图17-7。

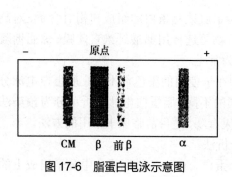

图 17-6 脂蛋白电泳示意图

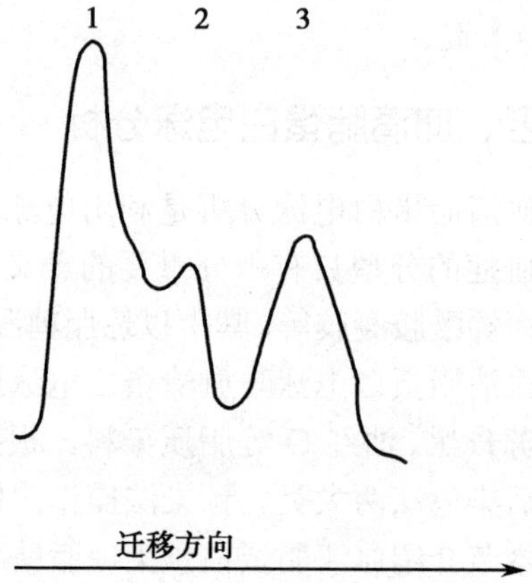

图 17-7 正常血清脂蛋白电泳光密度计扫描图谱

判断结果的方法有以下三种:

1.直观法 可用肉眼直接观察各区带颜色深浅、宽窄加以描述。

2.分光光度法 将凝板上的各脂蛋白区带用刀片切下来,分别置于盛有3ml蒸馏水的小试管中,另在空白区切下一块与脂蛋白区带大小相当的凝胶作为空白管。各管置于沸水浴中3分钟,使凝胶溶解。冷却后,以空白管调零,波长660nm比色,读取各管吸光度值。

3.光密度计扫描法 以光度计波长570nm处扫描得各部分脂蛋白相对百分比。

【结果计算】

吸光度总和$(A_T) = A_{α-LP} + A_{前β-LP} + A_{β-LP} + A_{CM}$

脂蛋白各组分相对百分比 $= A_χ / A_T × 100\%$

$A_χ$:各部分脂蛋白(α-脂蛋白、β-脂蛋白、前β-脂蛋白、CM)的吸光度。

【参考范围】 α-脂蛋白:26.8%～37.1%;β-脂蛋白:48.0%～58.2%;前β-脂蛋白:11.0%～19.2%;乳糜微粒:阴性。

【注意事项】

1.标本应为新鲜的空腹血清。

2.用滤纸搭桥时,要使滤纸与凝胶紧贴,同时又要动作轻柔以免凝胶撕裂。

3.血清样品和染液的比例以9:1为好,染液过多不仅会稀释标本,而且染液中的乙醇会使蛋白变性,影响分离效果。

4.琼脂糖凝胶的浓度以0.5%为宜,若>1%,β脂蛋白和前β脂蛋白不易分开;浓度过低,凝胶的机械强度则过低,不易操作。

【说明】

1. 气温较高时，可将载玻片放在平稳的小冰块上以加速琼脂糖凝胶的形成，气温很低时，琼脂糖则应完全热融后趁热迅速而均匀地涂于载玻片上。

2. 如需要保存电泳标本，可将电泳后凝胶板置于清水中浸泡脱盐约 2 小时，在置 80℃ 烘箱中烘干即可。

【临床意义】 血清脂蛋白电泳分析是高脂蛋白血症诊断分型的主要依据。血清脂蛋白电泳分析的临床意义见表 17-7。

表 17-7 血清脂蛋白分析的临床意义

高脂蛋白血症名称	分型	CM	βLP	PreβLP	αLP
高乳糜微粒血症	Ⅰ型	↑↑	正常或↓	正常或↓	正常或↓
高β脂蛋白血症	Ⅱa型	无	↑↑	正常或↓	正常
高β脂蛋白血症	Ⅱb型	无	↑↑	↑	正常
宽β脂蛋白血症	Ⅲ型	无	宽β带（由β至前β）		正常
高前β脂蛋白血症	Ⅳ型	无	正常或稍↓	↑↑	正常或↓
高前β脂蛋白血症伴高乳糜微粒血症	Ⅴ型	↑↑	正常或稍↓	↑↑	正常

第四节　血清载脂蛋白测定

血浆载脂蛋白（Apo）包括 Apo AⅠ、AⅡ、AⅣ、B100、B48、CⅡ、CⅢ、E 和 Apo(a)，血清中 Apo 均结合于脂蛋白中，测定时要加解链剂，使脂蛋白中 Apo 暴露后再进行测定。目前最常测的载脂蛋白为 ApoAⅠ和 Apo B100，ApoAⅠ是 HDL 的主要结构蛋白，约占 HDL 蛋白总量的 64%；Apo B100 是 LDL 的主要结构蛋白，占 LDL 蛋白总量的 95%。因此，ApoAⅠ和 Apo B100 可以直接反映 HDL 和 LDL 的含量。

目前 Apo AⅠ和 Apo B 主要采用免疫化学法测定。该法特异性好、灵敏度高，且不需要预先分离脂蛋白，较适合临床实验室应用，其中免疫比浊法简单快速，可自动化批量分析，是目前最常用的方法。在免疫定量测定载脂蛋白时，必须考虑：①样品适当处理，使样品中载脂蛋白抗原点充分暴露；②需要较满意的参考标准；③均一的抗血清。

【实验原理】 光线通过特异性抗原抗体复合物溶液时被吸收及散射，使透射光减弱，其减弱程度与免疫复合物含量成正比，即与抗原含量成正比。

血清 Apo AⅠ和 Apo B 分别与试剂中的特异性抗人 Apo AⅠ和 Apo B 抗体结合，形成不溶性免疫复合物，使反应液产生浊度，以分光光度计在波长 340nm 测出吸光度。浊度高低反映血清标本中 Apo AⅠ和 Apo B 的含量。

【试剂与器材】

1. 磷酸盐氯化钠缓冲液（PBS） 含 KH_2PO_4 和 NaCl，以 10%NaOH 调至 pH 7.4。

2. 200g/L 聚乙二醇磷酸盐缓冲液（200g/L PEG-PBS）。

3. 40g/L PEG-PBS 用 200g/L PEG-PBS 稀释而成，此液最好是随用随配，因为放置数天后会逐渐变浊。

4. 8mol/L 尿素溶液。

5. 抗血清 用纯化的人血清 Apo A I 和 Apo B 抗原制备绵羊抗人血清 Apo A I 和 Apo B 血清。经免疫电泳、免疫扩散检定为特异性抗血清后,制成冻干抗血清。

6. 器材 试管、刻度吸管、微量加样器、分光光度计、离心机。

【操作步骤】

1. Apo A I 测定

(1)稀释抗血清:复溶冻干抗血清至原体积(效价 1:32),按 1:40 用 40g/L PEG-PBS 稀释,10 分钟后,因抗血清中部分球蛋白被 PEG 沉淀而产生混浊,可用下列两法澄清:①用 0.45 微孔膜抽滤;②稀释抗血清配制后须放置 12 小时以上,测定当日用 3000r/min 离心 20 分钟,除去沉淀。

(2)稀释血清样本:用 8mol/L 尿素 1:40 稀释。

取 3 支试管,分别标记后按表 17-8 操作。

表 17-8 Apo A I 免疫透射比浊法操作步骤

加入物(ml)	测定管	空白管	抗体空白管
1:40 稀释血清	0.04	0.04	—
PBS 溶液	—	—	0.04
1:40 稀释抗血清	1.00	—	1.00
40g/L PEG-PBS	—	1.00	—

将各管混匀,置室温 1 小时,用分光光度计,波长 340nm,以 40g/L PEG-PBS 调零,读取各管吸光度。

(3)标准曲线制作:参考血清用 8mol/L 尿素作 1:120、1:60、1:40、1:30、1:20 稀释,按上述操作测得各管吸光度,以 Apo A I 浓度为横坐标,以吸光度差值制作标准曲线。

2. Apo B 测定

(1)稀释抗血清:用 40g/L PEG-PBS 1:80 稀释。

(2)稀释血清样本:用 PBS 1:10 稀释。

取 3 支试管,分别标记后按表 17-9 操作。

表 17-9 Apo B 免疫透射比浊法操作步骤

加入物(ml)	测定管	空白管	抗体空白管
1:10 稀释血清	0.04	0.04	—
PBS 溶液	—	—	0.04
1:80 稀释抗血清	1.00	—	1.00
40g/L PEG-PBS	—	1.00	—

将各管混匀,置室温 30 分钟,用分光光度计,波长 340nm,以 40g/L PEG-PBS 调零,读取各管吸光度。

(3)标准曲线制作:如参考血清 Apo B 为 0.70g/L,各标准管稀释度 1:30、1:20、1:10、1:5、1:4,分别相当于 Apo B 0.233g/L、0.35g/L、0.70g/L、1.40g/L 和 1.75g/L。

【结果计算】 吸光度差值=测定管吸光度-空白管吸光度-抗体空白管吸光度,用吸光度差值在标准曲线上查得结果。

【参考范围】 Apo A I：1.010～1.32g/L；Apo B：0.598～0.892g/L。

【注意事项】

1. 为了准确测定 Apo A I、Apo B，必须作标准曲线计算结果。

2. 样品最好不超过3天（4℃保存）。

【说明】

1. 本测定可用一般分光光度计比浊，但要求精密度、灵敏度要高。

2. 高 VLDL 可使标本混浊，产生干扰。

【临床意义】 Apo A I 是 HDL 的主要结构蛋白，其含量可代表 HDL 水平。HDL 主要参与胆固醇从外周组织转运至肝脏，故 HDL 是动脉粥样硬化的保护因素。Apo A I 水平与高脂血症、冠心病危险性呈负相关。

Apo B 是 LDL 的主要结构蛋白，其含量可代表 LDL 水平。LDL 的主要功能是将胆固醇由肝脏运送至外周组织，故血清 LDL 浓度过高引起动脉粥样硬化。Apo B 水平与高脂血症及动脉粥样硬化呈正相关。

 本章小结

　　血脂即血浆中的脂类，血浆脂蛋白是血脂的存在和运输形式。用密度分离法和电泳分离法均可将其分为四大类。载脂蛋白是脂蛋白中的蛋白质部分，主要有 Apo A、Apo B、Apo C、Apo D、Apo E 等，参与脂蛋白代谢。体内脂类运输和代谢障碍，均可引起脂蛋白代谢紊乱，主要表现为高脂蛋白血症，高脂蛋白血症分为 I、IIa、IIb、III、IV、V 六型。反映脂蛋白代谢的检验项目有多种，主要学习酶法测定血清 TC、TG；磷钨酸-镁法测定 HDL-C；预染琼脂糖凝胶电泳法分析血清脂蛋白等。此外还要了解 LDL-C、Apo A I、Apo B 及 Lp（a）的测定。通过这些项目的检测，对脂类代谢障碍性疾病、动脉粥样硬化和心、脑血管疾病的诊断、治疗观察和预防具有重要意义。

（张　婧）

思考题

1. 什么叫血脂？血浆脂蛋白的分类？

2. 简述高脂蛋白血症的分型及各型的主要特点。

3. 试述血液 LDL 与动脉粥样硬化的关系。

第十八章 体液电解质与微量元素检验

 学习目标

1. 掌握：电解质、微量元素的概念与生理功能；常见电解质与微量元素检测的方法、原理及临床意义。
2. 熟悉：电解质的代谢与调节；水盐代谢紊乱机制；人体内必需的微量元素。
3. 了解有害微量元素对人体的毒性作用。

体液是指体内的液体，包括水、溶解于水中的无机盐和一些有机物。体液中的各种无机盐、某些低分子有机化合物和蛋白质等都是以离子状态存在的，称为电解质。人体的新陈代谢是在体液中进行的，体液的含量、分布、渗透压、pH 及电解质含量必须保持相对恒定，才能保证生命活动的正常进行。正常情况下，机体具有一套完善的调节系统，以维持水、电解质和酸碱的平衡状态；但在某些病理情况下，如胃肠道疾病、营养不良和外界环境的剧烈变化等，常可引起电解质代谢的异常和酸碱平衡失调，严重时甚至可危及生命。因此，电解质的常规检测是许多疾病临床诊断和治疗的重要依据。

微量元素与疾病的关系早在 18 世纪已经开始研究，在人类历史的进程中，微量元素的缺乏和过量都可引起疾病，甚至死亡。特别是近 30 多年来，微量元素的检测已经成为生物化学检验的重要内容之一，备受临床重视。因此，探索微量元素平衡的规律性、相互作用以及与疾病的关系等，对于指导临床诊断和治疗均具有十分重要的意义。

第一节 钾、钠、氯代谢与检验

体液中的 Na^+、K^+ 和 Cl^- 等离子，对维持体液的渗透平衡及酸碱平衡起着重要作用。机体通过各种途径调节细胞内外液的 Na^+、K^+ 和 Cl^- 等离子的分布，使机体各部分体液的渗透压和容量维持在正常范围内。同时体液酸碱度的改变也与电解质平衡的改变有关。在临床上，电解质平衡紊乱与酸碱平衡失调是相互影响、相互联系的。

一、体液电解质的分布及其生理作用

（一）体液电解质的分布

体液分为细胞内液与细胞外液。细胞外液包括血浆（占体重的 5%）和组织液（占体重的 15%）。组织液包括细胞间液、脑脊液、淋巴液和腔膜内液等。正常人体细胞内液与细胞外液电解质的分布及含量不尽相同，血浆与细胞间液中的电解质种类和浓度比较

接近，但细胞间液的蛋白质含量明显地低于血浆（表 18-1）。因此，血浆胶体渗透压高于细胞间液的胶体渗透压，这一点对于维持血容量、血浆与细胞间液之间水的交换有重要作用。

表 18-1 体液中各种电解质的含量

	电解质	血浆（mmol/L）	细胞间液（mmol/L）	细胞内液（mmol/L）
阳离子	Na^+	142	147	15
	K^+	5	4	150
	Ca^{2+}	5	2.5	2
	Mg^{2+}	2	2.0	27
	总阳离子	154	155.5	194
阴离子	HCO_3^-	27	30	10
	Cl^-	103	114	1
	HPO_4^{2-}	2	2.0	100
	SO_4^{2-}	1	1.0	20
	蛋白质	16	1.0	63
	有机酸	5	7.5	—
	总阴离子	154	155.5	194

（二）体液电解质的分布特点

1. 无论是细胞内液还是血浆，阴、阳离子总数相等，因而呈电中性。

2. 电解质在细胞内外分布和含量有明显差别。血浆中阳离子以 Na^+ 为主，阴离子以 Cl^- 最多，HCO_3^- 次之；细胞内液阳离子主要是 K^+，阴离子主要是 HPO_4^{2-} 和蛋白质负离子。

3. 细胞内外液渗透压基本相等。细胞内液离子总量高于细胞外液，但因细胞内液蛋白质含量高，二价离子较多，这些离子产生的渗透压较小，因此细胞内液和细胞外液的渗透压基本相等。

4. 血浆和细胞间液的电解质组成与含量比较接近，但血浆中蛋白质的含量远远大于组织间液。这对维持血容量和血浆与细胞间液之间水的交换有重要意义。

（三）体液电解质的生理作用

1. 维持体内的水及渗透压的平衡　体内的水平衡与体液的渗透压密切相关，当细胞内外液中的无机离子发生改变时，体液的渗透压也随之发生改变，从而影响体液在细胞内外的分布。Na^+、Cl^- 是维持细胞外液渗透压的主要离子，而 K^+、HPO_4^{2-} 则是维持细胞内液渗透压的主要离子。

2. 调节体液的酸碱平衡　体液中的电解质可组成各种缓冲体系，如 HCO_3^-，与 H_2CO_3、Na_2HPO_4 与 NaH_2PO_4 以及蛋白质钠盐与蛋白质等，它们对体液中的酸、碱起缓冲作用，对于维持体液的酸碱平衡起着重要的作用。此外，K^+、Cl^- 在细胞内外液的分布及含量对体液的 pH 也产生一定的影响。

3. 影响神经、肌肉的兴奋性　Na^+、K^+ 浓度升高，可增高神经肌组织的兴奋性；Ca^{2+}、Mg^{2+} 浓度升高则降低神经肌组织的兴奋性。例如缺钙的小儿常出现手足搐搦症，就是因为缺钙导致神经肌组织的兴奋性升高所致。

$$神经、肌肉兴奋性 \propto \frac{[Na^+]+[K^+]}{[Ca^{2+}]+[Mg^{2+}]+[H^+]}$$

心肌的兴奋性也与上述离子有关。由于 K^+ 有抑制心肌的作用,高钾血症时,心脏舒张期延长,心率减慢,严重时甚至可使心脏停搏于舒张期,血钾过低时常出现心律失常,可使心脏停搏于收缩期;而 Na^+ 和 Ca^{2+} 有拮抗 K^+ 的作用,可以防止 K^+ 对心肌的不利作用,临床可用钠盐和钙盐治疗高血钾对心肌的毒性作用。

$$心肌兴奋性 \propto \frac{[Na^+]+[Ca^{2+}]}{[K^+]+[Mg^{2+}]+[H^+]}$$

二、钾、钠、氯代谢及其平衡紊乱

(一)钾代谢及其平衡紊乱

正常成人每日约需钾 $2\sim3g$。所需的钾主要来自蔬菜、水果、谷类、肉类、豆类及薯类等食物。钾主要由肾脏排泄。每天由尿排出的钾占总排出量的80%,其余由粪便及汗液排出。但肾保留钾的能力小于对钠的保留能力,即"多吃多排、少吃少排、不吃也排",即使禁食时,仍然有一定数量的钾随尿排出(约排出 $5\sim10mmol/d$)。

细胞外液特别是血 K^+ 浓度直接影响组织的功能活动。任何一种导致细胞内外 K^+ 含量和分布异常的因素,都会造成血钾浓度的变化,甚至出现严重的后果。

1. 物质代谢对 K^+ 分布的影响 当糖原合成、蛋白质合成时钾进入细胞内;反之,糖原分解、蛋白质分解时钾释放到细胞外。因此当组织生长或创伤修复时,或静脉输注胰岛素和葡萄糖液时,由于糖原或蛋白质合成增加,K^+ 进入细胞内,可造成低血钾。当肌组织创伤、感染、缺氧及溶血时,由于蛋白质分解代谢加强,细胞内的钾释放至细胞外可引起高血钾。

2. 体液 pH 对 K^+ 分布的影响 酸中毒时细胞外液 H^+ 浓度增高,H^+ 通过细胞膜进入细胞内,而 K^+ 从细胞内移出,引起细胞外液 K^+ 浓度增高;与此同时,肾小管上皮细胞泌 H^+ 作用加强,泌 K^+ 作用减弱,尿排 K^+ 减少,所以酸中毒可引起高血钾。反之,碱中毒可引起低血钾。

3. 胰岛素对 K^+ 分布的影响 对 K^+ 含量及分布有明显的调节作用,它可以通过"钠泵"将 K^+ 转入细胞内,这种作用可有效防止餐后因大量 K^+ 的摄入所致的高血钾状态。对高血钾患者,临床上常静脉补充胰岛素和葡萄糖,以促进血 K^+ 进入细胞内,达到纠正高血钾的目的。而胰岛素分泌不足的患者,由于 K^+ 较难进入细胞,致使患者对于钾负荷的耐受性降低,容易出现高血钾。

(二)钠、氯代谢与体液平衡紊乱

正常成人体内的钠含量约为 $1.0g/kg$ 体重。其中约50%分布于细胞外液,40%~45%分布于骨,其余分布于细胞内液。血清钠浓度为 $135\sim145mmol/L$。氯也主要分布于细胞外液,血清中氯浓度为 $98\sim106mmol/L$。

人体每日摄入的钠和氯主要来自食盐即 NaCl。Na^+、Cl^- 主要由肾脏随尿排出,少量由汗液及粪便排出。肾脏对钠排出的调节能力很强,即"多吃多排、少吃少排、不吃不排"。

体液平衡主要由体液中水和电解质的含量及比例决定。Na^+ 是细胞外液中的主要阳离子,对维持细胞外液容量、渗透压、酸碱平衡及细胞功能方面起着至关重要的作用。当机体摄入水过多或排出减少,使体液中水增多及组织器官水肿,称为水肿或水中毒。引起水肿的原因有血管升压素（VP）、抗利尿激素（ADH）分泌过多、肾功能障碍水排出减少、血浆蛋白浓度降低或医源性补入过多非电解质液等。

人体体液丢失造成细胞外液减少，则称脱水。根据失水和失 Na^+ 的比例不同，可将脱水分为高渗性脱水、等渗性脱水和低渗性脱水三种类型（表 18-2）。高渗性脱水指水的丢失比例大于 Na^+ 的丢失，造成细胞外液中 Na^+ 浓度升高，这种情况常发生在大量出汗失水过多之后；等渗性脱水指水与 Na^+ 等比例丢失，需及时补充等渗性盐水加以缓解；低渗性脱水指 Na^+ 的丢失比例大于水的丢失，造成细胞外液中 Na^+ 浓度降低，这种情况常由剧烈呕吐、腹泻造成大量消化液丢失所致，大量使用某些排 Na^+ 利尿剂时亦可发生，此时需要补充适当的 NaCl 溶液。

表 18-2　三种脱水类型

	高渗性脱水	等渗性脱水	低渗性脱水
特点	水丢失多于 Na^+ 丢失，血浆渗透压升高	丢失的水和电解质基本平衡，血浆渗透压变化不大	电解质丢失多于水的丢失，血浆渗透压降低
原因	水摄入不足或丢失过多	为消化液丢失；大面积烧伤；反复放出胸水、腹水等	丢失体液时，只补充水而不补充电解质
临床表现	口渴、尿少、体温上升及出现各种神经精神症状	血容量不足，血压下降、外周血液循环障碍等	无口渴感，患者易恶心、呕吐、四肢麻木、无力以及神经精神症状
实验室检查 (mmol/L)	血浆 $Na^+ > 150$ 或 $Cl^- + HCO_3^- > 140$	血浆 Na^+ 为 $130 \sim 150$ 或 $Cl^- + HCO_3^-$ 为 $120 \sim 140$	血浆 $Na^+ < 130$ 或 $Cl^- + HCO_3^- < 120$

三、血清钠、钾、氯的测定

（一）标本的采集和处理

血清或血浆、肝素化的抗凝全血、尿液和其他体液均可作为钠、钾测定的标本。血液凝固时血小板破裂会释放出一部分 K^+，因此血浆或全血钾要比血清钾低 $0.2 \sim 0.5 mmol/L$，报告时必须注明是血清还是血浆。测定血钠时应避免使用肝素钠作为抗凝剂，而使用离子选择电极或比色测定时不可使用肝素胺，以免造成假性升高。

由于细胞内、外液中 K^+ 浓度的差异明显，因红细胞内钾浓度远远高于血清（浆）钾浓度，轻微的溶血也会造成血钾含量增高，所以测定血清钾时一定要防止溶血，轻微溶血（细胞外血红蛋白浓度为 $500 mg/L$）就可引起血钾升高 3%。但红细胞中含钠很少，一般轻度溶血不影响血钠测定的结果，若溶血严重时，可使血钠测定值轻度下降。若用血清、血浆和其他体液作测定标本时，应在标本采集后的 3 小时内将细胞分离。血清和血浆中的钠和钾比较稳定，在室温或冰箱中至少可存放 1 周，而冷冻后至少可稳定 1 年。

尿液采集时，应收集 24 小时尿进行测定，并加防腐剂，以防尿液腐败或变性。

冷藏后的全血样本，因糖酵解被抑制，Na^+，K^+-ATP 酶不能维持内外平衡，而造成细胞内钾外移，使测定结果增高。在 25℃ 存放 1.5 小时，血清钾会增高 $0.2 mmol/L$；4℃ 存放 5 小时会增高 $2 mmol/L$。

相反，如果样本分离前被贮存于 37℃，则糖酵解增强，使血钾进入到细胞内而血钾降低。如果白细胞数量增加，即便在室温放置也会引起血钾降低。

血钠测定样本可以在 2～4℃或冰冻存放，红细胞中仅含血浆中的 1/10，即便是溶血也不会造成多大影响。

测定血清氯化物时，采血后应迅速分离血清，以免因血清 CO_2 逸散至红细胞内使 Cl^- 外移。实验证明室温下放置 4 小时，分离的血清氯化物可增高 1.5%～2%。肉眼可见的溶血不会造成有意义的干扰，因为红细胞中 Cl^- 的浓度远低于血清或血浆。脂血样本可高速离心分离后用 ISE 方法检测。

（二）血清钠、钾测定

1. 概述　多数情况下，血清钠、钾浓度的测定是同时进行的。血清钠、钾测定的主要方法有火焰光度法、离子选择电极法、分光光度法及原子吸收分光光度法。

火焰光度法：又称火焰发射光谱法，是一种发射光谱分析方法，它是利用火焰的热能使原子被激发而发射出特异的光谱来进行测定的方法。

火焰光度法测血钠和钾具有快速、准确、精密度高、特异性好以及成本低廉等特点，被推荐为血清（浆）钠、钾测定的参考方法，曾长期、广泛地被临床所采用。其最大不足就在于所使用的是丙烷等燃气，给实验室带来了安全隐患。

分光光度法：一类是酶法；另一类是 Na^+、K^+ 被结合到一类大环发色团时发生光谱的改变。

（1）酶法：其测定 Na^+ 的原理是在 Na^+ 存在下，β- 半乳糖苷酶水解邻 - 硝基酚 -β-D- 半乳吡喃糖苷（ONPG），在 420nm 波长可测定产物邻 - 硝基酚（发色团）颜色产生的速率。

酶法测定 K^+ 是采用掩蔽剂掩蔽 Na^+，可使血清中 Na^+ 浓度降低至 55mmol/L，使 K^+：Na^+ 选择性提高至 600：1。用谷氨酸脱氢酶消除内源性 NH_4^+ 的正干扰，利用 K^+ 对丙酮酸激酶的激活作用来测定 K^+ 的浓度。

另有利用一定量的 K^+ 会增强色氨酸酶的活性，而测定该反应酶活性的改变来判断 K^+ 浓度。酶法的精密度和准确度与火焰光度法有可比性，但胆红素及溶血对该法有一些影响。

（2）大环发色团法：大环离子载体分子由各原子按规律排列形成空腔，空腔中可高亲和力地固定或结合金属离子。不同的大环空腔大小不一样，可固定或吸附不同的元素。当阳离子被固定时，发色团发生颜色改变，颜色深浅与固定的离子多少有关。如缬氨霉素与一种 pH 指示剂结合测定血清钾，指示剂颜色的改变与钾相关。该方法结果与火焰光度法及直接、间接 ISE 法结果有可比性。

离子选择电极（ISE）法：是以测定电池的电位为基础的定量分析方法。其检测原理是检测电极表面电位的改变，比较测定电极与参比电极表面电位变化的差值大小来估计样本中钠、钾离子浓度。ISE 法是当今测定钠、钾离子浓度最常用的方法，通常仪器上装有含玻璃膜的钠电极和含液态离子交换膜的钾电极。钠电极由对 Na^+ 具有选择性响应的特殊玻璃毛细管组成，钠电极与参比电极之间的电位差随样本溶液中 Na^+ 活度的变化而改变；钾电极是对 K^+ 具有选择性响应的缬氨霉素液膜电极，此敏感膜的一侧与电极电解液接触，另一面与样本液接触，膜电位的变化与样本中 K^+ 活度的对数成正比。

ISE 法分为直接法和间接法两类。直接电位法是指样本（血清、血浆、全血）或校准液不经稀释直接进入 ISE 管道接触电极作电位分析，测量的是血清水相中离子的活度，与样本中脂质、蛋白质所占据的体积无关，即不受高蛋白血症和脂血症等情况的影响。间接电位法是指样本（血清、血浆）和校准液要用指定离子强度与 pH 的稀释液稀释后，再送入电极管道测量其电位。该方法会受到样本中脂质和蛋白质所占据体积的影响。由于 Na^+、K^+ 只溶解在水溶液中，而不溶解在脂质、蛋白质中，因此一些没有电解质失调而有严重的高血脂和高蛋白血症的血清样本，由于每单位体积血清中水量明显减少，定量吸取样本作稀释后，间接电位法测定会得到假性低钠、低钾血症。文献报告，健康人间接电位法比直接电位法约低 2%～4%。大多数临床化学家和临床医生推荐使用直接 ISE 法，因为在血脂和蛋白变化时该方法能真实反映患者的情况。直接法钠、钾电极常与血气分析仪配套组成测定电解质和血气的大、中型分析仪器。

由于 ISE 法不需要燃料，安全系数较高，还可以与自动生化分析仪组合，故有取代火焰光度法的趋势。

2. 离子选择电极（ISE）法测定血清 Na^+、K^+（Cl^-、Ca^{2+} 等） 虽然原子吸收分光光度法（AAS）、火焰光度法（FES）和分光光度法都可以用于钾钠分析，但由于离子选择电极（ISE）方法简便、灵敏，适合装备于大型自动生化分析仪，所以目前大多数实验室已普遍使用 ISE 方法。

【实验原理】 电位测量电路的一侧为测量电极（即离子选择电极），另一侧为参比电极，当被选择离子与 ISE 电极膜接触反应时，电位计电路中的电动势立即发生变化，产生电位差。电位差的大小，与溶液中钠钾离子活度呈正比，亦与离子浓度呈正比。

ISE 方法可分为 2 个类型：①间接 ISE 方法，样品先吸引到测量室中和高离子强度的稀释液进行高比例稀释（这时溶液中的离子活度等于离子浓度），然后送达电极测量部位；②直接 ISE 方法，血液样品不需要稀释而直接送达电极测量部位。大多数电解质分析仪以及附有一次性 ISE 电极的自动分析仪都是用直接 ISE 方法，全自动生化分析仪的 ISE 部分以间接 ISE 法为主。

直接方法和间接方法之间的重要差别是两者的测定结果有显著性差异。间接法所测得的结果与火焰光度法相同，以"mmol/L"浓度报告；直接法结果高于间接法和火焰光度法，以血清水中的钠钾离子活度报告。离子活度是指生物体液中未结合的游离的离子浓度，因为化学平衡和生命活动现象与离子活度的关系比离子总浓度的关系更加密切。

【试剂与器材】 各厂家仪器都有配套试剂供应，但配方未完全公开。间接 ISE 分析仪，附有低、高浓度斜率液及血清稀释液（血清用指定 pH、离子强度的稀释液作高比例稀释，此时离子活度即为离子浓度）。直接 ISE 是测定离子活度的，离子活度与溶液的 pH 值及离子强度有关。自配斜率液比较困难，应使用原厂家提供的配套试剂。

【操作步骤】 必须严格按照自动分析仪的说明书操作。仪器型号很多，所用电极基本相同。钠电极大多采用硅酸锂铝玻璃电极膜制成，寿命较长。钾电极大多采用缬氨霉素膜制成。

各种型号 ISE 分析仪的试剂配方、试剂用量、操作方法有所不同，一般要进行下列步骤：

（1）开启仪器，清洗管道。

（2）用适合本仪器的低值、高值斜率液进行两点定标。

（3）间接法的样品由仪器自动稀释后再行测定。直接法的样品可直接吸入电极管道进行测定。

（4）测定结果由仪器内微处理器计算后打印数值。

（5）每天用完后，清洗电极和管道后再关机。若用于急诊检验室，可不关机，自动定时清洗和单点校准，随时使用。

【参考范围】 健康成年人：血清钠：136～145mmol/L；尿钠排泄量：一般为130～260mmol/24h；血清钾：3.5～5.2mmol/L；尿钾排泄量：一般为25～100mmol/24h。

【注意事项】

(1) 电解质的排除效应是指电解质从总血浆体积的固体所占部分中排除出来。就是说，主要电解质(Na^+、K^+、Cl^-、HCO_3^-)基本上被禁闭在水相中。血浆中总固体(主要是蛋白质和脂类)的体积大约占7%，而大约93%的血浆体积是水。在做火焰光度法或间接ISE测定之前，要将一定量体积(例如10μl)的总血浆进行稀释，而实际只有9.3μl血浆水(含有电解质)加到稀释液中。因此，一份血浆若用火焰光度法或间接ISE法测得Na^+浓度是145mmol/L，这属于总血浆体积中的钠离子浓度，而不是血浆水体积中的钠离子浓度。如果该份血浆含93%的水，那么血浆水中钠离子的浓度应是145×(100/93)，即156mol/L。

在血浆电解质分析中出现这种负"误差"，科学家许多年前已认识到。当血浆水电解质的浓度属于生理时，只要默认正常个体的血浆水体积非常稳定，这些误差可以忽视。实际上，所有电解质参考区间都是基于这种假设，反映的是总血浆体积中的浓度。确实，在临床化学实验室中所测定的各种电解质浓度都是指总血浆体积浓度，而不是指血浆水体积浓度。当存在病理情况时，血浆水体积改变了，例如高脂血症和高蛋白血症，此时的电解质排除作用的影响明显了。在这些病理情况下，样品在分析前进行稀释，用火焰光度计或间接ISE法测定时，电解质测定值出现假性偏低。

直接ISE方法测定的浓度是相对离子活度，不需要稀释样品。正因为样品不需要稀释，离子活度与水相中离子浓度呈正比，不是与总血清体积中离子浓度呈正比。为了使直接ISE法的测定结果与火焰光度计法和间接ISE法的结果相当，将直接ISE方法的测定结果，乘以0.93(总血浆中血浆水的容积分数)。直接电位法比间接电位法和火焰发射光谱法约高2%～3%，能更真实地反映符合生理意义的血清中的离子浓度。

(2) ISE分析仪的钠电极多采用硅酸铝玻璃电极膜制成，使用寿命较长；钾电极多采用缬氨霉素膜制成，寿命相对较短，需定期更换。

(3) 样本测定时，绝不能有气泡进入电极，否则结果不准确。

(4) 测定过程中不可有铵污染，高浓度的NH_4^+会错误地提高钾的测定值。

(5) 为了防止蛋白质沉积，必须在每个工作日后清洗电极和管道，定期用含有蛋白水解酶的去蛋白液浸泡管道。

(6) 在ISE分析中所观察到的误差，可分为3类：①由于ISE电极缺乏特异选择性造成的误差，例如，Cl^-电极对其他卤素离子缺乏特异选择性；②由于多次反复使用，离子电极膜上覆盖上一层蛋白膜，造成测定误差；③电极膜或盐桥被竞争性离子或能够与选择性离子起反应的离子所污染。

(7) ISE法优点

1) 选择性高，钠电极选择比，$Na^+:K^+-300:1$。缬氨霉素钾电极选择比，$K^+:Na^+=5000:1$。

2) 标本用量少，直接电位法可以用全血标本。

3) 不需要燃料，安全。

4) 自动化程度高。

5) 可与自动生化分析仪组合。

【临床意义】

(1)血清钠降低:血清钠浓度低于135mmol/L为低钠血症。

1)胃肠道失钠:可见于幽门梗阻,呕吐,腹泻,胃肠道、胆道、胰腺手术后造瘘、引流等都可丢失大量消化液而发生缺钠。

2)尿钠排出增多:见于严重肾盂肾炎、肾小管严重损害、肾上腺皮质功能不全、糖尿病、应用利尿剂治疗等。

3)皮肤失钠:大量出汗时,如只补充水分而不补充食盐。大面积烧伤和创伤时,体液和钠从创口大量丢失,亦可引起低血钠。

4)抗利尿激素(ADH)过多:肾病综合征的低蛋白血症、肝硬化腹水、右心衰竭时有效血容量减低等都引起抗利尿激素增多,血钠被稀释。

(2)血清钠增高:血清钠超过145mmol/L为高血钠症。

1)肾上腺皮质功能亢进:库欣综合征、原发性醛固酮增多症,由于皮质激素的排钾保钠作用,使肾小管对钠的重吸收增加,出现高血钠。

2)严重脱水:体内水分丢失比钠丢失多时发生高张性脱水。

中枢性尿崩症时ADH分泌量减少,尿量大增,如供水不足,则血钠增高。

(3)血清钾增高:可见于肾上腺皮质功能减退症、急性或慢性肾功能衰竭、休克、组织挤压伤、重度溶血、口服或注射含钾溶液过多等。

(4)血清钾降低:常见于严重腹泻、呕吐、肾上腺皮质功能亢进、服用利尿剂、胰岛素的应用、钡盐与棉籽油中毒。家族性周期性麻痹在发作时血清钾下降,可低至2.5mmol/L左右,但在发作间歇期血清钾正常。大剂量注射青霉素钠盐时,肾小管会大量失钾。

【方法评价】

(1)ISE法测定钠、钾选择性高:钠电极Na:K=300:1;缬氨霉素钾电极K:Na=5000:1。

(2)线性范围:直接法血清钠100~180mmol/L,血清钾1~9mmol/L;间接法血清钠100~180mmol/L,血清钾2~10mmol/L。

(3)变异系数:直接法血钠批内CV为0.4%~1%,批间CV为1.4%~2.1%;钾批内CV为0.5%~2%,批间CV为2.3%~2.4%。间接法血钠批内CV为0.7%~1.4%,批间CV为1.2%~1.3%;钾批内CV为1.5%~2.0%,批间CV为2.0%~3.2%。

(4)回收率:直接法K^+回收率为96.3%~100.8%,Na^+为97.5%~102.5%;间接法K^+回收率为97.1%~105%,Na^+为95.0%~96.5%。

(5)干扰因素:Na^+119~171mmol/L,肌酐450.84~6335.9μmol/L,尿酸559.3~1576.75μmol/L,尿素5.83~30.14mmol/L,钙2.77~6.10mmol/L,镁0.54~1.73mmol/L及生理浓度的磷、铵和pH均不影响K^+的测定。但抗凝剂枸橼酸盐、草酸盐、EDTA和氟化钠有一定的干扰作用。

(三)血清氯化物的测定

1.概述 氯的代谢与钠密切联系,血钠的升高或降低常伴随着氯化物的升高或降低。血中氯化物浓度也和酸碱平衡有关,HCO_3^-升高时,氯化物常降低;HCO_3^-降低时,氯化物常升高,即酸中毒伴高血氯,碱中毒伴低血氯。

临床检测氯的常用方法有汞滴定法、分光光度法、库仑电量分析法及最常用的ISE法。

汞滴定法:是最早测定Cl^-的方法之一。样本被钨酸去掉蛋白后,用$Hg(NO_3)_2$溶液在指示剂——二苯卡巴腙存在下滴定,游离的Hg^{2+}与Cl^-结合形成可溶性的但不解离的

$HgCl_2$，当全部 Cl^- 和 Hg^{2+} 结合后，过量的 Hg^{2+} 与二苯卡巴腙指示剂反应生成蓝紫色的络合物，表示滴定到达终点。根据消耗的 $Hg(NO_3)_2$ 的用量可计算出氯化物的含量。

分光光度法：Cl^- 与硫氰酸汞反应形成不易解离的氯化汞和游离的硫氰酸根离子（SCN^-），硫氰酸根离子（SCN^-）与铁离子（Fe^{3+}）反应生成红色的硫氰酸铁复合物，在 460nm 处有吸收峰，可比色测定。血清中球蛋白增高会干扰血清与试剂的结合，出现混浊现象。反应对温度也非常敏感。该方法既可手工操作，又可作自动化分析，特异性高，准确度和精密度良好，是临床常用的方法。

库仑电量分析法：该反应是在库仑电量分析仪上测定从银电极上游离出来的 Ag^+ 与血清中的 Cl^- 反应形成不溶解的 $AgCl$。

$$Ag^+ + Cl^- \rightarrow AgCl$$

当化学计量终点到达后，在混合液中过量的 Ag^+ 会使仪器传感器和计时器立即切断电流，计时器记录下反应所需的时间，该时间与血清中的 Cl^- 含量有关。

样本中 Br^- 和 I^- 有一定干扰，因量少可忽略不计。

离子选择电极（ISE）法：是目前测定 Cl^- 最好的方法。氯电极是由 $AgCl$、$FeCl_3$-HgS 为膜性材料制成的固体膜电极，对样本中的 Cl^- 有特殊响应。氯电极总是与钠、钾电极配套使用，氯测定所需的试剂和定标液也是与钠、钾电极应用的缓冲液和校准液组合在一起。ISE 法简便、快速、准确、精密，已成为临床使用最广泛的氯测定方法。

2. 硫氰酸汞比色法测定血清氯化物

【实验原理】 血清中的 Cl^- 与硫氰酸汞溶液混合时，Cl^- 首先与汞结台生成不易解离的氯化汞，并释放出相应量的 SCN^-，后者与试剂中的 Fe^{3+} 反应，生成红色的硫氰酸铁，其色泽与血清氯的含量成正比，在 460nm 波长处比色可测出血清中 Cl^- 的量。其反应式如下：

$$2Cl^- + Hg(SCN)_2 \rightarrow HgCl_2 + 2SCN^-$$
$$3SCN^- + 3Fe^{3+} \rightarrow Fe(SCN)_3（红色）$$

【试剂与器材】

（1）饱和硫氰酸汞溶液：称取硫氰酸汞 2.0g，溶于去离子水 1000ml 中，室温放置 48 小时，并经常摇动，应用时取上清液。

（2）硝酸汞溶液：称取 $Hg(NO_3)_2$ 6.0g，溶于去离子水 50ml 中，加入浓硝酸 1ml，并用去离子水定容至 100ml。

（3）显色应用液：称取硝酸铁 $[Fe(NO_3)_3·9H_2O]$ 13g，加去离予水约 400ml 溶解，再加入浓硝酸 1.5ml、饱和硫氰酸汞溶液 500mL 和硝酸汞溶液 5ml，最后用去离子水定容至 1000ml，用塑料瓶存放，置室温保存。

（4）1moL/L NaCl 校准贮存液：准确称取经干燥、恒重的 NaCl 29.225g，加去离子水溶解后定容至 500ml，4℃保存，若未长霉菌，可长期使用。

（5）100mmol/L NaCl：校准应用液：取 NaCl 校准贮存液 10ml，放入 100ml 容量瓶中，加去离子水稀释至刻度，摇匀备用。

（6）空白试剂：称取硝酸铁 13g，溶于去离子水 400ml 中，加浓硝酸 1.5ml，再用去离子水定容至 1000ml。

（7）器材：刻度吸管、微量移液器、恒温水浴箱、分光光度计或生化分析仪。

【操作步骤】 取试管 4 支标明试剂空白管、校准管、测定空白管和测定管，按表 18-3 操作。

表 18-3 硫氰酸汞比色法测定氯化物操作步骤

加入物（ml）	试剂空白管	校准管	测定空白管	质控管	测定管
血清	—	—	0.05	—	0.05
质控物	—	—	—	0.05	—
氯标准液	—	0.05	—	—	—
蒸馏水	—	—	—	—	—
空白试剂	0.05	—	3.0	—	—
显色应用液	3.0	3.0	—	3.0	3.0

混匀，室温放置 10 分钟，以试剂空白管调零，在 460nm 波长处比色，分别读取各管吸光度。

【结果与计算】

$$血清氯化物（mmol/L）= \frac{测定管吸光度 - 测定空白管吸光度}{校准管吸光度} \times 100$$

【参考范围】 血清（血浆）氯化物：96～108mmol/L；脑脊液氯化物：120～132mmol/L；尿液氯化物：170～250mmol/L。

【注意事项】

（1）此试剂有毒性和腐蚀性，不能用口吸，避免接触皮肤和衣服，如有沾染，则用大量清水冲洗。

（2）本法对 Cl^- 并非特异，其他一些卤族元素如 F^-、Br^-、I^- 与之起同样呈色反应。但在正常人血液中，上述元素含量较低，故可忽略不计。若接受大量含上述离子药物治疗时，可使血清中氯测定结果偏高。

（3）显色液的呈色强度与硫氰酸汞和 $Hg(NO_3)_2$ 的含量有关。如呈色过强，线性范围在 125mmol/L 以下，要增加 $Hg(NO_3)_2$ 的用量；呈色太弱，要增加硫氰酸汞的用量。使用前两者要进行调整，使其色泽在 460nm 波长、10mm 光径比色杯测定，吸光度值在 0.4 左右为宜。

（4）本法校正曲线不通过零点，但 Hg^{2+} 调控适当，则 Cl^- 在 70～140mmol/L 范围线性良好（此范围可满足临床需要）。

（5）硫氰酸铁反应对温度非常敏感，其呈色温度应不低于 20℃，室温过低易产生混浊，影响比色。吸光度则会随温度升高而增高，故本法测定时必须同时做校准管，而不宜使用剂量反应曲线。

（6）每批样本测定，应同时测定正常和异常值的质控血清，所得值应该在允许误差范围内，否则应寻找原因。

（7）本法适用于自动生化分析仪，其重要参数如下：

样本用量：0.01ml

试剂用量：1.00ml

反应时间：5min

波长：460nm

反应温度：37℃

【临床意义】

（1）血清（浆）氯化物减低　临床上低氯血症较为多见。常见原因有 NaCl 的异常丢失或摄入减少。

1）胃肠道丢失，如严重呕吐、腹泻、肠瘘等使消化液大量丢失。

2）长期限制 NaCl 的摄入。

3）代谢性碱中毒时，HCO_3^- 过多，在钠含量正常情况下必须排出氯以维持电解质平衡。

4）艾迪生病，血管升压素分泌增多的稀释性低钠、低氯血症。

（2）血清（浆）氯化物增高：临床上高氯血症较少。

1）高氯血症性代谢性酸中毒，细胞外的 $NaHCO_3$ 减少，为了维持电解质平衡，含氯量必须增加，其所增加的氯是由于肾小管重吸收氯增大所致（相对于钠而言）。

2）氯化物摄入过多。

3）临床上高氯血症还常见于高钠血症，失水大于失盐，使氯化物相对浓度增高。

【方法评价】

（1）线性范围 75～125mmol/L：若高于此线性，应将血清用蒸馏水进行 1∶1 稀释后重测，其结果乘以 2。

（2）显色稳定性：用高、低氯含量样本及校准品呈色后观察吸光度变化，结果显示 2 小时内呈色稳定。

（3）精密度：批内 CV 平均为 0.777%，批间 CV 平均为 1.34%。

（4）回收率：低、中、高校准回收率分别为 101%、97%、102.5%，平均回收率为 100.1%。

（5）干扰试验：胆红素达到 225.7μmol/L 时，结果增加 2.9%；加入 Hb 达到 5g/L 时，结果增加 3.3%；脂蛋白达到 15.94g/L 和 17.0g/L 时，结果分别增加 4.3% 和 7.8%。

第二节　钙、磷、镁的代谢与检验

一、钙、磷、镁的代谢及调节

（一）钙、磷、镁代谢

1. 钙代谢　正常人体内平均含钙量为 1～1.25kg，其中 99% 的钙分布在骨骼和牙齿内，其余钙分布于体液和其他组织中。正常人血钙为 2.1～2.7mmol/L，离子钙为 1.15～1.42mmol/L。

血浆中的钙称为血钙，分为可扩散钙和非扩散钙两部分。血钙中约 60% 是可扩散钙，它能透过毛细血管壁，其中大部分是直接发挥生理作用的游离钙，约占血浆总钙的 45%，其浓度的变化会影响机体组织细胞的代谢和生理功能；还有少部分与柠檬酸等小分子结合形成不解离的钙盐。非扩散钙是指与血浆蛋白结合的钙，约占总钙的 40%，它不易透过毛细血管壁，不具有直接的生理功能，是钙在血液中的储存形式。

血浆蛋白与钙的结合受血浆 pH 的影响。当 pH 下降时，血浆蛋白带负电荷减少，与之结合的钙游离出来，使 Ca^{2+} 浓度升高；当 pH 升高时，血浆 Ca^{2+} 与血浆蛋白结合增多，使 Ca^{2+} 浓度降低。因此，临床上碱中毒时，尽管测定的血浆总钙量不低，但患者出现低钙抽搐，这可能是由于离子钙浓度降低引起。

pH 每改变 0.1 单位，血浆游离钙浓度将改变 0.05mmol/L。血浆中 $[Ca^{2+}]$、$[H^+]$、$[HCO_3^-]$

的关系是：

$$[Ca^{2+}] = K \times \frac{[H^+]}{[HCO_3^-]} (K 为常数)$$

正常成人每日需钙量 2～3g，主要由食物供给。钙的吸收是在 pH 较低的小肠上段进行的，以十二指肠上段吸收能力最强。食物中钙的吸收与许多因素有关：①活性维生素 D_3 是促进钙吸收的最重要因素；②食物中钙的吸收随年龄的增长而下降；③钙盐在肠道的溶解状态对钙的吸收有一定影响，乳糖、乳酸和一些氨基酸可使肠道 pH 下降，从而促进钙盐的溶解，提高钙的吸收率；④食物中的植酸、草酸等能与钙结合成为不溶性盐，影响钙的吸收；⑤食物中钙与磷的比例为 2∶1 时的吸收最佳。

钙的排泄主要通过肠道和肾脏两条途径。从肠道排出的钙包括食物中未吸收的钙、肠道分泌的钙（每天可达 600mg），占人体每日排钙总量的 80%。钙的分泌量可因高钙膳食而增加，严重腹泻时因排钙增多可引起缺钙。经肾排泄的钙占体内排钙总量的 20%，但尿中钙的排泄量受血液中钙浓度的直接影响，这在调节体内钙平衡方面发挥了主要作用。当血液中钙浓度降低时，尿中钙浓度几乎接近于零；而当血液中钙浓度升高时，尿中钙的排出量明显增多。

2. **磷代谢** 正常人体内含磷 600g 左右。每千克无脂肪的组织约含磷 12g，体内约 86% 的磷分布于骨，其余分布在全身其他组织及体液中。正常成人血磷浓度为 0.6～1.6mmol/L。

血磷通常是指血浆中无机磷酸盐所含的磷。血磷浓度不如血钙稳定，儿童时期因骨骼生长旺盛，血磷与碱性磷酸酶（ALP）都会增高，随着年龄的增长，逐渐降至成人水平。成人在进食、摄糖、注射胰岛素和肾上腺素等情况下，因细胞内利用增加，可引起血磷降低。

正常成人每日进食磷量 1.0～1.5g，以有机磷酸酯和磷酸为主，磷的吸收部位主要在小肠上段，在肠管内磷酸酶的作用下分解为无机磷酸盐。磷的吸收较钙容易，因此由于磷的吸收不良而引起缺磷现象较少见。但长期口服氢氧化铝凝胶以及食物中有过多的钙、镁离子时，容易与磷酸结合，生成不溶性磷酸盐而影响磷的吸收。

磷主要经肾脏和肠道排泄，经肾脏排出的磷约占总排出量的 70%，另 30% 由肠道排出。磷的排出量与血液中磷酸盐浓度成正比，当血液中磷酸盐浓度升高时，肾小管对磷的重吸收减少；若血液中磷酸盐浓度降低，则肾小管对磷的重吸收增加。肾小管的这种调节作用受甲状旁腺激素的控制，从而维持血磷浓度的相对恒定。

3. **镁代谢** 镁在人体内的含量约占体重的 0.03%，正常成人体内含镁 20～28g，其中约 60% 以磷酸镁及碳酸镁的形式存在于骨组织中，体内镁缺乏时由骨释放予以补充，骨骼肌中含镁量占体内镁总量的 20%～30%，其余约 10% 分布在其他组织中。从体液中镁的分布看，细胞内镁的含量约占总量的 39%，是细胞内仅次于钾的主要阳离子，仅有约 1% 的镁存在于细胞外液中。正常成人血浆镁浓度为 0.6～1.1mmol/L。

血浆中镁的存在形式：①约 55% 以镁离子的形式存在；②约 30% 与血浆蛋白结合；③约 15% 与重碳酸、柠檬酸和磷酸等结合。其中与蛋白质结合的镁不能自由扩散或渗透到其他体液中，也不能通过肾小球滤出。骨骼中的 Mg^{2+} 有小部分经常与血浆中的 Mg^{2+} 进行交换，维持缓慢的动态平衡。细胞内 Mg^{2+} 具有重要的生理功能，始终处于严密的生理调控之下，故不易受细胞外 Mg^{2+} 水平变化的影响。

人体每天摄入镁的量约 300g。镁广泛存在于除脂肪以外的所有动物组织与植物性食品中，因此在一般的饮食条件下，很少会发生镁的缺乏。镁主要在小肠上段吸收，消化液中含有一定量的镁。因此，在某些疾病如长期腹泻、消化道手术或造瘘术后，如果未及时补充镁，则会引起镁缺乏。

肾是体内镁的主要排泄器官，也是血浆镁水平调节的主要器官。每月经肾小球滤过的镁总量为 2～2.4g，绝大多数由肾小管重吸收入血，仅有 5%～10% 随尿排出。高镁膳食或高血浆镁时，肾对镁的重吸收减少，尿中排出增多；当镁摄入不足时，肾对镁的重吸收加强以保留更多的镁，维持血浆镁的正常水平。

（二）钙、磷、镁代谢的调节

1. 甲状旁腺素（PTH） 是由甲状旁腺主细胞合成并分泌的一种蛋白质激素，其合成与分泌受细胞外液 Ca^{2+} 浓度的负反馈调节，血钙浓度降低可促进 PTH 合成与分泌；相反则抑制 PTH 合成与分泌。PTH 是维持血钙正常水平最重要的调节激素。

PTH 的靶器官是肾、骨和小肠。PTH 对肾的作用最快，主要促进肾小管对钙的重吸收，抑制磷的重吸收，使尿钙减少，尿磷增加。PTH 的调节作用主要是：① PTH 可促进骨组织未分化的间叶细胞和骨组织转化成为破骨细胞，促进骨盐溶解；② PTH 对破骨细胞的作用是通过升高细胞内 Ca^{2+} 浓度，从而促使溶酶体释放各种水解酶，抑制异柠檬酸脱氢酶等酶的活性，使细胞内异柠檬酸、柠檬酸、乳酸、碳酸及透明质酸等酸性物质浓度增高，促进溶骨；③ PTH 作用于肾远曲小管的髓袢上升段以促进钙的重吸收，抑制近曲小管及远曲小管对磷的重吸收，从而降低血磷，升高血钙；④ PTH 能促进高活性的 $1,25-(OH)_2-D_3$ 的合成，从而促进小肠对钙、磷的吸收。总之，PTH 对钙、磷代谢调节总的结果是增加细胞外液钙的含量，以维持细胞外液钙的浓度，同时对细胞外液磷含量也有一定调节作用。

2. 降钙素（CT） CT 是甲状腺滤泡旁细胞合成、分泌的一种单链多肽激素；CT 的作用与 PTH 刚好相反，CT 主要是抑制破骨细胞的生成、减少骨盐溶解以及促进破骨细胞转化为成骨细胞，增强成骨作用，从而降低血钙和血磷的浓度。CT 还可直接抑制肾近曲小管对钙、磷的重吸收，使尿钙及尿磷排出量增加；同时还可抑制 $1,25-(OH)_2-D_3$ 的生成，降低肠道钙的吸收和骨钙的释放，从而使血钙和血磷降低。

3. $1,25-(OH)_2-D_3$ 是维生素 D 在体内的活性形式，是维生素 D_3 在肝、肾经羟化作用转变而成的；它的靶细胞是小肠、骨和肾。

$1,25-(OH)_2-D_3$ 的主要作用：

（1）促进肠黏膜对钙、磷的吸收。$1,25-(OH)_2-D_3$ 进入肠黏膜上皮细胞后，可与细胞中的特异性受体结合，并直接作用于肠黏膜刷状缘，改变膜磷脂的结构与组成，以增加钙的通透性。另外，与受体结合的 $1,25-(OH)_2-D_3$ 进入细胞核，可上调与钙转运有关的钙结合蛋白和 $Ca^{2+}-ATP$ 酶的表达，并可提高基膜醛苷酸环化酶的活性。细胞内增加的钙和 cAMP 都作为第二信使，发挥其调节作用。

（2）对骨的直接作用是促进溶骨，与 PTH 协同作用，加速破骨细胞的形成，促进溶骨。$1,25-(OH)_2-D_3$ 亦可通过促进小肠对钙、磷的吸收，使血钙、血磷浓度升高并利于骨的钙化。

（3）可直接促进肾近曲小管细胞对钙、磷的重吸收，使血钙、血磷浓度升高。

（三）钙、磷、镁代谢紊乱

1. 钙代谢紊乱 钙代谢异常包括高钙血症、低钙血症与高钙尿症。

（1）高钙血症：是由于过多的钙进入细胞外液，超过了细胞外液钙浓度调控系统的

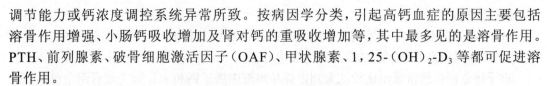

调节能力或钙浓度调控系统异常所致。按病因学分类,引起高钙血症的原因主要包括溶骨作用增强、小肠钙吸收增加及肾对钙的重吸收增加等,其中最多见的是溶骨作用。PTH、前列腺素、破骨细胞激活因子(OAF)、甲状腺素、$1,25$-$(OH)_2$-D_3 等都可促进溶骨作用。

临床上,高钙血症较多见的疾病如恶性肿瘤、原发性甲状旁腺功能亢进症等。

(2)低钙血症:是由于 PTH 的分泌减少、溶骨作用减弱、成骨作用增强及肠管钙吸收的抑制等因素造成的。食物中维生素 D 缺乏、紫外线照射不足、消化系统疾病等导致维生素 D 吸收障碍,均可引起维生素 D 缺乏性佝偻症。此病血液循环中的活性维生素 D 减少,导致肠钙吸收减少、血钙降低。血钙降低又刺激 PTH 分泌,促进骨钙动员、增加肾小管对钙的重吸收,来维持血钙正常水平。

肾功能不全患者由于肾功能低下,活性维生素 D 产生不足,导致 PTH 对溶骨的促进作用降低,引起低钙血症。

急性胰腺炎时机体对 PTH 的反应性降低,CT 和胰高血糖素分泌亢进,引起低血钙。这可能与溶骨作用的抑制有关。

(3)高钙尿症:尿钙的增高与含钙尿结石的形成关系密切,但高钙尿症并非形成尿结石的唯一决定性因素。尿结石的形成问题颇为复杂,许多尿结石患者尿钙含量正常,高钙尿症也不一定都合并尿石症。但在原发性甲状旁腺功能亢进症、肾小管性酸中毒、特发性高钙尿症等情况下,较多见尿结石的发生。

2. 磷代谢紊乱 磷代谢异常包括高磷血症与低磷血症。

(1)高磷血症:主要是由于肾排磷减少、磷摄入过多、溶骨作用亢进、磷向细胞外移出以及组织细胞破坏等因素引起。临床上常伴有血钙降低的各种症状和软组织的钙化现象。

临床上可见高磷血症的疾病有急性和慢性肾功能不全、甲状腺功能亢进症、甲状旁腺功能低下、肢端肥大症、维生素 D 中毒等。

(2)低磷血症:是由于小肠磷吸收减低、尿磷排泄增加以及磷向细胞内转移等原因引起。在甲状腺功能亢进症、维生素 D 缺乏、肾小管性酸中毒与范可尼综合征等疾病时,都可见低磷血症。

3. 镁代谢紊乱 镁代谢异常包括高镁血症和低镁血症(含镁缺乏)。

(1)高镁血症:可能是由于外因或内因性镁负荷的增加或肾对镁排泄的障碍所引起。如肾功能不全(尿毒症)、急性肾功能不全少尿期,由于肾清除作用降低,血浆及红细胞内镁含量均增高,即出现高镁血症。临床资料证实,当肌酐清除率在 30ml/min 以下时,血镁含量显著增高。

(2)低镁血症:可能是由于镁摄入不足、吸收不良、肾与消化系统丢失过多、镁向细胞内转移等因素引起。低镁血症的发病原因较多,如肾疾病、内分泌紊乱、恶性肿瘤、消化系统疾病、神经系统疾病、循环系统疾病、药物等,都可引起低镁血症。同时常伴有其他电解质的紊乱。

二、钙、磷、镁的测定

(一)血清钙和尿钙的测定

1. 血清钙的测定 血清钙检测包括离子钙(游离钙)与总钙的测定,离子钙比总钙更有临床价值,但在反映机体内钙总体代谢状况上,还是不能完全代替总钙的检测。

【检测方法】

(1) 血清离子钙（ICa^{2+}）的测定：血清 ICa^{2+} 是总钙中具有生理活性的部分。ISE 法是测定 ICa^{2+} 最常用的方法，也是 ICa^{2+} 测定的参考方法。

离子钙分析仪通常采用比较法来测定样品溶液中离子钙和 pH，即先测量两个已知标准液中的离子钙和 pH 的电极电位，在仪器程序内建立一条斜率曲线，然后测量样品溶液中离子钙和 pH 的电极电位，从已建立的斜率曲线上求出样品溶液中离子钙浓度和 pH，并计算出标准化离子钙（nCa^{2+}）浓度，直接在仪器上显示出结果或者打印出分析报告。

血液中离子钙受多种因素的影响，特别是标本 pH 的改变对 Ca^{2+} 影响较大，pH 降低能使 Ca^{2+} 增加，反之减少。因而采血后最好在密闭试管中离心后立即测定，避免因 CO_2 丢失造成 pH 升高。如离心后不能立即测定，可在测定前使用含 PCO_2 为 5.3kPa 的混合气体平衡后测定，特别是酸碱平衡紊乱后患者的血样需引起注意。有的离子钙分析仪在测定血清离子钙浓度的同时，可测量血清 pH，再计算出 pH 7.4 时的标准化离子钙浓度。

ISE 法测定 ICa^{2+} 迅速、简便、敏感性高、重复性好，临床普遍应用的 ISE 分析仪，能够直接测定全血中 ICa^{2+} 以及其他电解质。

Ca^{2+} 测定最好用血清，在急需检测结果时，可使用 10～20U 肝素抗凝，以减少血液凝固和离心分离血清的时间。

(2) 血清总钙测定：血清总钙的测定方法主要有原子吸收分光光度法、分光光度法、核素稀释 - 质谱法、酶法等。IFCC 推荐的钙测定的决定性方法为 ID-MS 法，参考方法为原子吸收分光光度法，分光光度法是目前实验室测定总钙的常规方法。分光光度法中应用较广泛的是邻甲酚酞络合酮法、甲基麝香草酚蓝法以及偶氮胂Ⅲ法。

1) 邻甲酚酞络合酮（OCPC）法：OCPC 是一种金属络合指示剂和酸碱指示剂，在碱性溶液中可与 Ca^{2+} 螯合生成紫红色螯合物，与同样处理的钙标准液比较，即可求的血清 Ca^{2+} 的含量。

本法测定血清 Ca^{2+} 时，其他金属离子的干扰和缓冲液 pH 是影响准确性的重要因素。OCPC 与 Ca^{2+} 螯合的同时亦可与 Mg^{2+} 螯合，为了消除标本中 Mg^{2+} 的干扰，需在试剂中加入 8- 羟基喹啉。8- 羟基喹啉与 Mg^{2+} 的络合作用比钙离子强，但受缓冲液 pH 的影响。pH 在 10.5 以下时，Ca^{2+} 与 8- 羟基喹啉的络合增强，而 pH 在 11 左右时，仅有 8% 的 Ca^{2+} 与其络合，Mg^{2+} 则完全被遮蔽。Ca^{2+} 与 OCPC 的络合也仅在碱性环境中才能显色，且 pH 10.5～12 时，反应敏感性最好，故一般选用 pH=11 为测定环境。

2) 甲基麝香草酚蓝（MTB）法：MTB 是一种酸碱指示剂和金属络合剂，在碱性溶液中与 Ca^{2+} 螯合后，反应从淡绿色变成蓝色，在 612nm 处与同样处理的钙标准液比色，即可求得血清 Ca^{2+} 含量。

甲基麝香草酚蓝法也需要用 8- 羟基喹啉以消除镁、镉、铜离子的干扰。同样显色反应液必须控制在 pH 10～13 的强碱环境中进行。为防止微量钙和其他金属离子的污染，最好使用一次性试管，或对所用的玻璃器皿严格清洗。本法的优点是反应条件容易控制，显色稳定且线性范围大（0.25～4.0mmol/L）。由于本法不受标本空白本底的影响，溶血和黄疸标本均对检测结果不产生干扰。

【参考范围】

(1) 血清离子钙（ICa^{2+}）的测定：健康成年人血清离子钙浓度：1.10～1.34mmol/L。

(2) 血清总钙测定：健康成年人：邻甲酚酞络合酮法：成人 2.03～2.54mmol/L，儿童

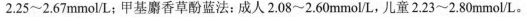

2.25～2.67mmol/L；甲基麝香草酚蓝法：成人2.08～2.60mmol/L，儿童2.23～2.80mmol/L。

【临床意义】 血清Ca^{2+}增高常见于甲状旁腺功能亢进症、维生素D过多症、多发性骨髓瘤、结节病引起肠道过量吸收而使血Ca^{2+}增高。

血清Ca^{2+}降低可引起神经肌肉应激性增强而使手足抽搐，主要见于：①甲状腺功能减退；如甲状腺手术全切时伤及甲状旁腺，引起其功能减退，血Ca^{2+}可下降至1.25～1.50mmol/L；②慢性肾炎尿毒症时，肾小管中维生素D_3-1-羟化酶不足，活性维生素D_3生成减少，使血清Ca^{2+}下降，但此类患者多伴有代谢性酸中毒而使ICa^{2+}增高，因此，尽管总钙减少，但ICa^{2+}不低，所以不易发生手足搐搦；③佝偻病与软骨病，体内缺乏维生素D，Ca^{2+}吸收障碍，血清钙、磷均偏低；④吸收不良性低血钙，在严重乳糜泻时，饮食中的Ca^{2+}与不吸收的脂肪酸生成钙皂而排出；⑤大量输入柠檬酸盐抗凝后，可引起低血钙。

2. 尿钙的检测 尿钙的测定方法、原理及试剂与血钙测定相同。

【检测方法】 一般采用OCPC法或MTB法。在收集尿标本时，每100ml尿液应加入10ml浓HCl，或调节尿样的pH<2.0，以溶解尿液中的钙盐，否则测定结果可能偏低。

【参考范围】 尿钙的排泄量随饮食不同有较大幅度的变化。低钙饮食时尿钙<3.75mmol/24h，一般钙饮食时尿钙<6.75mmol/24h，高钙饮食时尿钙可达10mmol/24h。

【临床意义】 尿钙增高主要见于甲状旁腺功能亢进症、维生素D中毒、维生素A中毒、肾上腺皮质功能亢进症、肢端肥大症、肝豆状核变性、特发性高钙尿症等。尿钙降低主要见于甲状旁腺功能减退、维生素D缺乏、乳糜泻、尿毒症晚期、阻塞性黄疸等。

（二）血清无机磷和尿磷的检测

1. 血清磷的检测 人体内的磷元素尚不能直接测定。通常测定的磷是指血浆中无机磷酸盐（$H_2PO_4^-$、HPO_4^{2-}）所含的磷。

【检测方法】 目前，测定血清磷的决定性方法是ID-MS法，WHO推荐的常规方法是比色法，我国原卫生部临床检验中心（1997年）推荐的常规方法是以硫酸亚铁或米吐尔做还原剂的还原钼蓝法，实验室现多采用紫外分光光度法。

（1）紫外分光光度法：血清中无机磷在酸性溶液中与钼酸铵反应生成的磷钼酸铵复合物，在340nm或325nm处的吸光度值与无机磷含量成正比，与同样处理的标准品比较，即可计算出标本中无机磷的含量。本法反应快速，操作简便，可用于自动化生化分析测定。但黄疸、溶血、高脂血清在340nm波长处有吸收，必须做标本空白对照。

（2）硫酸亚铁磷钼蓝比色法：用三氯醋酸沉淀蛋白，在无蛋白血滤液中加入钼酸铵试剂，与无机磷结合生成磷钼酸铵，再以硫酸亚铁为还原剂，还原成蓝色化合物（钼蓝），再行比色测定。本法采用去蛋白滤液进行测定，显色稳定，特异性高，线性范围宽，可用于自动化分析。

（3）米吐尔直接显色法：无机磷在酸性溶液中与钼酸铵反应生成磷钼酸铵复合物，用还原剂米吐尔还原生成钼蓝。在试剂中加入吐温-80以抑制蛋白质的干扰。

（4）酶法：血清磷测定的酶学方法有两种：一种是利用糖原的磷酸化反应，在糖原磷酸化酶、磷酸葡萄糖变位酶和葡萄糖-6-磷酸脱氢酶的偶联反应体系中，监测反应过程中NADH的生成速率，计算体液中磷酸盐的含量；另一种是在嘌呤核苷磷酸化酶催化下，无机磷酸盐和肌苷反应生成次黄嘌呤，次黄嘌呤在黄嘌呤氧化酶催化下，生成尿酸和H_2O_2，再在过氧化物酶（POD）催化下，H_2O_2与色原底物反应，生成红色化合物（醌亚胺），再用比色法测定。酶法的优点是不受胆红素干扰，在中性 pH 环境中反应，可减少有机磷酸盐的水解；缺点是酶法试剂较贵，临床实验室应用不多。

【参考范围】 紫外分光光度法：健康成年人 0.9～1.34mmol/L；硫酸亚铁磷钼蓝比色法：健康成年人 0.96～1.62mmol/L，儿童 1.45～2.10mmol/L。

【临床意义】

（1）血磷增高：①甲状旁腺功能减退症，由于激素分泌减少，肾小管对磷的重吸收增强使血磷增高；②慢性肾炎晚期磷酸盐排泄障碍而使血磷滞留；③维生素 D 过多，促进肠道的钙、磷吸收，使血清钙、磷含量增高；④多发性骨髓瘤及骨折愈合期。

（2）血磷降低：①甲状旁腺功能亢进时，肾小管重吸收磷受抑制，尿磷排泄过多，血磷降低；②佝偻病或软骨病伴有继发性甲状旁腺增生，使尿磷排泄增多而血磷减低；③连续静脉注入葡萄糖并同时注入胰岛素或胰腺瘤伴有胰岛素过多症，糖的利用均增加，这两种情况需要大量无机磷酸盐参加磷酸化作用，而使血磷下降；④肾小管重吸收磷功能发生障碍，血磷降低，如范可尼综合征。

2. 尿磷的测定

【检测方法】 尿磷的检测方法与血磷相同，取 24 小时尿，并在尿样收集容器中预先加入浓度为 6mmol/L 的 HCl120ml，以防碱性尿磷酸盐沉淀析出，分析之前应对尿液进行稀释、过滤。

【参考范围】 硫酸亚铁磷钼蓝比色法：16.14～41.98mmol/24h。

【临床意义】 从尿中排出的磷主要为无机磷酸盐，尿磷排泄增多见于甲状旁腺功能减退、甲状旁腺切除、肾衰竭、伴有酸中毒的肾炎等患者。

（三）血清镁和尿镁的检测

1. 血清镁的检测

【检测方法】 目前检测镁的参考方法是原子吸收光光度法，分光光度法（如 MTB 法、钙镁试剂染料比色法等）是临床实验室的常用方法，准确度和精密度较好，且适宜自动化分析，在临床实验室广泛使用。最近又发展了酶学方法用于血清镁的测定。

（1）原子吸收分光光度法：镁的空心阴极灯（镁灯）发射特征性的 285.2nm 光谱，在通过火焰时被待测标本中处于基态的镁原子蒸汽所吸收，其光吸收的量与火焰中镁离子的浓度成正比。在相同条件下，本法可对同一份标本同时进行钙、镁的测定。因其特异性强，灵敏度和准确性高，已成为镁测定的参考方法。

（2）甲基麝香草酚蓝法（MTB）法：在碱性条件下，MTB 可与镁络合成蓝紫色复合物，由于 MTB 还可以与钙结合，故需加入特殊的钙螯合剂乙二醇双（β- 氨基乙醚）N，N，N′，N′- 四乙酸（EGTA）以掩蔽钙的干扰。本法与原子吸收分光光度法相关性好，已被国家卫生和计划生育委员会临床检验中心推荐为测定镁的常规方法。

（3）钙镁试剂染料比色法：钙镁试剂的化学名是 1-（1- 羟基 -4- 甲基 -2- 苯偶氮）-2- 萘酚 -4- 硫酸。在碱性条件下，血清中的镁与钙镁试剂染料生成紫红色复合物，吸收峰在 520nm 波长处。应用 EGTA 去除 Ca^{2+} 干扰，使用表面活性剂可使蛋白质胶体稳定，不必去除血清蛋白质即可直接测定。本法反应迅速，显色性好，适合于手工操作及大多数自动分析仪。

（4）酶法：根据 Mg^{2+} 是多种酶的辅因子，现已建立了多种根据这些酶的活性测定离子镁的方法，其原理是基于下列反应：

$$\text{葡萄糖+Mg+ATP} \xrightarrow{\text{己糖激酶}} \text{葡萄糖–6–磷酸+Mg·ADP}$$

$$\text{葡萄糖–6–磷酸} + NADP^+ \xrightarrow{\text{G6PDH}} \text{葡萄糖–6–磷酸内酯} + NADPH + H^+$$

在 340nm 处，监测 NADPH 的生成速率，即可求出血清镁的浓度。该法有可能成为新的自动化方法，但由于试剂较贵，目前尚未广泛使用。

【参考范围】 MTB：健康成年人 0.67～1.04mmol/L；钙镁试剂染料比色法：健康成年人 0.7～1.10mmol/L；原子吸收分光光度法：健康成年人 0.6～1.10mmol/L，儿童 0.5～0.9mmol/L。

【临床意义】 血清镁增高：①肾脏疾病，如急性或慢性肾衰竭；②内分泌疾病，如甲状腺功能减退症，艾迪生病和糖尿病昏迷；③多发性骨髓瘤、严重脱水症等血清镁也增高。血清镁降低：①镁由消化道丢失，如长期禁食、吸收不良或长期丢失胃肠液者，慢性腹泻、吸收不良综合征、长期吸引胃液者等；②镁由尿路丢失，如慢性肾炎多尿期，或长期用利尿药治疗者；③内分泌疾病，如甲状腺功能亢进症、甲状旁腺功能亢进症、糖尿病酸中毒、醛固酮增多症等，以及长期使用皮质醇激素治疗者。

2. 尿镁的检测

【检测方法】 用于检测血镁的方法均可检测尿镁。测定的尿液标本应当用 HCl 酸化至 pH=1，如果有沉淀形成，可摇动、混合、酸化或加温至 60℃，以重新溶解。

【参考范围】 3.00～5.0mmol/24h。

【临床意义】 尿镁排泄增多见于各种原因的多尿，包括长期服用利尿药、原发性醛固酮增多症、皮质醇增多症、肾小管性酸中毒、糖尿病治疗后期、甲状旁腺功能亢进症、皮质激素治疗以及肿瘤骨转移等。尿镁排泄减少见于长期禁食、厌食及吸收不良者。甲状旁腺功能减退、肾上腺皮质功能减退时也可减少。

第三节 微量元素代谢与检验

微量元素是指含量占体重 0.01% 以下，每日需要量在 100mg 以下的元素。根据微量元素的生物学作用不同，可分为必需微量元素、无害的及有害的微量元素 3 类。人体内必需微量元素有：铁（Fe）、铜（Cu）、锌（Zn）、铬（Cr）、钴（Co）、钼（Mo）、镍（Ni）、钒（V）、硅（Si）、锡（Sn）、硒（Se）、碘（I）、氟（F）等；无害的微量元素有：钛（Ti）、钡（Ba）、铌（Nb）、锆（Zr）等；有害的微量元素有：镉（Cd）、汞（Hg）、铅（Pb）、铝（Al）等。随着研究的不断深入，将会发现更多的微量元素。

一、微量元素对人体生命活动的影响

1. 对胚胎及胎儿发育的影响 缺乏必需微量元素如锌、铜、碘等均可影响胚胎及胎儿的正常分化和发育，导致先天畸形。而有害的微量元素则对胚胎的正常分化、发育产生有害影响，导致畸形的产生。

2. 促进机体的生长发育 已发现铁、铜、锌、锰、钴及碘等均能促进机体的生长发育。这些元素主要是机体内一些重要酶和激素的组成成分，缺乏任何一种都能导致生长停滞。对缺乏的元素给予适当补充，则能促进机体恢复正常状态。

3. 对神经系统结构和功能的影响 铁、碘、锌、铜、锂、钴及锰等元素与中枢神经系统的正常结构和功能关系密切,缺乏时可导致神经系统的结构和功能异常,表现为智力低下。但这些元素的过量摄入则又可引起毒性反应或病变。如铜、锰过多时可引起脑底和神经节的广泛病变;过量的铜、铁和铅则与精神病发病有关。

4. 对内分泌系统的影响 微量元素与内分泌系统的功能关系密切而复杂,铜、铁、镍、锌、锰及铬等多种微量元素过多或缺乏均能引起某些内分泌功能失常。如铜的缺乏可影响垂体、肾上腺皮质和性腺的内分泌功能,而铜过量则可引起排卵异常,导致不孕。

5. 对免疫系统的影响 某些微量元素如铁、铜、锌等直接参与人体的免疫功能,缺乏时可导致机体免疫力降低。当机体感染后,通过激素等调节途径可改变微量元素的含量与分布状态,以增强机体防御功能。

6. 对心血管疾病和创伤的影响 研究表明,适量的铬、锌、锰、硒等元素有利于心血管的结构和功能。食物中锌/镉比值的大小则与高血压的发生和预后有密切关系。多种微量元素参与机体核酸及蛋白质生物合成,从而影响到细胞的分裂和增殖,故这些微量元素与机体的创伤愈合及疾病恢复关系密切。

7. 对肿瘤发生、发展的影响 大量的流行病学资料证实,过量的镍、铁、铜、锌、铬、砷、镉等微量元素具有致癌作用。

二、微量元素代谢与疾病

不论是必需微量元素缺乏或过多,还是有害微量元素接触、吸收、贮积过多或干扰了必需微量元素的生理功能,都会引起机体一系列的生理及生物化学过程的紊乱,从而导致疾病的发生。下面重点介绍几种常见微量元素的代谢。

(一)必需微量元素

1. 铁(Fe) 在体内分布很广,几乎所有的组织都含有铁。铁在体内分两类,即功能铁和储存铁。功能铁是指在体内具有重要生理功能的铁,包括血红蛋白、肌红蛋白、少量含铁酶及运铁蛋白中所含的铁;储存铁又分为铁蛋白及含铁血黄素,铁蛋白的铁是可以被立即动用的储存铁。

正常成人体内含铁总量为$3\sim 5g$。食物中的铁主要在十二指肠及空肠上段吸收,吸收率常低于10%。影响铁吸收的因素很多,主要有:①与铁在胃肠道存在的状态有关,只有溶解状态的铁才能被吸收;②酸性环境有利于铁盐的溶解,故胃酸可促进铁的吸收,而柠檬酸、氨基酸、胆汁酸等能与铁形成不溶性盐,使铁的吸收受到影响;③食物的铁多为Fe^{3+},而Fe^{3+}不如Fe^{2+}易吸收,食物中的还原性物质如维生素C、谷胱甘肽、半胱氨酸等,能使Fe^{3+}还原成Fe^{2+},增加铁的吸收。

Fe^{2+}从小肠进入血液后,首先在铜蓝蛋白(CER)的催化下氧化成Fe^{3+},然后与血浆中运铁蛋白结合而运输。铁主要用于合成血红素,进而合成各种含铁蛋白质,如血红蛋白、肌红蛋白、细胞色素、过氧化氢酶等,只有少量用于合成非血红素化合物铁硫蛋白等。铁广泛参与机体的物质代谢,并对机体发育及免疫功能产生影响。

2. 锌(Zn) 锌是体内含量仅次于铁的微量元素,正常成人体内含锌$2\sim 2.5g$,每日需锌量$10\sim 15mg$。体内锌以视网膜、前列腺及胰腺中浓度最高。贮存量最大的是肌肉和骨骼组织,其中肌肉中的锌占体内锌总量的62.2%,骨骼中的锌占体内锌总量的28.5%。锌主要在十二指肠和空肠中吸收,主要经粪便、尿液排泄,汗液、乳汁和毛发可排出微量锌。

锌在体内可通过多种途径发挥作用:①与多种酶的合成和活性有关,如DNA聚合酶、

RNA 聚合酶、胸腺核苷酸酶、谷氨酸脱氢酶、乳酸脱氢酶等，它们在蛋白质、脂肪、糖和核酸代谢以及组织呼吸中都起着重要作用。②可促进机体生长发育。锌是调节基因表达即调节 DNA 复制、转录的 DNA 聚合酶和 RNA 聚合酶的必需组成部分，因此，锌缺乏会导致创伤组织的愈合困难、性器官发育不全或减退、生长发育不良，儿童出现缺锌性侏儒症。③可促进维生素 A 的正常代谢和生理功能。锌参与维生素 A 还原酶和视黄醇结合蛋白的合成，促进视黄醛的合成和变构，以维持血浆维生素 A 的正常水平。④与巨噬细胞的释放、白细胞的吞噬、趋化和杀菌等作用有关，故锌缺乏可引起免疫功能障碍。

3. 铜（Cu） 正常成人体内含铜 $100 \sim 200mg$，每日需铜量为 $1.5 \sim 2mg$。通常从食物中摄入铜可超过 $5mg$，故机体很少发生缺铜。铜主要在十二指肠和小肠上段被吸收。铜被吸收进入血液，与血浆中的清蛋白疏松结合，形成铜 - 氨基酸 - 清蛋白络合物进入肝，该络合物中的部分铜离子与肝生成的 α_2- 球蛋白结合，形成铜蓝蛋白（CER），CER 再从肝进入血液和各组织。CER 是运输铜的基本载体，也可视为铜的无毒性代谢库。铜主要经过胆汁、肠壁、尿液和皮肤排泄。

铜在体内的主要生理功能：①参与许多酶的组成，如赖氨酸氧化酶、细胞色素氧化酶、超氧化物歧化酶、多巴胺 -β- 羟化酶等，对细胞内代谢、神经传导和内分泌功能均有重要作用；②影响铁的吸收，CER 促进 Fe^{3+} 还原 Fe^{2+}，增强小肠对铁的吸收，加速血红蛋白及铁卟啉的合成，从而促进幼稚红细胞的成熟，维持正常的造血功能。

目前，已知两种遗传病与铜代谢紊乱有关。一种是与男性有关的 Menkes 综合征，患儿血清、肝、脑中铜含量较低，临床表现为毛发卷曲、生长迟缓、脑退行性变及早亡；另一种是 Wilson 病，该病患者血清中铜含量较低，而肝、脑、肾和角膜中铜过量蓄积达中毒水平，患者表现为神经系统症状、肝硬化和角膜退行性变等。

4. 硒（Se） 人体内硒含量仅为 $14 \sim 21mg$。硒的日需要量为 $30 \sim 50\mu g$。硒分布在全身所有的软组织中，以肝、胰腺、肾和脾含量较多。硒主要通过肠道吸收，吸收入血后的硒大部分与 α- 球蛋白或 β- 球蛋白结合，少部分与极低密度脂蛋白（VLDL）结合而运输。体内硒的主要排泄途径是通过尿液和汗液，亦有部分未吸收的硒从肠道排出，毛发也能排出微量的硒。

硒的主要生理功能：

（1）硒是体内多种酶的组成成分，它主要以硒代半胱氨酸的形式存在于酶分子的活性中心。其中谷胱甘肽过氧化物酶（glutathione peroxidase, GSH-Px）是体内重要的含硒酶，它能以还原型谷胱甘肽为供氢体而消除体内的过氧化氢和过氧化物等。这些氧化剂对细胞成分如膜脂质、核酸和蛋白质造成损伤，可能会导致细胞凋亡、老化甚至癌变。硒的抗氧化功能与人类衰老、癌变、心血管疾病、中枢系统疾病的关系日益受到重视。

（2）硒参与辅酶 A 和辅酶 Q 的合成，并可增强丙酮酸、α- 酮戊二酸氧化系统的酶活性，在三羧酸循环及呼吸链电子传递中发挥重要作用。

（3）硒具有保护视器官健全的功能，虹膜及晶状体含硒丰富，含有硒的 GSH-Px 和维生素 E 可使视网膜上的氧化损伤降低。

（4）硒具有拮抗和降低机体内许多重金属的毒性作用，它与银、镉、汞、铅等形成不溶性盐，减低重金属对机体的毒害作用。

（5）硒能促进淋巴细胞产生抗体，增强机体对疾病的抵抗力。

（6）硒参与保护细胞膜的稳定性及正常通透性，消除自由基的毒害作用，抑制脂质的过氧化反应，从而保护心肌的正常结构和功能。

（7）硒能调节维生素 A、维生素 C、维生素 E、维生素 K 的吸收与消耗，并能与维生素 E 起协同作用，加强维生素的抗氧化作用。

5. 铬（Cr） 人体内含铬量约60mg，铬的日需要量为50～110μg。铬经口、呼吸道、皮肤及肠道吸收，入血后与运铁蛋白结合运至肝及全身。铬主要经尿液排泄，少量经过胆汁、粪便及皮肤排出。

铬的主要生理功能：①增强胰岛素的作用及调节血糖。其作用主要通过形成葡萄糖耐量因子（glucose tolerance factor，GTF）使胰岛素与膜受体上的巯基（-SH）形成 -S-S- 键，在体内糖代谢等过程中协助胰岛素发挥作用。②铬可增加胆固醇的分解和排泄，因此缺铬可造成胰岛素生物学效应降低，糖代谢及脂代谢紊乱，出现高胆固醇血症，从而易诱发动脉粥样硬化和冠心病。③铬可与机体中核蛋白、甲硫氨酸、丝氨酸等结合，故缺铬可影响蛋白质代谢及生长发育。

6. 钴（Co） 正常人体内含钴量约为1.5mg，几乎全部存在于维生素 B_{12} 中。钴主要由消化道和呼吸道吸收，通过尿液排泄。某些重金属离子能影响钴的吸收，如铁在十二指肠的转运过程与钴相似，所以这两种金属存在着吸收竞争。人类不能利用无机钴合成维生素 B_{12}，主要从能合成维生素 B_{12} 的动物与细菌中摄取。体内钴主要以维生素 B_{12} 的形式发挥作用，维生素 B_{12} 参与机体一碳单位代谢，影响细胞增殖和分化。因此，钴的缺乏可导致叶酸利用率下降，骨髓造血功能降低，造成巨幼细胞贫血。维生素 B_{12} 能促进铁的吸收及储存铁的动员，也能促进锌的吸收和利用。

7. 锰（Mn） 正常人体内含锰量为12～20mg，日摄入量为0.7～22mg，吸收度为3%～4%。锰主要在小肠吸收，通过尿液排泄。吸收入血的锰与血浆 β- 球蛋白结合为转锰素分布到全身。锰是体内多种酶如精氨酸酶、丙酮酸羟化酶和超氧化物歧化酶等多种酶的组成成分，锰与多糖聚合酶和糖基转移酶的活性有关。锰缺乏时黏多糖合成受到干扰，影响软骨和骨骼生长，导致骨骼畸形。此外，锰也与造血、生殖和中枢神经系统功能有关。

8. 氟（F） 正常人体内含氟量约为2.6g，日摄入量约2mg。主要存在于骨、牙齿及指甲中。氟主要从食物中摄入，通过消化道吸收，由尿液排泄。氟对骨、牙齿的形成有重要作用，可增加骨硬度和牙齿的耐酸蚀能力。氟缺乏时易发生龋齿，过量常引起氟中毒而使牙齿呈斑釉状。

9. 碘（I） 正常人体内含碘为20～50mg，日摄入量为50～100μg。碘主要从食物中摄入，以消化道吸收为主。吸收后的碘有70%～80%被摄入甲状腺细胞储存、利用，其余分布在血浆、肾上腺、皮肤、肌肉、卵巢和胸腺等处。碘主要通过肾排泄，其余可由汗腺、乳腺、唾液腺和胃腺分泌排出。

碘主要用于甲状腺激素 T_3、T_4 的合成。甲状腺激素在调节机体能量的转换和利用，维持正常生长发育和智力发育方面发挥着重作用。甲状腺能主动聚集碘，某些地方性甲状腺与当地土壤及水中缺碘有关。

（二）有害微量元素

1. 铅（Pb） 铅是对人体有毒性作用的重金属，广泛存在于人的生活环境和食物链中，铅可以铅烟、铅尘及各种氧化物等多种形式被人体经呼吸道和消化道摄入体内，引起以神经、消化、造血系统障碍为主的全身性疾病。铅中毒机制中最主要的是引起卟啉代谢紊乱，

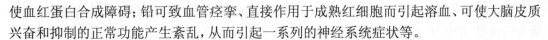

使血红蛋白合成障碍；铅可致血管痉挛、直接作用于成熟红细胞而引起溶血、可使大脑皮质兴奋和抑制的正常功能产生紊乱，从而引起一系列的神经系统症状等。

2. 汞（Hg） 俗称水银，是银白色液态金属，广泛存在于自然界。金属汞及其化合物主要以蒸汽和粉尘形成经呼吸道侵入机体，还可直接经消化道、皮肤侵入。汞主要经肾、肠道排出，还可由肺呼出，汗液、乳汁、唾液也可排出少量。汞对机体的毒性作用，主要是因为汞与酶的巯基(-SH)结合后，使酶的活性丧失，影响细胞的正常代谢而出现中毒症状。

3. 镉（Cd） 主要来自被污染的环境，其污染主要是植物和土壤，另外还有食品污染及吸烟。镉主要通过呼吸道、皮肤吸收，分布到全身各个器官。镉的排泄主要通过粪便排出，其次是经肾由尿排出，少量可随胆汁排出，镉化合物可抑制肝细胞线粒体氧化磷酸化过程，对各种氨基酸脱羧酶、过氧化物酶、脱氢酶等均有抑制作用，从而使组织代谢发生障碍。镉还可直接损伤组织细胞和血管，引起水肿、炎症和组织损伤。

4. 砷（As） 广泛分布于环境中，其本身的毒性并不大，但其化合物如三氧化二砷（As_2O_3，俗称砒霜）毒性很大。砷及其化合物主要经呼吸道、消化道和皮肤吸收，吸收入血后主要与血红蛋白结合，随血液分布到全身组织和器官。砷的毒性作用主要表现在：砷对细胞中的巯基(-SH)有很强的亲和力，进入机体的砷可与许多含巯基的酶结合，特别是宜与丙酮酸氧化酶的巯基结合，使酶丧失活性，丙酮酸不能进一步氧化，从而影响细胞的正常代谢。

三、血清铁、铜、锌和全血铅的检测

微量元素检测的样本主要有血液、尿液、毛发、胃液、脑脊液、唾液、精液、汗液、胆汁及肝、肾、肺、肠、脑、心、肌肉等脏器组织，样本的采集应遵循三大原则：针对性、适时性和代表性。在收集样本及整个过程中，均需严格防止离子的污染。

（一）血清铁和总铁结合力的测定

血清中铁的含量很低，均以 Fe^{3+} 形式与运铁蛋白结合，故血清铁测定的同时要进行总铁结合力（TIBC）测定。正常情况下，仅有20%～55%的运铁蛋白与血清铁结合，其余的运铁蛋白处于不饱和状态。当血清运铁蛋白全部被饱和后，其结合铁的含量就是TIBC。

【检测方法】

1. 比色法 是临床实验室测定血清铁使用最广的一种方法。与运铁蛋白结合的铁在酸性介质中从运铁蛋白中解离出来，高铁离子(Fe^{3+})在还原剂的作用下被还原成亚铁离子(Fe^{2+})，Fe^{2+} 与发色试剂发生络合反应，再进行比色测定。直接测定法应纠正血清本身的色度，故应设血清空白。

总铁结合力（TIBC）是指血清中转铁蛋白能与铁结合的总量。将过量铁标准液加到血清中，使之与未带铁的转铁蛋白，多余的铁被轻质碳酸镁粉末吸附除去，然后测定血清中总铁含量，即为总铁结合力。

常用的还原剂有：肼、维生素C、巯基乙酸或羟基胺等。常用的络合剂有3-(2-吡啶基)-5,6-双(4-苯磺酸)-1,2,4-三嗪(亚铁嗪)、红菲绕嗪和三吡啶基三嗪(TPZ)。

2. 电化学法 是基于库伦测定的原理，首先加入乙醇盐酸溶液将铁离子从铁蛋白上解离下来，游离的铁离子暴露在一个多电极传感器的不同的特定电位中，这样在 Fe^{2+} 与 Fe^{3+}

之间的电子转移就产生了一个电流，它与铁的浓度相关。该法样品用量少，分析时间段，但需专门仪器，故临床上应用较少。

【参考范围】 健康成年人：血清铁：男性 11～30μmol/L，女性 9～27μmol/L；血清总铁结合力：男性 50～77μmol/L，女性 54～77μmol/L。

【临床意义】 血清铁增高见于：①红细胞破坏增多时，如溶血性贫血；②红细胞的再生或成熟障碍，如再生障碍性贫血、巨幼细胞贫血；③铁的利用率低，如铅中毒或维生素 B_6 缺乏引起的造血功能减退；④铁贮存释放增加，如血红蛋白沉着症、含铁血黄素沉着症、反复输血治疗或肌肉注射铁剂引起急性中毒症等。血清铁降低见于：①机体摄取不足，如营养不良、胃肠道病变、消化道溃疡等；②机体失铁增加，如肾炎、肾结核、胃肠道出血等；③体内铁的需要量增加又未及时补充，如妊娠、婴儿生长期等；④体内储存铁释放减少，如急性和慢性感染、尿毒症等。血清总铁结合力增高见于缺铁性贫血、急性肝炎等。血清总铁结合力降低见于肝硬化、肾病、尿毒症和血红蛋白沉着症。

（二）血清铜的检测

【检测方法】 血清铜的检测方法包括原子吸收分光光度法、分光光度法、中子活化分析法和阳极溶出伏安法等。目前，尚无血清铜测定的参考方法，首选方法为原子吸收分光光度法，当不能采用原子吸收分光光度法时，可采用双环己酮草酰二腙比色法。

1. 原子吸收分光光度法 用等量去离子水稀释血清，吸入原子化器（火焰），标本中的铜在高温下离解成铜原子蒸气。铜的空心阴极灯发射的 324.5nm 谱线中，部分发射光被蒸气中的基态铜原子吸收，光吸收的量与火焰中铜离子的浓度成正比。用 10% 甘油水溶液做标准液的稀释剂，使标准液的黏度与血清相近，在同样的试验条件下制成标准曲线，可得出标本中铜的含量。

2. 双环己酮草酰二腙比色法 血清经稀盐酸处理后，与清蛋白结合的铜释放，用三氯醋酸沉淀蛋白，滤液中的铜离子与双环己酮草酰二腙反应，生成稳定的蓝色化合物。本法十分灵敏，所有试剂要求高纯度，试验中所用器材都要避免铜的污染。

测定铜可用血清、尿、头发、软组织等标本。收集标本时均应注意避免铜的污染，如采集血样标本时最好使用一次性塑料注射器、尿样标本必须在避免污染条件下收集在非金属容器内。头发标本在枕后部距头发 2～3mm 处剪取 1cm 长得一绺头发，并需专门预处理以消除环境污染。

【参考范围】 健康成年人血清铜浓度：原子吸收分光光度法：男性 11.0～22.0μmol/L，女性 12.6～24.4μmol/L，儿童 2.6～29.9μmol/L；比色法：男性 10.99～21.98μmol/L，女性 12.56～23.55μmol/L。

【临床意义】 铜是人体必需元素，是铜蓝蛋白（亚铁氧化酶）、超氧化物歧化酶、细胞色素氧化酶、赖氨酸氧化酶等重要酶的组成部分。

血浆铜增高见于：霍奇金病、白血病及其他许多恶性病变、巨幼细胞贫血、再生障碍性贫血、色素沉着病、风湿热、雌激素治疗及口服避孕药等。

血清铜降低见于：肝豆状核变形（Wilson disease）、Menkes 或丝卷综合征、烧伤患者、某些缺铁性贫血、营养不良以及慢性局部缺血性心脏病等。

（三）血清锌的检测

【检测方法】 血清锌的测定方法包括原子吸收分光光度法、比色法、络合滴定法、荧光光度法、极谱法、阳极溶出伏安法和中子活化法等。目前临床实验室常用的测定方法是原子吸收分光光度法和吡啶偶氮萘酚比色法。

1. 原子吸收分光光度法 标本在高温下反应，离子锌被还原并转化为锌原子蒸发。锌的空心阴极灯发射的 213.8nm 谱线中，部分发射光被蒸气中基态锌原子吸收，光吸收的量与火焰中锌离子的浓度成正比。用 50ml/L 甘油溶液稀释锌标准液，使标准液的黏度与血清相近，在同样的试验条件下制成标准曲线，可得出标本中锌的含量。

该法特异性高，检出限低，精密度好。发锌测定时可取 10~20mg 头发在硝酸中溶解成终容积为 10ml 的标本进行测定。尿锌测定应收集 24 小时尿液并酸化溶解锌，以测定含量。

2. 吡啶偶氮萘酚比色法 用三氯醋酸等沉淀去除血浆或血清中的蛋白质，高价铁、铜被维生素 C 还原成低价，和其他金属离子一起被氰化物络合而掩蔽。二价锌离子可以与氰化物络合，但水合氯醛能选择地释放锌，使锌暴露并与吡啶偶氮萘酚反应生成亮红色的复合物，在 555nm 波长处比色，即可测定锌的浓度。该反应在碱性条件（pH 8~9）时显色最佳。

测定锌可可采用血清、尿液、唾液和头发等标本。锌在各种标本中含量极微，整个测定过程均应严格防止锌污染。橡胶制品含锌较高，要注意避免试剂或去离子水与橡胶制品的接触，并要严格控制实验用水的质量。长期用玻璃容器存放的液体内会含微量锌，因此应避免采用玻璃容器存放标本、去离子水或试剂，一般采用聚乙烯制品。

【参考范围】 健康成年人：原子吸收分光光度法：11.6~23.0μmol/L；吡啶偶氮萘酚比色法：9.0~20.7μmol/L。

【临床意义】 血清锌增高：工业污染引起的急性锌中毒。血清锌降低：酒精中毒性肝硬化、肺癌、心肌梗死、慢性感染、营养不良、恶性贫血、胃肠吸收障碍、妊娠、肾病综合征及部分慢性肾衰竭患者。儿童缺锌可出现嗜睡、生长迟缓、食欲低下、男性性腺发育不全和皮肤改变。

（四）全血铅的检测

【检测方法】 全血铅的检测方法主要有原子吸收光谱法、溶出伏安法和二硫腙络合法3 类。在各种原子吸收光谱法中，石墨炉原子吸收光谱应用最广，目前已被推荐为参考方法。溶出伏安法中的微分电位溶出法具有灵敏度高、精密度好的优点，且价格适中，易于推广使用。二硫腙络合法是早期广泛使用的一种测定全血铅的方法，但该法烦琐、费时，需要大量的洁净玻璃器皿，且易受锡、铋和铊等的干扰，目前临床实验室较少采用。

1. 石墨炉原子吸收光谱法 血样用 TritonX-100 做基体改进剂，溶血后用硝酸处理，在283.3nm 波长处用石墨炉原子吸收光谱法测定铅的含量。

本法的最低检出浓度为 3μg/L，精密度 CV 3.7%~5.0%，回收率为 95.1%~103.2%，血铅标标准品符合率达 99.1%。

2. 微分电位溶出法 在酸性介质中，在选定的电位上，将 Hg^{2+} 和 Pb^{2+} 电沉积在预镀汞膜玻碳工作电极上，断开恒电位电路，利用溶液中溶解氧使沉积在汞齐中铅氧化溶出，并记录溶出的 (dt/dE)-E 曲线（以峰高为纵坐标，加入铅量为横坐标），以溶出峰高进行定量测定。

【参考范围】 成人：<0.97μmmol/L（<200μg/L）；儿童：<0.48μmmol/L（<100μg/L）。

【临床意义】 铅进入人体后，以各种络合物形式经血液输送至各组织器官，主要储存于软组织和骨髓中。血液中 95% 的铅在红细胞中，其浓度与机体铅吸收、排出、分布处于平衡状态。当生活环境不变,铅暴露基本稳定的情况下,血铅不仅反映了近期的铅接触水平,也一定程度上反映体内的铅负荷和铅对机体健康危害的程度。在同一环境中,婴幼儿受危害的程度相对大于成人。研究表明,血铅是当前最可行、最能灵敏地反映铅对人体健康危害的指标。

 本章小结

水和溶解其中的电解质是人体赖以生存的内环境。体液电解质在维持体液渗透压、神经肌肉及心肌兴奋性、体液酸碱平衡、骨代谢等方面具有重要生理作用。

微量元素种类众多,在体内含量甚微,但作用广泛。微量元素在体内可独立或相互作用,发挥各自特有的生物学功能,任何一种微量元素的缺乏或增高都会引起相应的功能异常而发生疾病。

体液电解质与微量元素代谢紊乱,严重时可危及患者的生命。因此,体液电解质和微量元素的检测是生物化学检验的重要内容,是许多疾病临床诊断、治疗和预防的重要依据。

实验室检测血清 K^+、Na^+、Cl^-、Ca^{2+} 最常用的方法是 ISE 法,FES 是测定 K^+、Na^+ 的参考方法;ID-MS 法是测定钙、磷、镁的决定性方法,AAS 为参考方法,分光光度法是目前实验室的常规方法;微量元素铁、铜、锌等的测定,实验室多用原子吸收分光光度法和比色法。

(雷 呈)

 思考题

李某,男,72岁,退休干部。主述腰背部疼痛,四肢无力并时常有麻木感,行动不便,夜间经常抽筋,精神倦怠,食欲减退,记忆力减退。其他情况良好,无服药史。

实验室检查结果如下:

检测项目	检测结果	参考范围
Cr(μmol/L)	87	75~120
Urea(mmol/L)	5.3	3.0~7.0
Na^+(mmol/L)	141	135~145
K^+(mmol/L)	4.1	3.6~4.6
Ca^{2+}(mmol/L)	2.2	2.25~2.60
Pi^{3+}(mmol/L)	0.49	0.60~1.40
Alb(g/L)	44	35~52
ALP(U/L)	214	21~90

X线报告:盆骨具有粗糙小梁形成和骨密度减低的改变。骨扫描报告:多区域活性增加。

请问：1. 初步判断患者所患的是什么疾病？

2. 增高的 ALP 最有可能是哪型 ALP 同工酶？

3. 导致该患者低磷血症和低钙血症的可能原因是什么？

4. 对该患者应用什么方法处理？

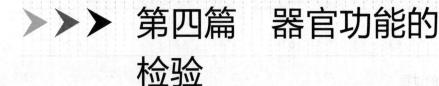

第四篇 器官功能的检验

第十九章 血气分析

学习目标

1. 掌握：血气测定方法、酸碱平衡紊乱的分类及判断依据和血浆（清）碳酸氢根浓度测定。
2. 熟悉：气体在血液中的运输形式、血气分析常用参数及临床意义。
3. 了解：气体交换、血气分析测定的原理和血浆（清）碳酸氢根浓度测定。

第一节 气体在血液中的运输

新陈代谢是生命的最基本特征，机体只有不断地从周围环境中摄取营养物质和氧气、向体外不断地排出代谢废物和二氧化碳才能生存，这种消耗氧气、产生二氧化碳的过程，依赖于机体的气体交换和运输。

血液中的气体即血气，严格地说血气应包括O_2、N_2和CO_2及稀有气体，然而就生理学意义而论，主要是指与物质代谢和气体交换密切相关的O_2和CO_2两种气体。气体交换就交换过程和部位而言包括肺换气和组织换气，即肺泡与肺毛细血管之间进行的O_2和CO_2的交换叫做肺换气，血液与组织细胞之间进行的O_2和CO_2的交换叫组织换气。两种气体交换都是通过物理扩散方式实现的，气体运输则是机体通过血液循环来实现的。

一、气体交换

（一）气体交换的动力

气体分压是气体交换的动力；所谓分压是混合气体中某种气体的分压力，气体分子在分压差的作用下总是从分压高的一侧向分压低的一侧扩散。混合气体中的总压力则为各气体的分压力之和。在呼吸过程中，肺泡、血液、组织各处的O_2和CO_2分压是各不相同的，见表19-1。

表 19-1 肺泡、血液及组织液内 O_2 和 CO_2 分压

	肺泡(kPa)	静脉血(kPa)	动脉血(kPa)	组织(kPa)
O_2	13.6	5.3	13.3	4.0
CO_2	5.3	6.1	5.3	6.7

（二）气体交换的过程

1. 肺换气 肺换气是指肺泡与肺毛细血管内血液之间的气体交换过程，在安静状态下肺泡内 O_2 分压为 13.6kPa、静脉血 O_2 分压 5.3kPa，而肺泡内的 CO_2 分压 5.3kPa、静脉血中 CO_2 分压 6.1kPa。因此，当静脉血流经肺泡时，在各自分压差的作用下，O_2 由肺泡向周围毛细血管中扩散，使血中的 O_2 分压升高；CO_2 由毛细血管向肺泡内扩散，被呼出体外，血中 CO_2 分压降低，于是静脉血变成动脉血（图 19-1）。

2. 组织换气 组织换气是指体循环与组织之间的气体交换过程。组织细胞在新陈代谢过程中不断消耗氧气并产生二氧化碳。所以组织间液中的氧气分压 4.0kPa、动脉血的氧气分压 13.3kPa，二氧化碳分压 6.7kPa、动脉血的二氧化碳分压 5.3kPa。因此，当动脉血液经组织细胞时，在各自分压差的作用下，氧气由动脉血向组织内扩散，使血液中的氧气分压降低；二氧化碳由组织向细胞血扩散，结果使血中的二氧化碳分压升高，于是动脉血变成了静脉血（图 19-1）。

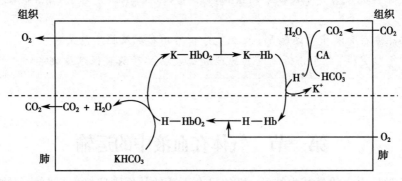

图 19-1 组织和肺中氧气和二氧化碳的气体交换

二、气体的血液运输

无论是氧气、还是二氧化碳，在血液中运输的形式有物理溶解和化学结合两种形式。物理溶解的量比较少，但很重要，气体必须先溶解才能发生化学结合；气体释放时也必须从化学结合状态解离成溶解状态，然后才能离开血液。

（一）氧的运输

1. 物理溶解 O_2 在血液中的溶解量很少，每 100ml 血液中仅溶解 0.3ml 占血液运输 O_2 总量的 1.5%，物理溶解在血浆中的 O_2 所产生的张力，即氧分压（PO_2）。

2. 化学结合 O_2 与血红蛋白结合，生成氧合血红蛋白（HbO_2），是氧气在血液运输中的主要形式，占血液运输 O_2 总量的 98.5%。这种结合过程是可逆的，不需要酶参与，结合和解离主要取决于 PO_2。PO_2 高时（在肺中）形成 HbO_2；PO_2 低时（组织中）便迅速解离释放 O_2，以供组织细胞利用。

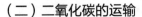

（二）二氧化碳的运输

1. 物理溶解　CO_2 在血液中的溶解量比 O_2 大，约占血液运输 CO_2 总量的5%。物理溶解在血浆中的 CO_2 所产生的张力，即二氧化碳分压（PCO_2），是一个评定呼吸性酸碱平衡紊乱的重要指标。

2. 化学结合　CO_2 的化学结合方式有两种：

（1）形成氨基甲酸血红蛋白：进入红细胞的小部分 CO_2 直接与血红蛋白的自由氨基结合，形成氨基甲酸血红蛋白，这一反应是可逆的。以这种形式运输的 CO_2 量约占总量的7%。

（2）形成碳酸氢盐：这是血液运输 CO_2 的主要形式，约占血液运输 CO_2 总量的88%。从组织扩散入血的 CO_2 大部分在红细胞内与 H_2O 生成碳酸（H_2CO_3），红细胞内有丰富的碳酸酐酶，在它的催化下，反应迅速而可逆。生成的碳酸钙解离成氢根和碳酸根离子，以 $NaHCO_3$ 形式在血浆中被运输。

酸碱平衡即机体通过各种调节使血浆 pH 维持在一个相对恒定范围内的过程，主要依赖血液缓冲体系、肺呼吸、肾的排泄与重吸收功能三个方面的共同协调作用，从而达到调节机体的酸碱平衡。正常情况下，进入人体的酸碱首先是由血液中的缓冲对起调节作用。调节结果必然导致 HCO_3^-/H_2CO_3 比值不能维持20/1；而肺脏是通过 CO_2 排出的多少来调节血中 H_2CO_3 浓度，肾则通过排泄和重吸收功能调节 HCO_3^- 的浓度，使 HCO_3^-/H_2CO_3 比值恢复20/1，从而保持血液 pH 的稳定。

由亨德森-哈塞巴方程式（Henderson-Hasselbalch 方程式）：

$$pH = pK_a + \lg \frac{HCO_3}{H_2CO_3}$$

其 H_2CO_3 为 PCO_2 与其溶解系数的乘积，可知气体在血液中的运输与 pH 的恒定有着密切的关系。因此，通过血气分析实验，检测血液中 HCO_3^-、PO_2、PCO_2 及 H^+ 浓度，即可协助临床医生判断机体酸碱平衡状态，及时发现和正确处理酸碱平衡紊乱经常是临床治疗成败的关键。

第二节　血气分析的测定方法

目前血气分析，多采用全自动血气分析仪，可同时测出 pH、PO_2、PCO_2 三项指标，然后利用有关公式计算出其他酸碱平衡诊断指标，来评价心肺功能及体内酸碱平衡状态、各种病理原因导致的酸碱平衡紊乱，并且在体外循环、心肺复苏、慢性呼吸衰竭以及各种危重病人抢救时，均可作为了解病情，合理治疗与预后评估的重要依据。血气分析是评价病人呼吸、氧化、酸碱平衡状态的重要指标，已普遍应用于临床，对急、危、重症患者的监护和抢救极为重要。

一、血气分析标本采集

用于血气分析的血液标本一般采集动脉血或动脉化毛细血管血，由于不同部位的静脉血的 PO_2 及氧饱和度会有明显差别，不能反映血气状况，故不常采用静脉血。重症患者，在特殊情况下，可从心导管或中心静脉导管取血检查。

（一）动脉和静脉采血法

动脉血的理想采血部位是桡动脉，它非常表浅易于触及，若在穿刺过程中不触及骨膜，一般感觉不敏感。如果桡动脉因故不能使用，可以选择肱动脉。如果上述部位均不能取血，再做股动脉穿刺，股动脉较粗，容易穿刺采血，但易误伤股静脉，需加以注意。小儿也可以穿刺头皮小动脉取血。

取 1ml 注射器抽取 1000U/ml 肝素 0.2ml，使注射器内全部湿润，然后将多余的肝素全部推出。皮肤消毒后，对已经选择好的动脉进行穿刺，让注射器针头进入动脉管腔后血液自动流入，不能有气泡，取血 1ml。注意在采血时不要用力抽吸，采血完毕后将针头刺入一个小橡皮塞，封住针头；或取下针头，用小橡皮帽套住针管，隔绝空气。然后将注射器置于手掌上，双手来回搓动使其中血液与肝素混匀而抗凝，立即送检。

如需抽取静脉血，则须先将手及前臂浸入 45℃水中 20 分钟，使该部位静脉血动脉化，然后从手臂（或手背）静脉采血，但采血时一般不得使用压脉带，只能缓缓吸取，以免产生气泡。也有人指出，如果采用压脉带，不得屈曲手指或握拳，否则可使静脉 PO_2 降低，增加酸性产物的含量。

（二）毛细血管采血法

采血部位常选择耳垂或手指，婴儿则选择足跟、大趾或头皮。采血前局部应先用热敷或轻轻按摩 5～10 分钟，使局部血管扩张充血，毛细血管血充分动脉化，否则可使 PO_2 测定值偏低。如果收缩压 <12.7kPa、心排出量减少及血管收缩的病人，或刚出生几天的新生儿，则不能用毛细血管采血法。

在干净的毛细玻管（长约 120mm，容量 100～140μl）中注入肝素溶液（50U/ml），经 60～70℃干燥后备用。采血时，针刺深度以血液自然流出为宜，收集时切忌气泡进入毛细玻管。待血液充满毛细玻管后，立即从毛细玻管的一端放入小铁针，并尽快用塑料塞或橡皮泥封住玻管两端，以磁铁沿玻管纵轴来回滑动，以带动管内小铁针滑动而使血液与肝素充分混合。若此操作不当，可使玻管内出现小凝块，以致测定时堵塞仪器管道而影响检测。如能正确而熟练掌握本采血法，所得数据与动脉血相近。但如果局部循环不好、水肿及休克等情况时，所得结果不能代表动脉血。

（三）注意事项

1. 抽血前及采血时，必须让患者保持平静呼吸状态，因通气过度是血气误差的一个主要原因，可使肺泡通气量增加，造成 PCO_2 降低、pH 增加、PO_2 增加等结果。穿刺部位皮肤应是完全健康的，不能从表皮有任何病变的部位进针。

2. 进针的方向尽可能与血管平行，所有针头以 19～25 号为准，既不影响血的质量，又能使血管壁的针孔在拔针后很快愈合。取血后在采血处至少按压 2 分钟。

3. 隔绝空气是极重要的，因为空气中的 PO_2 高于动脉血，PCO_2 低于动脉血。根据气体流动规律，高分压流向低分压，从而使血液中 PO_2 和 PCO_2 都发生改变而影响测定价值。

4. 取出的血样应及时送检，不宜存放。若样本不能在 15 分钟内完成检测，就必须置于冷环境以减少糖酵解和氧消耗。特别是白血病、感染等白细胞增加的情况下，血气和 pH 变化速度增加。可将注射器置于冰上，毛细玻管水平置于冷容器中。冰水降温可降低血细胞代谢率，减少测定误差，但使用不方便。一般冰箱冷藏室内温度较高（4～8℃），标本不能迅速冷却是其缺点，冷冻室中可使标本冻结，引起溶血而影响测定结果。

5. 测定前必须充分混匀血液，排除前端第 1～2 滴血液，再注入仪器进行测定。

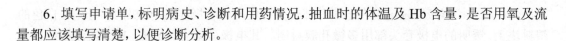

6. 填写申请单,标明病史、诊断和用药情况,抽血时的体温及 Hb 含量,是否用氧及流量都应该填写清楚,以便诊断分析。

二、血气分析仪简介

世界上第一台血气分析仪是 1955 年由丹麦 Astrup 研制成功的,当时称为 E50101 型 pH 平衡仪。以此为基础,血气分析仪的研制迅速发展起来,世界上第一代由计算机控制的 ABL-1 型全自动酸碱血气分析仪于 1973 年在丹麦问世。从此,血液气体分析逐步开始采用全自动分析。全自动血气分析仪能够达到自动恒温、自动定标、自动进样、自动分析、自动冲洗、自动计算及自动打印等。测定时,只需将微量标本(100μl 以下)注入仪器,数秒钟后仪器即显示出 pH、PO_2、PCO_2 的测定结果,并自动计算出其他参数;在约 1 分钟后便可打印出测量结果。随着血气分析仪的发展,国内外已研制出多种更实用的仪器。如将仪器的敏感元件置于体外循环的血液通道中,可以自动连接指示和记录测定数据;将电极和光导纤维探针直接插入血管中,以测定血液 pH 和 PO_2 的值。目前血气分析仪已实现多功能化,除测定 pH、PO_2、PCO_2 等血气指标外,还可同时测定急诊生化项目如 Hb、K^+、Na^+、Ca^{2+}、尿素、血糖、乳酸等。

(一) 主要试剂

1. 缓冲液 I 又称定标液,pH 7.38 左右,与血液生理值相近。主要组成成分:有机缓冲液,无机和有机盐,葡萄糖,乳酸,防腐剂和活化剂。

2. 缓冲液 II 又称斜标液,pH 6.84 左右,作两点(斜率)定标用。

3. 冲洗 / 清洁液 包括:①冲洗液,带有表面活性剂与防腐剂;②清洁液,清洁管道用;③去蛋白液,含蛋白酶,定期使用以清除管道内黏附的血浆蛋白质。

4. 参比电极(内充)缓冲液 即 4mol/L KCl 溶液,在参比电极保养时经常更换。

5. 电极(填充)缓冲液 在氧电极、二氧化碳电极保养时更换。

6. 气体 对气体的要求因仪器型号不同而异。一点定标用气体含 CO_2 5%、O_2 20%,其余为 N_2;两点定标用气体 CO_2 10%,其余为 N_2;现代的血气分析仪直接利用空气中的 CO_2 和 O_2 气体。

(二) 血液气体分析仪原理

血气分析仪是根据电化学原理进行工作的,即用三电极(pH 电极、PCO_2 电极、PO_2 电极)法测定血液酸碱及气体(pH、PCO_2、PO_2)并进行定量分析,利用这些参数和输入的病人体温、Hb 等数值,自动计算出缓冲碱(HCO_3^-)、碱剩余(BE)、标准碳酸氢根(SB)、二氧化碳总量(TCO_2)、氧饱和度(SaO_2)等参数,为疾病诊断提供充分依据。

1. pH 电极 由玻璃电极(指示电极)、饱和甘汞电极或 Ag/AgCl 电极(参比电极)和电极间的液体组成,pH 测量电极和参比电极,紧邻着安放在测定室内,通过一种在参比电极头部的独特微孔薄膜组成一个盐桥,使之与血样接触,同时防止电极受到污染。利用电位法测定样本的 pH,实际上是测定样本的氢离子浓度,电位的高低与氢离子浓度的负对数成正比,结果以 pH 的形式输出。

(1) pH 电极:在 pH 电极头部对 pH 反应灵敏的玻璃层里,包裹着 Ag-AgCl 电极,缓冲液用于缓冲在移动过程中急速的温度变化所引起的体积变化。整个电极除头部以外,都被装入一个金属套中,外部再封闭一层灰色塑料壳,以防止电子干扰,且易于辨认。

(2) pH 参比电极:在细玻璃馆内注入 $Hg\text{-}Hg_2Cl_2$,并在中心装入一根铂金丝,前部用棉花堵住而制成。屏蔽同轴电缆在电极后部的塑料块内与电极连接,电极的编号刻在白色的塑料块上,透明的电极套头部用多微孔膜封闭。其电极后部有补充孔,KCl溶液被电极上的O型密封圈封在套内,即使不使用电极也必须始终充满KCl液体,以防止Hg_2Cl_2变干燥。测量前有少量的KCl溶液通过电极后部的孔注入电极,这样,通过头部的多微孔膜,渗透在参比电极与pH电极间形成了一个盐桥。每一次测量后,KCl溶液又注入电极清洁多微孔膜。参比电极头部的O型圈使电极与测定室密封在一起防止空气或血样进入电极。

2. PCO_2电极 PCO_2电极是一种气敏电极,由改造的pH电极进行测定,由pH玻璃电极、饱和甘汞电极和装有电极液(外缓冲液)的电极套组成的复合电极。Ag-AgCl电极浸入在装有缓冲胶的玻璃管内被封闭起来,镀有Ag-AgCl的电极环即半封闭的参比电极环绕在玻璃电极头部的稍上方;而电极通过其间的电解液形成盐桥,赛璐玢隔膜直接贴在了电极头部可保证电极接触到足够的电解液;赛璐玢的外层是隔离样品的。

当CO_2气体通过渗透膜扩散进入电解液中时,CO_2与H_2O结合生成HCO_3^-并释放出H^+,此离子被与pH电极相似的CO_2电极测量,放大并显示为PCO_2值;电解液中的H^+浓度与通过渗透膜的CO_2量成正比;有屏蔽作用的同轴电缆与电极相连,电极编号刻在电极后部,外部套一个绿色塑料环易于辨认。电极套头部有一个$15\mu m$聚四氟乙烯和$12\mu m$的防止塑料导电的赛璐玢,其上有用于润滑的硅油,保证可以方便的更换电极套。电极体上的O型圈使电极膜紧套住,防止测量室的血样混入气泡;电极套后部有一个泄漏孔,此孔为电极液的补充孔,使用时要用胶带密封防止电极液泄漏,另一小孔用来调节电极套内温度变化时的压力变化。PCO_2电极的测量原理见图19-2。

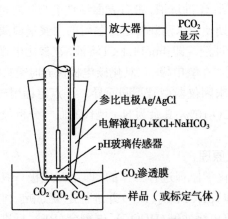

图19-2 PCO_2电极的测量原理

3. PO_2电极 PO_2电极由铂阴极、Ag-AgCl阳极和一盛有PO_2电极缓冲液(含KCl的磷酸盐缓冲液)的有机玻璃套组成。PO_2电极由四个极细的铂金丝互相连接起来,在电极头部形成一个1mm的圆形作为阴极,这一设计的优点在于它可测量出少量的氧,不必采用大面积阴极,因此这种设计提高了测量的速度和能力。铂金丝镶嵌在玻璃内部,外部用同轴电缆在电极后部连接,电极的编号在电极后部,外部套一个蓝色塑料袋易于辨认,一次性的电极套内,在白色导向环和O型环间有一薄膜,保证电极渐渐插入时有合适的强度。电极体上的O型环使电极紧紧地套在电极上;电极头部的O型环紧贴在测量室上,防止血样中混进气泡,当电极套内注入电解液并插入电极后,其壁上的小孔要用胶带密封防治泄漏。另一小孔来调节电极套内温度变化时的压力变化。

玻璃套顶端覆盖一层能选择性透过 O_2 的聚丙烯膜,在铂丝阴极外加 0.65V 极化的直流电压,当样本中的 O_2 透膜扩散到铂阴极表面时被还原,所产生的电解电流与 PO_2 成正比。PO_2 电极的测量原理,见图 19-3。

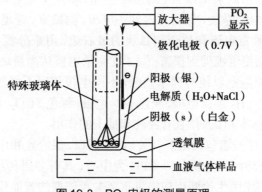

图 19-3　PO_2 电极的测量原理

(三) 仪器组成

全自动血气分析仪型号及种类繁多,但其基本结构组成相似,一般由测量电极(pH、PO_2、PCO_2 及参比电极)、测量电路、管道系统、控制系统、计算机系统(包括打印装置、显示器)及电源组成。基本结构见图 19-4。

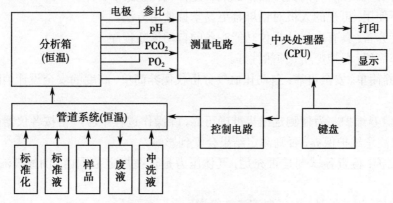

图 19-4　血气分析仪结构简图

1. 计算机系统　计算机是仪器的控制中心,包括显示器、键盘、热敏打印机、条形码扫描仪等。计算机根据指令和一系列传感器状态信号,控制仪器协调工作,实现自动化分析,如自动进样、自动分析、自动定标、仪器自检等。操作者通过键盘、显示器与仪器进行人机对话。

当仪器处于“READY”状态时,条形码扫描仪可将病人病历号和操作者 ID 号码扫描仪器,并且安装了条形码扫描仪后可使用密码来锁定仪器。

2. 管道系统　管道系统既作为测定样品的通道,还提供仪器分析定标所需的定标气,包括含有 5.5% 的 CO_2 和 20% 的 O_2,其余为 N_2 的 Gas I 标准气(低气),和含有 10% 的 CO_2 其余为 N_2 的 Gas II 标准气(高气);定标液(pH 分别为 7.383 和 6.841 标准液缓冲液)及冲洗液。系统的工作程序由计算机控制,通过管道进行定标,确保定标准确。并通过管道

309

对电极、通道作清洗。

(1)进样组件：包括进样盖板、进样口、滴血盘等，其主要作为注入样本，防止样本溅入仪器内部。

(2)测量室组件：包括测量毛细管、测量块主体、测量室电磁阀、电极等。其特点为：①整个测量室有严格的恒温系统，保证其内部各电极、测量室、管道及所有进入的液体、气体处于恒温状态；②测量室电磁阀位于测量块的最右边，用来分流多余的血样，并防止样本直接注入测量室，避免使电极受到损害；③4支测量电极从测量块后面插入，并按一定顺序排列，电极头部插入测量室以便与样本接触，不同电极使用不同颜色标记，易于识别（电极由左至右排列为：白色 pH-参比电极、灰色 pH-电极、绿色 PCO_2-电极、蓝色 PO_2-电极）；④蠕动泵用来传输所有标本和试剂，且有冲洗和抽干的作用。

(3)电源开关组件：这一组包括电源开关、电源插口、保险丝和电源滤波器。

3. 仪器特点　全自动血气分析仪以 CPU 为中心，具有多组传感器和控制器系统及数据处理系统，现已成为临床医生诊断疾病提供重要参考依据的智能仪器。其具有下列特点：

(1)分析快速：从进样到出结果仅需 20 秒。

(2)样品量极微：一次测量只需 55μl 全血，对新生儿、产妇更为有利。

(3)自动化程度高：自动定标、进样、分析、冲洗。

(4)自检功能：自检温度、膜漏、定标、输入数据、打印机、键盘及所有驱动 5 件。

(5)科学的冲洗：W 型管道、水气交替代替倒向冲洗、抽空残液。

(6)节省费用：在所有同类产品中试剂和定标气耗量最少。

(7)易于使用：可视的人机对话屏幕更易掌握使用方法。

(8)功能齐备：具有血气分析仪功能齐备的自动诊断程序。

(9)操作简便：温控严格、预热性好。

(10)保养简单、安全可靠：自动化血气分析仪保养简单，高度的安全设计消除了病毒感染的可能性。

4. 仪器保养维护　为使测定结果准确可靠，除操作过程中应严格按各仪器的操作规程进行外，还应注意维护保养，否则测定结果会受到影响。

(1)日维护：检查各试剂是否充足，气体压力是否在规定范围内，倒掉废液瓶，擦去血迹等。

(2)周维护：用清洁液、去蛋白液清洁管道。

5. 电极保养　根据各种电极的特点，每周或每月对电极进行保养。由于血液蛋白对电极污染可出现反应异常，一般每个工作日后，必须清洗电极和管道，以防蛋白质沉淀，定期用含有蛋白水解酶的去蛋白液浸泡管道，并按厂家规定的程序对仪器进行定期的维护和保养。

(1)pH 电极：可用 0.01g/L 胃蛋白酶盐酸溶液浸泡半小时以除去蛋白，然后用 pH 7.383 缓冲液冲洗。若经酶处理仍无改善，可检查参比电极，更换 KCl 溶液和参比电极膜。pH 电极有一定的使用期限，用久后的电极会老化，而使反应低下甚至不能正常工作，此时需更换新电极。

(2)PCO_2 电极：PCO_2 电极要定期更换电极缓冲溶液，电极缓冲液 pH 值发生改变时可影响 PCO_2 定标准确性。缓冲溶液不易装得过满，应留有小气泡，使温度升高时有膨胀余地，以免电极膜变形，影响测定结果。电极要经常清洗，清洗时应用随机所带清洁剂。如换

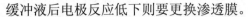

缓冲液后电极反应低下则要更换渗透膜。

（3）PO_2 电极：PO_2 电极用久后，其阴极端的磨砂玻璃上会有 Ag 或 AgCl 沉积，使电极灵敏度改变，最好是在细砂纸上滴上数滴 PO_2 电极缓冲液，摩擦去掉沉积，用 PO_2 缓冲液洗净，即可得到良好的效果，渗透膜及电极缓冲液要定期更换，与 PCO_2 电极方法相同。

（4）参比电极：参比电极的安装和更换极其重要，饱和 KCl 溶液，易渗出产生结晶。参比电极膜及电极膜套要定期更换，否则影响 pH 测试结果。

三、血气分析仪操作程序

不同型号的血气分析仪其操作应严格按照说明书进行。常见的自动化血气分析仪使用前，应先检查各溶液瓶及湿化室液面，注意及时添加液体。然后，按以下步骤操作：

1. 开机　打开电源开关，使仪器进入初始状态。初始化结束后，显示屏将提示您如何操作仪器，当仪器处于准备状态时，显示屏显示可进入操作程序。

2. 样本测量　测量前必须按要求准备样本，样本测量方式较多，主要有注射器测量方式、毛细玻管或微量采血器测量方式、微量样本测量方式三种。

（1）注射器测量方式：其操作程序有：①仪器必须处于"READY"状态才可以开始测量。②打开进样盖板，将注射器插入进样口并缓慢注入样本。③当注入了足够样本后，仪器立即发出声响提示，并显示相应测量内容，移走注射器并关上进样口盖板，仪器实现全自动测量（在测量期间可输入有关参数）。④当测量完成后，测量参数和计算参数值将显示并打印出来，同时仪器自动进行气体调整，当气体调整倒计时到 20 秒时，将在屏幕上闪动，提示可以进行下一次测量。

（2）毛细玻管或微量采血器测量方式：其操作程序与注射器测量方式相同。

（3）微量样本测量方式：只有在毛细玻管测量方式下，要求样本量在 $25\sim55\mu l$ 之间，仪器在吸样时自动识别微量测量方式。其操作过程为：①打开进样口盖板，屏幕出现"ASPIRATION？"时，按"YES"键，样本将被吸入，若样本量<$55\mu l$ 时，微量测量方式将被自动选择提示，但样本量必须>$25\mu l$；②关闭进样盖板，仪器显示"Microsample？"时，若按"YES"键确认，仪器则开始依次测量 PO_2、PCO_2、pH，如果按"NO"键或超时，仪器将提示无样本，自动冲洗，并回到"READY"状态；③测量结果在屏幕上显示的同时，将在热敏打印机上出来。

3. 密码的操作　有些自动化血气分析仪设有密码功能程序。如果密码测量是被打开的，那么不需要输入密码即可执行测量；如果想启动程序功能，则必须用扫描仪输入密码 1 或密码 2。

4. 参数和数据输入　有些自动化血气分析仪，操作者可在测量过程中或测量完成后进行参数输入，只对当前测量的结果有效。有关测量数的默认值，如病人体温等可按照临床的要求作适当的修改。修改的病人数据和参数将替代默认值，可在测量期间输入，也可在测量刚刚完成测量结果仍显示在屏幕上时输入。

有关参数的输入：

（1）输入大气压、病人吸入氧浓度和病人年龄。

（2）输入校正值。

（3）输入时间。

（4）输入病人体温和血红蛋白（Hb）含量。

（5）输入 PO_2，样品类型等。

5. 打印　病人测定报告测定时后，打印机立刻开始打印测定报告，屏幕上也同时显示打印内容。在打印时，主机可同时进行其他工作，或继续测量下一个样品。

打印的报告有：测量报告、定标报告、系统报警报告等。

6. 定标　启动校正手工设置，做二点定标或开机后温度升到37℃后约5分钟自动进行两点定标。仪器通过定标，转入连续定标；仪器通不过定标，转入备用，再做二点定标。自动化血气分析仪所有定标都是仪器自动完成的。当然，所有的定标可以由操作者人为启动。

第三节　血气分析常用参数及临床意义

一、血液酸碱度

血液酸碱度一般是指动脉血浆的 pH 值，其参考范围为 7.35～7.45（平均 7.40）。正常情况下，血液 pH 相对稳定，波动范围在 0.1。血液 pH 的恒定主要由血液缓冲系统的缓冲作用、肺及肾等器官的调节作用来维持，根据亨德森 - 哈塞巴（Henderson-Hasselbalch）方程式可知 pH 主要取决于血液 HCO_3^-/H_2CO_3 浓度的比值，正常时为 20/1。当酸碱平衡紊乱发生时，pH 发生改变，但如果机体通过代偿作用，HCO_3^-/H_2CO_3 两者中一方增高或下降的同时，另一方也按比例增高或下降，则比值仍可保持在 20/1，从而血液的 pH 值保持在 7.40 不变。

血液 pH<7.35 为酸中毒，>7.45 为碱中毒。只凭借血液 pH 高低，不能判断酸碱平衡紊乱的发生原因是呼吸因素还是代谢因素造成的，而且机体具有完善的酸碱平衡调节机制。在代偿期内，即使血液 pH 正常也不能排除没有酸碱平衡紊乱发生。因此，需同时测定其他血气指标，并结合患者临床情况进行综合分析。一般来说，代偿性酸中毒时，血液 pH 值接近于 7.35；代偿性碱中毒时，血液 pH 值接近于 7.45。

二、二氧化碳分压

二氧化碳分压（PCO_2）是指物理溶液在血浆中的 CO_2 所产生的张力。人体动脉血 PCO_2 参考范围为 4.7～6.0kPa（35～45mmHg），均值为 5.3kPa（40mmHg）。PCO_2 是一个呼吸性酸碱指标。由于肺动脉血中 PCO_2 与肺泡内 PCO_2 基本相似，而且 CO_2 对肺泡膜有较强的弥散力，因此，测定动脉血浆的 PCO_2，基本上能够反映肺泡的通气情况，即能够反映酸碱平衡中的呼吸因素。

动脉血 PCO_2>6.0kPa 时，提示肺通气不足，体内有 CO_2 积蓄；PCO_2<4.7kPa 时，提示肺通气过度，CO_2 排出过多。PCO_2 增高，可以是原发性的，常见于慢性支气管炎、肺气肿、肺心病等引起的呼吸性酸中毒；也可以是继发性的，如代谢性碱中毒时，由于机体代偿引起的；PCO_2 降低，常见于癔症等引起的呼吸性碱中毒；或由于代谢性酸中毒时，机体产生的代偿作用引起的。

三、二氧化碳总量

二氧化碳总量（TCO_2）是指血浆中所有各种形式的 CO_2 总含量，其中大部分（95%）是以血浆 HCO_3^- 为主，少量（5%）是物理溶解的 CO_2，还有极少量以 H_2CO_3、蛋白质氨基甲酸酯及 CO_3^{2-} 等形式存在。TCO_2 参考范围为 24～32mmol/L，均值为 28mmol/L。

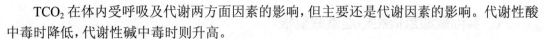

TCO$_2$在体内受呼吸及代谢两方面因素的影响,但主要还是代谢因素的影响。代谢性酸中毒时降低,代谢性碱中毒时则升高。

其计算公式:TCO$_2$=[HCO$_3^-$]+PCO$_2$×0.03mmol/L。

四、氧分压

氧分压(PO$_2$)是指物理溶解在血浆中的O$_2$所产生的张力,人体动脉血PO$_2$参考范围为10.6~13.3kPa(80~100mmHg)。前面提到人体在血液中溶解状态的氧很少,绝大部分的氧是以氧合血红蛋白(HbO$_2$)存在的。HbO$_2$的化学结合是一种可逆结合,当血液中PO$_2$升高时,血红蛋白与氧结合形成HbO$_2$;PO$_2$降低时(常见于肺部疾病),HbO$_2$解离形成Hb。因此,血液中PO$_2$越高,则HbO$_2$的百分比也越低。

PO$_2$主要反映机体心肺功能和缺氧程度。机体内储存O$_2$约1000ml时,其中可利用O$_2$为800ml。当PO$_2$<7.3kPa时即有呼吸衰竭;PO$_2$<4.0kPa即有生命危险。一般静息状态下1分钟消耗O$_2$为200~250ml,故忽然停止呼吸约在4分钟后将因缺氧而死亡。但若在停止呼吸前肺内充满O$_2$,则在10~15分钟后才会发生心脏停搏。

五、氧饱和度

氧饱和度(SaO$_2$)是指血液在一定的PO$_2$下,血红蛋白被氧饱和的百分率。即血液中HbO$_2$占Hb总量的百分比值,其参考范围为91.9%~99%。可用下式表示:

$$SaO_2\% = \frac{HbO_2}{Hb + HbO_2} \times 100\%$$

$$SaO_2\% = \frac{血氧容量 - 物理溶解氧}{血氧容量} \times 100\%$$

每克Hb结合的氧达到饱和时,可结合氧1.39ml,PO$_2$是影响SaO$_2$的最主要因素,当PO$_2$降低时,SaO$_2$也随之降低;当PO$_2$增加时,SaO$_2$也相应增加,但两者之间的关系(即氧解离曲线)不成直线关系,而是呈"S"形,以适应生理的要求(图19-5)。

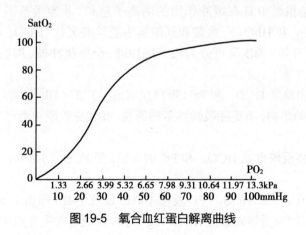

图19-5 氧合血红蛋白解离曲线

S型曲线的特点是当PO$_2$由13.3kPa逐渐下降至8.0kPa时,SaO$_2$变化不大。但从PO$_2$<8.0kPa开始,则SaO$_2$急剧下降,此时发生严重的缺氧状态。从解离曲线可以协助缺氧时的吸氧治疗,如PO$_2$<5.3kPa,只给予低流量吸入,即可明显提高氧饱和度。

六、实际碳酸氢根和标准碳酸氢根

血浆中的 HCO_3^- 的浓度代表机体的碱储备情况,因此其测定结果对于判断酸碱平衡中的代谢因素变化及酸碱平衡紊乱的诊断具有重要意义。反映血浆 HCO_3^- 浓度的指标有实际碳酸氢根含量和标准碳酸氢根含量。

实际碳酸氢根(AB),是指病人血浆中的 HCO_3^- 的真实含量,其参考范围为 24mmol/L±2mmol/L(平均 24mmol/L)。HCO_3^- 主要由碳酸氢盐解离而来,它的增减可直接影响 pH 的稳定;当发生代谢性酸碱失衡时,由于缓冲作用,体内较多的固定酸或固定碱可使 HCO_3^- 的浓度随之改变。如代谢性酸中毒时,血中[HCO_3^-]下降;代谢性碱中毒时,血中[HCO_3^-]增加。AB 是反映血中代谢性酸碱失衡的一个重要指标,但其他也可以因呼吸性酸碱失衡的 PCO_2 变化而继发性改变,为了除去这一呼吸因素的影响,而在特定条件下计算出 SB。

标准碳酸氢根(SB)是指全血在标准条件下,即体温 37℃、PCO_2 5.3kPa、SaO_2 100% 时所测出的 HCO_3^- 的含量。其参考范围为 23mmol/L±2mmol/L(平均 23mmol/L)。SB 是在标准情况下测得的结果,已排除了呼吸因素的改变对它的影响,是判断代谢性酸碱失衡的理想指标,但其不能表明体内 HCO_3^- 实际量,故把 AB 与 SB 这两个指标结合起来分析,在酸碱失衡诊断上有一定的参考价值。

正常时 SB=AB,或两者差别在 ±1mmol/L 以内。如果两者不同,则表示肺功能异常或经肺代偿的酸碱失衡,AB 与 SB 的差值能够反映呼吸对酸碱平衡影响的程度。若 AB=SB,且两者均正常,表示体内酸碱稳定;若 AB=SB,且两者均低于正常,表示有代偿性酸中毒(失代偿);反之,两者均高于正常,则为代谢性碱中毒(失代偿)。当 AB>SB 时,提示体内有 CO_2 积蓄,为呼吸性酸中毒或代谢性碱中毒的呼吸代偿过程;若 AB<SB,则提示 CO_2 呼出过多,为呼吸性碱中毒或代谢性酸中毒的呼吸代偿过程。

七、缓冲碱

缓冲碱(BB)是指血中具有缓冲作用的阴离子总和,其参考范围为 45~52mmol/L。它包括血红蛋白(Hb^- 和 HbO_2^-)、血浆和红细胞中的碳酸氢盐(HCO_3^-)、血浆蛋白(Pr^-)以及磷酸氢盐(HPO_4^{2-})等。BB 又可分为血浆缓冲碱、全血缓冲碱、细胞外液缓冲碱等几个指标。

全血缓冲碱是由血浆 HCO_3^- 和 Pr^-(蛋白质阴离子)加上 Hb 组成。反映代谢性因素的指标,它受 Hb 含量的影响,不受呼吸性因素的影响,在代谢性酸中毒时降低,代谢性碱中毒时升高。

血浆缓冲碱主要反映血浆 HCO_3^- 和 Pr^- 的含量,受 PCO_2 的影响。其参考范围为 41~42mmol/L。

细胞外液缓冲碱是血浆 HCO_3^-、Pr^- 及每 100ml 血液中 Hb 相当于 5g 时的缓冲碱(细胞外液 Hb 以 5g 计量,因为正常人血液 Hb 以 15g 计量,血液在细胞外液中占 1/3 量,因此细胞外液 Hb 以 5g 计量)。

缓冲碱的临床意义和 HCO_3^- 浓度变化的意义相同,而 HCO_3^- 能更全面地反映体内中和固定酸的能力。但如测定中 BB 不足而 AB 保持正常,则提示病人存在 HCO_3^- 以外的碱储备不足,如贫血、低血糖蛋白血症等。

八、碱剩余

碱剩余（BE）是指在标准条件下，即体温37℃、PCO₂ 5.3KPa、SaO₂100%的情况下，用酸或碱将1L全血或血浆的pH调至pH 7.40时，所消耗的酸或碱的量，以mmol/L表示。若需用碱滴定，表示过酸，结果BE以负值表示，称为碱缺失（BD）；若需用酸滴定，表示碱过剩，结果BE以正值表示，称为碱剩余。全血BE的参考范围 −3.0～+3.0mmol/L。

BE>+3.0mmol/L时，表明体内碱过剩，血浆中固定酸缺乏，提示代谢性碱中毒；BE<−3.0mmol/L时，表明体内碱缺乏，血浆中固定酸相对过多，提示代谢性酸中毒。因此，BE是观察代谢性酸碱平衡紊乱的较为方便的指标，能较为真实地反映体内缓冲碱的不足或过剩。

九、阴离子间隙

血清中的阴离子和阳离子的电荷总数相等，阳离子主要包括Na^+、K^+等主要离子和Ca^{2+}、Mg^{2+}等其他离子，阴离子主要包括Cl^-、HCO_3^-等主要离子和Pr^-、有机酸根等其他离子。阴离子间隙（AG）就是血清中测定的阳离子总数与阴离子总数之差。临床上惯用阳离子（Na^+、K^+）和阴离子（Cl^-、HCO_3^-）的差数作为AG的近似值。一般在计算中还省去了K^+，因为它的变化范围小，对结果影响小，故忽略不计。因此，AG的计算可由$AG=Na^+-(Cl^-+HCO_3^-)$来表述。AG的参考范围为8～16mmol/L，均值为12mmol/L。

AG是代谢性酸中毒的指标，根据AG的变化，它可鉴别不同类型的代谢性酸中毒。可将代谢性酸中毒分为AG升高和AG正常两类，AG降低的情况极少见。AG升高，提示肯定存在代谢性酸中毒，可见于肾衰竭引起的尿生成减少，或见于体分解代谢亢进，糖酵解过程加强等导致的代谢性酸中毒，如酮症性酸中毒，乳酸性酸中毒、肾功能不全性酸中毒等。AG正常可以是正常酸碱状态，也可以是代谢性酸中毒，可见于严重腹泻，肠道造瘘或肠道引流时导致的碱性消化液大量丢失，或使用过多含Cl^-的酸引起。

此外，AG也可以作为监控治疗的指标，如糖尿病酮症性酸中毒在治疗前有AG增高，经治疗后，AG渐渐恢复正常，表示治疗有效。总之，对于病人酸碱平衡状态的判断，应结合临床实际，动态的观察血pH、HCO_3^-和AG值等变化，必要时尚需测定血清乳酸盐、丙酮酸、硫酸盐和磷酸盐等指标，以便进一步明确诊断，指导临床治疗。

第四节 酸碱平衡紊乱的分类及判断

机体每天在代谢过程中，均会产生一定量的酸性物质或碱性物质，且不断进入血液，进而影响血液的酸碱度。正常状态下，机体通过酸碱平衡调节机制，使体液pH维持在相对恒定状态，这也是机体进行正常生理活动的基本条件之一。病理情况下，凡可引起酸碱性物质及碱性物质超负荷、严重不足或肺、肾等疾病导致的调节功能障碍等因素，均可导致体液内发生酸碱平衡紊乱。

一、分析步骤

对于酸碱平衡紊乱的病人根据血气报告，一般应从以下几个方面进行分析。第一，病人是否存在酸碱平衡紊乱，是原发性变化还是继发性变化；第二，如果病人处于酸碱平衡紊乱状态，使呼吸性还是代谢性的，处于代偿期还是非代偿期；第三，酸碱平衡紊乱状态时单纯型的还是混合型的；第四，对病人进行动态观察还是综合分析。

二、酸碱平衡紊乱的判断

机体反映酸碱平衡紊乱的生化指标前已叙述，其中血液 pH 的维持和改变与 $NaHCO_3$/H_2CO_3 浓度的比值及其绝对含量有关。在早期，由于人体代偿能力的发挥，两者比值正常，血 pH 正常，但 $NaHCO_3$/H_2CO_3 的绝对含量已有改变，这种情况称为代偿性酸碱平衡紊乱。如果病情继续发展，突破代偿的限度，则血浆 $NaHCO_3$/H_2CO_3 升高或降低，血 pH 也相应的升高或降低，这种情况称为失代偿性酸碱平衡紊乱。

酸碱平衡紊乱又可分为呼吸性和代谢性两大类。呼吸性酸碱平衡紊乱是由 H_2CO_3 浓度原发性改变引起的酸碱失衡；代谢性酸碱平衡紊乱是由 $NaHCO_3$ 浓度原发性改变引起的酸碱失衡。

1. 呼吸性酸中毒　机体由于 H_2CO_3 浓度原发性升高引起的酸中毒。

造成呼吸性酸中毒的主要原因有：呼吸道阻塞、肺组织病变等如重症肺结核、慢性支气管炎、支气管哮喘、尘肺、肺心病等，使肺通气不足，肺排出 CO_2 的能力降低，造成体内 CO_2 潴留，血液 H_2CO_3 浓度升高。

血气分析特点：动脉血 pH<7.35 为失代偿性呼吸性酸中毒；pH 正常为代偿性呼吸性酸中毒。动脉血 PCO_2>6.0kPa，动脉血 $NaHCO_3$ 浓度可随机体代偿情况而改变。

2. 呼吸性碱中毒　即机体由于 H_2CO_3 浓度原发性降低引起的碱中毒。

引起呼吸性碱中毒的主要原因有：癔症、辅助呼吸过频等，导致换气过度，造成 CO_2 排出增多，血液 H_2CO_3 浓度降低。

血气分析特点：动脉血 pH>7.45 为失代偿性呼吸性酸中毒；pH 正常为代偿性呼吸酸中毒。动脉血 PCO_2<4.7kpa，动脉血 $NaHCO_3$ 浓度可随机体代偿情况而改变。

3. 代谢性酸中毒　即机体由于 $NaHCO_3$ 浓度原发性降低引起的酸中毒。

造成代谢性酸中毒的主要原因有：酸性物质产生过多，如严重糖尿病并发酮症酸中毒、严重缺氧所致的乳酸性酸中毒；肾衰竭引起的 H^+ 排泄障碍，消耗大量 HCO_3^-，使血液 $NaHCO_3$ 浓度降低；碱性物质丢失过多，如腹泻丢失大量碱性消化液，使血液 $NaHCO_3$ 浓度降低。

血气分析特点：动脉血 pH<7.35 为失代偿性代谢性酸中毒；pH 正常为代偿性代谢性酸中毒。HCO_3^-<22mmol/L，AG>16mmol/L，动脉血 PCO_2 可随代偿情况而改变。

4. 代谢性碱中毒　即机体由于 $NaHCO_3$ 浓度原发性升高引起的碱中毒。

造成代谢性碱中毒的主要原因有：高度的幽门梗阻、高位肠梗阻伴严重呕吐；胃溃疡患者用碱性药物过量等，使体内碱性物质积蓄过多或大量酸性物质丢失造成血液 $NaHCO_3$ 浓度升高。

血气分析特点：动脉血 pH>7.45 为失代偿性碱中毒；pH 正常为代偿性碱中毒。HCO_3^->28mmol/L，动脉血 PCO_2 可随代偿情况而改变。

如上所述，酸碱平衡紊乱的四个基本类型中，以代谢性酸中毒和呼吸性酸中毒较为常见，酸碱平衡指标分析见表 19-2。

表 19-2 酸碱平衡紊乱的血气分析指标

参数		参考值（范围）	代谢性		呼吸性	
			酸中毒	碱中毒	酸中毒	碱中毒
通用	pH	7.35～7.45	≤7.35	≥7.45	≤7.35	≥7.45
	TCO₂	24～32mmol/L	直接↓	直接↑	间接↑	间接↓
代谢性	SB	22～26mmol/L	↓↓	↑↑	↑	↓
	BB	45～52mmol/L	↓↓	↑↑	不变	不变
	BE	−3.0～+3.0mmol/L	↓↓	↑↑	不变	不变
呼吸性	PCO₂	4.7～6.0kPa	↓	↑	↑↑	↓↓

当然，酸碱平衡紊乱有时非常复杂，对酸碱平衡紊乱的诊断有时凭借一次检测是不够的，必须在充分了解原发病的基础上，综合多次复查实验室检测指标，进行综合分析，才能做出正确的诊断以及发现新的异常。治疗时，除治疗原发病外，针对机体存在酸碱平衡紊乱状态给予适当纠正；同时，要考虑病人的肝、肾等功能状态，纠正伴发的水、电解质代谢紊乱。科学的方法是临床医生应该根据实验室测得的血气报告数据，结合病人的临床表现做出病理生理的分析，以指导临床治疗。

第五节 血浆碳酸氢根浓度的测定

血浆碳酸氢根（HCO_3^-）浓度，即体内以 HCO_3^- 形式存在 CO_2 的含量，占血浆中 CO_2 存在形式的 95% 以上。它是一个反映酸碱平衡的常用指标，在代谢性酸中毒或呼吸性碱中毒时，HCO_3^- 浓度降低；代谢性碱中毒或呼吸性酸中毒时 HCO_3^- 浓度升高。

血浆 HCO_3^- 浓度与血液 PCO_2 密切相关，在本章第二节的内容已经介绍，通过全自动血气分析仪可直接测定出 pH、PO_2、PCO_2 三个指标，HCO_3^- 浓度可通过此三个参数自动计算出来。目前，临床上使用的便携式血气分析仪，是采用高科技的微型电化学技术（厚膜技术），用单一电极盒可完成基本血气、电解质、血细胞比容等多项参数检测。这类仪器具有交流、直流电源两种，内置电池可连续测定 20～30 个样本；需要样本量少，不超过 0.1ml，测试速度快，无需任何保养及专人操作，适合多个科室，是急重症病人快速床前检验的首选，有关这类仪器详细说明这里不做介绍。本节介绍利用化学实验方法直接测定血浆 HCO_3^- 浓度。血浆 HCO_3^- 浓度测定的方法很多，目前有些实验室仍采用酸碱滴定法和酶法。不同测定方法，由于血液标本的来源、采集保存方法及测定原理等不同，结果也不尽相同，本节分别介绍滴定法和酶法。

一、滴定法

【原理】 在待测血浆或血清中加入过量的标准 HCl 溶液，使之与标本中 HCO_3^- 进行中和反应，释放出 CO_2，再以酚红为指示剂，用标准 NaOH 溶液滴定剩余的 HCl。根据标准 NaOH 溶液的消耗量，即可通过公式计算出待测血浆 HCO_3^- 的浓度。

其反应式如下：

$$HCO_3^- + HCl \longrightarrow Cl^- + H_2O + CO_2\uparrow$$
（待测）（定量）

$$NaOH + HCl \xrightarrow{\hspace{2cm}} NaCl + H_2O$$
$$（剩余）$$

【试剂及器材】

1. 54mmol/L NaCl 溶液（pH 7.0 的生理盐水）。

2. 10mmol/L HCl 溶液　准确吸取已精确标定的 1mmol/L HCl 溶液 1ml，移至 100ml 容量瓶中，用生理盐水稀释至刻度。

3. 10mmol/L NaOH 溶液　准确吸取已精确标定的 1mmol/L NaOH 溶液 1ml，移至 100ml 容量瓶中，用生理盐水稀释至刻度。此液应用塑料试剂瓶密闭保存，约可用 1 周。

4. 酚红指示剂　称取酚红 20mg，加 10mmol/L NaOH 溶液 5.64ml，研磨溶解后加生理盐水 100ml。

5. 器材　试管、刻度吸管、微量加液器、微量滴定管、容量瓶。

【操作步骤】　取小试管 2 支，注意口径一致，按表 19-3 操作。

表 19-3　滴定法测定 HCO_3^- 浓度操作步骤

加入物（ml）	滴定管	对照管
酚红指示剂	0.10	0.10
观察两支试管中液体颜色应相同，否则更换试管		
新鲜血浆（清）	0.10	—
10mmol/L HCl 溶液	0.50	0.50
振摇 1 分钟，CO_2 溢出		
生理盐水	2.4	2.5

将各管混匀，用微量滴定管将 10mmol/L NaOH 溶液，先后滴加入对照管及测定管，当测定管终点色泽与对照管相同，10 秒不褪色即为滴定终点，记录各管 NaOH 溶液的消耗量。

【结果计算】

血浆 HCO_3^-（mmol/L）

$$=（标准 HCl 用量－检测管消耗标准 NaOH 用量）\times \frac{标准 HCl 溶液度（mmol/L）}{血浆（血清）用量}$$

$$=（标准 HCl 用量－检测管消耗标准 NaOH 用量）\times \frac{10（mmol/L）}{0.1}$$

$$=（标准 HCl 用量－检测管消耗标准 NaOH 用量）\times 100（mmol/L）$$

【参考范围】　成人：20～29mmol/L；儿童：18～27mmol/L。

【注意事项】

1. 血液标本采集后，应避免与空气接触并迅速分离血浆（清），因血浆（清）接触空气可使部分 CO_2 散失，同时温度自体温下降至室温，均可使血 pH 上升。所以一般认为，测定中血浆（清）对照管不可省去，并保证测定管与对照管色泽相同。

2. 标准 NaOH 溶液的浓度是影响实验结果准确性的关键。10mmol/L NaOH 溶液很不稳定，应注意密封保存，以免吸收空气中 CO_2 而浓度改变。10mmol/L HCl 溶液比较稳定，因此，必须在每天检测中用对照管校正，方法如前述。

【说明】

1. 本法测定结果也包括血浆中的 CO_3^{2-} 及氨基甲酸中的 CO_2，但与 HCO_3^- 相比，由于前两者含量很少可以忽略不计，故用 HCO_3^- 表示之。

2. 实际上酚红指示剂敏感性较低，在 pH 轻微变化时并不能反映出来，故血浆（清）对照管作用不大，所以没有设计样本对照管。

二、酶法

【原理】 血浆（清）中的 HCO_3^- 在磷酸烯醇式丙酮酸羧化酶（PEPC）的催化下，与磷酸烯醇式丙酮酸（PEP）反应，生成草酰乙酸和磷酸；草酰乙酸在苹果酸脱氢酶（MDH）催化下，生成苹果酸，同时将 NADH 氧化成 NAD$^+$；在 340nm 波长处测 NADH 吸光度下降值与样品中 HCO_3^- 含量成正比。反应式如下：

$$磷酸烯醇式丙酮酸 + HCO_3^- \xrightarrow{PEPC} 草酰乙酸 + 磷酸$$

$$草酰乙酸 + NADH + H^+ \xrightarrow{MDH} 苹果酸 + NAD^+$$

【试剂及器材】

1. 酶试剂 试剂成分即在反应液中参考浓度如表 19-4。

表 19-4 酶试剂成分与反应液中参考浓度

酶试剂的试剂成分	反应液中参考浓度
Tris-HCl 缓冲液	50mmol/L
磷酸烯醇式丙酮酸	1.8mmol/L
PEPC	≥300U/L
MDH	≥1250U/L
NADH	>0.3mol/L
硫酸镁	10mmol/L
草氨酸钠	2.5mmol/L
反应液 pH	8.0±0.15

此试剂用煮沸的去 CO_2 的蒸馏水复溶，复溶后的试剂加盖存放在 4℃冰箱中保存，可用数小时。

2. HCO_3^- 标准液 30mmol/L。

3. 器材 试管、刻度吸管、微量加液器、恒温水浴器、生化自动分析仪或具有 340nm 波长的分光光度计。

【操作步骤】

1. 手工操作

（1）样品收集：采集静脉血 2ml，放置于含有石蜡和肝素抗凝剂的试管中，混匀，迅速分离血浆，或者直接采用血清及时进行测定。

（2）样品反应及测定：取小试管 3 支，标明测定、标准和空白管，然后按表 19-5 进行操作。

表 19-5 酶法测定 HCO_3^- 浓度操作步骤

加入物（ml）	测定管	标准管	试剂空白管
酶试剂	2.0	2.0	2.0
血浆	0.01	—	—
HCO_3^- 标准液	—	0.01	—
蒸馏水	—	—	0.01

各管混匀，于 37℃ 孵育 5 分钟，然后用分光光度计比色。以蒸馏水调零，波长 340nm 光径 1.0cm，分别读取各管吸光度。

（3）计算

$$HCO_3^-(mmol/L)=\frac{试剂空白管吸光度-测定管吸光度}{试剂空白管吸光度-标准管吸光度}\times HCO_3^- 标准液浓度 mmol/L$$

2. 生化自动分析法操作　准备好酶试剂，待测样品和标准液，根据仪器不同性能，设置不同的特定参数，具体操作步骤见各型全自动生化分析仪说明书上所规定的测定程序。

【参考范围】　成人：23～29mmol/L，建议每个实验室建立本地区男女正常参考值。

【注意事项】

1．在准备试剂及收集标本时，应严格做好密封工作，以最大限度地减少干扰。

2．严重脂血，溶血和黄疸应做好标本空白管（血浆 0.01ml，加生理盐水 2.0ml）。

3．应选用肝素抗凝剂。草酸盐、柠檬酸和 EDTA 都不宜使用。

4．内源性丙酮酸和乳酸的干扰可由草氨酸钠消除。

【说明】

1．碳酸氢酶法试剂盒有两种：一种在 340nm 波长测定，另一种在 380nm 波长测定。两者的试剂成分相同，但其浓度有区别。

2．大多数自动生化分析仪只具有 340nm 波长，前面介绍的 340nm 波长测定的试剂浓度，血浆与试剂的比例为 1：200。340nm 波长处是 NADH 的最大吸收峰，灵敏度也较高。380nm 波长处于 NADH 吸收曲线的下降支，吸光度较低，此时可通过提高酶促反应底物磷酸烯醇式丙酮酸和 NADH 的浓度，使反应线性范围较宽，血浆与试剂的比例为 1：100，但试剂成本相对较高，又不能用于不具 380nm 波长的自动生化分析仪。

【临床意义】

1．HCO_3^- 浓度增高　可见于代谢性碱中毒，如幽门梗阻，剧烈呕吐或服用过多碱性药物等；也可见于呼吸性酸中毒代偿期，如呼吸中枢抑制、呼吸衰竭、呼吸肌麻痹、肺气肿、肺心病、支气管扩张和气胸等。

2．HCO_3^- 浓度降低　可见于代谢性酸中毒，如严重腹泻、肾衰竭、糖尿病并发酮症酸中毒或服用过多酸性药物等；也可见于呼吸性碱中毒代偿期，如癔症所致换气过度等。

本章小结

明确气体在血液中的运输形式：O_2 的运输有物理溶解和化学结合两种形式，前者形成 PO_2，后者形成 HbO_2；CO_2 运输也有物理溶解和化学结合两种形式，前者形成 PCO_2，后者形成氨基甲酸 Hb 和 HCO_3^-，以 HCO_3^- 为主，明确血气分析中 pH、PO_2、PCO_2 三个指标与机体酸碱平衡的关系。

血气分析测定标本为动脉血和动脉化毛细血管血,要求对其采集方法及注意事项有所了解。

血气分析仪测定的基本原理是根据电化学原理进行工作,它利用 pH 电极、PO_2 电极、PCO_2 电极和参比电极对血液 pH、PO_2、PCO_2 进行定量分析,并利用这些参数和病人的体温、血红蛋白等数值,自动计算出 SaO_2、AB 或 SB、BB、BE 等其他各项指标,为临床病人诊断提供充分数据。

本章通过了解血气分析仪的原理、仪器组成及常规使用方法,能够对仪器所测定各参数的结果进行血气分析,准确做出酸碱平衡紊乱分类的判断。

在没有任何仪器的情况下,能够用滴定法和酶法正确测定血浆碳酸氢根浓度,掌握其不同测定方法的原理和测定中相应的注意事项。

(艾旭光)

 思考题

1. 血气分析指标的测定原理和临床意义。

2. 某患者在门诊以糖尿病入院,入院时血气情况如下:pH 7.159、PO_2 2.1kPa、PCO_2 15.9kPa、AB 6.9mmol/L、SB 9.1mmol/L、TCO_2 9.7mmol/L、BE-14.0mmol/L,试分析该患者入院时酸碱平衡紊乱情况。

第二十章 肝胆功能检验

肝是人体最重要的代谢器官之一，几乎参与体内所有物质的代谢过程。当肝脏受到体内、体外致病因子侵犯时，其结构和功能将受到不同程度的损害。因此，合理选择相关生化指标的检测，对于肝功能的评价和肝胆疾病的早期发现、诊断和治疗具有重要的意义。

第一节 概 述

临床上开展的一系列肝功能试验，是根据肝的物质代谢功能异常时，体液生化物质含量发生改变而设计的器官功能性试验。其设备相对简单，检查成本相对低廉，是其他检查方法所无法替代的，而且检查对象的范围更大。因此，肝功能试验仍然是临床上最简便易行、最广泛使用的检查方法，并且常用的一些肝功能试验已被列为常规检验项目。

一、肝的主要功能及肝功能试验

1. **肝是维持血糖浓度恒定的重要器官** 通过肝糖原合成与分解及糖异生作用来维持血糖水平的恒定，保障全身组织细胞，特别是大脑和红细胞的能量供应。反映肝糖代谢功能的常用试验有血糖测定和糖耐量试验等。

2. **肝在脂类的消化、吸收、运输、合成、分解和转化过程中起重要作用** 肝合成三甘油三酯、磷脂和胆固醇的能力很强，并进一步酯化胆固醇及合成脂蛋白。某些载脂蛋白也在肝内合成。肝对甘油三酯及脂肪酸的分解能力也很强，亦是生成酮体的重要器官。肝还是胆固醇转化为胆汁酸的主要器官。反映肝脂类代谢功能的常用试验有：血清甘油三酯、总胆固醇、载脂蛋白、血浆脂蛋白及其组分的含量测定等。

3. **肝在蛋白质代谢中的重要作用** 肝是合成清蛋白、部分 α、β- 球蛋白、纤维蛋白原和凝血酶原等血浆蛋白质的重要器官。肝也是氨基酸（尤其是芳香族氨基酸）分解代谢的主要器官，在肝内氨基酸的脱氨基、脱羧基、转氨基、转甲基反应非常活跃，氨的代谢与尿素合

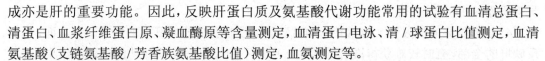

成亦是肝的重要功能。因此,反映肝蛋白质及氨基酸代谢功能常用的试验有血清总蛋白、清蛋白、血浆纤维蛋白原、凝血酶原等含量测定,血清蛋白电泳、清/球蛋白比值测定,血清氨基酸(支链氨基酸/芳香族氨基酸比值)测定,血氨测定等。

4. 肝是处理、转化胆红素的重要器官 肝胆红素代谢作用是借助肝细胞膜上的受体蛋白摄取血液中游离胆红素(FB),后者在胆红素葡糖醛酸转移酶作用下与葡糖醛酸结合成胆红素葡糖酸酸酯(结合胆红素 CB),然后经胆道排入小肠,再进行肠肝循环,并转化为胆素原。肝胆系统的病变使肝对胆红素的摄取、结合、排泄及肠肝循环均受到不同程度的影响。反映肝对胆红素代谢功能常用的试验有血清总胆红素及结合胆红素测定,尿胆红素及尿胆原检验、粪胆原检验等。

5. 肝细胞能合成种类丰富的酶类 肝合成的酶类,除少部分(如凝血因子、LCAT 等)分泌到血浆外,大部分存在于肝细胞内,进行各种物质代谢。当肝实质细胞受到损害时,因肝细胞肿胀、坏死、细胞膜通透性增高或膜破裂等,肝细胞内酶类可进入血液,使血清中各种肝细胞酶的活性升高。因此,血清中某些肝细胞酶的活性测定可反映肝实质细胞损害,如血清丙氨酸氨基转移酶(ALT)、天冬氨酸氨基转移酶(AST)、乳酸脱氢酶(LDH)等活性测定。

6. 肝胆系统是生化物质的排泄通道 肝合成的生化物质有相当部分经胆管系统排入肠道,有些物质可经门静脉系统再摄入肝细胞,进行肠肝循环。当肝胆系统因肿瘤、结石或其他原因引起胆管阻塞、胆汁淤积时,导致肝排泄功能障碍,使某些经胆道排泄的物质,因反流入血而在血中含量升高。同时,肝细胞损伤导致摄取功能障碍,肠肝循环受阻,也使血中某些生化物质浓度上升。如血清总胆固醇、结合胆红素、碱性磷酸酶(ALP)、γ-谷氨酰转肽酶(GGT)、胆汁酸等项目测定均与肝的排泄与再摄取功能有关。

二、肝功能试验的意义

肝功能试验的主要临床意义在于:①帮助了解肝细胞有无实质性损害及损害程度、转归和预后;②帮助了解肝功能有无异常或障碍及其严重程度、转归和预后;③帮助观察肝胆系统有无阻塞,了解黄疸的程度,并鉴别黄疸的类型;④帮助了解病人对某些治疗措施的耐受程度(如确定病人能否耐受某种手术),观察药物对肝的损害情况(如化疗、放疗对肿瘤病人肝功能的影响),决定是否继续用药。

三、肝功能试验的应用评价

肝功能检查项目很多,每个项目又各有针对性。但由于肝自身代谢和病变的特点,以及各检测方法的局限性,肝功能试验目前仍存在许多缺陷。主要表现在:

1. 试验结果的不灵敏性 肝脏具有较强的储备、代偿和再生能力。在肝损伤的早期,实验结果往往正常,只有肝损害达到一定程度才显示出肝功能的异常。故肝功能试验结果正常时,不能完全排除可能有肝细胞的损害和疾患。

2. 试验结果的非特异性 大多数肝功能试验反映的问题并非肝所特异,其他非肝疾病或生理变化也可引起肝功能的异常反应,造成假阳性。如骨骼系统疾病患者,甚至小部分妊娠妇女也可出现血清 ALP 活性升高,还需要做进一步检验来综合判断。所以肝功能试验出现异常时,也不一定肯定表示肝细胞有损伤或障碍。

3. 试验结果的不准确性 肝功能试验结果受到实验室条件、仪器设备、试剂及操作人员素质等多种因素的影响。

4. 试验结果的局限性 通常某一项试验仅能反映肝功能或肝病变的某一个方面,不能反映肝的全部,有时较难获得准确的结论。所以不能仅根据几项肝功能试验的结果,就片面地、孤立地对肝病作出诊断,而应结合患者病史和临床表现,合理地、有针对性地选择一些肝功能试验项目,相互对照,综合分析,才能发挥其应有的作用。

第二节 肝胆疾病的生化改变

一、血浆蛋白异常

肝是血浆蛋白合成的重要部位。合成蛋白质的质和量可反映肝功能受损程度。慢性肝病时血浆清蛋白降低,总蛋白降低,而 γ- 球蛋白升高,出现清蛋白与球蛋白比值(A/G)降低,甚至倒置。但急性肝损伤时,血浆总蛋白浓度变化不大,这与肝强大的储备能力和蛋白质的半寿期长有关。肝硬化患者血浆清蛋白合成不足,血浆胶体渗透压降低,是导致出现水肿和腹水的重要原因。

二、血浆酶异常

1. 肝合成的血浆特异酶类 如胆碱酯酶、凝血因子、铜蓝蛋白等。肝细胞功能障碍时,这类酶的合成、加工、修饰及分泌受到影响,血中水平下降。

2. 肝细胞内酶 如 ALT 和 AST。肝细胞损伤早期,细胞膜通透性升高,胞质中的 ALT、AST 首先进入血液;随着损伤的进一步加重也会累及线粒体,使线粒体膜通透性发生改变,线粒体内的 AST 也会进入血液。因此 AST 同工酶的测定对判断肝细胞损伤程度有重要价值。

3. 与胆管阻塞相关的酶类 如 ALP 和 GGT。胆汁淤积患者,胆汁与胆小管、胆道上皮细胞接触时间延长,此类上皮细胞溶解增多,细胞碎片进入血中释放出 ALP 和 GGT,使其活性升高。

4. 肝纤维化相关的酶类 肝硬化时,纤维化现象非常活跃,单胺氧化酶(MAO)活性明显升高。同时由于胆汁淤积,可出现血浆 ALP、GGT 活性升高。

三、胆红素代谢障碍

正常人体内胆红素代谢处于动态平衡,成人血清总胆红素<17.1μmol/L,大部分是未结合胆红素;尿液中无胆红素,胆素原及胆素含量也很少;大便中有粪胆原和粪胆素。如果未结合胆红素生成过多,或肝细胞处理未结合胆红素的能力下降,或结合胆红素排泄障碍,均可使血中胆红素浓度升高,出现高胆红素血症。当血清总胆红素>34.2μmol/L 时,皮肤、巩膜和黏膜等组织出现黄染,称为临床黄疸;当血清总胆红素在 17.1～34.2μmol/L 时,肉眼观察不到皮肤、巩膜和黏膜等组织的黄染现象,称为隐性黄疸。根据血清胆红素升高的原因可分为溶血性黄疸、肝细胞性黄疸和阻塞性黄疸。

四、胆汁酸代谢障碍

1. 胆汁酸合成障碍 肝炎、肝硬化患者由于肝细胞损伤导致胆汁酸合成、结合、代谢紊乱,可出现异常的胆汁酸。血清胆汁酸检测主要测定三羟胆酸(CA)和二羟胆酸(CDCA)的浓度,计算其比值。重症肝病患者 CA/CDCA 变小,甚至出现倒置。肝硬化患者胆汁酸合成降低而出现低水平鹅脱氧胆酸。

2. 胆汁酸向肠道排出障碍　胆囊、胆总管延迟排空或阻塞会减少胆汁酸排出。这种由肝外胆道阻塞引起的胆汁潴留,可导致胆汁从肝细胞反流入血液,引起胆汁酸明显升高。

3. 胆汁酸肠肝循环紊乱　胆汁酸每经过一次肠肝循环,约有 95% 的被小肠重吸收而重复利用。返回到肝的胆汁酸可刺激肝合成胆汁酸,以代偿胆汁酸的部分丢失。胆汁酸的重吸收部位在回肠末端,因此回肠切除、炎症及肠分流术都会出现胆汁酸代谢紊乱,表现为不同程度的水性腹泻并伴脂肪泻。

4. 胆汁淤积　肝分泌功能紊乱、肝内外疾病都可导致胆汁淤积。由于胆汁酸不能顺利排入肠道转而进入血液,使血浆胆汁酸水平升高。

第三节　肝胆功能检验

一、血清酶活性测定

肝功能损伤时,肝合成的血清特异酶活性下降,如 ChE、LCAT 等;而肝细胞内酶释放到血清,使血清非特异性酶活性升高,如 ALT、AST、ALP、GGT、MAO 等。反映肝细胞损伤、胆道阻塞、肝纤维化病变等。

(一)丙氨酸氨基转移酶(ALT)测定

ALT 大量存在于肝脏,其次为肾脏、心肌、骨骼肌等多种器官组织中。只要有 1% 肝细胞坏死,就使血清 ALT 增高 1 倍,是反映肝功能损伤最灵敏的检测指标。其测定方法有速率法、赖氏比色法等。目前临床上常用的是速率法。

1. 速率法

【原理】

在 ALT 速率法测定中酶偶联反应式为:

$$L\text{-丙氨酸} + \alpha\text{-酮戊二酸} \xrightarrow{\text{ALT}} \text{丙酮酸} + L\text{-谷氨酸}$$

$$\text{丙酮酸} + NADH + H^+ \xrightarrow{\text{LDH}} L\text{-乳酸} + NAD^+$$

在反应过程中,NADH 被氧化为 NAD^+,在 340nm 处连续监测 NADH 吸光度下降速率($-\Delta A/min$),应用速率法计算公式可计算出 ALT 活性。

单试剂法:血清与底物溶液(试剂成分完整)混合,ALT 催化反应启动,在波长 340nm,比色杯光径 1.0cm,37℃ 经 90 秒延滞期后连续监测吸光度下降的速率。根据线性反应期吸光度的下降速率($-\Delta A/min$),计算出 ALT 活性。

【试剂与器材】

(1)单试剂法

1)试剂成分和在反应液中的参考浓度:Tris-HCl 缓冲液 100mmol/L,L- 丙氨酸 500mmol/L,α- 酮戊二酸 15mmol/L,NADH 0.18mmol/L,磷酸吡哆醛 0.1mmol/L,LDH 1700U/L,pH 7.15±0.05。

2）市售 ALT 底物的复溶与保存：按试剂盒说明书操作，但起始吸光度必须大于 1.2A，试剂空白测定值必须<5U/L。达不到要求者，视为试剂盒不合格，不能使用。

3）器材：微量移液器、刻度吸量管、恒温水浴箱、自动生化分析仪。

（2）双试剂法

1）试剂Ⅰ：Tris-HCl 缓冲液 100mmol/L，L- 丙氨酸 500mmol/L，NADH 0.18mmol/L，磷酸吡哆醛 0.1mmol/L，LDH 1700U/L，pH 7.15±0.05。

2）试剂Ⅱ：α- 酮戊二酸 15mmol/L。

3）器材：微量移液器、刻度吸量管、恒温水浴箱、自动生化分析仪。

【操作步骤】

（1）单试剂法：具体操作程序根据各实验室拥有的自动生化分析仪型号及操作说明书而定。

1）血清稀释度：以 100μl 血清加 1000μl ALT 底物溶液为例，稀释倍数为 11 倍。血清占反应液体积分数为 0.0909。

2）主要参数：

系数	1768
孵育时间	90 秒
连续监测时间	60 秒
比色杯光径	1.0cm
波长	340nm
吸样量	500μl
温度	37℃

（2）双试剂法：血清 100μl，加试剂Ⅰ1000μl，混匀，37℃孵育 5 分钟，然后加入试剂Ⅱ100μl，混匀，启动 ALT 催化反应。在波长 340nm，光径 1.0cm，延滞期 30 秒，连续监测吸光度下降速率约 60 秒。根据线性期的 -ΔA/min，计算出 ALT 活性。

【结果计算】

（1）单试剂法

$$ALT（U/L）= \Delta A/min \times \frac{10^6}{\varepsilon} \times \frac{TV}{SV} = \Delta A/min \times \frac{10^6}{6220} \times \frac{1.1}{0.1} = \Delta A/min \times 1768$$

式中，6220 为 NADH 在 340nm，比色杯光径为 1.0cm 时摩尔吸光系数。

（2）双试剂法

1）血清稀释倍数为 12，血清占反应液体积分数为 0.0833。

2）计算

$$ALT（U/L）= \Delta A/min \times \frac{10^6}{6220} \times \frac{1.2}{0.1} = \Delta A/min \times 1929$$

【参考范围】 成人 ALT：5～40U/L（反应温度为 37℃）。

【注意事项】

（1）酶速率法测定中，要求使用的分光光度计，带宽≤6nm，比色杯光径 1.0cm，具有 37℃恒温装置，能自动记录吸光度的动态变化。试剂空白测定值<5U/L。

（2）宜用血清标本。草酸盐、肝素、枸橼酸盐虽不抑制酶活性，但可引起反应液轻度混浊。红细胞内 ALT 活性为血清中 3～5 倍，应避免标本溶血。血清不宜反复冰冻保存，以免

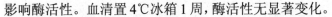

影响酶活性。血清置4℃冰箱1周,酶活性无显著变化。

(3)ALT测定中存在着两个副反应:①血清中存在的α-酮酸(如丙酮酸)能消耗NADH;②血清中谷氨酸脱氢酶(GLDH)增高时,在有氨存在的条件下,亦能消耗NADH。上述副反应使340nm处吸光度下降值(−ΔA/min)增加,使测定结果偏高。目前推荐双试剂法。

(4)在AACC(美国临床化学学会)或IFCC(国际临床化学协会)推荐的试剂盒中,含有磷酸吡哆醛,这是转氨酶的辅基,能使血清中ALT发挥最大活性。目前市售国产ALT试剂盒多未加入磷酸吡哆醛。为使同一实验室测定结果稳定,加或未加磷酸吡哆醛的试剂不宜混用。

(5)ALT测定试剂中以使用Tris-盐酸缓冲液为宜。

(6)正常ALT水平新生儿比成年人约高2倍,出生后约3个月降到成年人水平。

【临床意义】 ALT在肝细胞中含量较多,且主要存在于胞质内。当肝细胞受损时,此酶可释放入血,使血中ALT活性浓度增加。

(1)作为肝细胞损伤的灵敏指标:急性病毒性肝炎患者血清ALT阳性率可达80%～100%,到恢复期,ALT逐渐转入正常。但如果在100U左右波动,或恢复后再度上升提示转化为慢性活动性肝炎。重症肝炎或亚急性重型肝炎患者症状恶化时,该酶活性反而降低,提示肝细胞坏死后增生不良、预后不佳。

(2)作为肝病诊断的重要指标:慢性活动性肝炎或脂肪肝时,血清ALT轻度增高(100～200U),或在正常范围,且AST>ALT。肝硬化、肝癌时,ALT有轻度或中度增高,提示可能并发肝细胞坏死,预后严重。其他原因引起的肝损害,如心功能不全,肝淤血导致肝小叶中央带细胞萎缩或坏死,可使ALT、AST明显升高;某些化学药物(如异烟肼、氯丙嗪、苯巴比妥、四氯化碳、砷剂等)可不同程度的损害肝细胞,引起ALT升高。

(3)协助诊断其他肝病:骨骼肌损伤、多发性肌炎等疾病会引起ALT不同程度的升高。磷酸吡哆醛缺乏时ALT活性也会降低。

2. 赖氏比色法

【原理】 ALT催化L-丙氨酸与α-酮戊二酸间的氨基移换反应,生成丙酮酸和L-谷氨酸。酶促反应30分钟后,加入2,4-二硝基苯肼终止反应,并与反应液中产生的丙酮酸及底物缓冲液中剩余的α-酮戊二酸作用生成相应的2,4-二硝基苯腙,两种苯腙在碱性条件下呈红棕色,其吸收光谱曲线有差别,在500～520nm处差异最大,以等摩尔浓度计算,丙酮酸苯腙的呈色强度约为α-酮戊二酸苯腙的3倍。据此可计算出丙酮酸的生成量,从而推算出ALT的活性单位。

$$L-丙氨酸 + α-酮戊二酸 \xrightarrow{ALT} 丙酮酸 + L-谷氨酸$$

$$丙酮酸 + 2,4-二硝基苯肼 \xrightarrow{碱性条件} 2,4-二硝基苯腙$$
$$(红棕色,λ=505nm)$$

【试剂与器材】

(1)0.1mol/L Na$_2$HPO$_4$溶液:称取Na$_2$HPO$_4$ 14.22g溶解于蒸馏水中,并加蒸馏水至1000ml,4℃保存。

(2)0.1mol/L KH$_2$PO$_4$溶液:称取KH$_2$PO$_4$ 13.61g溶解于蒸馏水中,并加蒸馏水至

1000ml，4℃保存。

（3）0.1mol/L 磷酸盐缓冲液（pH 7.4）：取 420ml 0.1mol/L Na_2HPO_4 溶液和 80ml 0.1mol/L KH_2PO_4 溶液混匀，加氯仿数滴，4℃保存。

（4）底物缓冲液（DL- 丙氨酸 200mmol/L，α- 酮戊二酸 2mmol/L）：精确称取 1.79g DL- 丙氨酸和 29.2mg α- 酮戊二酸，先溶于约 50ml 0.1mol/L 磷酸盐缓冲液中，用 1mol/L 氢氧化钠（约 0.5ml）调节到 pH 7.4，再加磷酸盐缓冲液至 100ml。每升底物缓冲液中可加入麝香草酚 0.9g 或加氯仿数滴防腐。4～6℃保存，该溶液可稳定 2 周。

（5）1.0mmol/L 2,4- 二硝基苯肼溶液：称取 19.8mg 2,4- 二硝基苯肼（AR），溶于 100ml 1.0mol/L 盐酸中，置棕色玻璃瓶，室温中保存。若有结晶析出，应重新配制。

（6）0.4mol/L 氢氧化钠溶液：称取 16.0g 氢氧化钠溶解于蒸馏水中，并加蒸馏水至 1000ml，置具塞塑料试剂瓶内，室温中可长期稳定。

（7）2mmol/L 丙酮酸标准液：准确称取 22.0mg 丙酮酸钠（AR），置于 100ml 容量瓶中，加 0.05mol/L 硫酸至刻度。丙酮酸不稳定，开封后易聚合为多聚丙酮酸，需干燥后使用。

（8）器材：微量移液器、刻度吸量管、恒温水浴箱、分光光度计。

【操作步骤】

（1）ALT 标准曲线绘制：取中试管 5 支并标记，按表 20-1 进行操作。

表 20-1 ALT 标准曲线绘制操作步骤

加入物（ml）	1	2	3	4	5
0.1mol/L 磷酸盐缓冲液	0.10	0.10	0.10	0.10	0.10
2mmol/L 丙酮酸标准液	0.00	0.05	0.10	0.15	0.20
底物缓冲液	0.50	0.45	0.40	0.35	0.30
1.0mmol/L 2,4- 二硝基苯肼	0.50	0.50	0.50	0.50	0.50
混匀，37℃水浴 20 分钟					
0.4mol/L 氢氧化钠溶液	5.00	5.00	5.00	5.00	5.00
相当于酶活性单位（卡门单位）	0	28	57	97	150

混匀，室温放置 5 分钟，在 505nm 处，以蒸馏水调零，读取各管吸光度。各管吸光度均减取"1"号管吸光度后，以所得吸光度差值为纵坐标，对应的酶卡门氏单位为横坐标作图，即成标准曲线。

（2）标本的测定：在测定前取适量的底物溶液，在 37℃水浴箱内预温 5 分钟后使用。具体操作按表 20-2 进行。

表 20-2 ALT 测定操作步骤

加入物（ml）	测定管	对照管
血清	0.10	0.10
底物缓冲液	0.50	—
混匀，在 37℃水浴 30 分钟		
2,4- 二硝基苯肼溶液	0.50	0.50
底物缓冲液	—	0.50
混匀，在 37℃水浴 20 分钟		
0.4mol/L 氢氧化钠溶液	5.00	5.00

混匀,室温放置 5 分钟后,在波长 505nm 处,以蒸馏水调零,读取各管吸光度。测定管吸光度减去样品对照管吸光度后,从标准曲线中查得 ALT 的卡门单位。

【参考范围】 5～25 卡门单位。赖氏法套用卡门氏单位,定义为:血清 1ml,反应液总体积 3ml,反应温度 25℃,波长 340nm,比色杯光径 1.0cm,每分钟吸光度下降 0.001A 为一个卡门单位(相当于 0.48U)。

【注意事项】

(1)用于测定 ALT 的血清标本在室温(25℃)可以保存 2 天,在 4℃可保存 2 周,在 −25℃可保存 1 个月。

(2)丙酮酸不稳定,在空气中易聚合成多聚丙酮酸,失去显色反应特性。因此使用前应放于干燥器中过夜。配制底物缓冲液时,应选用 L- 丙氨酸。如只有 DL- 丙氨酸试剂,用量加倍。

(3)底物中的 α- 酮戊二酸和显色剂 2,4- 二硝基苯肼均为呈色物质,称量必须准确,每批试剂的空白管吸光度上下波动不应超过 0.015A,如超出此范围,应检查试剂及仪器等方面问题。

(4)严重脂血、黄疸及溶血血清可增加测定的吸光度;糖尿病酮症酸中毒患者血中因含有大量酮体,能和 2,4- 二硝基苯肼作用呈色,也会引起测定管吸光度增加,因此,检测此类标本时,应作血清标本对照管。

(5)当血清标本 ALT 活力超过 150 卡门单位时,往往超出了标准曲线的线性范围,此时应将血清用生理盐水稀释 5 倍或 10 倍后重测,其结果乘以稀释倍数。

(6)试剂空白吸光度主要与 α- 酮戊二酸和 2,4- 二硝基苯肼浓度有关。如果这两种试剂浓度太高,空白管吸光度值就会很大。因此,在赖氏法测定中必须降低这两种试剂的浓度,以降低试剂空白的吸光度。

(7)加入 2,4- 二硝基苯肼溶液后,应充分混匀,使反应完全。

(8)成批测定 ALT 时,各管加入血清后,试管架置置 37℃水浴中操作。以一定时间间隔向各管加入底物缓冲液,每管及时混匀。

(9)本法无自身的酶活性单位,是根据丙酮酸量及其吸光度值与卡门单位的对等关系,而套用卡门氏单位。

(二)天冬氨酸氨基转移酶(AST)测定

AST 是另一种重要的氨基转移酶,测定方法有速率法、赖氏比色法。

1. 速率法

【原理】 AST 速率法测定中的酶偶联反应式为:

$$\text{L-天门冬氨酸} + \text{α-酮戊二酸} \xrightarrow{\text{AST}} \text{草酰乙酸} + \text{L-谷氨酸}$$

$$\text{草酰乙酸} + \text{NADH} + \text{H}^+ \xrightarrow{\text{MDH}} \text{L-苹果酸} + \text{NAD}^+$$

反应过程中,NADH 被氧化为 NAD^+,在 340nm 处连续监测 NADH 吸光度下降的速率(−ΔA/min),用速率法计算公式可计算出 AST 活性。

血清与底物溶液混匀,酶促反应立即启动,在波长 340nm,比色杯光径 1.0cm,37℃经 90 秒延滞期后连续监测吸光度下降速率,根据线性反应期内吸光度下降速率(−ΔA/min),来计算 AST 活性。

【试剂与器材】

（1）单试剂法试剂（pH 7.65）：Tris 缓冲液 80mmol/L，L- 天冬氨酸 240mmol/L，NADH 0.18mmoL/L，MDH 1600U/L，LDH 2500U/L，α- 酮戊二酸 12mmol/L。

（2）器材：微量移液器、刻度吸量管、恒温水浴箱、自动生化分析仪。

【操作步骤】 血清 100μl，加 37℃ 预温的试剂 1000μl，混匀。在波长 340nm，孵育时间 90 秒，连续监测吸光度下降速率 60 秒，根据线性反应期吸光度下降的速率（-ΔA/min），计算出 AST 活性。

【结果计算】

$$AST（U/L）= \Delta A / min \times \frac{10^6}{6220} \times \frac{1.2}{0.1} = \Delta A / min \times 1929$$

式中 6220 为 NADH 在 340nm 的摩尔吸光系数。

【参考范围】 8～40U/L（反应温度为 37℃）。

【注意事项】

（1）本法的缺点是标本 AST 活性高时，草酰乙酸对 AST 有反馈抑制，使测定结果偏低；酮血症中乙酰乙酸、β- 羟丁酸，因无对照管不会引起测定结果假性增高。

（2）血清中 AST 在室温下可保存 2 天，在 4℃ 条件下可保存 1 周，在 -25℃ 可保存 1 个月。严重溶血、黄疸及脂血血清可增加测定的吸光度。

【临床意义】

（1）用于肝病诊断：肝细胞也含有较多的 AST，各种肝病可引起 AST 升高，有时可达 1200U/L，中毒性肝炎患者还可更高。AST/ALT 比值测定对肝病的诊断有一定的意义。急性病毒性肝炎时，比值 <1；慢性肝炎、肝硬化时，比值常 >1；原发性肝癌时比值常 >3，因此，同时测定 ALT、AST 活性，并观察其在病程中的变化，对肝病的鉴别诊断和病情监测有重要意义。

（2）用于心肌梗死的诊断：AST 在心肌细胞内含量最多，当心肌梗死时，血清中 AST 活性增高，在发病后 6～12 小时之内显著增高，在 16～48 小时达到高峰，约在 3～5 天恢复正常。

（3）其他疾病的协助诊断：肌炎、胸膜炎、肾炎及肺炎等也可引起血清 AST 轻度增高。

2. 赖氏比色法

【原理】 AST 催化天冬氨酸与 α- 酮戊二酸间的氨基移换反应，生成草酰乙酸和谷氨酸；草酰乙酸经非酶促反应自发脱羧生成丙酮酸。反应式如下：

$$L-天冬氨酸 + \alpha-酮戊二酸 \xrightarrow{AST} 草酰乙酸 + L-谷氨酸$$

$$\downarrow 自发脱羧$$

$$丙酮酸$$

经 60 分钟反应后，加入 2,4- 二硝基苯肼终止反应，并与反应液中的两种 α- 酮酸（丙酮酸、α- 酮戊二酸）生成相应的 2,4- 二硝基苯腙。在碱性条件下，两种苯腙的吸收光谱曲线有差别，在 500～520nm 处差异最大，丙酮酸所生成的苯腙的呈色强度显著大于 α- 酮戊二酸苯腙。据此可计算出丙酮酸的生成量，推算 AST 活性。

【试剂与器材】

（1）0.1mol/L 磷酸盐缓冲液（pH 7.4）。

（2）AST 底物缓冲液（DL- 天冬氨酸 200mmol/L，α- 酮戊二酸 2mmol/L）： 精确称取 29.2mgα- 酮戊二酸和 2.66g DL- 天冬氨酸，置于一小烧杯中，加入 1mol/L 氢氧化钠约 1.5ml，溶解后加 0.1mol/L 磷酸盐缓冲液约 80ml，用 1mol/L 氢氧化钠调节至 pH 7.4，然后将溶液移入 100ml 容量瓶中，用磷酸盐缓冲液稀释至刻度，放置冰箱保存。

（3）1.0mmol/L 2，4- 二硝基苯肼溶液。

（4）0.4mmol/L 氢氧化钠溶液。

（5）2mmol/L 丙酮酸标准液。

（6）器材：微量移液器、刻度吸量管、恒温水浴箱、分光光度计。

【操作步骤】

（1）标准曲线绘制：取 5 支试管并标记，按表 20-3 向各管加入相应试剂。操作步骤同 ALT 标准曲线的绘制。

表 20-3 AST 标准曲线绘制操作步骤

加入物（ml）	1	2	3	4	5
0.1mol/L 磷酸盐缓冲液	0.10	0.10	0.10	0.10	0.10
2mmol/L 丙酮酸标准液	0	0.05	0.10	0.15	0.20
底物缓冲液	0.50	0.45	0.40	0.35	0.30
相当于酶活性单位（卡门单位）	0	24	61	114	190

（2）标本测定：同 ALT 比色测定法，但酶促反应时间改为 60 分钟，查 AST 标准曲线求得 AST 活性单位。

【参考范围】 8～28 卡门单位。

【注意事项】

（1）配制 AST 底物溶液时，若用 L- 天冬氨酸，称量为 1.33g。

（2）本法的缺点是当标本 AST 活性增高时，草酰乙酸会对 AST 显示反馈抑制，使测定结果偏低；酮血症血清标本应做对照管，以防测定结果假性增高。

（3）其他同赖氏法测定 ALT 的注意事项。

（三）碱性磷酸酶（ALP）测定

ALP 主要分布于肝，是血清中 ALP 的主要来源之一。其他组织中如肾、小肠、骨骼等也含有 ALP，ALP 的测定方法有速率法和安替比林比色法。

1. 速率法

【原理】 ALP 速率法测定的反应式为：

$$磷酸对硝基苯酚二钠（4–NPP） + H_2O \xrightarrow{ALP（pH8.6～10）} 磷酸 + 对硝基苯酚（4–NP）$$
$$黄色（405nm）$$

在 405nm 处检测吸光度变化，吸光度增高的速率（ΔA/min）与 ALP 活性成正比。利用速率法酶活性计算公式可计算 ALP 的活性。

【试剂与器材】

（1）试剂 I（R₁）：二乙基氨基乙醇（EAE）缓冲液 1.00mmol/L、MgCl₂ 0.5mmol/L。

（2）试剂 II（R₂）：4-NPP 100mmol/L、MgCl₂ 0.5mmol/L。

如用单试剂法，可将试剂 I 4 份与试剂 II 1 份临用前混合成工作液。

（3）器材：微量移液器、刻度吸量管、恒温水浴箱、自动生化分析仪。

【操作步骤】

（1）单试剂法：标本 20μl + 工作液 1000μl，延迟时间 60 秒，连续监测时间 120 秒。

（2）双试剂法：标本 20μl + 试剂Ⅰ（R_1）800μl，混匀，37℃ 预反应 60 秒后加入试剂Ⅱ（R_2）200μl，延迟时间 60 秒，连续监测时间 60 秒。

【结果计算】

$$ALP（U/L）= \Delta A / min \times \frac{10^6}{18\,500} \times \frac{1.02}{0.02} \dot= \Delta A / min \times 2757$$

对硝基酚（4-NP）在 405nm 处的摩尔吸光系数为 18 500。

【参考范围】 成人：40～150U/L。

【注意事项】

（1）血清标本应新鲜，置室温（25℃）6 小时测定，ALP 活性约增高 1%；置室温 1～4 天，ALP 活性增高 3%～6%；若冰冻保存，血清复溶后 ALP 活性升高可达 30%。

（2）血清与肝素抗凝血浆测定结果一致，但 EDTA-Na_2、草酸盐、柠檬酸盐等因能络合 Mg^{2+} 而抑制 ALP 活性，故不能用于 ALP 测定。

（3）人工色素原底物在水溶液中易自发水解，如空白试剂吸光度>0.6 时，试剂不能使用。

（4）双试剂法和单试剂法的主要差别是双试剂可消除非色素原的底物干扰，如内源性磷酸酯等。

【临床意义】 临床上常把 ALP 活性测定作为诊断肝胆疾病和骨骼疾病的辅助指标。血清 ALP 活性升高见于：

（1）肝胆疾病：常见于阻塞性黄疸、急性或慢性黄疸型肝炎、肝癌、肝脓肿和胆道梗阻等。

（2）骨骼疾病：由于骨的损伤或疾病使成骨细胞内所含高浓度的 ALP 释放入血液中，引起血清 ALP 活性的增高。如纤维性骨炎、成骨不全症、佝偻病、骨软化病、骨转移癌和骨折修复愈合期等。

血清 ALP 活性降低主要见于呆小病、成骨不全症、维生素 C 缺乏症、磷酸酶过少症等。

2. 安替比林比色法

【原理】 在 pH 10 的碱性条件下，ALP 催化磷酸苯二钠底物水解，生成游离的酚和磷酸氢二钠。酚在碱性溶液中与 4- 氨基安替比林结合，并经铁氰化钾氧化生成红色的醌类衍生物，根据红色深浅计算出 ALP 活性的大小。酶作用和酚的显色反应如下：

$$磷酸苯二钠 + H_2O \xrightarrow{pH10,\ ALP} 酚 + 磷酸氢二钠$$

$$酚 + 4-氨基安替比林 \xrightarrow{碱性 K_3Fe(CN)_6} 醌类衍生物(红色)$$

【试剂与仪器】

（1）0.1mol/L 碳酸盐缓冲液（pH 10）：称取无水碳酸钠（Na_2CO_3，CP）6.36g、碳酸氢钠（$NaHCO_3$，CP）3.36g，4- 氨基安替比林 1.5g，溶解于 800ml 蒸馏水中，并转入 1000ml 容量瓶内，加蒸馏水至刻度，贮于棕色瓶中。

（2）20mmol/L 磷酸苯二钠溶液：称取磷酸苯二钠（$C_6H_5Na_2PO_4 \cdot 2H_2O$，AR）2.54g，溶解于煮沸的 500ml 蒸馏水中，冷却后加氯仿 2ml 防腐，置 4℃ 冰箱保存。此液称为底物液。

（3）铁氰化钾溶液：分别称取铁氰化钾 2.5g，硼酸 17g，各自溶于 400ml 蒸馏水中，然后将两液混合，并加蒸馏水至 1000ml，置棕色瓶中避光保存，如出现蓝绿色即弃去。

（4）酚标准贮存液（1mg/ml）：称取重蒸馏苯酚 1.0g 溶解于 0.lmol/L 盐酸中，并用 0.lmol/L 盐酸定容至 1000ml。

（5）酚标准应用液（0.05mg/ml）：取酚标准贮存液 5ml，加蒸馏水定容至 100ml。此液只能保存 2～3 天。

（6）器材：微量移液器、刻度吸量管、恒温水浴箱、分光光度计。

【操作步骤】

（1）标准曲线绘制：取试管 6 支并标记，按表 20-4 操作。

表 20-4　ALP 标准曲线绘制操作步骤

加入物（ml）	0	1	2	3	4	5
酚标准应用液	—	0.2	0.4	0.6	0.8	1.0
蒸馏水	1.1	0.9	0.7	0.5	0.3	0.1
碳酸盐缓冲液	1.0	1.0	1.0	1.0	1.0	1.0
铁氰化钾溶液	3.0	3.0	3.0	3.0	3.0	3.0
相当于金氏单位	0	10	20	30	40	50

立即混匀，在波长 510nm，以"0"管调零，读取各管吸光度，并和各管相应酶活性单位绘制标准曲线。

（2）标本测定：按表 20-5 操作。

表 20-5　ALP 测定操作步骤

加入物（ml）	测定管	对照管
血清	0.1	0
碳酸盐缓冲液	1.0	1.0
37℃水浴 5 分钟		
底物液（预温到 37℃）	1.0	1.0
混匀，37℃准确保温 15 分钟		
铁氰化钾溶液	3.0	3.0
血清	0	0.1

立即混匀，在波长 510nm，以蒸馏水调零，读取各管吸光度。测定管吸光度减去对照管吸光度后查标准曲线，求出 ALP 活性单位。

金氏单位定义：100ml 血清在 37℃，与底物作用 15 分钟，产生 1mg 酚为 1 个金氏单位。

【参考范围】　成人：3～13 金氏单位；儿童：5～28 金氏单位。

【注意事项】

（1）黄疸血清及溶血血清应分别作对照管，一般血清标本可共用对照管。

（2）底物中不应含有游离酚，如空白管显红色，说明磷酸苯二钠已开始分解，应弃去不用。

（3）加入铁氰化钾溶液后必须迅速混匀，否则显色不充分。

（4）铁氰化钾溶液中加入硼酸有稳定呈色作用。该液应避光保存，若出现蓝绿色应弃去。

333

（四）γ-谷氨酰基转移酶（GGT）测定

GGT 是催化 γ-谷氨酰基转移反应的一种酶，即 γ-谷氨酰基从谷胱甘肽或其他含 γ-谷氨酰基的物质中转移到另一肽或氨基酸分子上。血清中的 GGT 主要来自肝胆。

GGT 的测定方法有速率法和重氮反应比色法。临床多应用速率法。

1. 速率法

【原理】 以 L-γ-谷氨酰 -3-羧基 -对硝基苯胺为底物，双甘肽为 γ-谷氨酰基的受体，在 GGT 的催化下，生成 γ-谷氨酰双甘肽，同时释放出黄色的 2-硝基 -5-氨基苯甲酸（亦称 3-羧基 -对硝基苯胺），在 405～410nm 处其吸光度增高的速率（ΔA/min）与 GGT 活性成正比。

$$L-谷氨酰-3-羧基-4-硝基苯胺+双甘肽 \xrightarrow{GGT} γ-谷氨酰基甘氨酰氨酸+2-硝基-5-氨基苯甲酸$$

$$黄色化合物 \quad \lambda=405nm$$

在 405nm 处监测吸光度增高的速率（ΔA/min），利用速率法酶活性的计算公式可计算出 GGT 酶活性。

【试剂与器材】

（1）试剂成分及参考浓度：Tris-HCl 缓冲液 100mmol/L，L-γ-谷氨酰 -3-羧基 -4-硝基苯胺 2.9mmol/L，双甘肽 100mmol/L，pH 7.7（37℃）。

（2）器材：微量移液器、刻度吸量管、恒温水浴箱、自动生化分析仪。

【操作步骤】

（1）血清 0.1ml，加 37℃的底物缓冲液 1.0ml，混匀。立即吸入自动分析仪中进行测定（血清稀释倍数为 11）。

（2）以半自动分析仪为例，主要参数：系数 1159，孵育时间 60 秒，连续监测时间 60 秒，比色杯光径 1.0cm，波长 405nm，温度 37℃。

【结果计算】

$$GGT（U/L）= \Delta A / min \times \frac{10^6}{9490} \times \frac{1.1}{0.1} = \Delta A / min \times 1159$$

式中 9490 为 2-硝基 -5-氨基苯甲酸在 405nm 处的摩尔吸光系数。

【参考范围】 男性：11～50U/L；女性：7～32U/L。

【注意事项】

（1）溶血标本，Hb>500mg/L 时可使 GGT 活性减低；黄疸及脂血标本不干扰本法测定结果。

（2）血清中 GGT 活性在室温或 4℃可稳定 7 天，在冰冻状态下可稳定 2 个月。

（3）甘氨酸对 GGT 反应有抑制作用，所以双甘肽试剂中甘氨酸含量应小于 0.1%。

（4）2-硝基 -5-氨基苯甲酸的摩尔吸光系数可因仪器的性能与精度不同而有差异，建议各实验室自行测定。

【临床意义】

（1）GGT 主要用于诊断肝胆疾病。原发性肝癌、胰腺癌和乏特氏壶腹癌时，血清 GGT 活力显著增高，特别在诊断恶性肿瘤患者有肝转移和肝癌术后复发时，阳性率可达 90%。GGT 作为肝癌标志物的特异性较差，急性肝炎、慢性肝炎活动期、阻塞性黄疸、胆石症、胆道感染、急性胰腺炎时 GGT 都可以升高。而胆汁淤积可诱导 GGT 的合成，胆汁可使 GGT

从膜结合部位溶解释出。这是各种肝胆疾病血中 GGT 升高的主要原因。如阻塞性黄疸、胆汁性肝硬化、胆管炎、胰腺炎、胰头癌等，血中 GGT 活性明显升高。

（2）嗜酒或长期接受某些药物如苯巴比妥、苯妥英钠、安替比林等，血清 GGT 活性常常升高。口服避孕药会使 GGT 增高 20%。

（3）GGT 和 ALP 联合应用，有助于骨骼疾病和肝胆疾病的鉴别诊断。

2. 重氮反应比色法

【原理】

以 L-γ-谷氨酰-α-萘胺为底物，在 GGT 的催化下，γ-谷氨酰基转移到双甘肽分子上，释放出游离的 α-萘胺与重氮试剂反应，生成红色化合物，其颜色深浅与酶活性成正比。测出 α-萘胺的含量，即可求出 GGT 活性。

【试剂与器材】

（1）150mmo/L Tris，60mmol/L 双甘肽溶液：称取 Tris 9.1g，双甘肽 3.96g，溶于 400ml 蒸馏水中，再加蒸馏水至 500ml，加少许氯仿防腐，置冰箱保存，此液 pH 约 8.0（25℃）。

（2）lmol/L HCl。

（3）底物缓冲液：称取 L-γ-谷氨酰-α-萘胺（无结晶水，MW 272.3）217mg，置于小烧杯中，加入 1mol/L 盐酸约 4ml，使其完全溶解，再加入上述 Tris 双甘肽溶液 90ml，于 25℃用 1mol/L HCl 调节至 pH 8.0±0.1，然后加蒸馏水至 100ml（此液在 37℃，pH 为 7.8～7.9），置 4℃冰箱保存。

（4）2g/L 对氨基苯磺酸醋酸溶液：称取对氨基苯磺酸 2.0g 溶解于蒸馏水 400ml 中（需加热助溶），冷却后加冰醋酸 200ml，再加蒸馏水稀释到 1000ml，置 4℃冰箱保存。

（5）1.0g/L 亚硝酸钠溶液：称取亚硝酸钠 0.1g 溶于少量蒸馏水中，然后用蒸馏水定容到 100ml。置 4℃冰箱保存，约可使用 1 周。

（6）显色剂：临用时取 1.0g/L 亚硝酸钠溶液 4ml，加 2g/L 对氨基苯磺酸醋酸溶液 100ml，充分混匀即可。

（7）1.5mmol/L α-萘胺标准贮存液：精确称取 α-萘胺 214.8mg，置 1000ml 烧杯中，加无水乙醇 50ml 溶解，然后加蒸馏水约 600ml，立即充分混匀，定量移入 1000ml 容量瓶中，加蒸馏水至刻度，混匀。置棕色瓶中，4℃冰箱保存。

（8）0.15mmol/L α-萘胺标准应用液：吸取 1.5mmol/L α-萘胺标准贮存液 10ml，用底物缓冲液定容至 100ml。

（9）器材：微量移液器、刻度吸量管、恒温水浴箱、分光光度计。

【操作步骤】

（1）标准曲线绘制：取试管 6 支并标记，按表 20-6 操作。

表 20-6　GGT 标准曲线绘制操作步骤

加入物（ml）	对照管	1	2	3	4	5
α-萘胺标准应用液	－	0.1	0.2	0.3	0.4	0.5
底物缓冲液	0.5	0.4	0.3	0.2	0.1	－
蒸馏水	0.05	0.05	0.05	0.05	0.05	0.05
显色剂	5.0	5.0	5.0	5.0	5.0	5.0
相当于 GGT（U/L）	0	20	40	60	80	100

各管充分混匀，放置 10 分钟后，在波长 530nm，比色杯光径 1.0cm，以对照管调零，读取各管吸光度，以吸光度为纵坐标，GGT 活性（U/L）为横坐标，作图即得标准曲线。

（2）标本测定：按表 20-7 操作。

表 20-7　GGT 比色法操作步骤

加入物（ml）	测定管	对照管
血清	0.05	—
底物缓冲液（37℃预热）	0.5	0.5
37℃水浴，准确 15 分钟		
显色剂	5.0	5.0
血清	—	0.05

以上各管混匀后，放置 10 分钟，在波长 530nm，比色杯光径 1.0cm，用对照管调零，读取测定管吸光度，查标准曲线。

【参考范围】　成年男性：3～17U/L；成年女性：2～13U/L。单位定义：每 100ml 血清 37℃作用 2 小时释放出 1μmol α- 萘胺为 1 单位。

【注意事项】

（1）超过 300U 要将血清稀释后重作，结果乘以稀释倍数。

（2）在不同种类的缓冲液中，酶促反应的最适 pH 不同。以 Tris 缓冲液最为适宜。

（3）底物缓冲液中，游离的 α- 萘胺对酶活性有抑制作用。加热溶解底物可促进 L-γ- 谷氨酰 -α- 萘胺水解。所以，本法先用盐酸溶解以后，加 Tris 缓冲液，配成 pH 8.0（25℃）底物缓冲液。游离的 α- 萘胺<30μmol/L 对酶活性无显著抑制作用。

（4）1.0g/L 亚硝酸钠溶液不稳定，应每周重配一次。

（5）需用无溶血的血清标本测定，亦可用 EDTA-Na$_2$（1mg/ml）抗凝血浆。

（五）单胺氧化酶（MAO）测定

MAO 广泛分布于肝、肾、胰腺、心脏等组织器官，是一组催化多种单胺类化合物氧化脱氨的酶，其底物特异性不高。血清 MAO 活性与机体结缔组织增生有关，测定血清 MAO 活性常用于观察肝纤维化程度。

MAO 测定的常用方法有速率法和醛苯腙法。此处介绍 GLDH 偶联速率法。

【原理】　GLDH 偶联速率法测定 MAO 的反应式为：

$$C_6H_5-CH_2-NH_2(苄胺)+O_2+H_2O \xrightarrow{MAO, pH9} C_6H_5CHO+HO+NH_3$$

$$NH_3+\alpha-酮戊二酸+NADH+H^+ \xrightarrow{GLDH} 谷氨酸+NAD^+$$

在 340nm 波长下监测 NADH 吸光度下降的速率（-ΔA/min），计算 MAO 活性。

【参考范围】　12～40U/ml。

【临床意义】　肝硬化时，肝纤维化现象活跃，MAO 活性明显升高，是诊断肝硬化的主要指标。急性肝病时由于肝细胞坏死少，纤维化现象不明显，MAO 活性正常或轻度上升；急性重症肝炎时由于肝细胞中线粒体破坏，MAO 进入血清，血清中 MAO 活性明显升高。

二、血清胆红素测定

临床上常测定血清总胆红素、结合胆红素含量及其两者比值来判断黄疸程度及鉴别黄疸类型。测定方法有改良 J-G 法、胆红素氧化酶法和化学氧化法等。

（一）改良 J-G 法

【原理】 血清中的结合胆红素可直接与重氮试剂反应，生成偶氮胆红素。而未结合胆红素不能直接与重氮试剂反应，要在加速剂咖啡因 - 苯甲酸钠 - 醋酸钠的作用下，破坏分子内氢键才能反应生成偶氮胆红素。重氮反应体系的 pH 为 6.5，生成的偶氮胆红素为红色，在 530nm 有最大吸收峰。当加入碱性酒石酸钠调节 pH 后，偶氮胆红素由红色转变成蓝绿色，最大吸收峰也变为 600nm。此时，蓝绿色深浅与胆红素浓度成正比，用 600nm 波长比色，与标准管比较，可求得胆红素浓度。

【试剂及器材】

1. 咖啡因 - 苯甲酸钠试剂 称取无水醋酸钠 56g，苯甲酸钠 56g，EDTANa$_2$1.0g，溶于约 500ml 的蒸馏水中，再加入咖啡因 37.5g，搅拌至完全溶解，然后加蒸馏水稀释至 1000ml，过滤后放置棕色试剂瓶中，室温保存可稳定 6 个月。

2. 碱性酒石酸溶液 称取氢氧化钠 75g，酒石酸钾钠（含 4 分子水）320g，加蒸馏水溶解，并稀释至 1000ml，混匀，置塑料瓶中，室温保存可稳定 6 个月。

3. 5g/L 亚硝酸钠溶液 称取亚硝酸钠 5.0g，加蒸馏水溶解并稀释至 1000ml。若发现溶液呈淡黄色时，应丢弃重配。

4. 5g/L 对氨基苯磺酸溶液 称取对氨基苯磺酸 5.0g，加于约 800ml 蒸馏水中，加浓盐酸 15ml，待完全溶解后，加蒸馏水至 1000ml。

5. 重氮试剂 临用前取上述亚硝酸钠溶液 20.5ml 与对氨基苯磺酸溶液 320ml，混匀即成。

6. 5g/L 叠氮钠溶液 称取叠氮钠 0.5g，用蒸馏水溶解并稀释至 100ml。

7. 胆红素标准液 总胆红素 34.2μmol/L 或 17.1μmol/L，结合胆红素 5μmol/L。

8. 器材 微量移液器、刻度吸量管、恒温水浴箱、分光光度计等。

【操作步骤】

1. 总胆红素测定 按表 20-8 操作。

表 20-8 改良 J-G 法测定总胆红素操作步骤

加入物（ml）	测定管	测定对照管	标准管	标准对照管
血清	0.2	0.2	—	—
总胆红素标准液	—	—	0.2	0.2
咖啡因 - 苯甲酸钠试剂	1.6	1.6	1.6	1.6
5g/L 对氨基苯磺酸	—	0.4	—	0.4
重氮试剂	0.4	—	0.4	—
混匀，放置室温 10 分钟				
碱性酒石酸溶液	1.2	1.2	1.2	1.2

混匀，波长 600nm，以蒸馏水调零，读取各管吸光度，分别记录为：测定管、测定对照管、标准管的吸光度和标准对照管吸光度，然后按计算公式计算总胆红素浓度。

2. 结合胆红素测定 按表 20-9 操作。

表 20-9 改良 J-G 法测定结合胆红素操作步骤

加入物(ml)	测定管	测定对照管	标准管	标准对照管
血清	0.2	0.2	—	—
结合胆红素标准液	—	—	0.2	0.2
5g/L 对氨基苯磺酸	—	0.4	—	0.4
重氮试剂	0.4	—	0.4	—
混匀,37℃水浴 10 分钟				
碱性酒石酸溶液	1.2	1.2	1.2	1.2

混匀,波长 600nm,以蒸馏水调零,读取各管吸光度,分别记录为:测定管吸光度、测定对照管吸光度、标准管吸光度和标准对照管吸光度,然后按计算公式计算结合胆红素浓度。

【结果计算】

$$总胆红素(\mu mol/L) = \frac{测定管吸光度 - 测定对照管吸光度}{标准管吸光度 - 标准对照管吸光度} \times 总胆红素标准液浓度$$

$$结合胆红素(\mu mol/L) = \frac{测定管吸光度 - 测定对照管吸光度}{标准管吸光度 - 标准对照管吸光度} \times 结合胆红素标准液浓度$$

【注意事项】

1. 本法在 10～37℃范围内测定,不受温度变化的影响,2 小时内呈色非常稳定,灵敏度较高。

2. 应空腹采血,避免脂血引起反应液浑浊。脂血及脂溶性色素对测定有干扰。

3. 轻度溶血(Hb<1g/L)对本法无影响,但明显溶血可使总胆红素测定值偏低,表现出负干扰作用。

4. 胆红素对光敏感,易光氧化,标准液及标本均应尽量避免阳光照射。胆红素对光的敏感度与温度有关,血标本应避光冰箱保存。标本冰箱保存可稳定 3 天,-70℃暗处保存可稳定 3 个月。

5. 重氮试剂中的对氨基苯磺酸在盐酸溶液中与亚硝酸钠进行重氮化反应,生成氯化重氮苯磺酸(又称重氮苯磺酸盐酸盐),即重氮试剂主要成分,它在室温中不稳定,温度升高,易于分解,故重氮试剂需临用前新鲜配制。

6. 结合胆红素测定在临床上应用很广,但至今无候选参考方法。国内也无推荐方法。结合胆红素在临床上测定结果与总胆红素较难取得一致。不同实验室结果相差较大。

7. 重氮反应法测定胆红素,也可用甲醇或二甲亚砜等作加速剂,可做成单一试剂,反应 pH 和显色 pH 都在酸性,560nm 波长比色,易于自动化。

(二)胆红素氧化酶法

【原理】 胆红素氧化酶(BOD)催化胆红素(结合和未结合胆红素)氧化为胆绿素,并进一步氧化胆绿素为淡紫色化合物。

$$胆红素 + \frac{1}{2}O_2 \xrightarrow{\text{胆红素氧化酶}} 胆绿素 + H_2O$$

$$胆绿素 + O_2 \longrightarrow 淡紫红色化合物$$

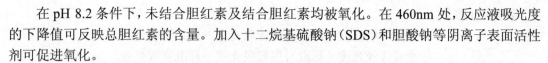

在 pH 8.2 条件下,未结合胆红素及结合胆红素均被氧化。在 460nm 处,反应液吸光度的下降值可反映总胆红素的含量。加入十二烷基硫酸钠(SDS)和胆酸钠等阴离子表面活性剂可促进氧化。

在 pH 3.7～4.5 缓冲液中,BOD 催化结合胆红素氧化成淡紫色化合物,未结合胆红素在此 pH 条件下不被氧化。氧化后的产物及其测定同总胆红素测定。用配制于人血清中的二牛磺酸胆红素(DTB)做校准液。

【试剂与器材】

1. 0.1mol/L Tris 缓冲液(pH 8.2)　称取三羟甲基氨基甲烷(Tris)1.211g、胆酸钠 172.3mg 和十二烷基硫酸钠(SDS)432.6mg 溶于约 90ml 蒸馏水中,在室温用 1mol/L 盐酸(约 6ml)调至 pH 8.2,再加蒸馏水至 100ml(此缓冲液含 4mmol/L 胆酸钠和 15mmol/L SDS),置冰箱保存。

2. 胆红素氧化酶　酶活性为 25 000U/L。

3. pH 3.7 乳酸 - 枸橼酸钠缓冲液　含枸橼酸钠(含 3 分子水)17.65g/L,乳酸 30g/L,TritonX-100 1g/L,EDTA Na·2H$_2$O 18.6mg/L。

4. 胆红素标准液　总胆红素 34.2μmol/L 或 17.1μmol/L,结合胆红素 5μmol/L。

5. 器材　微量移液器、刻度吸量管、恒温水浴箱、分光光度计等。

【操作步骤】

1. 总胆红素测定　按表 20-10 操作。

表 20-10　胆红素氧化酶法测定总胆红素操作步骤

加入物(ml)	测定管	测定对照管	标准管	标准对照管
血清	0.05	0.05	—	—
总胆红素标准液	—	—	0.05	0.05
Tris 缓冲液	1.00	1.00	1.00	1.00
蒸馏水	—	0.05	—	0.05
胆红素氧化酶	0.05	—	0.05	—

立即混匀,各管置 37℃水浴 15 分钟,460nm 波长比色,以蒸馏水调零,分别读取各管吸光度。

2. 结合胆红素测定　按表 20-11 操作。

表 20-11　胆红素氧化酶法测定结合胆红素操作步骤

加入物(ml)	测定管	测定对照管	标准管	标准对照管
乳酸 - 枸橼酸钠缓冲液	1.00	1.00	1.00	1.00
血清	0.05	0.05	—	—
结合胆红素标准液	—	—	0.05	0.05
蒸馏水	—	0.05	—	0.05
胆红素氧化酶	0.05	—	0.05	—

立即混匀,各管置 37℃水浴 15 分钟,460nm 波长比色,以蒸馏水调零,分别读取各管吸光度。

【结果计算】

$$测定管净吸光度 = 测定对照管吸光度 - 测定管吸光度$$

$$标准管净吸光度 = 标准对照管吸光度 - 标准管吸光度$$

$$血清总胆红素（\mu mol/L）= \frac{测定管净吸光度}{标准管净吸光度} \times 总胆红素标准液浓度$$

$$血清结合胆红素（\mu mol/L）= \frac{测定管净吸光度}{标准管净吸光度} \times 结合胆红素标准液浓度$$

【参考范围】 血清总胆红素浓度：3.4～17.1μmol/L；血清结合胆红素浓度：<3.4μmol/L；结合胆红素/总胆红素：20%～35%。

【注意事项】

1. 轻度溶血对 BOD 法测定胆红素没有明显影响。血清 Hb<1.0g/L，对胆红素测定结果影响不大；Hb>1.5g/L，胆红素测定结果明显下降。

2. 本法线性范围可达 513μmol/L。

3. 测定波长选择　在 pH 8.2 Tris 缓冲液中，未结合胆红素吸收峰在 448nm，结合胆红素占优势的黄疸血清的吸收峰在 425～448nm，这些吸收峰经 BOD 作用后均消失。以 ΔA 所作的吸收光谱曲线的峰形来看，两者存在一定的差异，吸收峰前者在 442.6nm，后者在 428.5nm。Beckman 资料认为，在 405～465nm 波长范围内，所测得的吸光度差值（ΔA）与样品总胆红素浓度呈正比。

4. 浑浊问题　成人黄疸血清或肝素抗凝血浆，反应 15 分钟几乎均产生浑浊而影响结果。在磷酸盐缓冲液中加入尿素可防止浑浊。经电泳证明，浑浊是因球蛋白及纤维蛋白原沉淀引起。

5. 光的影响　光对 BOD 法测定结合胆红素有较大影响。经过蓝光治疗的新生儿黄疸血清，用 BOD 法测定结合胆红素结果远比改良 J-G 法高，属假性增高。蓝光照射能产生光胆红素，其在 pH 3.7 时也易被 BOD 氧化。此种假性增高对临床监控新生儿黄疸及鉴别生理性黄疸与初期的病理性黄疸有影响。

6. 酶量的选择　由于测定结合胆红素时反应液 pH 偏离 BOD 的最适范围，因此，要求胆红素氧化酶有较高浓度，一般使反应液中终浓度不低于 0.5U/ml。

【临床意义】

1. 血清总胆红素测定的意义　①诊断黄疸及黄疸程度的判断；②肝细胞损伤程度和预后的判断：胆红素浓度明显升高反映有严重的肝细胞损伤；但患有某些疾病如胆汁淤积型肝炎时，尽管肝细胞受累较轻，血清胆红素可升高；③新生儿溶血症：血清胆红素有助于了解疾病严重程度；④再生障碍性贫血及数种继发性贫血（主要见于癌症或慢性肾炎引起），血清总胆红素减少。

2. 血清结合胆红素测定的意义　结合胆红素与总胆红素的比值可用于鉴别黄疸类型。比值<20%，见于溶血性黄疸、阵发性血红蛋白尿、恶性贫血、红细胞增多症；比值为 40%～60%，主要见于肝细胞性黄疸；比值>60%，主要见于阻塞性黄疸。

三、血清总胆汁酸（TBA）测定

血清 TBA 测定常用方法有酶法、酶免疫法和高效液相色谱法等。酶法又分为酶比色法、酶循环法和酶荧光法。其中酶比色法可用于手工操作，也可用于自动分析，应用较广。

近年来发展的酶循环法灵敏度高、特异性好,值得推广应用。

【原理】 血清中的 TBA 是一类具有 3α- 羟基的类固醇衍生物(如 3α- 羟基胆酸),在 3α-羟类固醇脱氢酶(3α-HSD)催化下,各种胆汁酸 C_3 上 α 位的羟基脱氢生成酮基(3αC=O),同时 NAD^+ 还原成 NADH。随后,NADH 上的氢由黄素酶催化转移给碘化硝基四氮唑蓝(INT),产生红色的甲䐶。用盐酸终止反应。甲䐶的生成量与总胆汁酸成正比,在 500nm 波长比色,与同样处理的标准管比较,计算 TBA 的含量。反应式如下:

$$3α-羟基胆汁酸+NAD^+ \xrightarrow{3α-HSD} 3α-酮类固醇+NADH+H^+$$

$$NADH + H^+ + INT \xrightarrow{黄素酶} NAD^+ + 甲䐶(红色)$$

【试剂与器材】

1. 试剂Ⅰ 黄素酶 1000U/L、NAD^+ 1mmol/L、碘化硝基四氮唑蓝(INT)0.5mmol/L、丙酮酸 50mmol/L 溶于 0.1mol/L pH 7.5 的磷酸盐缓冲液 1000ml 中,加适量表面活性剂。

2. 试剂Ⅱ 3α- 羟类固醇脱氢酶(3α-HSD)2000U 溶于 0.1mol/L pH 7.5 的磷酸盐缓冲液 1000ml 中。

3. 反应终止液 1mol/L 盐酸溶液。

4. 胆汁酸标准液(50μmol/L) 称取 24.38mg 甘氨胆酸溶于 1000ml(经透析的)混合血清中。

5. 器材 微量移液器、刻度吸量管、恒温水浴箱、分光光度计或自动生化分析仪等。

【操作步骤】 按表 20-12 操作。

表 20-12 酶偶联 - 比色法测定总胆汁酸操作步骤

加入物(μl)	测定管	测定空白管	标准管	标准空白管
血清	100	100	—	—
胆汁酸标准液	—	—	100	100
试剂Ⅰ	300	300	300	300
试剂Ⅱ	100	—	100	—
蒸馏水	—	100	—	100

混匀,37℃水浴 10 分钟,加终止液 0.1ml 后,摇匀,在 500nm 波长下,以蒸馏水调零,分别读取各管吸光度。按以下公式计算结果。

【结果计算】

$$TBA（μmol/L）= \frac{A_{测定管} - A_{测定空白管}}{A_{标准管} - A_{标准空白管}} \times 50μmol/L$$

【参考范围】 血清总胆汁酸(空腹):0.14～9.66μmol/L;血清总胆汁酸(餐后 2 小时):2.4～14.0μmol/L。

【注意事项】

1. 样品中的 LDH 是主要的干扰物质。因此,测定前除去血清中 LDH 的影响至关重要。方法如下:血清 67℃加温 30 分钟;加草氨酸作为 LDH 的封闭剂;进行碱或酸处理;用丙酮酸钠抑制 LDH 活性等,其中以丙酮酸钠法最好。

2. 血清中还存在其他一些脱氢酶和还原性物质可影响检测结果。因此,自动分析设计成双试剂两步法，样品先与不加 3α-HSD 的反应体系一起孵育，使样品中的干扰物质反应完毕，再加入 3α-HSD，启动 TBA 反应。

3. 目前，由于测定脂肪酶、胆固醇和甘油三酯试剂中往往加有胆酸盐，从而对该项测定造成携带污染，应引起注意。

4. 手工法测定 TBA 需做标本、标准的对照管，样品和试剂的用量大，试剂价格高，费用昂贵，生化分析仪测定能避免以上缺点。

5. 正常血清 TBA 浓度低，因而检测灵敏度甚为重要。本法测定 TBA 50μmol/L（标本/试剂体积比为 1∶10）的标准液，$A_{500nm(1cm)}$ 为 0.1 左右。所以低浓度时重复性差。线性上限为 300μmol/L。

【临床意义】

1. 急慢性肝炎　急性肝炎时血清 TBA 显著升高，可达正常人水平 10～100 倍，甚至更高。急性肝炎初愈患者血清 TBA 由最初的高值几乎与 AST 在同一时间降至正常水平，若持续不降或反而升高则有发展为慢性的可能。空腹总胆汁酸和餐后 2 小时总胆汁酸测定对慢性肝炎的分型、监测、预后及疗效判断具有重要意义。

2. 肝硬化　肝硬化时，肝对胆汁酸的代谢能力降低，血清 TBA 在肝硬化的不同阶段均升高，增高幅度一般高于慢性活动性肝炎。当肝病活动降至最低时，胆红素、转氨酶及碱性磷酸酶等指标转为正常，血清 TBA 仍维持在较高水平。

3. 酒精性肝病　酒精性肝病血清 TBA 可增高，当酒精性肝病（包括肝硬化）发生严重肝损伤时，血清 TBA 明显增高，而轻、中度损伤增高不明显。

4. 胆汁淤积　血清 TBA 测定对胆汁淤积的诊断有较高的灵敏度和特异性。肝外胆管阻塞及肝内胆汁淤积均可引起血清 TBA 升高。在胆管阻塞的初期，胆汁分泌减少，使血清 TBA 显著增高，且在阻塞的不同阶段保持不变；而血清胆红素水平随不同阶段而变化。胆汁淤积患者肝组织中的胆汁酸含量明显高于正常人。肝外阻塞患者经引流缓解后，血清 TBA 水平迅速下降，而其他指标缓慢恢复。

四、血氨测定

血氨测定可分为直接法和间接法。间接法主要有微量扩散法、离子交换法；直接法主要有酶法和氨电极法。目前应用最多的是谷氨酸脱氢酶法。

【原理】　血浆中氨在过量底物 α-酮戊二酸和 NADPH 存在下，由谷氨酸脱氢酶（GLDH）催化生成谷氨酸和 $NADP^+$，在 340nm 波长，监测 NADPH 吸光度下降速率（ΔA/min）与血氨浓度呈正比，与同样处理的标准管比较，即可计算出血氨含量。反应式如下：

$$NH_3 + α\text{-酮戊二酸} + NADPH \xrightarrow{GLDH} 谷氨酸 + NADP^+ + H_2O$$

【试剂与器材】

1. 66.7mol/L 磷酸盐缓冲液（pH8.3）　称取 KH_2PO_4 0.3g，$Na_2HPO_4 \cdot 2H_2O$ 11.56g，溶于 1000ml 蒸馏水中，调节 pH 至 8.3，置冰箱保存。

2. 底物缓冲液（含 0.12mmol/L NADPH，6.7mmol/L α-酮戊二酸）　称取 NADPH（含量>95%）2.25mg，α-酮戊二酸钠（分子量 168.08）28mg 溶于 25ml 66.7mmol/L 磷酸盐缓冲液中，置冰箱可稳定 2～3 天。

3. GLDH 酶溶液（含 4000U/L GLDH 和 1.56mmol/L ADP）　在 16mm×100mm 试管中，

加入 ADP 钠盐（分子量 427.21）4mg，66.7mmol/L 磷酸盐缓冲液 5.7ml，GLDH（10mg/ml，用 50%甘油溶液配制）0.3ml，若溶液呈微混，过滤后备用。

4. 10mmol/L 氨（NH_4^+）标准贮存液。

5. 100μmol/L 氨（NH_4^+）标准应用液。

6. 器材 微量移液器、刻度吸量管、冰水浴、恒温水浴箱、自动生化分析仪等。

【操作步骤】 按表 20-13 操作。

表 20-13 血氨谷氨酸脱氢酶两点法测定操作步骤

加入物（ml）	测定管	标准管	空白管
底物缓冲液	0.8	0.8	0.8
血浆	0.2	—	—
氨标准应用液	—	0.2	—
无氨蒸馏水	—	—	0.2
混匀，37℃水浴 5 分钟			
GLDH 酶溶液	0.05	0.05	0.05

上述各管需逐管加入 GLDH 溶液，立即混匀，吸入 37℃恒温流动池，延迟时间 10 秒，在 340nm 波长下读取各管吸光度 A_{10s}，在 70 秒读取各管吸光度 A_{70s}。分别求出测定管、标准管、空白管的吸光度差值（$\Delta A = A_{10s} - A_{70s}$）。

【结果计算】

$$血浆氨（\mu mol/L）= \frac{\Delta A_{测定} - \Delta A_{空白}}{\Delta A_{标准} - \Delta A_{空白}} \times 100（\mu mol/L）$$

【参考范围】 血浆氨：13～57μmol/L。

【注意事项】

1. 反应体系加入 ADP 可稳定 GLDH，加快反应速率。NADPH 作为辅酶较 NADH 可缩短反应时间。

2. 血浆氨含量甚微，要防止环境及所用器皿中氨的污染。

3. 血浆氨测定结果的准确性在很大程度上取决于标本收集是否符合要求。静脉采血后，与 EDTA-Na_2 抗凝剂充分混匀后立即置于冰水中，尽快分离血浆，加塞置于 2～4℃保存，在 2～3 小时内测定；-20℃条件下可稳定 24 小时。

4. 本法特异性好，回收率为 97.7%～102.7%，批内 CV 为 3.4%，线性范围为 0～150μmol/L。

【临床意义】

1. 肝性脑病的监测 正常情况下，氨在肝转变为尿素，但在患有严重肝脏疾病时，氨不能从血液循环中清除，可引起血氨增高。高血氨有神经毒性，可引起肝性脑病（肝昏迷）。对有严重肝功能障碍的患者是否能进食高蛋白饮食，以补充营养，也需测定血氨来加以判断。因此，临床上也常用血氨测定作为严重肝功能障碍患者肠道补充高蛋白饮食的控制和观察指标。

2. 儿童 Reye 综合征的诊断 该综合征有严重的低血糖，大块肝坏死，急性肝衰竭，并伴有肝脂肪变性。在肝酶谱升高前，即见血氨升高。

第四节　肝功能试验选择原则

理想的肝功能试验应是灵敏度高、特异性强，选择性好。临床上尽可能选用相对灵敏和特异的检验项目。

一、肝功能试验选择原则

1. 结果判断　肝功能检查结果的判断原则是：阳性结果可以判断肝脏有疾患；而阴性结果不能排除诊断。由于肝功能的代偿能力和肝细胞的再生能力强，早期的肝功能改变不足以引起血清化学成分的改变。

2. 肝功能的多样性　目前的肝功能试验是有针对性地选择能够反映肝脏某个方面状况的指标，将各个指标合理组合后进行综合分析。

3. 结合临床表现　急性肝疾病时，肝功能试验结果多呈阳性；慢性肝疾病，由于病程进展缓慢，肝功能的代偿及肝细胞的再生，肝功能试验结果多在参考区间的上限，此时临床诊断要密切结合临床症状和体征以及影像学检查、肝活检等综合分析。慢性肝疾病进行性加重时，肝功能试验结果阳性或强阳性。对于病情加重的患者，肝功能试验由强阳性突然转变为阳性甚至阴性时，反映肝疾病非常严重。

二、肝功能试验的分类

1. 反映肝细胞实质病变的检查项目　主要有总胆红素、结合胆红素和未结合胆红素；ALT 和 AST 等肝细胞内酶；腺苷酸环化酶、Na^+-K^+-ATP 酶等维持肝细胞膜功能的酶。目前临床应用最多的是 ALT、AST、总胆红素、结合胆红素和未结合胆红素。

2. 反映肝细胞合成功能的检查项目　目前临床应用最多的是总蛋白、清蛋白、A/G 比值、胆碱酯酶、凝血酶原、纤维蛋白原等。肝功能异常时，血浆中这类物质含量降低，反映肝功能有较严重的损伤。

3. 反映肝内、外胆道阻塞的检查项目　目前应用最多的是总胆红素、结合胆红素、ALP、GGT、胆汁酸等。在肝内、外胆道阻塞性病变时，血浆中这类物质含量升高。

4. 反映肝纤维化病变的检查项目　主要有 MAO、Ⅲ型前胶原肽（PⅢP）、脯氨酸羟化酶等。

5. 其他　血氨测定反映肝性脑病；AFP、GGT、ALP、铜和铁的测定对原发性肝癌有辅助诊断价值。

本章小结

　　肝是人体最重要的代谢器官之一。在机体的物质代谢、分泌、排泄、生物转化和调节等过程中发挥着重要的作用。当各种因素造成肝损伤或胆道系统阻塞时，导致相应的功能异常和代谢紊乱，引起血液和其他体液中相应生化成分发生改变。

　　临床上用于反映肝细胞合成功能的指标主要有血清前清蛋白、清蛋白、A/G 比值、胆碱酯酶等。

　　临床上用于肝胆疾病的血清酶活性指标可分为：①反映肝细胞损害为主的酶，主要有 ALT、AST 等；②反映肝内胆道阻塞的酶，主要有 ALP、GGT 等；③反映肝纤维化病变的酶，主要有 MAO 等。

　　临床上常测定血清总胆红素、未结合胆红素、结合胆红素及结合胆红素与总胆红素的比值，用以诊断黄疸、判断黄疸程度及鉴别黄疸类型。

　　临床上测定血清胆汁酸是反映肝实质损伤的一个敏感指标，对肝病的诊断具有十分重要的价值。血氨测定可用于肝性脑病的监测。

（王治西）

思考题

　　1. 试比较 ALT、AST、ALP、GGT 在诊断肝胆疾病中的应用价值。

　　2. 根据所学知识设计一个能综合反映肝实质细胞损伤、肝合成功能、胆管阻塞、黄疸四方面的肝功能组合项目，要求反映各方面的指标不超过 2 项，总的指标不超过 8 项。

第二十一章　肾功能试验

1. 掌握：尿素、尿酸和肌酐测定的原理和方法及内生肌酐清除试验。
2. 熟悉：尿素、尿酸和肌酐测定的注意事项及肾功能试验项目。
3. 了解：肾脏的生理功能，肾功能试验的意义和临床应用。

第一节　概　述

肾脏是机体主要的排泄器官，人体每天的代谢产物和毒性物质的排泄主要是由肾脏完成的。肾脏的生理功能主要包括 3 个方面，尿液的生成、调节电解质及酸碱平衡、内分泌功能，其中前两项功能主要体现肾功能试验之中。

非蛋白含氮类化合物是蛋白质及核酸在体内分解代谢的产物，主要包括尿素、尿酸、肌酸、肌酐、游离氨、氨基酸等，在血浆中的浓度为 14.3～25mmol/L，基本上都由肾脏随尿液排出体外。非蛋白氮（NPN）是指非蛋白含氮类化合物中的总氮量，其中尿素中的氮量约占 NPN 的一半，尿毒症时可占 80%～90%。测定血和尿中这些代谢产物的含量，对肾功能的实验诊断有一定的临床意义，肾功能试验就是用于评价肾脏的排泄功能和疾病时肾脏受损部位，测定机体内非蛋白含氮类化合物是肾功能试验的重要项目，其中血清尿素、肌酐、尿酸测定作为判断肾功能的一组重要生物化学指标。

一、肾脏的排泄功能

肾单位是肾脏的基本结构和功能单位，每侧肾约含有 100 万个肾单位；肾单位由肾小球和肾小管组成。肾单位结构见图 21-1。肾的主要功能是排泄水分，代谢产物和废物，重吸收机体所需物质（如蛋白质、氨基酸、葡萄糖等），调节体内水、电解质、渗透压和酸碱平衡以维持内环境的稳定，肾的这些功能主要依赖于肾小球的过滤功能、肾小管的重吸收与分泌功能来完成。此外肾还可以分泌一些重要的生理活性物质，如肾素、促红细胞生成素和 1,25- 二羟维生素 D_3 等，用来调节血压、内分泌、钙磷代谢和生成红细胞等。

（一）肾小球滤过作用

肾小球是由入球小动脉分支为 30～40 条毛细血管形成毛细血管丛组成的网状结构，作为血液的过滤器，当血液流经肾小球毛细血管时，血浆中的水分和小分子溶质通过滤过膜滤入肾小囊中形成原尿，而血细胞和分子量大的蛋白质不能滤过。肾小球滤过作用的结构基础是滤过膜(即滤过屏障),肾小球滤过的动力是肾小球有效滤过压。肾小球滤过率(GFR)与肾小球滤过膜的通透性、有效滤过压和肾小球血流量有关。

1. 肾小球滤过膜的通透性 肾小球滤过膜的结构类似过滤器,具有通透性高和滤过面积大的特点,血液中的物质是否能通过滤过膜,取决于物质的分子大小和所带电荷情况。滤过膜的结构见文末彩图 21-2。在滤过膜上存在着大小不等的孔道,由于这些小孔大小不等同时带有负电荷,形成滤过的机械屏障,该屏障只允许分子量小于 69kD 的物质通过;在滤过膜上还含有糖蛋白等带负电荷的物质,形成滤过的电荷屏障,它阻止血浆中带负电荷的物质通过。正常生理情况下,滤过膜可以有效地阻止血浆蛋白质,使之很少滤过;但在某些病理情况下,滤过膜带负电荷的糖蛋白减少,就会导致带负电荷的血浆蛋白滤出,而出现蛋白尿。某些肾脏疾病就是由于滤过膜上带负电荷的唾液酸糖蛋白减少或消失,而使带负电荷的清蛋白滤过量增加导致蛋白尿,肾病综合征患者大量蛋白尿可能与唾液酸缺乏有关。

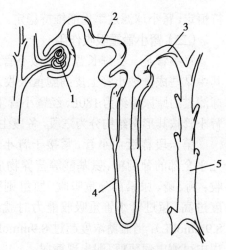

图 21-1 肾单位及其功能示意图
1. 肾小球:阻止血细胞及血浆蛋白滤过;
2. 近端小管曲部:重吸收大部分离子(Na$^+$, K$^+$, Cl$^-$, HCO$_3^-$ 等),葡萄糖,氨基酸,排出尿素,肌酐;3. 远端小管曲部:在醛固酮作用下分泌 H$^+$, K$^+$;4. 亨氏袢:形成渗透压梯度;5. 集合管:决定终尿渗透压

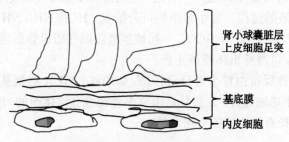

肾小球囊脏层
上皮细胞足突

基底膜

内皮细胞

图 21-2 滤过膜的结构示意图

2. 有效滤过压 有效率过压是肾小球产生滤过作用的动力,是由滤过膜两侧的力量对比决定的,滤过液的生成与组织液生成原理相似。

促进肾小球滤过的压力是肾小球毛细血管血压,由于出入肾小球的两条小动脉口径大小不同,入球小动脉口径大,出球小动脉口径小,因此,使肾小球毛细血管丛内有较高的血压,即肾小球毛细血管血压,促进肾小球滤过。阻止肾小球滤过的压力有血浆胶体渗透压及肾小球囊内静水压。两者的压力差称为"有效滤过压",所以有滤过液生成;当肾小球毛细血管血压降低(如大量失血、入球小动脉收缩)或囊内压增高(如肾小管或输尿管阻塞)时,可使有效滤过压减少,导致肾小球滤过率降低。

3. 肾小球血浆流量 正常情况下,在肾血流量自身调节的基础上,肾血浆流量可保持相对稳定;一些生理因素(如剧烈运动)和病理因素(如大量失血、缺氧)可通过交感神经使肾血流量和肾血浆流量显著减少,肾小球血浆流量平均为 650ml/min,其中约 20% 的血浆流量透过肾小球滤过膜成为原尿(125ml/min)。当动脉压在 10.64～13.3kPa 时,肾血流量可保

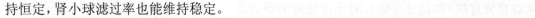

持恒定,肾小球滤过率也能维持稳定。

(二)肾小管重吸收作用

肾小管是一支细长盘曲的微小管道,通过肾小球形成的原尿通过肾小管和集合管时,其中某些成分被小管上皮细胞重吸收入血液后并分泌某些物质形成终尿,成人每天经肾小球滤过的原尿量约为180L,经肾小管重吸收后只有1%左右(1.5L)以终尿的形式排出体外。肾小管按其形态结构分为三段,各段生理作用不同。

第一段称近曲小管,紧接于肾小球囊,是肾小管重吸收作用的主要部位。小管液中几乎全部的葡萄糖、氨基酸等营养物质,大部分的水分和Na^+、Cl^-等物质均在此完成重吸收;钙、磷、尿素部分重吸收,肌酐则完全不吸收。能够被重吸收的物质若在小管液中浓度过高,超过肾小管重吸收能力时就在尿中出现,这个浓度界限称为肾阈,如肾糖阈(约8.9mmol/L);当血糖浓度超过8.9mmol/L时,肾小管对葡萄糖的重吸收已达到极限,此时在尿中可测出葡萄糖,即出现糖尿。

第二段称为髓襻,它分为降支和升支。降支对水的通透性很高,在降支内水的重吸收大于NaCl的重吸收,使小管液渗透压逐渐升高,形成渗透梯度;而升支对水的通透性很低,但对NaCl的通透性却很高,使小管液渗透压逐渐降低,形成逆向渗透梯度。

第三段为远曲小管,远曲小管能继续重吸收水和Na^+,远曲小管的重吸收作用受抗利尿激素(ADH)和醛固酮的调节和控制,属调节性重吸收,这对维持机体内环境的相对恒定具有重要意义。

(三)肾小管的分泌作用

肾小管的分泌作用主要是在远曲小管进行,是指肾小管上皮细胞将代谢产物或血液中的某些物质排入小管液的过程。肾小管细胞可分泌K^+、H^+和NH_3,NH_3与H^+结合为NH_4^+,它们均可与Na^+进行交换,Na^+与HCO_3^-一起被重吸收以保留机体所需要的碱,故肾脏具有很强的排酸保碱能力,以维持机体酸碱平衡。

许多药物进入机体后可由肾小管分泌排泄,如酚红(PSP)、对氨基马尿酸(PAH)、青霉素等,除小部分经肾小球滤过外,大部分是由肾小管细胞分泌排泄的,所以,酚红、对氨基马尿酸清除实验可用于检查肾小管的分泌功能。

二、肾脏排泄功能实验

肾脏是机体重要的排泄器官,当肾脏功能受到损害时,正常的代谢终产物不能有效地排出而导致代谢物在血液中的浓度升高。因此,临床上常通过测定这些代谢终产物如尿素和肌酐等,在血中的含量来了解和评估患者肾脏的功能。由于肾脏具有强大的贮备力,可能会遇到肾功能试验结果正常,但却存在着相当程度的肾脏病理变化的情况,当血液中尿素和肌酐水平升高时,往往提示肾脏已有50%甚至更多的实质细胞受到损伤,这类试验就达不到早期诊断的目的。因此,实验室检查必须结合具体病例进行分析,才能获得可靠的结论。此外,定期复查肾功能,观察其动态变化,对估计预后有一定意义。

当然,不少肾脏病变早期就可出现蛋白尿或尿中出现各种有形成分,因此,不能忽视尿液的常规检查。同时,正确合理地进行一些肾功能试验,也往往有助于肾脏疾病的早期诊断。若某些物质能全部经肾小球滤过,肾小管对其不吸收、不排泄,则其清除率可反映肾小球的滤过率(glomerular filtration rate, GFR),如菊粉、肌酐等。如果血浆中所含某一物质小部分经肾小球滤过,不被肾小管重吸收,而且血中剩余部分又可全部由肾小管分泌,使得这一物质通过肾后几乎全部排出，那么它的清除率既代表肾血浆流量（RPF），又可反映肾小管的分泌功能，如对氨基马尿酸、碘锐特、酚红和青霉素等。某物质经肾小球滤过后，完全被肾小管重吸收，其清除值等于0，例如葡萄糖；在血浆浓度接近肾糖阈时，利用清除值公式，可计算出滤液中被重吸收的葡萄糖量即肾小管葡萄糖最大重吸收量（TMG），用以反映近端肾小管的重吸收功能。

（一）肾小球滤过功能试验

肾小球的主要功能是滤过作用，其主要客观指标为肾小球滤过率，当肾脏发生病变时，肾小球有效滤过面积减少，首先影响其滤过功能，使肾小球滤过率减少。各种物质的血浆清除率试验即为测定肾小球滤过率的试验。

肾脏清除试验首先由 Van Slyke 于 1928 年提出，是指在单位时间内由尿液排出某种物质的量，相当于多少血浆中该物质被肾所清除的量。换言之，即每分钟有多少毫克血浆中的某物质被肾清除而排泄于尿中。其公式为：

$$C = \frac{UV}{P}$$

式中，C 为清除值（ml/min），V 为每分钟尿量（ml/min），U 和 P 分别为尿中和血浆测定物质的浓度，只要两者使用同一种表示方法即可。现常用 mmol/L 表示。

按此公式计算的清除值是受试者个体的结果。由于个体高矮、胖瘦、年龄等差异很大，必须加以标准化，即以标准体表面积 1.73m^2 校正之。标准化后，方可进行比较。

$$校正后的清除值\ C = \frac{UV}{P} \times \frac{1.73}{A}$$

式中，A 代表受试者个体的体表面积，体表面积可以从计算图 21-3 和图 21-4 中由身高个体重数据查得，亦可通过公式计算：

体表面积 A（m^2）=［身高（cm）×0.000 61］+［体重（kg）×0.0128−0.1529］

用于反映肾脏清除值的物质有外源性物质和内源性物质两类：

1. 外源性物质　这一类物质并不存在于正常人体内，试验时由体外注入体内，如菊粉、硫代硫酸钠、甘露醇、山梨醇等，它们能被肾小球自由滤过，而不被肾小管重吸收和分泌。由于这类实验操作繁琐，一般只在研究工作应用。

2. 内源性物质　这一类物质为体内原有成分，不需体外注入，如内生肌酐和尿素等，其清除率实验技术较简单。其中，内生肌酐清除率是目前临床上应用最多的肾功能实验之一。

（二）肾小管功能实验

肾小管除了具有强大的重吸收功能外，还具有选择性分泌和排泄一些物质的功能，迄今为止，还没有一种理想、方便、准确的反映临床肾小管功能的试验。肾小管功能试验，按其形态学定位可分为近曲小管功能试验和远曲小管功能试验。

1. 近曲小管功能试验　肾近曲小管功能试验常选择的有肾小管葡萄糖最大重吸收试验、肾小管对氨基马尿酸（PAH）最大排泄量试验和酚红排泄试验（PSP）等。

2. 远曲小管功能试验　肾远曲小管功能试验常选择的有尿液浓缩稀释试验、尿液渗透压测定、渗透溶质清除率、自由水清除率和尿折射率测定等。

（三）肾血流量测定

无论何种肾功能试验，均需在肾血流量充足的前提下才能充分表示他们的意义，因此为了全面了解肾功能状态，必须测定肾血流量（RBF）和肾血浆流量（RPF）。若肾血流量或肾血浆流量不足，均可导致所有肾功能试验结果异常。

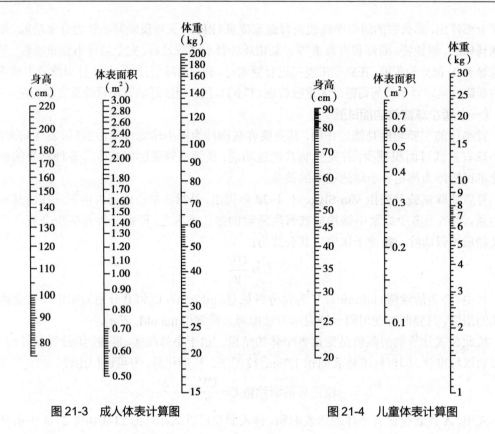

图 21-3　成人体表计算图　　　　　　　图 21-4　儿童体表计算图

肾血流量常以碘锐特或对氨基马尿酸（PAH）清除值来推算。如果该物质经肾脏被完全清除，则其在肾静脉内的浓度为零，那么在肾动脉血浆中的量，就等于其在尿中的排出量，即：

$$RPF = \frac{UV}{P} \qquad RBF = \frac{UV}{1-Ht}$$

式中，V 为尿量（ml/min）；U 和 P 分别为尿中和血浆中该物质的浓度（mmol/L）；Ht 为红细胞比容；RPF 为肾血浆流量（ml/min）；RBF 为肾血流量（ml/min）。

三、肾功能试验的选择与评价

肾功能试验除反映肾脏本身病变外，常常还受各种肾外因素的影响，如心功能不全、水肿、休克、贫血、肾后梗阻、药物等。因此，在临床判断时，必须结合临床实际情况选择适当的肾功能试验，以便从有关键意义的试验结果中，对肾功能作出正确判断。

（一）肾功能试验方法的选择

肾功能试验方法很多，可以从不同角度来反映肾脏不同部位的功能，因此，可按肾功能试验所反映肾单位的组织解剖部位及其功能的不同进行选择。常见的肾功能试验方法及选择见表 21-1。

（二）主要肾功能试验的评价

1. 尿素测定　检查肾小球滤过功能的试验。主要用于肾功能障碍晚期或严重损害，对氮质血症和尿毒症诊断有特殊价值，但对早期诊断无意义。虽方法简便，但敏感性较差。

表21-1 按检测部位不同对肾功能试验的选择

检测部位	检测功能	常用试验	精密试验
肾小球	滤过功能	内生肌酐清除率 血清尿素测定 血清肌酐测定 血清尿酸测定	菊粉清除率
近曲小管	排泄功能 重吸收功能	酚红排泌试验 尿氨基酸排泄量 尿葡萄糖排泄量 尿磷酸盐排泄量	最大排泌量试验（PAH） 葡糖糖最大重吸收量试验
远曲小管	水电解质调节功能	尿浓缩稀释试验 尿比重 尿渗量	自由水清除率（H_2O）
肾血管 肾血流	酸碱平衡功能 滤过、排泌、重吸收及血液循环等	血尿 pH 测定 肾血浆流量 肾血流量 肾小球滤过分数	碘锐特清除率 肾血管造影 肾核素扫描

2. 内生肌酐清除率 反映肾小球滤过功能的试验，通过本试验可粗略估计有效单位数量，其敏感性较尿素高，方法简单，试验干扰因素较少，为临床上常用的测定肾功能损害较好的定量试验之一。

3. 菊糖清除率和对氨基马尿酸清除率 菊糖清除率反映肾小球滤过功能，对氨基马尿酸清除率反映肾血流量。实验本身操作较复杂，会给患者带来一定痛苦，在临床上通常不将它们作为常规的肾功能实验，一般只在研究工作中应用。

4. 血清肌酐和肌酸测定 在严重肾功能不全尿量明显减少时，血清肌酐、肌酸测定在一定程度上可帮助判断肾功能损害的程度。

5. 酚红排泌实验 由于受肾血流量影响，中等以上程度肾损害时酚红排泌试验才有所改变，因此，可大致反映近曲小管功能，本法虽然敏感性差，但操作简便，曾广泛在临床上应用。

6. 肾小管的最大功能实验（TmPAH 和 TmG） 本实验属于对肾小管功能进行定量的实验，是肾小管功能的重要指标，可反映肾单位总数，其实验方法准确性好，灵敏度高，但操作繁琐，要求条件高，不适用于临床常规肾功能检查。

四、肾脏的内分泌功能

肾脏不仅生成尿液，还具有内分泌功能，产生多种生物活性物质，发挥相应的生物学效应，调节血压、内分泌、钙磷代谢和生成红细胞等。

1. 1, 25-$(OH)_2D_3$ 由皮肤合成或从食物摄取的维生素 D_3，先在肝脏羟化成 25-$(OH)D_3$，然后在肾脏皮质，由近曲小管细胞线粒体内的 1α 羟化酶进一步羟化为具有活性的 1, 25-$(OH)_2D_3$，释放入血后作用于靶器官，参与体内钙盐的代谢。它可以直接促进小肠对 Ca^{2+} 的吸收，还可以促进骨骼的钙化，从而参与体内钙和磷的调节。

2. 促红细胞生成素　促红细胞生成素（EPO）是由肾入球小动脉管壁上的球旁细胞分泌的一种糖蛋白，释放入血后促进骨髓红系祖细胞的增殖与分化，加速幼红细胞的增殖，促使网织红细胞的成熟和释放。肝脏和肾脏都可以生成 EPO，但以肾脏生成为主；缺氧和贫血是 EPO 生成的最主要刺激因素。

3. 肾素和血管紧张素　由肾小球旁器分泌的一种蛋白水解酶，释放入血后将血浆内的血管紧张素原转变成血管紧张素 I，再经其他酶的作用形成血管紧张素 II 和血管紧张素 III，参与血压和肾脏血流的调节。肾脏的灌注压下降、限制盐的摄入等都是刺激肾素分泌的因素；此外，当运动、体位改变、寒冷刺激等因素使交感神经兴奋时也会刺激肾素的分泌。

4. 前列腺素　在肾髓质的结缔组织内分布有一种特殊的间质细胞，分泌两种具有降压作用的前列腺素，即前列腺素 E_2（PGE_2）和前列腺素 A_2（PGA_2）。PGE_2 经肾内血流到达肾皮质发挥作用，并被肾皮质分解灭活，作用短暂，局限于肾内。PGA_2 产生后进入体循环在全身作用，在肺内被分解灭活，作用时间较 PGE_2 持久广泛。

5. 激肽释放酶　该酶广泛存在于许多器官组织中，在肾内主要由肾皮质的肾小管生成，分布于肾小管细胞的基底面和侧面的细胞膜上，并可释放入血。肾激肽释放酶作用于肾组织内和血浆内的激肽原产生激肽；在肾小管及血浆内分布有激肽酶，能使激肽迅速分解灭活，激肽的契合短暂，局部发挥作用。激肽促使小动脉扩张，增加肾血流，促进水钠的排泄，从而降低血压。

第二节　血清尿素测定

机体的物质分解代谢过程中，氨基酸脱氨基作用产生氨，氨在肝脏经鸟氨酸循环合成尿素，尿素通过血液运输至肾脏，由尿液排出体外。尿素是体内氨基酸分解代谢的最终产物之一，因此测定血液尿素的含量可以了解机体肾功能状况。

血清尿素的测定方法很多，归纳起来有二乙酰一肟法、半酶法和全酶法等。二乙酰一肟法需煮沸反应，检测精度较差，虽然操作简便，其主要问题是显色后有褪色现象，临床实验室基本上已不使用。半酶法是直接或间接测定经脲酶作用后由尿素转变的氨，然后用不同方法测定氨的量再换算成尿素，如脲酶比色法、电导法、离子选择电极法和指示染料法（一种干试剂方法）等。脲酶 - 波氏比色法精密度较好，亦可用于自动化分析，目前为大多数基层医院所采用；电导法和离子选择电极法虽然具有特异性高、快速等特点，但需特殊仪器进行测定，故目前尚未全面推广。全酶法又称酶偶联法，用脲酶和谷氨酸脱氢酶偶联，具有特异性强、灵敏度高、精度好、不受其他含氮化合物干扰等特点，且既可手工操作也可用于自动化分析，便于连续监测，是当今多数医院广泛应用的方法。

一、二乙酰一肟法

【原理】　在酸性反应环境中，尿素与二乙酰加热缩合成红色的二嗪化合物（4,5- 二甲基 -2- 咪唑酮），称为 Fearon 反应，其颜色强度与尿素含量成正比。由于二乙酰很不稳定，故通常由反应系统中二乙酰一肟与强酸作用，产生二乙酰，二乙酰立即和尿素反应，缩合成红色的二嗪化合物。其反应如下：

$$H_3C-\underset{\underset{O}{\|}}{C}-\underset{\underset{NOH}{\|}}{C}-CH_3 + H_2O \xrightarrow{H^+} H_3C-\underset{\underset{O}{\|}}{C}-\underset{\underset{O}{\|}}{C}-CH_3 + NH_2OH$$

$$\underset{\underset{H_2}{N}}{\overset{\overset{O}{\|}}{C}}\underset{N}{\underset{H_2}{}} + H_3C-\underset{\underset{O}{\|}}{C}-\underset{\underset{O}{\|}}{C}-CH_3 \longrightarrow \underset{N=N}{\overset{\overset{O}{\|}}{C}}\quad H_3C-\underset{\underset{O}{\|}}{C}-\underset{\underset{O}{\|}}{C}-CH_3 + 2H_2O$$

【试剂及器材】

1. 酸性试剂 在三角烧瓶中加蒸馏水100ml，然后徐徐加入浓硫酸44ml及85%浓磷酸66ml，冷至室温后，加入氨基硫脲50mg及硫酸镉（$3CdSO_4\cdot 8H_2O$）2g，溶解后移入1L容量瓶中，用蒸馏水稀释至刻度，置棕色瓶中放冰箱保存，可稳定半年。

2. 二乙酰一肟溶液 称取二乙酰一肟20g，加蒸馏水约900ml，溶解后再用蒸馏水稀释至1L，置棕色瓶中，贮存于冰箱内可保存半年。

3. 尿素标准贮存液（100mmol/L） 称取干燥纯尿素（MW 60.06）0.6g，溶解于少量蒸馏水中，移入容量瓶，再加蒸馏水定容至100ml，加0.1g叠氮钠防腐，置冰箱内可稳定半年。

4. 尿素标准应用液（5mmol/L） 取5ml尿素标准贮存液用蒸馏水稀释至100ml。

5. 器材 试管、试管架、刻度吸管、沸水浴箱、分光光度计。

【操作步骤】 取试管3支，按表21-2操作。

表21-2 二乙酰一肟法测定血清尿素操作步骤

加入物（ml）	测定管	标准管	空白管
血清	0.02	—	—
尿素标准液	—	0.02	—
蒸馏水	—	—	0.02
二乙酰一肟溶液	0.50	0.50	0.50
酸性溶剂	5.0	5.0	5.0

各管混匀后，置沸水浴中加热12分钟，取出置冷水中冷却5分钟后，用分光光度计比色，波长为540nm，空白管调零，读取标准管及测定管吸光度。

【结果计算】

$$血清尿素（mmol/L）=\frac{测定管吸光度}{标准管吸光度}\times 5mmol/L$$

【参考范围】 1.78～7.14mmol/L。

【注意事项】

1. 本法线性范围尿素达14mmol/L，如遇高于此浓度的标本，必须用生理盐水作适当的稀释后重测，然后乘以稀释倍数报告。

2. 煮沸时间和煮沸时液体蒸发量能影响结果，因此测定时所用各试管口径和各管煮沸时间应尽量一致。煮沸时间以10～12分钟为好，由于二乙酰一肟法显色后有褪色现象，故煮沸时间延长吸光度反而降低,同时注意沸水面应高于管内液体液面。

3. 试剂中加入硫氨脲和镉离子,可增进显色强度和色泽稳定性,但仍有轻度的褪色现象(每小时约5%),故加热显色冷却后,应及时(宜在半小时内)比色完毕。

4. 本法试剂单一,方法简便,但试剂具有毒性和腐蚀性。标本量多时,加热难以达到100℃,各管受热不一致,重复性不好;可在水浴锅底部置5mm的网垫加热效果较好。

【说明】

1. 尿液尿素亦可用本法进行测定,由于尿液中尿素含量高,故标本需用蒸馏水作1:50~1:200稀释,计算时结果乘以稀释倍数。

2. 尿素浓度以前习惯用尿素氮 mg/dl 表示,因为1个尿素分子中含有2个氮原子,所以 1mmol 尿素相当于 28mg 尿素氮(1mmol/dl 尿素相当于 2.8mg/dl 尿素氮);也有用尿素氮 mmol/L 表示,则 1mmol/L 尿素 2mmol/L 尿素氮。世界卫生组织推荐尿素用 mmol/L 表示,我国卫生部临检中心也已规定一律使用该表示方法,不再用尿素氮一词。

二、脲酶-波氏比色法

【原理】 脲酶比色法测定尿素分两个步骤,首先尿素经脲酶水解后生成氨及氨基甲酸,氨基甲酸又自发生成氨和二氧化碳;然后,氨在碱性介质中与苯酚及次氯酸反应,生成蓝色的游离型吲哚酚,此过程需用亚硝基铁氰化钠[$Na_2Fe(CN)_5NO$]催化反应。蓝色吲哚酚的生成量与尿素含量成正比,与同样处理的尿素标准管比色测定,可求出样品中尿素的含量。反应式如下:

$$H_2N-\overset{\overset{O}{\|}}{C}-NH_2 + H_2O \xrightarrow{\text{脲酶}} H_2N-\overset{\overset{O}{\|}}{C}-OH + NH_3$$

$$H_2N-\overset{\overset{O}{\|}}{C}-OH \xrightarrow{\text{自发}} NH_3 + CO_2$$

$$NH_3 + NaClO + \text{(苯酚)}-OH \xrightarrow[Na_2Fe(CN)_5NO]{OH^-} \text{(吲哚酚结构)}$$

【试剂及器材】

1. 酚显色剂 取苯酚 10g,亚硝基铁氰化钠[$Na_2Fe(CN)_5NO \cdot 2H_2O$]0.05g,溶 1000ml 去氨蒸馏水中,置棕色瓶中于冰箱保存可用2个月。

2. 碱性次氯酸钠溶液 称取氢氧化钠 5g,溶于蒸馏水中,加次氯酸钠 0.42g,再用去氨蒸馏水稀释至 1L,置棕色瓶内于冰箱保存,可稳定 2个月。

3. 脲酶贮存液 脲酶(比活性 3000~4000U/g)0.2g,悬浮于 20ml 50%(V/V)甘油中,置冰箱内可保存 6个月。

4. 脲酶应用液 取脲酶贮存液 1ml,加 26.86mmol/L(10g/L)EDTA-Na_2 溶液(pH 6.5)至 100ml,置冰箱内保存可稳定 1个月。

5. 尿素标准贮存液(100mmol/L) 称取干燥纯尿素(MW 60.06)0.6g,溶解于少量蒸馏水中,移入容量瓶,再加蒸馏水定容至 100ml,加 0.1g 叠氮钠防腐,置冰箱内可稳定半年。

6. 尿素标准应用液(5mmol/L) 取 5ml 尿素标准贮存液用蒸馏水稀释至 100ml。

7. 器材 试管、试管架、刻度吸管、37℃恒温水浴箱、分光光度计。

【操作步骤】 取试管 3 支,按表 21-3 操作。

表 21-3 脲酶比色法测定血清尿素操作步骤

加入物	测定管	标准管	空白管
脲酶应用液	1.00	1.00	1.00
血清	0.01	—	—
尿素标准液	—	0.01	—
蒸馏水	—	—	0.01
混匀,置 37℃ 水浴 15 分钟			
酚显色剂	5.0	5.0	5.0
碱性次氯酸钠	5.0	5.0	5.0

各管混匀后,置 37℃ 水浴 20 分钟,使呈色反应完全后,用分光光度计比色,波长 620nm,空白管调零,读取各管吸光度。

【结果计算】

$$血清尿素(mmol/L)=\frac{测定管吸光度}{标准管吸光度}\times 5mmol/L$$

【参考范围】 1.78～7.1mmol/L。

【注意事项】

1. 若用血浆测定尿素应避免用高浓度氟化物、草酸盐作抗凝剂,因其能抑制尿素酶活性,引起结果假性偏低。

2. 空气中氨对试剂或玻璃器皿的污染可使结果偏高,使用铵盐作为抗凝剂也可使结果偏高。

3. 本法亦能测定尿液中的尿素,但需将尿液稀释并去除尿中的游离铵盐,具体方法是:1.0ml 尿标本,加入人造沸石(需预处理)0.5g,加去氨蒸馏水至 25ml 反复振摇数次,吸附尿中游离铵盐,静置后吸取稀释尿液 1.0ml,按上述操作方法进行测定,结果乘以稀释倍数 25。

三、酶偶联速率法

【原理】 尿素经脲酶催化水解生成 2 分子氨和 1 分子二氧化碳,在谷氨酸脱氢酶催化下,氨与 α- 酮戊二酸和还原型辅酶I作用生成谷氨酸和氧化型辅酶I。还原型辅酶I在 340nm 波长处有吸收峰,其吸光度下降的速率与待测样品中尿素的含量成正比。反应式如下:

$$H_2N-\overset{O}{\overset{||}{C}}-NH_2 + H_2O \xrightarrow{脲酶} 2NH_3 + CO_2$$

$$NH_3 + HO-\overset{O}{\overset{||}{C}}-CH_2-CH_2-\overset{O}{\overset{||}{C}}-\overset{O}{\overset{||}{C}}-OH \quad\quad NADH + H^+$$

谷氨酸 脱氢酶

$$H_2O + HO-\overset{O}{\overset{||}{C}}-CH_2-CH_2-\overset{H_2N}{\overset{|}{C}}-\overset{O}{\overset{||}{C}}-OH \longrightarrow NAD^+$$

【试剂】

1. 酶试剂　试剂成分和在反应液中的参考浓度见表21-4。

表21-4　酶试剂的试剂成分和在反应液中的参考浓度

pH 8.0 的 Tris- 琥珀酸缓冲液	150mmol/L
脲酶	8000U/L
谷氨酸脱氢酶（GLDH）	700U/L
还原型辅酶Ⅰ（NADH）	0.3mmol/L
α- 酮戊二酸	15mmol/L
ADP	1.5mmol/L

目前较多采用双试剂法测定血清尿素，脲酶和 NADH 单独分装可延长保存时间，各试剂公司使用不同的方法，使试剂有效期各不相同。

2. 尿素标准贮存液（100mmol/L）　称取干燥纯尿素（MW60.06）0.6g，溶解于少量蒸馏水中，移入容量瓶，再加蒸馏水定容至 100ml，加 0.1g 叠氮钠防腐，置冰箱内可稳定半年。

3. 尿素标准应用液（5mmol/L）　取 5ml 尿素标准贮存液用蒸馏水稀释至 100ml。

4. 器材　试管、试管架、刻度吸管、37℃恒温水浴箱、分光光度计。

【操作步骤】

1. 酶联反应　按表21-5操作

表21-5　酶偶联速率法操作步骤

加入物（ml）	空白管	标准管	测定管
血清	—	—	0.015
尿素标准应用液	—	0.015	—
无氨去离子水	0.015	—	—
酶试剂	1.5	1.5	1.5

2. 340nm 比色　混匀后立即在附有恒温装置的分光光度计上监测吸光度变化（ΔA/min）。

3. 测定参数　温度37℃，波长340nm，平衡时间30秒，读数时间30秒，样品/反应总体积为1:101。本法适用于各种类型的自动生化分析仪，测定参数可参照仪器和试剂盒说明书。

【结果计算】

$$血清尿素（mmol/L）= \frac{测定\Delta A/min - 空白\Delta A/min}{标准\Delta A/min - 空白\Delta A/min} \times 5mmol/L$$

【参考范围】　1.78～7.1mmol/L。

【注意事项】

1. 在 340nm 试剂空白对水的吸光度应大于 1.00A，试剂浑浊或吸光度小于 1.00A 的溶液应放弃使用。

2. 在测定过程中，各种器材和去离子水均应无氨离子污染，防止交叉污染，否则结果偏高。

3. 血液标本最好使用血清，避免标本溶血，含 NaF 的血浆可导致结果偏低。

4. 在内源性氨正常时，本法能用于测定尿中的尿素。最初几秒内源性氨很快耗尽，随后测定的是脲酶催化尿素生成的氨。

5. 在自动分析仪中测定时,标本被大量稀释,不受其他含氮化合物、胆红素、血红蛋白及高血脂的干扰。

【临床意义】 尿素是体内蛋白质分解代谢的最终产物之一,经由肾脏排泄,血清尿素的测定可以反映肾脏的排泄功能。血清尿素浓度受多种因素的影响,可分为生理性因素和病理性因素两个方面。

1. 生理性因素 血清尿素的浓度与摄入的蛋白质量密切相关,蛋白质摄入量增加,血清尿素增加,反之则减少。血清尿素男性比女性平均高 1.4~2.2mmol/L,随着年龄的增加有增高的倾向,成人的日间生理变动平均为 2.8mmol/L。

2. 病理性因素 血清尿素增加的原因可分为肾前性、肾性和肾后性三个方面。

(1) 肾前性:主要见于心力衰竭、消化道或手术大出血、创伤、烧伤等疾病引起的休克,还可见于剧烈呕吐、幽门梗阻、肠梗阻和长期腹泻而导致的严重脱水和电解质紊乱,使有效血容量减少,可造成肾血流减少,肾小球滤过率降低而导致血中尿素潴留而升高。高热、败血症、组织创伤、甲状腺功能亢进引起组织蛋白质分解增加,使尿素生成亦增多。

(2) 肾脏疾病:如慢性肾炎、严重肾盂肾炎、肾结核、肾肿瘤及中毒性肾炎等疾病,使肾组织坏死,肾单位数量减少而引起肾功能减退甚至肾衰竭,肾小球滤过率严重减少,导致血中尿素明显升高。肾功能轻度受损时,尿素可无变化。当其高于正常时,说明有效肾单位的 60%~70% 已受到损害,因此,血浆尿素测定不能作为肾脏疾病的早期功能测定的指标。

(3) 肾后性:如前列腺增生、尿路结石、尿道狭窄、膀胱肿瘤使尿道受压等引起尿路阻塞,使上部压力增高,肾脏肿胀,肾小球滤过率减少甚至停止,使尿素排泄减少。血尿素减少较为少见,妊娠妇女由于血容量增加以及胎儿的同化作用增强可导致尿素减少;由于尿素主要是在肝脏合成,严重的肝病,如肝炎合并广泛性干细胞坏死时,导致肝脏合成尿素的功能障碍,血尿素减少;体液的稀释,如大量输液等也会引起尿素氮减少。

第三节 血清肌酐测定

肌酐(Cr)是肌酸代谢的终产物,由肾脏排出。肌酐从肾小球滤过后不被肾小管重吸收,也不再分泌,排出量较为恒定,不受食物中蛋白质含量的影响,因此,测定血中及尿中肌酐的含量较测定尿素含量更能反映肾脏的排泄功能,对肾脏疾病的评估及预后更有意义。

肌酐的测定方法很多,主要仍然是碱性苦味酸显色(Jaffe 反应)法,手工分析需去除蛋白后再测定,以避免干扰;自动化分析则用碱性苦味酸速率法或两点法即能避开假肌酐影响。现在已发展为酶法,如肌酐酰胺水解酶法、肌酐亚氨水解酶法等,但在临床上应用较少。本节介绍去蛋白苦味酸显色(Jaffe)反应法和不去蛋白 Jaffe 拟一级动力学法(速率法)。

一、苦味酸显色法

1886 年首先报道了 Jaffe 的肌酐分析法,即去蛋白苦味酸显色法,这一最古老的临床生物化学方法沿用至今。其反应原理是肌酐与碱性苦味酸反应生成一种红色碱性肌酐苦味酸(Janovski)复合物。此法主要缺点是特异性不高,有些物质如维生素 C、丙酮酸、葡萄糖、乙酰乙酸、蛋白质等化合物亦能与碱性苦味酸反应生成红色,这些能起反应的非肌酐色原称为假性肌酐。后有人用高岭土、硅酸铝土、皂土、阳离子交换树脂等吸附无蛋白滤液中的肌酐，从潜在的干扰物中将其分离，以增加Jaffe反应的特异性。

【原理】 血清（浆）中的肌酐与碱性苦味酸反应，生成橘红色的苦味酸肌酐复合物，在一定程度上，呈色深浅与肌酐浓度成正比，与同样处理的标准管比较，可求出样品中肌酐的含量。其中反应如下：

【试剂及器材】

1. 0.04mol/L 苦味酸溶液 取苦味酸（MW 229.104）9.3g，溶于500ml 80℃蒸馏水中，冷却至室温。加蒸馏水至1L。用0.1mol/L 氢氧化钠滴定，以酚酞作指示剂。根据滴定结果，用蒸馏水稀释至0.04mol/L，贮存与棕色瓶中，于室温保存于可用半年。

2. 0.75mol/L 氢氧化钠 取氢氧化钠30g，加蒸馏水使其溶解，冷却后用蒸馏水稀释至1L。经标定合格后贮存与聚乙烯瓶中。

3. 35mmol/L 钨酸溶液 ①取聚乙烯醇1g溶解于100ml蒸馏水中，加热助溶（勿煮沸），冷却；②取钨酸钠（$Na_2WO_4 \cdot 2H_2O$, MW 329.81）11.1g溶解于300ml蒸馏水中使其完全溶解；③取300ml蒸馏水缓慢加入2.1ml浓硫酸，冷却。

于1L容量瓶中将①液加入②液中，再与③液混匀，然后加蒸馏水至刻度，置室温中保存，至少可稳定1年。

4. 10mmol/L 肌酐标准贮存液 取肌酐（MW 113.12）113mg，用0.1mol/L盐酸溶解，并移入100ml容量瓶中，再以0.1mol/L盐酸稀释至刻度，置冰箱中保存，可稳定1年。

5. 100μmol/L 肌酐标准应用液 准确吸取10mmol/L肌酐标准贮存液1.0ml，加入100ml容量瓶中，以0.1mol/L盐酸稀释至刻度，置冰箱保存可用2个月。

6. 器材 离心管、离心机、试管、试管架、刻度吸管、分光光度计。

【操作步骤】 取试管1支，加血清（或血浆）0.5ml，再加入35mmol/L钨酸溶液4.5ml，充分混匀（边加入边混匀），3000r/min离心10分钟，取上清液即为血清无蛋白滤液。按表21-6进行操作。

表21-6 苦味酸显色法测定肌酐操作步骤

加入物（ml）	测定管	标准管	空白管
血清物蛋白滤液（或1:200 稀释尿液）	3.0	—	—
肌酐标准应用液	—	3.0	—
蒸馏水	—	—	3.0
苦味酸溶液	1.0	1.0	1.0
0.75mol/L NaOH	1.0	1.0	1.0

上述各管混匀后，置室温放置15分钟，用分光光度计在510nm波长比色，以空白管调零，读取各管吸光度。

【结果计算】

$$血清（浆）肌酐（\mu mol/L）=\frac{测定管吸光度}{标准管吸光度}\times10\times10\mu mol/L$$

$$尿液肌酐（\mu mol/24h）=\frac{测定管吸光度}{标准管吸光度}\times100\times200\times24h\ 尿量（L）$$

【参考范围】 男性：44～133$\mu mol/L$；女性：70～106$\mu mol/L$。

【注意事项】

1. 苦味酸即三硝基苯酚，撞击易爆炸，应妥善保存，瓶内加蒸馏水少许，可防止意外。

2. 温度升高时，可使碱性苦味酸溶液显色加深，但标准管与测定管加深程度不成比例，测定管比标准管显色加深更明显。因此，反应室温以15～25℃为宜。

3. 显色后标准管色泽较稳定，但测定管吸光度随时间延长而增加，这与标本中存在的非特异性物质（假性肌酐）与苦味酸反应有关，在温度高于30℃时更为明显。故应在20分钟内完成比色。

4. 血清（血浆）标本若当天不能测定，可于冰箱保存3天，若要保存较长时间，宜-20℃保存，轻微溶血标本对肌酐无影响，但可使肌酸结果偏高。

5. 氢氧化钠的浓度与用量对显色有影响，碱度增大时假肌酐显色增加。加量不准，各次测得值亦不一致。

6. 苦味酸含有杂质，可使空白管吸光度增加影响结果，必须纯化。

7. 苦味酸具有强染性，实验时如不慎将反应液溢出试管外，极易造成实验桌、仪器和周围环境污染，需倍加注意。

【说明】

1. 肌酐测定的回收率受无蛋白血滤液pH影响，血滤液pH在3.0～4.5时，回收率为85%～90%，pH在2.0以下时，回收率可达100%。

2. 尿液肌酐的测定，可用蒸馏水作1:200稀释后，按血清无蛋白血滤液操作步骤进行，结果乘以稀释倍数，如需报告一天尿肌酐排出量，则需乘上24小时尿量（L）。

二、不去蛋白速率法

【原理】 根据肌酐与碱性苦味酸反应，生成橘红色的苦味酸肌酐复合物的反应原理，在碱性环境中，样品中的肌酐及干扰物质与苦味酸的反应速度不同，选择适宜的速率监测时间，可以排除干扰物质的影响以提高肌酐测定的特异性。

【试剂与器材】

1. 0.04mol/L苦味酸溶液 取苦味酸（MW 229.104）9.3g，溶于500ml 80℃蒸馏水中，冷却至室温。加蒸馏水至1L。用0.1mol/L氢氧化钠滴定，以酚酞作指示剂。根据滴定结果，用蒸馏水稀释至0.04mol/L，贮存于棕色瓶中，于室温保存可用半年。

2. 0.32mol/L氢氧化钠溶液 取氢氧化钠12.8g，加蒸馏水使其溶解，冷却后用蒸馏水稀释至1L。经标定合格后，贮存于聚乙稀瓶中。

3. 碱性苦味酸溶液 根据工作用量，将0.04mol/L苦味酸和0.32mol/L氢氧化钠溶液等体积混合，可加适量的表面活性剂，放置20分钟以后即可应用。

4. 10mmol/L肌酐标准贮存液 取肌酐（MW113.12）113mg，用0.1mol/L盐酸溶解，并移入100ml容量瓶中，再以0.1mol/L盐酸稀释至刻度，置冰箱中保存，可稳定1年。

5．100µmol/L 肌酐标准应用液　准确吸取 10mmol/L 肌酐标准贮存液 1.0ml，加入 100ml 容量瓶中，以 0.1mol/L 盐酸稀释至刻度，置冰箱保存可用 2 个月。

6．器材　试管、试管架、刻度吸管、37℃温水浴箱、分光光度计。

【操作步骤】　取试管 2 支，按表 21-7 操作。

表21-7　速率法测定血清肌酐操作步骤

加入物（ml）	测定管	标准管
样品	0.1	—
肌酐标准应用液	—	1.0
碱性苦味酸溶液	1.0	1.0

分光光度计使用波长 510nm，比色杯光径 1.0cm，反应温度 37℃，样品体积 0.1ml，试剂体积 1.0ml。在试剂与样品或标准混合后，反应 20 秒，读取吸光度 $A_{20标}$ 和 $A_{20测}$；待反应进至 60 秒时，读取吸光度 $A_{60标}$ 和 $A_{60测}$。

【结果计算】

$$肌酐（µmol/L）=\frac{A_{60测}-A_{20测}}{A_{60标}-A_{20标}}\times100µmol/L$$

【参考范围】　男性：53～97µmol/L；女性：44～80µmol/L。

【注意事项】

1．在自动分析仪内应用 Jaffe 反应，由于一些肌酐色原产生的颜色比肌酐或快或慢，利用分光光度计在一定间隔时间一般在 20～80 秒之间读取吸光度，可避免部分非肌酐色原的干扰。动力学法的主要优点是标本用量小，分析迅速，但不能纠正具有肌酐反应速度的非肌酐色原引起的误差。1980 年对速率法进行严格评价后指出，速率法仍受到 α- 酮酸的正干扰和胆红素的负干扰。

2．速率法线性范围可达 200µmol/L。血清样本值过高可用盐水稀释，尿液标本用蒸馏水作 20～50 倍稀释，测定结果乘以稀释倍数。

3．温度对呈色反应速度影响较大，标准管与测定管的温度必须保持一致。

【临床意义】

1．肌酐经肾小球滤过后，不被肾小管重吸收，而且肾小管几乎不分泌肌酐。由于肾的储备能力和代偿能力很强，在肾脏疾病初期，如急性、慢性肾小球肾炎等肾小球滤过功能减退时，血清肌酐一般不升高，只有当肾小球滤过功能下降到正常人的 1/3 时，血中肌酐才明显升高。在正常肾血流条件下，血清肌酐升高至 177～354µmol/L 时，提示为中度至重度的肾功能损害。所以，测定血清肌酐对晚期肾脏疾病意义较大。

2．肾源性或非肾源性血肌酐增高程度有所不同，如肾衰竭患者是由于肾源性所致，血肌酐常超过 200µmol/L。心力衰竭时血流经肾减少属非肾源性，血肌酐浓度上升不超过 200µmol/L。

3．同时测定血清尿素与肌酐的比值对临床诊断更有意义，正常情况下，血清尿素：肌酐为 15:1～24:1。如两者同时升高，表示肾功能已严重受损，如肌酐浓度超过 200µmol/L，病情继续恶化，则有发展成尿毒症的危险，超过 400µmol/L，预后更差。如仅有尿素升高，而血肌酐在正常范围内，则可能为肾外因素引起，如消化道出血或尿路梗阻等。

第四节　血清尿酸测定

尿酸（UA）是核酸（DNA 和 RNA）的分解代谢产物嘌呤碱经水解、脱氢、氧化等作用生成的最后产物，经肾脏排出。其他动物因有尿酸酶，可进一步将尿酸分解为尿囊素。

核酸 → 嘌呤 → 次黄嘌呤 → 黄嘌呤 → 尿酸 → 尿囊素

健康成人体内尿酸几乎全部以单钠盐形式存在，含量约 1.1g，主要由肾脏排泄，每日尿中排泄量为 0.25～0.70g，尿酸的含量变化能反映体内嘌呤代谢的动态。血中尿酸经肾小球滤过后，大部分（90% 以上）被近曲小管重吸收，尿中尿酸主要由远曲小管分泌而来。血清尿酸浓度增高可由于肾脏排出尿酸减少或由于嘌呤代谢紊乱所致，或两者兼有。体内尿酸盐堆积量达 2～4g，可沉积于关节、软骨，形成反复发作的痛风性关节炎。正常成人的排泄约 210mg/24h 尿量，如含量增高可在泌尿道沉淀而形成结石。

目前应用的尿酸测定方法主要可分为磷钨酸还原法、尿酸酶紫外法和尿酸酶 - 过氧化物酶偶联法三类，其中以尿酸酶紫外法的分析性能最为优越，是尿酸测定的参考方法。近年来高效液相层析法（HPLC）测定尿酸已经展开，有灵敏、特异、快速的优点，可作为常规或参考方法使用。磷钨酸还原法先用血清或血浆制备无蛋白滤液再进行测定，方法繁琐，需手工测定，现在临床已较少应用。自动化分析可用尿酸酶 - 过氧化物酶偶联法，无需做无蛋白滤液。

本节介绍磷钨酸还原法和尿酸酶 - 过氧化物酶偶联法。

一、磷钨酸还原法

磷钨酸还原法首创于 1912 年，几十年来对磷钨酸还原法有较多的研究和改进，主要集中在碱化条件的改进，其目的是提高灵敏度和特异性，使显色稳定并防止浑浊。Brown 等采用氰化钠使反应的灵敏度增高和抑制非尿酸还原性物质对磷钨酸作用，但由于重复性不良和试剂的剧毒性等原因，在常规检查中已基本不用；目前临床上使用较多的是以碳酸钠为碱化剂测定尿酸的方法。由于非尿酸还原性物质（如维生素 C、巯基化合物及酚类等）也能使磷钨酸还原呈蓝色，因此磷钨酸还原法比尿酸酶 - 过氧化物酶偶联法结果偏高。

【原理】　无蛋白血滤液中的尿酸在碱性溶液中被磷钨酸氧化成尿囊素和二氧化碳，磷钨酸在此反应中被还原成钨蓝，钨蓝的生成量与反应液中的尿酸含量呈正比，与同样处理的标准液进行比色测定，可求得尿酸含量。其反应方式如下：

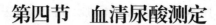

$$+ P_2O_5 \cdot 24(WO_3) \cdot 44(H_2O) \longrightarrow \text{（产物）} + 钨蓝 + CO_2$$

【试剂及器材】

1. 160mmol/L 磷钨酸贮存液　取钨酸钠 50g，溶于约 400ml 蒸馏水中，加浓磷酸 40ml、玻璃珠数粒，加热煮沸回流 2 小时，冷却至室温，用蒸馏水稀释至 1L，贮存于棕色试剂瓶中，置冰箱中可长期保存。

2. 磷钨酸应用液　取磷钨酸贮存液 10ml，用去离子水稀释至 100ml。

3. 钨酸试剂

(1) 0.33mol/L 硫酸:取 18.5ml 浓硫酸,缓慢加入到 500ml 去离子水中,然后用去离子水稀释至 1L。

(2) 0.3ml/L 钨酸钠溶液:称取钨酸钠($Na_2WO_4 \cdot 2H_2O$,MW 329.85)100g,用蒸馏水溶解后并稀释至 1L。

(3) 在 800ml 去离子水中,加入 0.3mol/L 钨酸钠溶液 50ml,浓磷酸 0.05ml 和 0.33mol/L 硫酸 50ml,混匀,在室温中可稳定数月,出现浑浊时应重新配制。

4. 1mol/L 碳酸钠溶液 称取无水碳酸钠 100g,溶解于去离子水中,并稀释至 1L,置塑料试剂瓶中保存,如有浑浊可过滤后使用。

5. 尿酸标准贮存液(6mmol/L) 称取碳酸锂 60mg,溶解于 40ml 去离子水中,加热至 60℃,使其完全溶解。精确称取尿酸($C_5H_4O_3N_4$,MW 168.073)100.9mg,溶解于热碳酸锂溶液中,冷却至室温后移入 100ml 容量瓶中,加入甲醛 2ml,用去离子水稀释至刻度,贮存于棕色瓶中,至冰箱中保存。

6. 尿酸标准应用液(300μmol/L) 取尿酸标准贮存液 5ml,置 100ml 容量瓶中,加乙二醇 33ml,然后用去离子水稀释至刻度。

7. 器材 离心管、离心机、试管、试管架、刻度吸管、分光光度计。

【操作步骤】 取试管 6 支分别标以测定、标准和空白,各加入钨酸试剂 4.5ml,然后分别加入血清 0.5ml、尿酸标准应用液 0.5ml 和蒸馏水 0.5ml,另取试管 3 支,提取上清液标号,然后按表 21-8 操作。

表 21-8 磷钨酸还原法测定血清尿酸操作步骤

加入物(ml)	测定管	标准管	空白管
去离子水	—	—	0.5
尿酸标准应用液	—	0.5	—
血清	0.5	—	—
钨酸试剂	4.5	4.5	4.5
混匀,室温静置 5 分钟,3000r/min 离心 5 分钟			
测定管上清液	2.5	—	—
标准管上清液	—	2.5	—
空白管上清液	—	—	2.5
碳酸铵溶液	0.5	0.5	0.5
混匀,室温下放置 10 分钟			
磷钨酸应用液	0.5	0.5	0.5

各管混匀后,室温下放置 20 分钟,用分光光度计比色,波长 660nm,比色杯光径 1.0cm,以空白管调零,读取各管吸光度。

【结果计算】

$$血清尿酸(μmol/L) = \frac{A_{测定}}{A_{标准}} \times 300μmol/L$$

【参考范围】 男性:149～416μmol/L;女性:89～357μmol/L。

【注意事项】

1. 红细胞内存在多种非特异性还原物质,因此,用血清或血浆测定比全血好。但不能用草酸钾作抗凝剂,因草酸钾与磷钨酸会形成不溶性的磷钨酸钾而导致显色液混浊。

2. 血清或尿液标本中的尿酸在室温下可稳定 3 天,尿液标本经冷藏后,可引起尿酸盐沉淀,此时可调节 pH 于 7.5~8.0,并将标本加热至 50℃,待沉淀溶解后再测定。

3. 尿酸在水中溶解度极低,但易溶于碱性碳酸盐或磷酸盐溶液中,所以,配制标准液时加入碳酸锂并加热助溶。如无碳酸锂可用碳酸钾或碳酸钠代替。

4. 用钨酸沉淀蛋白时,会引起尿酸与蛋白共沉淀,而且随滤液 pH 不同而变化。如滤液 pH 小于 3.0 时,尿酸回收明显降低。用 1/2 浓度的沉淀剂,滤液 pH 在 3.4~4.3 之间,回收率为 93%~103%;用全量沉淀剂时,滤液 pH 在 2.4~2.7 之间,回收率为 74%~97%。此外不能用氢氧化锌作蛋白质沉淀,锌能与尿酸形成不溶性的尿酸锌。

5. 严格掌握比色时间,在加入磷钨酸溶液放置 20 分钟后,应在 30 分钟内比色完毕。

6. 以甲醛为防腐剂的商品尿酸标准液,仅用于磷钨酸还原法,不能用于尿酸酶法。

二、尿酸酶 - 过氧化物酶偶联法

尿酸酶 - 过氧化物酶偶联法测定是首先将尿酸氧化为尿囊素和过氧化氢,然后可分别按下述三种方法测定。①利用尿酸在波长 293nm 处有吸光峰值,当尿酸被尿酸酶完全氧化成尿囊素时此峰值即消失,故可按 293nm 处吸光值下降计算尿酸含量,此法特异性高,但需紫外分光光度计;②测定尿酸酶催化时的氧消耗速率,由于氧消耗速率与尿酸含量成正比,用氧敏感电极测定氧消耗速率,则可知尿酸的含量;③应用尿酸酶 - 过氧化物酶的偶联反应,在 4- 氨基安替吡啉和 2,4- 二氯酚或其他色原性氧受体下,氧化显色而进行测定,此法操作简便,既可手工操作,也适用于各类生化自动分析仪,近年来由于现成的商品酶试剂盒投放市场,使这一方法已广泛应用于临床,成为尿酸测定的首选方法。

【原理】 尿酸在尿酸酶催化下,氧化生产尿囊素和过氧化氢。过氧化氢与 4- 氨基安替吡啉(4-AAP)及 3,5- 二氯 -2- 羟苯磺酸(DHBS)在过氧化物酶的作用下,生成有色物质(醌亚胺化合物),其色泽与样品中尿酸浓度成正比,反应式如下:

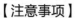

【试剂及器材】

1. 酶混合试剂 酶混合试剂的组成成分及浓度见表 21-9。

表 21-9　酶混合试剂的组成成分及浓度

试剂成分	在反应液中的参考浓度
尿酸酶	160U/L
过氧化物酶	1500U/L
4-氨基安替吡啉（4-AAP）	0.4mmol/L
3,5-二氯-2-羟苯磺酸（DHBS）	2mmol/L
磷酸盐缓冲液（pH 7.7）	100mmol/L

以上各试剂为混合干粉试剂，在应用前用蒸馏水复溶，加水量根据干粉的量而决定，复溶后的试剂在室温可稳定 48 小时，在 2～6℃可稳定 2 周，若发现干粉受潮结块或有颜色出现以及复溶后与定值质控血清测定值不符，说明试剂已变质，应弃去不用。

2. 尿酸标准贮存液（6mmol/L）　称取碳酸锂 60mg，溶解于 40ml 蒸馏水中，加热至 60℃，使其完全溶解。精确称取尿酸（MW 168.11）100.9mg，溶解于热碳酸锂溶液中，冷却至室温后移入 100ml 容量瓶中，用蒸馏水稀释至刻度，贮存于棕色瓶中，置冰箱中保存。

3. 尿酸标准应用液（300μmol/L）　取尿酸标准贮存液 5ml，置 100ml 容量瓶中，加乙二醇 33ml，然后用蒸馏水稀释至刻度。

4. 器材　试管、试管架、刻度吸管、分光光度计。

【操作步骤】

1. 试剂准备　将干粉试剂按规定加入一定量蒸馏水复溶，在实验前半小时准备好。

2. 加样　取试管 4 支，标明测定、质控、标准和空白管，然后，按表 21-10 操作。

表 21-10　尿酸酶-过氧化物酶偶联法测定血清尿酸操作步骤

加入物（ml）	测定管	质控管	标准管	空白管
血清	0.1	—	—	—
质控血清	—	0.1	—	—
尿酸标准应用液	—	—	0.1	—
蒸馏水	—	—	—	0.1
酶混合试剂	1.5	1.5	1.5	1.5

3. 比色　各管混匀后，室温下放置 20 分钟，用分光光度计比色，波长 520nm，比色杯光径 1.0cm，空白管调零，读取各管的吸光度。

【结果计算】

$$血清尿酸（μmol/L）=\frac{测定管吸光度}{标准管吸光度}×300μmol/L$$

【参考范围】　男性：49～416μmol/L；女性：89～357μmol/L。

【注意事项】

1. 本法采用的试剂有成套试剂盒供应，可根据具体情况选择。本试剂适用于各种类型生化自动分析仪，测定程序和参数应参阅仪器说明所附的说明书。

2. 酶法测定尿酸特异性高，可分为紫外分光光度法和酶偶联法。两者共同特点是均应用尿酸酶，氧化尿酸生成尿囊素和过氧化氢。

3. 遇到含维生素 C 高浓度的标本，可使测定结果偏低，故不少试剂盒中加入抗坏血酸氧化酶,防止维生素 C 的干扰。

【临床意义】

1. 血清尿酸测定对痛风诊断最有帮助,痛风患者血清中尿酸增高,但有时亦会出现正常尿酸值。

2. 在核酸代谢增加时,见于白血病、多发性骨髓瘤、真性红细胞增多症、地中海贫血、传染性单核细胞增多症等,血清尿酸值亦常见增高。

3. 在肾功能减退时,如原发性肾功能不全、药物引起的尿酸潴留等,尿酸排泄减少,血清尿酸增高。

4. 在氯仿中毒、四氯化碳中毒及铅中毒、子痫、妊娠反应及食用富含核酸的食物等,均可引起血中尿酸含量增高。

5. 有的高尿酸血症既由于尿酸合成增多,又由于肾排出尿酸减少。如慢性酒精中毒、妊娠高血压综合征等。

6. 低尿酸血症由于尿酸生成过少(如黄嘌呤尿症)或肾排出尿酸过多(如 Fan-coni 征)均可引起血尿酸降低。

第五节 内生肌酐清除实验

肌酐是肌酸的代谢产物,成人体内约含有肌酐 100g,其中 98% 存在于肌肉,每天约更新 2%,肌酸在肌酸酶(CK)作用下,形成带有高能键的磷酸肌酸,是肌肉收缩时的能量来源和储备形式。肌肉收缩时,磷酸肌酸释放高能磷酸键,并经脱水而变为肌酐,由肾排出。人体血液中肌酐的生成可由内源性和外源性两种,如在严格控制饮食和肌肉活动相对稳定的情况下,血浆肌酐的生成量和尿的排出量比较恒定,其含量的变化主要受内源肌酐的影响,而且肌酐大部分是从肾小球滤过,不被肾小管重吸收,肾小管分泌量很少。故肾在单位时间内,把若干毫升血浆中的内生肌酐全部清除出去,称为内生肌酐清除值,与正常人体平均内生肌酐清除值之比称为内生肌酐清除率(C_{Cr})。

【原理】 通过测定血清和尿液中肌酐的含量,来计算 24 小时或每分钟流经肾脏的多少升或毫升血中肌酐被肾脏清除的量(即测定对象的内生肌酐清除值),与正常人内生肌酐清除值相比较,即可求得内生肌酐清除率。

【操作步骤】

1. 受检者应禁食肉类 3 天,不饮茶或咖啡,停止利尿剂,实验前避免剧烈运动,饮足够量的水,使尿量不可少于 1ml/min。

2. 于第四天清晨 8 时将尿液排空、弃去,然后收集至次日早晨 8 时(24 小时)的全部尿液,并加入甲苯 4~5ml 以防腐。于收集尿样的同时,抽静脉血 3ml,抗凝,与 24 小时尿同时送检。

3. 测定尿及血清中肌酐含量,并测定 24 小时尿量。

4. 测量受检者身高与体重。

【结果计算】

根据下列公式分别计算内生肌酐清除值、校正内生肌酐清除值和内生肌酐清除率。

1. 计算 24 小时内生肌酐清除值

$$内生肌酐清除值(L/24h) = \frac{尿肌酐浓度}{血肌酐浓度} \times 尿量 \ L/24h$$

由于每个人肾的大小不尽相同,排尿能力也有所差异,为排除这种个体差异可进行体表面积的校正,又由于肾的大小与体表面积成正比,可代入以下公式计算校正清除值:

$$校正内生肌酐清除值(L/24h)=内生肌酐清除值 \times \frac{1.73m^2}{受检者体表面积m^2}$$

式中,$1.73m^2$ 代表正常人体平均体表面积,受检者体表面积可根据身高和体重由下列方法得到:

(1)受试者的体表面积计算方法:是根据身高(cm)和体重(kg)按图 21-3 和图 21-4 查找。

(2)体表面积计算图用法:在图两边纵线中找到受试者的身高(左)和体重(右)所在的两点,并将此两点连成直线,与中间纵线相交处的数值即为受试者体表面积(m^2)。

2.计算每分钟内生肌酐清除值 因在严格控制条件下,24 小时内血中和尿液肌酐含量比较恒定。为了临床应用方便,常用 4 小时尿及空腹一次性取血进行肌酐测定,先计算每分钟尿量(ml/min),再计算每分钟内生肌酐清除值:

$$内生肌酐清除值(ml/min)=\frac{尿肌酐浓度}{血肌酐浓度} \times 每分钟尿量(ml/min)$$

$$校正内生肌酐清除值(ml/min)=内生肌酐清除值 \times \frac{1.73m^2}{受检者体表面积m^2}$$

3.计算内肌酐清除率 正常人体 24 小时平均内生肌酐清除值是 128L,受检者内生肌酐清除率就是受检者校正内生肌酐清除值与正常人平均内生肌酐清除值之比的百分率,可按下列公式计算:

$$内肌酐清除率(\%)(Ccr)=\frac{校正内生肌酐清除值(L/24h)}{平均内生肌酐清除值(128L/24h)} \times 100\%$$

【参考范围】 内生肌酐清除值:109～147L/24h(平均 128L/24h);男性清除值:105ml/min±20ml/min;女性清除值:95ml/min±20ml/min。内生肌酐清除值随年龄增加而减低,见表 21-11。

表 21-11　内生肌酐清除率(ml/min)

年龄(岁)	男生	平均值	女性	平均值
20～30	88～146	117	81～134	107
30～40	82～140	110	75～128	102
40～50	75～133	104	69～122	96
50～60	68～126	97	64～116	90
60～70	61～120	90	58～110	84
70～80	55～113	84	52～105	78

【注意事项】 内生肌酐清除率测定产生误差的原因主要有以下三方面,应在测定过程中尽量避免。

1.尿液收集时间记录不准或部分尿液丢失。

2.收集尿样期间剧烈运动。

3.有尿液在膀胱内潴留造成负误差。

【临床意义】

1. 判断肾小球滤过功能的敏感指标 内肌酐清除率测定可反映肾小球的滤过功能。当血中肌酐浓度很高,大于 442μmol/L 时,肾小管能分泌一部分肌酐。内生肌酐清除率越低,表示肾小球滤过功能受损越严重。多数急性肾小球肾炎内生肌酐清除率低到正常值的 80% 以下,但血清尿素、肌酐测定仍在正常范围,所以内生肌酐清除率测定能够较早地反映肾小球滤过功能的指标。

2. 初步估价肾功能的损害程度 清除值为 51～70ml/min 时肾功能轻度损害;清除值为 31～50ml/min 时肾功能中度损害;清除值小于 30ml/min 时为肾功能重度损害。慢性肾衰竭病人若清除值在 11～20ml/min 为早期肾衰竭;清除值在 6～10ml/min 为晚期肾衰竭;清除值小于 5ml/min 为终末期肾衰竭。

3. 指导治疗 内生肌酐清除值小于 30～40ml/min,应限制蛋白质摄入;清除值小于 30ml/min 时,噻嗪类利尿剂治疗常无效;小于 10ml/min 时,对利尿剂的反应已极差,应结合临床进行透析治疗。此外,肾衰竭时由肾代谢或经肾排出的药物也可根据 Ccr 降低的程度来调节用药和决定药的时间。

4. 慢性肾炎临床分型的参考 慢性肾炎普通型 Ccr 常降低,而肾病型由于肾小管基底膜通透性增加,内生肌酐可以从肾小管排泄,其 Ccr 结果相应偏高。

 本章小结

肾功能试验能够评价肾脏的生理功能和疾病时肾脏受损部位。测定机体内非蛋白含氮类化合物是肾功能试验的重要项目。

肾的基本结构和功能单位为肾单位。肾单位由肾小球和肾小管组成,肾脏重要的功能是生成尿液,排泄代谢产物,包括肾小球的滤过功能、肾小管的重吸收功能和再分泌功能。此外肾脏还可以分泌一些重要的生理活性物质。

肾功能的临床生化检验包括血液及尿液非蛋白含氮化合物测定和肾脏功能性试验,肾脏功能性试验包括肾小球滤过功能试验、肾小管功能试验和肾血流量测定等。本章主要介绍血清及尿液尿素、肌酐和尿素的测定方法,以及内生肌酐清除值和清除率的测定参数和计算方法等。

(艾旭光)

 思考题

1. 内生肌酐清除率原理和临床意义。

2. 测定某患者血肌酐为 180.5μmol/L,尿肌酐为 1050ml,身高 1.75m,体重 75kg,试计算其内生肌酐清除值和内生肌酐清除率,并说明肾脏损害程度。

第二十二章 心血管疾病检验

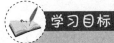

学习目标

1. 掌握：心肌损伤标志物的概念、选择原则；心肌损伤标志物的检测方法及临床意义。
2. 熟悉：理想的心肌损伤标志物应具备的条件。
3. 了解：常见心脏疾病的分类及临床分期。

心脏是人体最重要的器官之一，它和血管组成血液循环系统，通过体循环和肺循环完成体内氧、二氧化碳、营养物质、中间代谢物、代谢终产物和激素等物质的运输。心脏病中最常见的疾病是缺血性心脏病，包括心绞痛和急性心肌梗死（acute myocardial infarction，AMI）等，心肌损伤多由心脏缺血所致。

第一节 概 述

心脏、动脉、静脉和毛细血管组成了机体的循环系统，心脏是血液循环的动力器官，通过其节律的收缩和舒张，使血液在血管里循环流动，保证各器官和组织得到充分的血液供应，并通过毛细血管与周围组织细胞进行物质交换，来完成体内的物质运输。心脏除循环功能外，还具有内分泌功能。主要包括心钠素和脑钠肽，它们都具有利尿、利钠、舒张血管和降压作用，是调节体内钠平衡、稳定血压的重要激素。

一、心脏组织结构特点

心脏独特的组织结构形式与功能特点是理解心肌损伤标志物的基础。心脏主要由呈梭形的心肌纤维（即心肌细胞）组成，每条肌纤维直径 $10\sim15\mu m$，外包一层薄的肌膜，内有细胞核及各种细胞器。与一般细胞所不同的是，肌细胞内含有众多的肌原纤维，包括粗细两种蛋白微丝，其中细丝由肌动蛋白、原肌球蛋白和心肌肌钙蛋白 3 类蛋白质组成。在 Ca^{2+} 参与下粗细肌丝相互作用，完成心肌细胞的收缩与舒张，实现心脏作为"泵"的作用。

二、心肌损伤与常见心脏疾病

心肌损伤是指伴有心肌细胞变性坏死的疾病，主要包括 AMI、不稳定型心绞痛和心肌炎以及心肌病、心力衰竭等疾病。主要介绍几种临床常见的心血管疾病。

（一）冠状动脉粥样硬化性心脏病

冠状动脉粥样硬化性心脏病是冠状动脉血管发生动脉粥样硬化病变，引起血管腔狭窄或阻塞，造成心肌缺血、缺氧或坏死而导致的心脏病，常常被称为冠心病。世界卫生组织将冠心病分为：无症状心肌缺血（隐匿性冠心病）、心绞痛、心肌梗死、缺血性心力衰竭（缺血性心脏病）和猝死 5 种临床类型。

冠状动脉是营养心肌的主要血管，在狭窄早期由于冠状动脉有较强的储备能力，心肌血供尚可代偿，此阶段患者可无症状；当狭窄接近 70% 时，患者出现活动后心肌供血不足，表现为一过性心绞痛，称为稳定型心绞痛（stable angina，SA）；在冠状动脉狭窄的基础上伴有不完全血栓形成，则出现不稳定型心绞痛（unstable angina，UA），又称变异型心绞痛，这时患者即使在休息时也会出现心绞痛，而且持续时间>20 分钟时，会导致少数心肌纤维缺血坏死，如果继续发展，最终可导致血管完全堵塞或在动脉硬化基础上发生血管痉挛，使局部心肌无血液供应，出现不可逆转的心肌坏死，即 AMI，是最为严重的急危重症。

（二）心肌病与心肌炎

除急性心肌梗死外，由其他原因引起心肌肥厚、纤维化、变性、坏死等改变，称为心肌病；心肌炎是由病毒、细菌感染等引起的心肌细胞及其间隙的局部或弥漫性急、慢性炎性病变，可伴有心肌细胞的变性、坏死，病情较轻的患者无任何症状，而重症患者可发生心力衰竭、心源性休克甚至猝死。大部分患者经治疗可以获得痊愈，有些患者在急性期之后发展为扩张型心肌病，可反复发生心力衰竭。

（三）心力衰竭

心力衰竭又称"心肌衰竭"，是指心脏的收缩功能和或舒张功能发生障碍，不能将静脉回心血量充分排出心脏，导致静脉系统血液淤积，动脉系统血液灌注不足，不能满足机体的需要，并由此产生一系列症状和体征。根据临床症状可分为左心衰竭、右心衰竭和全心衰竭。左心衰竭最常见，亦最重要。心力衰竭是心脏在发生病变的情况下，失去代偿能力的一个严重阶段。

任何心肌病包括所有其他心脏病都可划分为三个时期：①无症状期：病人没有任何临床症状；②心功能不全期：也称之为心功能低下期，按心功能Ⅳ级分类法，相当于心功能Ⅱ级，出现一定的症状，但能代偿；③心力衰竭：心脏失去代偿功能。

（四）高血压

高血压（hypertension）是指以体循环动脉血压[收缩压和（或）舒张压]增高为主要特征（收缩压≥140mmHg，舒张压≥90mmHg），可伴有心、脑、肾等器官的功能或器质性损害的临床综合征。高血压是心脑血管病最主要的危险因素。正常人的血压随内外环境变化在一定范围内波动。

第二节　心肌损伤的酶学标志物

心肌损伤标志物是指当心肌细胞损伤时，可大量释放至循环血液中，其血浓度变化可反映心肌损伤及其程度的特异性物质，其正确的检测可以为急性心肌梗死及其他伴有心肌损伤疾病的早期诊断、病情判断、疗效观察提供极其有价值的信息。

并非是在心肌细胞损伤后所有释放到血液中的物质都可作为心肌损伤标志物，理想的心肌损伤标志物应具备以下条件：①高度的心肌特异性，在其他组织中不出现，或在病理情况下只以微量出现；②正常情况下血清内不存在，心肌损伤后能在短时间内迅速进入血液循环，血中浓度升高即表明有心肌损伤；③血中浓度与心肌受损程度呈比例，可定量反映心肌损伤程度；④在血液中能较稳定地存在一段时间，即有一定的"诊断窗口期"，以便于诊断，避免漏诊；⑤可发展成为一个敏感、准确的试验用于诊断，且容易检测，检测时间短，能够很快得到结果；⑥能够评估再灌注和再损伤，可根据标志物水平上升的峰值提前等特征，判断经溶栓治疗后栓塞动脉是否再通，并可根据标志物水平再度上升判断是否有再梗死发生；⑦诊断价值已经过临床证实。但到目前为止还未发现能完全符合这些要求的心肌损伤标志物。

目前临床常用的心肌损伤标志物包括酶类标志物（心肌酶谱）和蛋白类标志物。前者主要包括肌酸激酶及其同工酶、乳酸脱氢酶（lactate dehydrogenase，LDH）及其同工酶或 α- 羟丁酸脱氢酶（α-hydroxybutyric dehydrogenase，α-HBDH）、天冬氨酸氨基转移酶（aspartic transaminase，AST）；后者主要有心肌肌钙蛋白（cardiac troponin，cTn）、肌红蛋白（myoglobin，Mb）、肌酸激酶（creatine kinase，CK）同工酶质量等。这些生化标志物也是目前临床评估病情和判断预后的灵敏指标，在心脏疾病发生时，都有不同的变化。

70 年代至 90 年代初，最常用的心肌损伤诊断标志物为心肌酶谱，即：CK 及 CK-MB，LDH 及 LDH$_1$，AST。而 AST、LDH 及其同工酶，包括 α-HBDH 等在内的血清酶学标志物因特异性不高，AMI 后出现异常的时间相对较晚，目前在 AMI 诊断中的作用越来越小，已逐渐少用以致基本淘汰。

一、肌酸激酶及其同工酶

（一）概述

1. 生物化学特性 肌酸激酶（CK）广泛存在于骨骼肌、心肌和脑组织中。CK 分子量为 86 000，是由肌型（M）和脑型（B）亚基组成的二聚体，形成 CK-MM、CK-MB、CK-BB 三种同工酶。CK-MM 主要分布在骨骼肌和心肌中；CK-BB 主要在肝、脑、胃、肾、肠中；CK-MB 主要分布在心肌中，而且心肌不同部位含量也不尽相同，前壁>后壁，右心室>左心室（表 22-1）。CK-MB 一直是临床诊断心肌损伤的心肌酶谱中最具特异性的酶，是目前应用最为广泛的心肌损伤酶学指标。另外，在心肌、骨骼肌和脑等组织细胞的线粒体中还含有一种结构不同的 CK，为线粒体 CK（mitochondria，CK-Mt）。CK 进入血液后，M 亚基 C- 端的赖氨酸残基可被血中的羧肽酶水解，根据水解程度，CK 同工酶可形成多种亚型：CK-MM 分为 CK-MM$_1$、CK-MM$_2$、CK-MM$_3$；CK-MB 分为 CK-MB$_1$ 和 CK-MB$_2$。各亚型在正常人血清中含量依次为 CK-MM$_1$>CK-MM$_2$>CK-MM$_3$；CK-MB$_1$>CK-MB$_2$。

表 22-1 肌酸激酶及其同工酶组织分布特点

组织	总CK活性（U/g 湿组织）	CK-BB（%）	CK-MB（%）	CK-MM（%）
骨骼肌	2500	0.06	1.1	98.9
脑	555	97.3	2.7	0
心肌	473	1.3	20	78.7
胃	190	95.7	0	4.3
小肠	112	80	8	12
肾	32	97.2	0	2.8
肝	1	100	0	0

2. 心肌损伤时血中 CK 及其同工酶的变化

（1）CK 总活性变化：AMI 后，血中 CK 3～6 小时升高，峰值在 12～24 小时之间，2～4 天恢复至正常水平。

（2）CK 同工酶变化：CK-MB 活性在发生心肌损伤后 3～8 小时升高，16～24 小时达峰值。为弥补 CK-MB 活性测定的不足，目前倾向于用 CK-MB 质量测定替代 CK-MB 活性测定。

（3）CK 同工酶亚型变化：CK 进入血液后，M 亚基羧基末端（C- 端）的赖氨酸残基可被存在于血液中的羧肽酶水解，CK-MB 形成 CK-MB$_1$ 和 CK-MB$_2$ 两种亚型，前者 M 亚基 C-端无赖氨酸残基，后者 C- 端含 1 个赖氨酸残基；正常情况下，血清中 CK-MB$_1$ 和 CK-MB$_2$ 水平是平衡的，当 AMI 时，心肌释放 CK-MB$_2$ 增多，CK-MB$_2$ 在 AMI 后 2 小时即上升，10～18 小时达峰值，12～24 小时下降。如进一步测定 CK-MB$_1$，以 CK-MB$_2$>1.0U/L，CK-MB$_2$/CK-MB$_1$ 比值超过 1.5 为标准，诊断 AMI 的特异性可达 95%。显然 CK 亚型分析在诊断 AMI 的特异性和灵敏度方面优于 CK 总酶和同工酶，可用于 AMI 早期诊断，CK 亚型比值亦可用于判断溶栓疗效。

3. 测定方法　CK-MB 用活性表示时称为百分 CK-MB 即 CK-MB%；用质量表示时称为 CK-MB 百分相对指数（CK-MB percent relative index，CK-MB%RI）。CK 总活性测定临床较多使用比色法和酶偶联速率法。CK-MB 活性测定方法有免疫抑制法、放射免疫法、电泳法等。

4. 方法学评价　血清、血浆、脑脊液及羊水等均可作为 CK 分析的标本。由于 CK 活性易受到 EDTA、柠檬酸、氟化物等抗凝剂的抑制，因此一般采用血清或肝素抗凝标本。但黄疸和混浊标本对结果无影响。CK 测定过程中，主要的干扰物质是腺苷酸激酶（AK）以及肌激酶，它们在红细胞中含量尤为丰富，可导致结果偏高，故标本应避免溶血。加入 AK 抑制物如单磷酸腺苷（AMP）的试剂盒可抗溶血产生的干扰。CK-MB 在常温下不太稳定，通常样本应在 24～48 小时内测定。如果不测定，应将其血清分离，置于低温保存，温度越低，则保存时间越长。

（二）血清肌酸激酶测定（IFCC 法）

【实验原理】　在肌酸激酶（CK）的催化下，磷酸肌酸与 ADP 反应生成肌酸和 ATP，随即在己糖激酶（HK）的催化下，ATP 使葡萄糖磷酸化为葡萄糖 -6- 磷酸（G-6-P），后者在葡萄糖 -6- 磷酸脱氢酶（G-6-PDH）催化下与 NADP$^+$ 反应，生成 6- 磷酸葡萄糖酸和 NADPH。利用酶偶联反应原理，在 340nm 波长处，连续监测单位时间内 NADPH 的生成速率（ΔA/min），可计算出 CK 总活性。反应式如下：

$$磷酸肌酸 + ADP \xrightarrow{磷酸肌酸激酶} 肌酸 + ATP$$

$$葡萄糖 + ADP \xrightarrow{己糖激酶} 葡萄糖–6–磷酸 + ADP$$

$$葡萄糖–6–磷酸 + NADP^+ \xrightarrow{葡萄糖–6–磷酸脱氢酶} 6–磷酸葡萄糖酸 + NADPH + H^+$$

【试剂与仪器】

1. 128mmol/L 咪唑 - 醋酸盐缓冲储存液（pH 7.0，25℃）　取咪唑 8.27g，溶于蒸馏水约 950ml 中，加 EDTA-Na$_2$ 0.95g 及醋酸镁 2.75g，完全溶解后，用 1mol/L 醋酸调 pH 至 6.7（25℃），定容至 1L，置 4℃冰箱中可稳定 2 个月。

2. 应用试剂 I 取上述缓冲储存液 90ml，加 ADP 98mg，AMP 211mg，二腺苷 -5′- 磷酸锂盐 1.1mg，D- 葡萄糖 414mg，NADP$^+$ 二钠盐 181mg 及 N- 乙酰半胱氨酸 375mg，用 1mol/L 醋酸调 pH 至 6.7（30℃），再加 HK 260～290U 及葡萄糖 -6- 磷酸脱氢酶 175U，以蒸馏水定容至 100ml。此液制备后，在 340nm 的吸光度应<0.35，在 4℃可稳定 5 天，室温稳定 6 小时，-20℃至少稳定 1 周。

3. 应用试剂 II 取磷酸肌酸二钠盐 1.25g，以蒸馏水溶解并定容至 10ml，此液制备后 340nm 的吸光度应<0.15，在 4℃可稳定 3 个月，-20℃至少稳定 1 年。

4. 待测标本 病人血清或质控血清。

【操作方法】

1. 半自动操作 现以具有 37℃恒温比色池的分光光度计为例，说明操作过程。

（1）取 2ml 应用试剂 I 与 100μl 血清置测定管中，混匀，37℃水浴 5 分钟。

（2）加入 200μl 应用试剂 II（已在 37℃水浴预温 5 分钟以上），混匀，转入 3ml 光径 1.0cm 的比色杯中，立即放入恒温比色槽内。

（3）待 120 秒的延滞期后，在波长 340nm 处，连续监测吸光度变化速率（计数时间 120 秒），以线性反应期吸光度的增加速率（ΔA/min），计算血清中 CK 的活性浓度。

2. 自动生化分析仪操作程序的设置 如为试剂盒，按说明书要求设置参数，进行分析。按手工操作要求设置参数为：

系数	3698
温度	37℃
波长	340nm
分析类型	动力学法
反应方向	上升反应

【结果】

$$CK(U/L) = \Delta A / min \times \frac{10^6}{6220} \times \frac{2.3}{0.1} = \Delta A / min \times 3698$$

式中：6220 为 NADPH 在 340nm 处的摩尔吸光度，2.3 为反应液的总体积（ml），0.1 为血清用量（ml）。

【参考范围】 CK 总活性：男性：24～195U/L；女性：24～170U/L。CK-MB 活性：免疫抑制 - 酶动力学法：10～24U/L，诊断限>25U/L；琼脂糖凝胶电泳法：<6% total CK，诊断限 >6% total CK。

CK 水平在人群中不是正态分布，受到性别、年龄、种族、生理状态的影响。男性因为肌肉容量大，血清 CK 活性要高于女性。新生儿出生时，由于骨骼肌受到损伤和短暂的缺氧可引起 CK 释放，故血清 CK 水平约为成人的 2～3 倍；出生后 7 个月可降至成年人水平。儿童和成人的血清 CK 会随着年龄的增长而发生变化：女性的平均 CK 值在最初 20 年中会呈下降趋势，以后变化不大，而男性的平均 CK 值在 15～20 岁会出现生理性的高峰，其他时间变化不大。老人和长期卧床者由于肌肉容量减低也可能低于成人水平。在不同种族之间，白人的 CK 活性通常为黑人的 2/3。故在确定参考值时应注意不同"正常人群"的情况。

【临床意义】 血清 CK 活性测定主要用于心肌、骨骼肌和脑疾患的诊断和鉴别诊断及预后判断。

1. 临床上主要用于 AMI 的诊断。在 AMI 时，血清中 CK 的活性可显著升高，其增高的

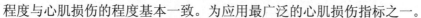

程度与心肌损伤的程度基本一致。为应用最广泛的心肌损伤指标之一。

2. 病毒、细菌、寄生虫感染引起的肌肉感染性疾病（如心肌炎、皮肌炎），都能引起 CK 升高。

3. 骨骼肌疾病和损伤，CK 活性极度升高，可高达参考范围上限 200 倍。

4. 脑血管意外、脑膜炎等中枢神经系统疾患以及甲状腺功能减退等均可导致血清 CK 活性升高。

5. 某些药物如拉贝洛尔、两性霉素 B、利多卡因、奎尼丁和贝特类降血脂药等亦可致 CK 活性升高。

二、乳酸脱氢酶及其同工酶

（一）概述

1. 生物化学特性　LDH 是由心型（H）和肌型（M）亚基组成的四聚体，形成 5 种同工酶：即 $LDH_1(H_4)$、$LDH_2(H_3M)$、$LDH_3(H_2M_2)$、$LDH_4(HM_3)$ 及 $LDH_5(M_4)$，可用电泳方法将其分离，后来从睾丸和精子中发现了 LDHx，其电泳迁移率介于 LDH_4 和 LDH_5 之间。LDH 同工酶的分布有明显的组织特异性，心肌、肾和红细胞中以 LDH_1 和 LDH_2 最多，骨骼肌和肝中以 LDH_4 和 LDH_5 最多，而肺、脾、胰、甲状腺、肾上腺和淋巴结等组织中以 LDH_3 最多。因此可以根据其组织特异性来协助诊断疾病。

2. 心肌损伤时血中 LDH 的变化　AMI 发作后 8～12 小时，血中 LDH 和 LDH_1 开始升高，48～72 小时可达峰值，7～12 天回落至正常。因 LDH 的半衰期较长（57～170 小时），在其他酶活性已恢复正常时，该酶仍处于升高状态，如果连续监测 LDH 对于就诊较迟且其他主要检测无异常的 AMI 患者有一定参考价值。另外，正常人血清中 LDH_2 高于 LDH_1，心肌损伤时，LDH_1 增高更明显，导致 LDH_1/LDH_2 的比值升高。

3. 测定方法

（1）LDH 总活性测定：临床实验室常以速率法测定。最常用的方法有两大类：测定酶在正向反应中 NAD^+ 的还原速率（L → P），此法在国内临床试验室中广泛应用；测定酶在逆向反应中 NADH 的氧化速率（P → L）。IFCC 推荐的 LDH 测定参考方法是基于 L → P 的反应。

（2）LDH 同工酶测定：临床常以免疫抑制法和电泳法测定。多用免疫抑制法测定 LDH_1 活性，即通过抗 M 亚基抗体抑制其他 LDH 同工酶活性而测得的 LDH 活性就是 LDH_1 的活性。琼脂糖凝胶电泳是分离乳酸脱氢酶同工酶的常用方法，扫描电泳后的各同工酶显色区带，即可求出各自的相对含量。

（二）血清乳酸脱氢酶测定（连续监测法）

【实验原理】　乳酸脱氢酶（LDH）催化以下反应：

$$L\text{-乳酸} + NAD^+ \xrightarrow{LDH} 丙酮酸 + NADH + H^+$$

在反应过程中，乳酸氧化成丙酮酸，同时 NAD^+ 还原成 NADH，NADH 在 340nm 处有紫外吸收峰，引起 340nm 吸光度的升高。吸光度升高速率与标本中 LDH 活性呈正比关系。

【试剂与仪器】

1. 速率法测定血清乳酸脱氢酶活性多用试剂盒，各厂家试剂盒原包装含量有所差异，但反应体系中有效成分含量相近。按试剂盒说明书操作即可。

2. 自配试剂

（1）底物缓冲液：Tris-乳酸锂缓冲液（含 Tris 52.5mmol/L，乳酸锂 52.5mmol/L）：称取 Tris 0.634g，乳酸锂 0.504g，溶于约 80ml 蒸馏水中，置 37℃水浴箱，使温度达到平衡后，再用 1mol/L 的 HCl（约加入 4.5ml）调节 pH 至 8.9，再加蒸馏水至 100ml，冰箱保存。

（2）底物应用液：用 1ml Tris-乳酸锂缓冲液加 4.2mg NAD^+ 的比例配制（含 Tris 52.5mmol/L，乳酸锂 52.5mmol/L，NAD^+ 6.0mmol/L）。

【操作方法】

1. 血清稀释度　取血清 50μl，加已预温至 37℃的底物应用液 1.0ml，立即吸入自动分析仪，此时血清稀释倍数为 21 倍。

2. 参数设置

系数	3376
温度	37℃
波长	340nm
吸样量	0.5ml
孵育时间	30s
监测时间	60s
吸光度读数点	≥6

【结果计算】

$$LDH（U/L）= \Delta A/min \times \frac{10^6}{6220} \times \frac{1.05}{0.05} = \Delta A/min \times 3376$$

式中：ΔA/min 为平均每分钟吸光度增加值；6220 为 340nm 处 NADH 的微摩尔吸光系数；1.05 为比色液总体积（ml）；0.05 为血清用量（ml）。

【参考范围】　LD 总活性：100～240U/L（L → P）；LDH 同工酶：LDH_1 27.6%～36.4%，LDH_2 36.4%～43.0%，LDH_3 13.1%～20.1%，LDH_4 5.2%～9.2%，LDH_5 1.9%～7.1%。

同工酶的比例为：$LDH_2 > LDH_1 > LDH_3 > LDH_4 > LDH_5$（小儿有时可出现 $LDH_1 > LDH_2$）；其中，$LDH_1/LDH_2 < 0.7$，AMI 的诊断限为 $LDH_1/LDH_2 > 1.0$。

由于不同实验室试验条件不同，故各实验室应有自己的参考值。

【临床意义】　乳酸脱氢酶是一种存在于人体细胞质中的酶，组织中酶活性比血清高 1000 倍，所以即使少量的组织坏死释放出的酶，也能使血清中乳酸脱氢酶活性增高，这样使得其特异性也较差。

1. 增高　主要见于心肌梗死、肝硬化、肿瘤、肾脏疾病、低氧血症、外伤、肌肉受损、肌肉营养不良，此外休克和低血压都可造成 LDH 增高。虽然和磷酸肌酸激酶相比，其活性增高出现较晚，阳性率也较低，但持续时间长，仍不失为诊断心肌梗死的一个有价值的指标。此外，也可辅助诊断肿瘤、肝癌等。

2. 降低　目前未发现有临床意义。

三、α-羟丁酸脱氢酶

由于 LDH 专一性不强，可作用于一系列具有 α-酮酸结构的化合物。当以 α-酮丁酸作底物时所测 LDH 的活性就称为 α-羟丁酸脱氢酶活性。α-酮丁酸是 LDH_1 和 LDH_2 的共同底物，其活性实际上就是两种同工酶之和。由于具有 4 个 H 亚基的 LDH_1 比其他同工酶对

α- 酮丁酸有更大的亲和力,故可用该指标反映 LDH₁ 的活性变化。由于试验所采用的底物与 LDH 测定不同,其酶活性不等于乳酸为底物的 LDH₁ 和 LDH₂ 的活性之和。

标本采取时应注意避免溶血。红细胞中 LDH 是血清中的 100 倍,故溶血可使结果偏高。草酸盐抗凝剂抑制 LDH,应避免使用。由于 LDH 的稳定性与温度有很大关系,不同的同工酶在不同的温度下稳定性也不同,因此不管在什么温度下(包括冷冻)保存,均可导致 LDH 酶活性丧失。LDH 及其同工酶作为早期诊断 AMI 的标志物,特异性和敏感度较差,目前在临床上的应用已逐渐减少。

【参考范围】 90～220U/L。

【临床意义】 同 LDH₁,用于 AMI 和亚急性心肌梗死的辅助诊断。

四、天冬氨酸氨基转移酶

1. 生物化学特性 AST 广泛存在于多种器官中,按含量多少顺序依次为心脏、肝、骨骼肌和肾,还有少量存在于胰腺、脾、肺及红细胞中,肝中 AST 70% 存在于肝细胞线粒体中。但目前由于 AST 在 AMI 时升高迟于 CK,恢复早于 LDH,故诊断 AMI 价值不大。

2. 心肌损伤时血中的变化 正常人血清中含量甚微。发生 AMI 时,患者血清中 AST 可升高,一般在发病后 6～12 小时明显升高,16～48 小时达峰值,72～120 小时恢复正常。

3. 测定方法 目前临床常用速率法检测血清中的 AST 活性。

【参考范围】 速率法:成年男性 13～40U/L;女性 10～28U/L。

【临床意义】 由于 AST 不具有组织特异性,血清 AST 单纯增高不能作为诊断心肌损伤的依据。

第三节 心肌损伤的蛋白标志物

在过去的 30 年中,实验室诊断 AMI 主要是通过测定"心肌酶谱"。但是酶学指标存在许多不足,使其在心肌损伤的应用上受到限制。人们不断地寻找新的指标来替代它们,上世纪 90 年代 CK-MB 质量的测定,确定了这一指标在诊断 AMI 中不可替代的地位。近几年研究证明 Mb 和 cTn 在心肌损伤的诊断和治疗监测中更有价值。

一、心肌肌钙蛋白

(一)概述

1. 生物化学特性 肌钙蛋白(troponin, Tn)是横纹肌重要的结构蛋白,存在于骨骼肌和心肌中。心肌细胞中的肌钙蛋白称为心肌肌钙蛋白(cTn),由心肌肌钙蛋白 C(cTnC)、心肌肌钙蛋白 T(cTnT)和心肌肌钙蛋白 I(cTnI)三个亚基组成。不同种属的 cTn 氨基酸序列有较高的同源性,其抗原性相同,因此 cTn 不具有种属特异性。cTnC 分子量 18 000,是肌钙蛋白的 Ca²⁺ 结合亚基,骨骼肌和心肌中的 cTnC 是相同的,没有心肌特异性,不能作为心肌损伤的特异性标志物;cTnI 分子量为 21 000,是肌动蛋白抑制亚基,有三种亚型:快骨骼肌亚型、慢骨骼肌亚型和心肌亚型,这三种 cTnI 亚型分别源于三种不同的基因;cTnT 分子量为 37 000,可能为不对称蛋白结构,是原肌球蛋白结合亚基,cTnT 也有三种亚型:快骨骼肌亚型、慢骨骼肌亚型和心肌亚型,它们在骨骼肌或心肌中的表达分别受不同的基因调控。

cTnI 和 cTnT 是心肌细胞的特有的蛋白质,而且在 AMI 后(3～6 小时)血中浓度很快升高，和 CK-MB（3～8 小时）相当或稍早，它们测定的特异性和灵敏度明显高于 CK-MB。所以，血清 cTnI 和 cTnT 浓度升高是心肌损伤特异性、灵敏性的标志，cTn 被认为是目前最好的确诊标志物，正逐步取代 CK-MB 成为 AMI 的诊断"金标准"。cTn 具有相当长的诊断窗口期，cTn 对急性胸痛病人的诊断均优于 CK-MB。有研究表明 cTnI 和 cTnT 对 AMI 的诊断无显著差异，都能鉴别出 CK-MB 所不能检测出的微小心肌损伤。

2. 心肌损伤时血中 cTn 的变化　cTnI/cTnT 是诊断急性心肌梗死的高特异性和高敏感性的确诊标志物。在心肌细胞损伤早期，游离于胞质内的 cTnI/cTnT 快速释放出来，血清中水平在 4～8 小时升高。随着肌原纤维不断崩解破坏，以固定形式存在的 cTn 不断释放，血清/血浆中 cTn 水平在 AMI 发生后 8～14 小时达高峰，1～2 周后降至正常。由于 cTnI/cTnT 具有心肌特异性，胸痛发生 4 小时后的患者，可直接进行 cTnI/cTnT 检测，其血清中水平升高具有诊断的特异性，AMI 的早期诊断可为患者的治疗赢得宝贵时间。对于不能通过心电图的改变进行诊断，又无临床典型症状的微小心肌损伤患者，cTnI/cTnT 的检测是目前最佳的辅助诊断指标。cTnI/cTnT 除了用于 AMI 的早期诊断外，也可作为临床溶栓治疗后再灌注的监测指标。因此，cTnI/cTnT 在用于确定临床诊断急性心肌损伤的准确性、对未及时就诊患者的后期回顾性诊断、区别同时有着骨骼肌和心肌损伤的心肌损伤程度、溶栓治疗再灌注的疗效评估、心脏手术对心肌损伤程度和修复的评估都是非常有用的确诊性指标。

3. 测定方法　cTn 可以用酶联免疫法（ELISA）作定量检测，也可用快速的固相免疫层析法作定性检测。目前，胶乳增强透射比浊法已有试剂盒供应，适用于自动化分析仪，通用性强，已应用于临床检验。

4. 评价　在对 AMI 诊断方面，cTnT 和 cTnI 价值相同。由于 cTnI 分子在血液中极易被蛋白酶先从 C 末端，再从 N 末端降解；cTnI 表面含 2 个丝氨酸和 2 个半胱氨酸残基，丝氨酸残基在体内易被蛋白激酶 A 磷酸化，使 cTnI 分子构型改变；半胱氨酸残基易被氧化或还原，这也将改变 cTnI 分子构型。因此只有制备针对 cTnI 分子中部稳定区抗原决定簇，并同时不受以上因素影响的单克隆抗体才能对心肌释放的 cTnI 进行等分子的测定。故不同试剂盒的参考范围相差很大，cTnI 的标准化是当前亟待解决的大问题。最好建立本实验室参考值。血浆和血清的分析结果有所差异，要注意试剂盒对样本的要求。严重的溶血将影响测定结果，但轻微的溶血或脂血对结果不造成影响。

（二）血清心肌肌钙蛋白测定（胶乳增强透射比浊法）

【实验原理】　肌钙蛋白是肌肉收缩的调节蛋白，由三个结构不同的亚基组成，即肌钙蛋白 T（TnT）、肌钙蛋白 I（TnI）和肌钙蛋白 C（TnC），它附在收缩的横纹肌细微组织上，TnI 是一种结构蛋白，它与肌动蛋白及原肌球蛋白互相作用。TnI 与肌动球蛋白在静止状态时相结合，抑制肌动球蛋白的 ATP 酶（ATPase）活性。TnC 有四个能结合钙离子的结合点，当它与细胞内的钙离子结合时，能导致整个肌钙蛋白构造上的变化。cTn 可以用高度敏感的酶联免疫法（ELISA）作定量检测，也可用快速的固相免疫层析法作定性检测。目前，胶乳增强透射比浊法已有试剂盒供应，适用于自动化分析仪，通用性强，已应用于临床检验。

【试剂与仪器】

1. R1　Tris 缓冲液 pH 7.2 100mmol/L、PEG（聚乙二醇）5ml/L、氯化钠 8.5g/L。

2. R2　包被有抗人 cTnI（肌钙蛋白 I）抗体的胶乳液 10ml/L、Tween-20（吐温 -20）1g/L、叠氮钠 1g/L。

3. 校准品　含肌钙蛋白的溶液或冻干粉。

4. 质控品 含肌钙蛋白的溶液或冻干粉。

【操作方法】

1. 测定条件

温度	37℃
波长	570nm
比色杯光径	1.0cm
反应时间	5min

2. 按表 22-2 操作。

表 22-2　血清肌钙蛋白测定操作步骤

加入物(μl)	空白管	标准管	质控管	测定管
蒸馏水	20	−	−	−
Mb 样准品	−	20	−	−
质控血清	−	−	20	−
血清	−	−	−	20
试剂Ⅰ(μl)	200	200	200	200
混匀,保温 5 分钟,以空白管调零,测得各管吸光度为 A_1				
试剂Ⅱ(μl)	150	150	150	150
混匀,保温 5 分钟,以空白管调零,测得各管吸光度为 A_2				

【结果】

$$\Delta A = A_1 - A_2$$

采用非线性多点定标模式,以不同浓度标准品的 ΔA,绘制标准曲线,测定管 ΔA 从标准曲线上查出测定结果。

【参考范围】 免疫学方法(肝素抗凝血浆):cTnT<0.03μg/L;微小心肌损伤诊断值为>0.03μg/L,AMI 诊断值为>0.1μg/L。

不同厂家所用的 cTnI 试剂盒的抗体及检测方法不同,参考范围也存在 10～20 倍的差异,在具体应用上,应参考厂家提供的参考区间。

【临床意义】 cTn 被认为是目前用于 AMI 诊断最特异的生化指标,它们出现早,最早可在症状发作后 2 小时出现,具有较宽的诊断窗:cTnT(5～14 天),cTnI(4～10 天)。在诊断窗中,cTn 增高的幅度要比 CK-MB 高 5～10 倍。由于在无心肌损伤时 cTn 在血液中含量很低,UA 病人在发生微小心肌损伤时,就可见 cTn 升高。cTn 还具有判断预后的价值,对于冠状动脉患者,只要 cTn 增高,应视为具有高危险性。

1. 早期诊断 AMI 最好的标志物 AMI 病人于发病后 3～6 小时升高,发病 10～120 小时内检测敏感性达 100%,峰值于发病后 10～48 小时左右出现,呈单相曲线,可达参考值范围的 30～40 倍。出现峰值较晚或较高的病人增高可持续 2～3 周。对于非 Q 波 MI、亚急性 MI 或用 CK-MB 无法判断预后的病人更有意义。

2. 对不稳定性心绞痛预后的判断 cTn 升高者是发展为 AMI 或猝死的高危人群,动态观察 cTn 水平变化对其诊断与判断 UA 预后有重要意义。如果 UA 患者 cTn 正常,则预后良好,如果 cTn 阳性则应严密监视,可进行冠脉造影,观察冠状动脉病变严重程度,并给予药物治疗。cTn 对 UA 诊断的时间窗为胸痛发作后数小时至数天,也可达数周,与心肌缺血损伤时间的长短有关。

3．冠脉再灌的早期指标 有 CK-MB、Mb，cTn 对于再灌的评估不够理想。

4．cTn 后期峰值与梗死面积 呈正相关，可反映心肌细胞坏死的数量；但利用 cTn 的峰值浓度来估计梗死的面积不一定可靠。但 cTn 累积释放量与心功能受损程度呈正比。

5．其他 MMD 如钝性心肌外伤、心肌挫伤、甲状腺功能减退病人的心肌损伤、药物的心肌毒性、严重脓毒血症导致的左心衰竭时 cTn 也可升高。

6．cTn 被推荐用来评估围手术期心脏受损程度 特别是冠状动脉搭桥术后 AMI 和微小心肌损伤的鉴别。一般有围手术期 AMI 者 cTn 会持续释放，血中浓度可达 $5.5\sim23$ng/ml，术后第四天达高峰；无 AMI 者 cTn 释放取决于心脏停搏时间的长短，动脉被夹注时间短暂者术后第一天 cTn 有轻度增高，动脉被夹注时间较长者血中 cTn 增高可延续至术后第五天。

二、肌红蛋白

（一）概述

1．生物化学特性 肌红蛋白（Mb）主要存于横纹肌（心肌、骨骼肌）细胞中，有运输和储存氧的作用。Mb 含 153 个氨基酸残基，是由一条多肽链和一个血红素辅基组成的结合蛋白，分子量 17 800，当心肌细胞发生损伤时，Mb 是最早进入血液的标志物，其扩散入血的速度比 CK-MB 质量或 cTnI/cTnT 更快。但因骨骼肌损伤时也有大量肌红蛋白释放，其不具有心肌特异性。

2．心肌损伤时血中 Mb 的变化 肌红蛋白是用于心肌损伤的最佳早期标志物，由于其为小分子物质，分布于细胞质中，在心肌损伤后 1 小时，即开始从受损的心肌细胞中释放入血，$6\sim10$ 小时在血中浓度可达高峰，$24\sim36$ 小时恢复正常水平。在 AMI 时可快速入血，故在 AMI 发生的 $1.5\sim6$ 小时内，通过动态检测二次血清肌红蛋白水平可早期诊断是否有急性心肌梗死发生：如两次检测值中第二次明显高于第一次，则具有极高的阳性预报价值；如两次测定值间无差异，则可排除急性心肌梗死的可能性。但应注意的是，严重休克、严重的广泛性创伤、终末期肾功能不全、心肌炎、急性感染、肌炎或肌病时肌红蛋白均可能升高。因而应注意与急性心肌梗死进行鉴别诊断。由于肌红蛋白的窗口时间最短，仅为 $3\sim4$ 天，故在疾病发生后该指标不能用于回顾性分析。

3．测定方法 测定肌红蛋白的方法较多，目前应用是免疫化学法，包括放射免疫法、酶联免疫法、免疫比浊法、荧光免疫法等，常用的为胶乳透射免疫比浊法，该法灵敏度高、特异性好、测定速度快，适用于各型自动生化分析仪。

4．评价 由于 Mb 也存在于骨骼肌中，而且仅从肾小球滤液中清除，所以急性肌肉损伤以及各种原因引起的肌病患者、长时间的休克、急性或慢性肾功能不全时 Mb 都会升高。当 Mb 作为早期、定量诊断 AMI 的生化标记物时应排除上述疾病或与之有关的疾病。不同厂家的试剂盒对标本的要求也不同，应按要求取血。如使用抗凝剂，通常采用肝素抗凝。此外，用不同的分析和检测技术所得参考值不同。故各实验室都应建立各自的参考值范围。

（二）血清肌红蛋白测定

【实验原理】 Mb 致敏胶乳颗粒是大小均一的聚苯丙烯乳胶颗粒悬液，颗粒表面包被有兔抗人 Mb 抗体，样本中的 Mb 与胶乳颗粒表面的抗体结合后，使相邻的胶乳颗粒彼此交联，发生凝集反应产生浑浊。浊度与样本中的 Mb 浓度呈正比，在 570nm 处测定吸光度，可计算样本中的 Mb 浓度。

【试剂与仪器】
1. 试剂Ⅰ 甘氨酸缓冲液（pH 9.0），NaN_3 1.0g/L。
2. 试剂Ⅱ 致敏胶乳悬液，兔抗人 Mb IgG 致敏胶乳颗粒，NaN_3 1.0g/L。
3. Mb 校准品。

【操作方法】
1. 测定条件

温度	37℃
波长	570nm
比色杯光径	1.0cm
反应时间	5min

2. 按表 22-3 操作。

表 22-3 血清肌红蛋白测定操作步骤

加入物（μl）	空白管	标准管	质控管	测定管
蒸馏水	20	—	—	—
Mb 校准品	—	20	—	—
质控血清	—	—	20	—
血清	—	—	—	20
试剂Ⅰ（μl）	200	200	200	200
混匀，保温 5 分钟，以空白管调零，测得各管吸光度为 A_1
试剂Ⅱ（μl）	150	150	150	150
混匀，保温 5 分钟，以空白管调零，测得各管吸光度为 A_2

【结果】

$$\Delta A = A_1 - A_2$$

采用非线性多点定标模式，以不同浓度标准品的 ΔA，绘制标准曲线，测定管 ΔA 从标准曲线上查出测定结果。

【参考范围】 依测定方法的不同而异。免疫学方法：成年男性<80μg/L，女性<60μg/L，诊断限>100μg/L。血清 Mb 水平随年龄、性别及种族的不同而异，老年人血清 Mb 水平随年龄增加而逐渐轻度升高。

【临床意义】
1. Mb 诊断急性心肌梗死（AMI）的早期指标，AMI 后 1～2 小时患者血清中 Mb 血清浓度即迅速增加。
2. 对疑为 AMI 者，如果 12 小时内重复检测 Mb 不升高，可排除 AMI。
3. Mb 测定有助于观察 AMI 病程中有无再梗死或梗死灶再扩展。
4. Mb 可作为溶栓疗法中判断有无再灌注的较灵敏且准确的指标。

三、CK-MB 质量测定

CK-MB 为肌酸激酶的同工酶，主要存在于心肌细胞中，心脏是体内含 CK-MB 最多的器官。CK-MB 质量检测（CK-MB mass）指用免疫法测定 CK-MB 酶蛋白的含量，而非活性测定，以反映血清 CK-MB 的浓度水平。在 AMI 发作后 3～5 小时开始升高，16～24 小时达高峰。CK 半寿期约 10～12 小时，若无再梗死或其他损伤，2～3 天恢复正常。研究表明缺血性心脏疾病和非缺血性心脏疾病在阳性率、升高倍数等方面，CK-MB 质量检测的假阳性率明显低于 CK-MB 活性测定。CK-MB 质量检测优于 CK-MB 活性检测，特别适用于 AMI 患者和伴有较明显肺部感染的心肌缺血患者的临床实验诊断。由于 CK-MB 活性检测存在许多不足之处，逐渐被 CK-MB 质量检测所替代，目前倾向用 CK-MB 质量测定作为心肌损伤的常规检查项目之一。

【检测方法】 应用最多的是 ELISA 方法，正常人的参考范围在 5μg/L 以下，此法结果和电泳法相关良好。应用单克隆技术制备出特异性极高的仅和 CK-MB 作用的抗血清，用两株抗 CK-MB 单克隆抗体测定 CK-MB 蛋白量，此法检测限为 1μg/L，方法简单，特异性高。有人运用磁微粒化学发光免疫技术，该检测系统对 CK-MB 高度灵敏和特异，可报告范围宽。

【参考范围】 CK-MB 质量（免疫学法）：男性：1.35μg/L～4.94μg/L，诊断限>5μg/L；女性：0.97μg/L～2.88μg/L，诊断限>5μg/L。

【临床意义】 CK-MB 质量可以诊断无骨骼肌损伤的心肌梗死，也适用于 AMI 的早期诊断，特异性高于肌红蛋白。溶栓治疗 90 分钟后，若测定值增加 4 倍，提示梗阻的血管再灌注成功。对不稳定心绞痛的病人，CK-MB 增多，数月后心肌梗死的发生和死亡都明显高。

第四节　心肌损伤标志物的选择和应用评价

70 年代末，世界卫生组织（WHO）提出诊断 AMI 的标准：①病史：急性、严重的胸痛（硝酸甘油无法缓解），超过 20 分钟；②典型的心电图变化：持续异常的 Q 波或在两个以上的导联出现 Q 波变化（时间持续 24 小时以上）；③血清酶学变化：酶活性出现典型的升高和降低改变，并与临床症状相关联。随着新的标志物的出现，该标准又得到进一步的修改。心绞痛和 AMI 过去一直被看成两个独立的疾病，但近年随着诊断和治疗方法的改进，人们对这两种疾病有了新的认识。目前多数学者认为，缺血性心脏病是从稳定性心绞痛（SA）到不稳定性心绞痛（UA），到非 Q 波心肌梗死（non-Q wave myocardial infarction，NQMI），到 Q 波心肌梗死（Q wave myocardial infarction，QMI）由轻到重的连续病理过程，不同阶段之间无完全清楚的界限，象波谱一样分布；临床表现既可交叉，又可不同。从临床角度来看，急性冠状动脉综合征（ACS）是涵盖了 UA、NQMI 和 QMI 的一组病症。近年许多文献也将心肌梗死分为 ST 段抬高的心肌梗死（STEMI）和非 ST 段抬高的心肌梗死（NSTE-MI）。临床证明，多数 AMI 病人都具有胸痛症状，通过 ECG 和各种心肌损伤标志物检查，可以确诊。但有 2%～4% 的 AMI 病人因 ECG 未发现异常可能被漏诊；此外，UA 及其他心脏病患者，也常常主诉在入院前有持续数小时或数天的胸痛，甚至某些老人或胰岛素依赖性糖尿病患者可能出现痛阈增高或者对疼痛反应迟钝的现象，导致临床上出现所谓的"无症状缺血性心肌损伤"。正确地选择心肌损伤标志物，将使这些 NSTE-MI 和 UA 患者得到早期诊治。

一、心肌损伤标志物的选择原则

参照美国临床生化科学院（NCAB）的建议方式，2006 年中华医学会检验学会组织专家起草并通过了适合我国实际情况的心肌损伤标志物的应用准则。

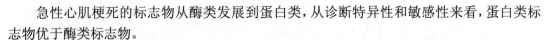

急性心肌梗死的标志物从酶类发展到蛋白类，从诊断特异性和敏感性来看，蛋白类标志物优于酶类标志物。

1. 早期标志物　指症状出现 6 小时内血液中升高的生化标志物，包括 Mb、CK、CK-MB、cTnI/cTnT。AMI 发生 0.5～2 小时 Mb 升高；3～8 小时 CK、CK-MB 升高；3～6 小时 cTnT、cTnI 升高；cTnI/cTnT（或 CK-MB 质量）是诊断 AMI 的首选标志物，症状发作 6 小时以内应同时检测 cTnI/cTnT 和早期标志物 Mb，Mb 与 cTnI/cTnT（或 CK-MB 质量）联合应用有助于 AMI 的排除诊断。对可疑 ACS 患者 cTnI/cTnT 水平升高其病死和缺血事件再发率的危险增加。

2. 中晚期标志物　指症状发生后 2～3 天或更长时间的病人，LDH 及其同工酶维持升高 6～10 天；cTnT 维持升高 5～7 天；cTnI 维持升高 10～15 天。

3. 排除标志物　Mb 早期阴性可排除 AMI，Mb 晚期阴性不能排除 AMI；cTnT 和 cTnI 中晚期不升高不能完全排除 AMI。

4. 确诊标志物　指在症状出现后 6～12 小时升高，并能维持异常升高数天，有较高的灵敏度和特异性。cTnT 或 cTnI 取代 CK-MB 作为检出心肌损伤的首选标志物。但仍需结合病史和其他实验室检查作出诊断。上述指标测定分析时间周期应严格控制在 1 小时内。

二、心肌损伤标志物的应用评价

为了合理应用心肌损伤标志物，充分发挥其在心肌损伤诊断、病情监测及治疗过程中的作用，最近对心肌损伤标志物的应用取得了以下共识：

1. AMI 时心肌酶谱的时相变化　急性心肌缺血后，伴随心肌细胞缺氧程度的增加，心肌细胞能量代谢障碍逐渐加重，膜通透性增加，首先从心肌中释出的是无机离子，然后是小分子有机物，最后是大分子的酶蛋白。另外，心肌酶从细胞释放后，主要进入组织液，通过淋巴液回流入血。因此，血清中心肌酶增高通常都有延缓期。延缓期是指从心肌细胞受损到血清中酶浓度出现增高的时间间隔，延缓期的长短取决于梗死区的大小、酶的分子大小、酶在细胞中的浓度和定位形式以及酶在血液中稀释和破坏的程度等因素。CK-MB 的延缓期较短，约为 3～8 小时，CK 为 4～10 小时，LDH 为 6～12 小时。酶从心肌细胞释出后在一定时间血中含量达高峰，CK-MB 的峰值通常出现在 AMI 后 16～24 小时，CK 为 20～30 小时，LDH 为 30～60 小时。上升较快的酶，其维持增高的时间也较短，CK-MB 只有 1～4 天，CK 为 3～6 天，LDH 可维持 7～14 天（表 22-4）。

表 22-4　急性心肌梗死血清酶增高时间和倍数

酶	延缓期（h）	高峰期（h）	维持时间（d）	增高倍数
CK-MB	3～8	16～24	1～4	20
CK	4～10	20～30	3～6	10
LDH	6～12	30～60	7～14	6

对于单纯急性心肌梗死病人，在不同时间采集标本测定心肌酶活性，可得出心肌酶活性和时间时相变化关系图（图 22-1）。

2. 影响心肌酶活性的因素

（1）性别：血清 CK 含量与性别有关，由于男性比女性肌肉发达，因此血清 CK 含量男性明显高于女性，应按性别制定参考范围。

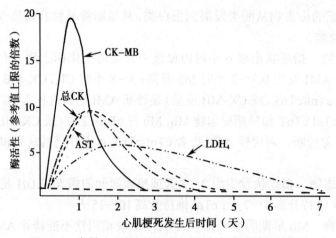

图 22-1 急性心肌梗死后不同时间内血清酶的活性变化

（2）年龄：新生儿出生后 24 小时内血清 CK 为成人的 3 倍，婴儿期为成人的 2 倍，青春期降到成人水平。新生儿血清 LDH 为成人 2 倍，随年龄增长逐渐下降，到 14 岁达成人水平。LDH_1 在儿童期较成人高，正常儿童可出现 LDH_1>LDH_2。

（3）标本的处理：血液标本采集时因抽血不当可导致分析结果的误差，如压脉带使用时间过长可引起 CK 测定增高，溶血引起 LDH 明显增高，最好于采血后 1~2 小时及时分离血清。心肌酶在体外随存放时间和温度的变化其活性产生变化（表 22-5），对不能及时分析的标本，应注意存放温度和时间。

表 22-5 心肌酶在不同温度储存的稳定性（活性变化<10%）

酶	室温（25℃）	冰箱（0~4℃）	冰冻（-25℃）
CK	1 周	1 周	1 周
LDH	1 周	1~3 天	1~3 天

3. 临床检验中只需开展一项心肌肌钙蛋白测定（cTnT 或 cTnI），如已经常规提供一项心肌肌钙蛋白测定，不必同时进行 CK-MB 质量测定。

4. 不再将 LDH、AST 和 HBDH 用于诊断 ACS 患者。如因某些原因暂不开展 cTnT 或 cTnI 测定，可保留 CK 和 CK-MB 测定以诊断 ACS 患者，但建议使用 CK-MB 质量测定法。

5. Mb 列为常规早期心肌损伤标志物。由于其诊断特异性不高，主要用于早期排除 AMI 诊断。

6. 如果患者已有典型的可确诊 AMI 的 ECG（心电图）变化，应立即进行针对 AMI 的治疗。对这些患者进行心肌损伤标志物的检查有助于进一步确认 AMI 的诊断，判断梗死部位大小，检查有无合并症如再梗死或梗死扩展。应减少抽血频率。

7. 对那些发病 6 小时后就诊的患者，不需要检测早期标志物如 Mb，只需测定确定标志物如心肌肌钙蛋白。

8. 尽量缩短样品测定周期 样品测定周期（turnaround time，TAT）的定义为从采集血样标本到报告结果的时间。IFCC 建议 TAT 控制在 1 小时内，以便尽早开始有效治疗，降低死亡率。一些医院检验科室没有自动免疫分析仪或人员不足，难以在 1 小时内报告结果，此时可考虑采用床旁检测仪器。标本的预处理时间包括必需的血液凝固和离心时间，对于自动免疫仪，可用血浆或抗凝全血代替血清，免去凝血所需的时间，降低全部分析前时间。心肌损伤标志物的血清浓度和血浆浓度可能存在差别，使用血浆或抗凝全血检测心肌损伤标志物可以缩短 TAT 时间，但是一定要弄清抗凝剂对测定结果有无影响。在保证测定质量前提下，测定时间将成为选择试剂盒的重要依据。

用于诊断 AMI 的生化标志物有多种，在使用时应根据标志物的不同特点选择使用，急性心肌梗死生化标志物的特点总结如下（表 22-6）。

表 22-6　急性心肌梗死生化标志物的特点比较

项目	Mb	CK	CK-MB	LDH	cTnT	cTnI
分子量	17 800	86 000	86 000	13 500	39 700	22 500
正常参考范围	<90ng/ml	24～195U/L	10～25U/L	100～230U/L	<0.03μg/L	<0.5ng/ml
医学决定水平	100ng/ml	200U/L	>25U/L	>250U/L	0.1μg/L	1.0～3.1ng/ml
超过上限时间	1～2h	6～9h	3～8h	8～18h	3～6h	3～6h
峰值时间	6～9h	10～36h	9～30h	24～72h	10～24h	14～20h
恢复正常时间	24～36h	72～96h	48～72h	6～10d	10～15d	5～7d
升高倍数	5～20	5～25	5～20	3～5	30～200	20～50
灵敏度(0～6h)	50%～100%	NR	17%～62%	NR	50%～59%	6%～44%
特异性(0～6h)	77%～95%	NR	92%～100%	NR	74%～96%	93%～99%

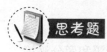 本章小结

　　心脏是人体的重要器官，是循环系统动力的来源。冠状动脉粥样硬化性心脏病（冠心病）、心肌疾病、心力衰竭是临床多见的、与心脏功能密切相关的疾病，对于此类疾病的诊断和预后评价常通过检测血液中与心肌代谢密切相关心肌损伤标志物得以实现。临床检测心肌损伤的蛋白标志物主要包括心肌肌钙蛋白（cTn）、肌红蛋白（Mb）和肌酸激酶同工酶。其中 cTn 正逐步取代 CK-MB 成为诊断 AMI 的"金标准"；单独测定 Mb 不具有心肌特异性。酶学标志物主要包括肌酸激酶（CK）及其同工酶、乳酸脱氢酶（LDH）及其同工酶、天冬氨酸转移酶（AST）、糖原磷酸化酶同工酶（GPBB）。应用最广泛的是 CK-MB，而且其质量测定优于其活性测定。

（卢 杰）

思考题

试比较 AST、LDH 和 CK 对诊断 AMI 的特异性。

第二十三章　内分泌疾病的生物化学检验

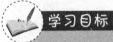

1. 掌握：激素的概念，作用方式及调节机制；掌握甲状腺功能紊乱、肾上腺功能紊乱的
   实验室诊断指标及应用。
2. 熟悉：内分泌疾病实验室检测的常用方法及影响因素；熟悉嗜铬细胞瘤实验室生化
   检测指标和检测方法。
3. 了解：各种激素的代谢及其调节。

　　内分泌是指机体某些腺体或散在的特定细胞所产生的具有生物活性的物质直接分泌到血液中，这些物质随血液循环运送到身体的靶器官，靶细胞，调节这些器官或细胞的代谢和功能的过程。内分泌不同于外分泌的是直接将生物活性物质释放到血液中，而不是通过外分泌腺的管道。机体的内分泌腺体（如垂体、甲状腺、甲状旁腺、肾上腺、胰岛和性腺等）及分散的内分泌细胞（如心、肺、肝、胃肠、肾、脑内分布的内分泌细胞）组成了内分泌系统。内分泌系统和神经系统相互影响，通过复杂而精细的调节机制，共同维持机体正常新陈代谢、内环境稳定及生殖、发育等基本生理过程。若机体的内分泌功能严重紊乱将诱发疾病。

第一节　概　　述

一、激素的概念、分类

（一）激素的概念

　　激素是由内分泌腺体或内分泌细胞合成和分泌的具有生物学活性的化学物质。激素经血液循环运送到全身，对靶器官、靶细胞发挥特定的生物学效应，也可经自分泌和旁分泌等多种方式发挥作用。

（二）激素的分类

　　1. 按激素的化学本质分类　激素可分为 4 类，分别是蛋白质及肽类激素，氨基酸衍生类激素，类固醇类激素和脂肪酸衍生物类激素。

　　2. 按激素作用的受体分类　可分为 2 类。

　　（1）膜受体激素：膜受体激素往往是亲水性的，又称为亲水性激素，包括肽类激素，神经递质，生长因子，前列腺素等。

（2）核受体激素：核受体激素为脂溶性的，又称为脂溶性激素，包括类固醇激素，甲状腺激素，维生素 A 与维生素 D 等。

二、激素的作用机制及激素分泌的调节

（一）激素的作用机制

激素能对特定组织细胞（靶细胞）发挥作用，主要是因为靶细胞含有能识别激素信号并与激素特异结合的物质，即激素受体。每种激素均具有特异性受体，不同激素作用于同一种细胞都是通过与其相应的受体结合才产生效应的。

（二）激素分泌的调节

体内激素分泌的调节主要是通过下丘脑 - 垂体 - 内分泌腺 / 内分泌细胞激素系统进行调控的，正常情况下各种激素保持动态平衡，如果内分泌调控障碍导致激素分泌过多或过少，打破了这种平衡，可造成内分泌失调，同时引起相应的临床表现。

三、内分泌疾病的临床生化诊断方法

（一）有关内分泌疾病的临床生化诊断方法

主要有以下三类：

1. 激素测定   直接测定体液中某激素或其代谢物的浓度。

2. 对某内分泌腺特有的或其分泌的激素所调节的生理、生化过程的检验   如甲状腺功能的碘摄取试验或基础代谢率测定，甲状旁腺功能紊乱时血钙测定等。

3. 动态功能试验   对调节系统的某一环节施用刺激性或抑制性药物，分别测定用药前后相应靶激素水平的动态变化，对检测导致内分泌紊乱的病变部位（环节）很有价值。

（二）激素测定的样品采集注意事项

1. 采血时间   多数激素应空腹采血，但生长激素和皮质醇等因日间变化较大，要按规定的时间采血。

2. 采血体位   与维持血压有关的激素如醛固酮等，其在血中的浓度随体位的改变而改变，因此运动后立即采样会造成误差。

3. 样本保存   有些激素如促肾上腺皮质激素，儿茶酚胺，肾素等离体后仍继续分解代谢，故标本采集完毕应尽快在低温下分离血浆测定，放置标本会导致激素失去活性。

4. 饮食及药物影响   进食可导致某些激素水平的改变，如胰岛素，进食后如果出现血液高脂状态会对许多激素的检测结果造成影响；服用荧光性药物如维生素 B_6 也会对检测引起干扰，应加以注意。

第二节   甲状腺功能测定

甲状腺是人体最大的内分泌腺，甲状腺分为许多小叶，小叶又由无数囊状的滤泡构成，甲状腺激素就是在这些滤泡上皮细胞中合成的。

一、甲状腺激素的代谢与分泌调节

（一）甲状腺激素的代谢

1. 甲状腺激素的合成   甲状腺激素包括甲状腺素 T_4 和三碘甲状腺原氨酸 T_3，它们都

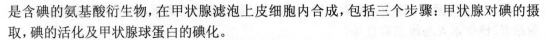

是含碘的氨基酸衍生物，在甲状腺滤泡上皮细胞内合成，包括三个步骤：甲状腺对碘的摄取，碘的活化及甲状腺球蛋白的碘化。

（1）甲状腺对碘的摄取：甲状腺上皮细胞可通过细胞膜上的"碘泵"主动摄取血浆中的碘，正常情况下，甲状腺中的碘是血浆中碘的数十倍。

（2）碘的活化：食物中的碘被消化道吸收后被还原为离子碘（I^-），入血后被甲状腺滤泡上皮细胞摄取，在细胞中过氧化氢酶和过氧化物酶的作用下转变成"活性碘"。

（3）甲状腺球蛋白的碘化：甲状腺球蛋白是存在于甲状腺滤泡上皮细胞内的一种糖蛋白，每分子约含 120 个酪氨酸残基，"活性碘"与酪氨酸残基结合生成一碘酪氨酸残基和二碘酪氨酸残基，这些碘化的酪氨酸进一步缩合生成 T_4 和 T_3，含有 T_4 和 T_3 的甲状腺球蛋白经分泌进入滤泡腔内储存。

2. 甲状腺激素的分泌、运输与降解

（1）分泌：在垂体分泌的促甲状腺激素刺激下，经过一系列变化，T_3 和 T_4 被甲状腺上皮细胞分泌、释放入血液，同时脱碘，脱出的碘可再作用于甲状腺激素的合成。血液中的甲状腺素 98% 为 T_4，T_3 仅为 2%，但 T_3 的生理活性比 T_4 大很多，正常甲状腺激素总活性的 2/3 是由 T_3 体现的。

（2）运输：血浆中 99% 以上的 T_3、T_4 都与血浆蛋白可逆结合，主要是与甲状腺激素球蛋白（TBG）结合，也有部分与清蛋白，前清蛋白结合。仅有占血浆中总量 0.1%～0.3% 的 T_3 和 0.02%～0.05% 的 T_4 为游离的，只有游离的 T_3、T_4 才能进入靶细胞发挥作用。与蛋白结合的部分则对游离的 T_3、T_4 起调节、稳定的作用。

（3）降解：甲状腺激素的分解代谢主要为脱碘反应。T_4 是有生物活性的 T_3 的前体，可脱碘生成 T_3 和无活性的反 T_3（rT_3），血液中的 T_3 近 80% 来自 T_4 外周脱碘。此外，甲状腺激素可在肝中与葡糖醛酸结合经胆汁排入肠腔，或在周围组织经脱氨、脱羧、氧化等产生无生理活性的代谢产物而排出体外。

（二）甲状腺激素分泌的调节

甲状腺激素的合成与分泌主要受下丘脑 - 垂体 - 甲状腺轴的调节，同时也受人血浆甲状腺素结合球蛋白（TBG）的影响。

1. 下丘脑 - 垂体 - 甲状腺轴之间的调节　甲状腺激素的分泌直接受腺垂体分泌的促甲状腺激素（TSH）的调节，TSH 可促进甲状腺滤泡上皮细胞合成甲状腺素，同时可促进甲状腺核酸和蛋白质合成，使腺体增大。TSH 的分泌受到下丘脑分泌的促甲状腺激素释放激素（TRH）的控制。甲状腺激素的增多可负反馈的抑制 TRH 的分泌进而减少 TSH 的分泌，从而控制甲状腺激素的分泌。血液中游离 T_3、T_4 的水平对腺垂体释放 TSH 的负反馈调节最重要。

2. 血浆 TBG 的影响　血浆 TBG 正常而 T_3、T_4 分泌改变，可导致游离 T_3、T_4 的增减引起疾病。血浆 TBG 浓度改变，也可导致甲状腺激素结合形式的动态平衡发生变化，从而导致甲状腺分泌功能的改变。

（三）甲状腺激素的生理功能

甲状腺激素对机体的生理作用广泛而强烈，其生理功能主要是：促进三大营养物质代谢，调节生长发育过程，提高大多数组织的耗氧量，促进能量代谢，增加产热和提高基础代谢率。此外，甲状腺激素对中枢神经系统、神经 - 肌肉系统、循环系统和造血过程等也有显著作用。

二、甲状腺功能紊乱

甲状腺功能紊乱是常见的内分泌疾病,以甲状腺功能亢进为多见,其次是甲状腺功能减退。

(一)甲状腺功能亢进症

甲状腺功能亢进简称甲亢,指各种原因导致的甲状腺激素分泌过多引起的临床综合征。患者有乏力、怕热、多汗、体重锐减、心悸、气促、食欲亢进、紧张、焦虑、易怒等症状,还可使糖耐量减低,糖尿病加重,血胆固醇降低,蛋白质分解加强等。其病因复杂多样,可分为:①甲状腺性甲亢,以 Graves 病最为多见,患者出现弥漫性甲状腺肿伴甲亢;②垂体性甲亢,如垂体 TSH 瘤;③伴瘤综合征,如恶性肿瘤(肺、胃、肠、胰等)伴甲亢(分泌 TSH 类似物);④医源性甲亢和暂时性甲亢等。

(二)甲状腺功能减退

甲状腺功能减退简称甲减,是由于多种原因引起甲状腺激素合成、分泌或生物效应不足所致的一组内分泌疾病。按起病年龄可分为三型:起病于胎儿、新生儿者称呆小病(又称克汀病);起病于性发育前儿童者为幼年型甲减;起病于成年者称成年型甲减。

甲减的临床表现取决于起病时间。成人主要表现为代谢的变化,如基础代谢率降低,精神迟钝,情绪低下,乏力,心脏功能抑制,性腺及肾上腺皮质功能减退等。胎儿及新生儿的甲减,除全身代谢减低外,骨骼和神经系统生长发育也受到影响,出现体格及智力发育障碍,各型后期病重时均可表现出黏液性水肿。

三、甲状腺激素的测定

甲状腺激素的测定大多采用标记免疫的方法直接测定血清中的激素浓度。其测定方法有竞争性荧光免疫分析法(TrFIA),化学发光法(CLIA)和电化学发光免疫分析法(ECLIA)。

(一)血清总甲状腺素(TT$_4$)和总三碘甲状腺原氨酸(TT$_3$)的测定

1. 血清 TT$_4$ TT$_4$ 是判断甲状腺功能最基本的筛选试验,是诊断甲减可靠和敏感的指标。血清中 99.95% 的 T$_4$ 与蛋白结合,其中 80%～90% 与 TBG 结合,TT$_4$ 包括与蛋白结合的总量。TT$_4$ 测定受 TBG 等结合蛋白的量和结合力变化的影响,同时患者低清蛋白血症或服用某些药物也会影响 TT$_4$ 的测定,此时应测定游离的 T$_4$ 和游离的 T$_3$ 才能有效地评价甲状腺功能。TT$_4$ 测定最好用血清测定并尽量避免溶血,因为溶血会对样品产生稀释作用。

2. 血清 TT$_3$ TT$_3$ 是诊断甲亢最可靠和灵敏的指标,尤其是对诊断 T$_3$ 型甲亢的患者有特殊意义,这类甲亢患者血清 TT$_4$ 浓度不高,但 TT$_3$ 却显著增高。血清中 T$_3$ 与蛋白结合含量达 99.5% 以上,故 TT$_3$ 也受血清 TBG 含量的影响,TT$_3$ 浓度的变化常与 TT$_4$ 平行。

【参考范围】 TrFIA 法 TT$_4$:69.0～114.0nmol/L;CLIA 法 TT$_4$:78.4～157.4nmol/L;ECLIA 法 TT$_4$:66～181nmol/L。TrFIA 法 TT$_3$:1.3～2.5nmol/L;CLIA 法 TT$_3$:1.34～2.73nmol/L;ECLIA 法 TT$_3$:1.3～3.1nmol/L。

【临床意义】 血清 TT$_3$ 与 TT$_4$ 浓度增高主要见于甲亢,和 FT$_3$、FT$_4$ 一起可用于甲亢及甲减的诊断、病情评估、疗效监测。

(二)血清游离甲状腺素(FT$_4$)和三碘甲状腺原氨酸(FT$_3$)的测定

血清 FT$_3$、FT$_4$ 不受甲状腺激素结合球蛋白(TBG)的影响,直接反映甲状腺功能状态,正常情况下,血浆甲状腺激素结合型和游离型之间存在着动态平衡,但只有游离型才具有生理活性,所以 FT_3、FT_4 的水平更能真实地反映甲状腺功能状况,其敏感性和特异性明显高于 TT_3 和 TT_4,目前认为联合进行 FT_3、FT_4 和超敏 TSH 测定,是甲状腺功能评估的首选方案和第一线指标。

【参考范围】 TrFIA 法 FT_4: 8.7~17.3pmol/L;FT_3: 4.7~7.8pmol/L。CLIA 法 FT_4: 2.8~7.1pmol/L;FT_3: 66~181pmol/L。ECLIA 法 FT_4: 12~22pmol/L;FT_3: 2.8~7.1pmol/L。

【临床意义】

1. 甲状腺功能亢进 对于诊断甲亢而言,FT_3、FT_4 均较 TT_3、TT_4 灵敏,对甲亢患者的疗效观察价值更大。

2. 甲状腺功能减退 大多数口服 T_4 治疗的患者,在服药后 1~6 小时血中 FT_4 浓度达到高峰,其升高程度与服药剂量有关。FT_4 是甲状腺素替代性治疗时很好的监测指标。

3. 妊娠 孕妇的血中 TBG 明显增加,因此 FT_3、FT_4 的检测较 TT_3、TT_4 的检测更为准确。

4. 药物影响 肝素可能对 FT_3、FT_4 的测定产生影响,使结果偏高。

(三)血清反 T_3(rT_3)测定

rT_3 经 T_4 脱碘而来,是反映甲状腺功能的一个指标,血清中 T_3、T_4 和 rT_3 维持一定比例,可以反映甲状腺激素在体内的代谢情况。

【参考范围】 rT_3: 0.15~0.45mmol/L。

【临床意义】 rT_3 与 T_3 在化学结构上属异构体,但 T_3 是参与机体代谢的重要激素,该过程消耗氧,而 rT_3 几乎没有生理活性。

1. 甲亢时血清 rT_3 增加,与血清 T_3、T_4 的变化基本一致。

2. 甲减时血清 rT_3 降低。

四、甲状腺其他检测项目

(一)甲状腺球蛋白

甲状腺球蛋白(Tg)是存在于甲状腺滤泡腔内的一种糖蛋白,其分子中酪氨酸残基可被碘化生成 T_3、T_4。血中的 Tg 仅有少量。

【参考范围】 RIA 法 Tg: 17.2mg/L±3.5mg/L。

【临床意义】 甲状腺癌时血清 Tg 明显升高,尤其对治疗效果追踪及甲状腺癌转移有重要意义;血清 Tg 升高是判断亚急性甲状腺炎活动度的参考指标,炎症控制后 Tg 降至正常;初发甲亢,甲亢复发或治疗未缓解者血清 Tg 升高,如治疗后 Tg 水平不下降,则复发的可能性很大。

(二)甲状腺素结合球蛋白

甲状腺素结合球蛋白(TBG)由肝细胞合成,入血后与甲状腺激素结合,约 80%~90% 的 T_4 在血中与 TBG 结合。

【参考范围】 RIA 法 TBG: 11.4~33.9mg/L。

【临床意义】 甲亢时血清 TBG 可以降低,治疗后逐步恢复正常,甲减时 TBG 升高,治疗后也恢复正常。非甲状腺疾病中,肝炎,妊娠,服用避孕药时血清 TBG 可以增加;而严重感染,重症营养不良,重症糖尿病、恶性肿瘤等时血清 TBG 降低。

五、甲状腺分泌调节功能测定

（一）血清促甲状腺激素测定

促甲状腺激素（TSH）是腺垂体嗜碱细胞释放的一种糖蛋白，其生理功能是刺激甲状腺的发育、合成和分泌甲状腺激素。血清 TSH 水平测定是甲状腺功能紊乱的常规检测指标之一。TSH 的分泌受下丘脑促甲状腺激素释放激素（TRH）的兴奋性影响，在甲状腺功能改变时，TSH 的变化较 T_3、T_4 更迅速而显著，所以血中 TSH 测定是反映下丘脑 - 垂体 - 甲状腺轴的敏感试验，尤其对亚临床型甲亢和亚临床型甲减的诊断有重要意义。TSH 测定采用血清标本，4℃稳定 5 天，不宜使用有明显溶血和脂血的标本。

【参考范围】 TrFIA 法 TSH：$0.63 \sim 4.19$nmol/L；CLIA 法 TSH：$0.2 \sim 7.0$nmol/L；ECLIA 法 TSH：$0.27 \sim 4.2$nmol/L。

【临床意义】 TSH 增高可见于原发性甲减、甲状腺激素抵抗综合征、异位 TSH 综合征等，TSH 降低可见于甲亢、亚临床甲亢等。

（二）甲状腺功能动态试验

1. 三碘甲状腺原氨酸抑制试验（T_3 抑制试验） 利用甲状腺主动摄取浓集碘的功能，给受试者一定剂量的 ^{131}I 后，定时连续观察甲状腺区的放射性强度。以甲状腺摄取碘的速度和量间接反映甲状腺合成分泌甲状腺激素的功能。该方法粗糙，影响因素多，特异性低，已很少使用。

2. TRH 兴奋试验 TRH 可迅速刺激腺垂体合成和释放贮存的 TSH，因此分别测定静脉注射 $200 \sim 500$μg 之前及 15 分钟、30 分钟、60 分钟和 120 分钟后的血清 TSH 水平，可了解垂体 TSH 合成及贮备能力。正常情况下，注射 $15 \sim 30$ 分钟达峰值水平，其 TSH 水平较基础值增加 $1 \sim 20$mU/L，60 分钟恢复至基础水平，女性反应高于男性。

【临床意义】 主要用于鉴别垂体性甲状腺疾病和下丘脑性甲状腺疾病。垂体病变时，TSH 基础值低，对 TRH 无反应；而下丘脑病变时，TSH 基础值低，但对 TRH 有延迟性反应。甲状腺性甲亢患者不但 TSH 基础值低，而且垂体 TSH 储存少，注射 TRH 后血清 TSH 无明显升高。

第三节 肾上腺功能测定

肾上腺是由中心部的髓质和周边部的皮质两个独立的组织组成的，肾上腺皮质和髓质各分泌化学结构、性质、生理作用都完全不同的激素。肾上腺激素包括肾上腺皮质激素和肾上腺髓质激素。

一、肾上腺激素的代谢与分泌调节

（一）肾上腺皮质激素

肾上腺皮质由外向内可分为三带：球状带、束状带和网状带。球状带主要分泌盐皮质激素，主要为醛固酮（ALD）；束状带分泌糖皮质激素，主要是皮质醇及少量皮质酮；网状带分泌雄激素和少量雌激素。这三类激素及性腺合成的性激素的前体均为胆固醇，称为类固醇激素，分为 17- 酮类固醇和 17- 羟类固醇。类固醇激素合成取决于特殊的酶系统，经过一系列酶促反应后合成。

1. 肾上腺皮质激素的代谢

(1) 皮质激素的生物合成：胆固醇是合成皮质激素的基本原料，由于肾上腺各部位所含酶类不同，所以生成不同的皮质类固醇激素。

(2) 皮质激素的运输、失活和排泄：释放入血的糖皮质激素主要与血浆中的皮质醇结合球蛋白（CBG）可逆结合，CBG 对皮质醇有高度亲和力，只有游离形式的皮质激素可进入靶细胞发挥生理作用。皮质激素的失活、降解主要在肝进行。经过加氢、结合、还原等反应之后的降解产物通过肾和肠道排出。

2. 皮质激素对物质代谢的作用

(1) 糖皮质激素：糖皮质激素作用十分广泛，体内大多数组织的各种物质代谢都受它的调节。如抑制糖的氧化，促进糖异生，加强蛋白质合成，抑制外周组织蛋白质与脂肪合成，促进其分解。糖皮质激素还有减轻炎症和过敏反应，抑制创伤后的血管扩张等生理、药理作用。

(2) 盐皮质激素：盐皮质激素可促进肾保钠排钾，增加细胞外液容量，在维持机体水和电解质平衡等方面起重要作用。

(3) 性激素：性激素主要由性腺分泌，肾上腺皮质可合成少量性激素。性激素包括雄性激素和雌性激素，雌性激素可分为雌激素和孕激素。

3. 肾上腺皮质激素分泌的调节　肾上腺皮质激素（主要是糖皮质激素）的合成和分泌主要受下丘脑 - 垂体 - 内分泌腺调节轴的控制。

垂体分泌释放的促肾上腺皮质激素（ACTH）可通过作用于肾上腺皮质束状带、网状带细胞膜上的 ACTH 受体，来促进细胞增殖，使合成和分泌糖皮质激素、性激素增多。ACTH 持续增高在早期可一过性的引起盐皮质激素分泌增加，但无持久影响。

下丘脑分泌、释放促肾上腺皮质激素释放激素（CRH），选择性促进腺垂体分泌 ACTH。

血液中游离的糖皮质激素对 CRH 和 ACTH 的分泌释放有负反馈调节作用。ACTH 和糖皮质激素的分泌存在着明显的昼夜节律，其分泌高峰在早晨 6～8 时，低谷在夜间 22～24 时。此外，应激及其他伤害性刺激都可以通过调节轴促进糖皮质激素的分泌。

4. 肾上腺皮质功能紊乱

(1) 肾上腺皮质功能亢进（皮质醇增多）：各种原因造成肾上腺分泌过多的糖皮质激素（主要是皮质醇）所致疾病的总称是库欣（Cushing）综合征，它是肾上腺皮质的主要疾病，临床表现是向心性肥胖、高血压、骨质疏松，以及皮肤和肌肉因蛋白质大量分解而萎缩，并因此导致皮下微血管显露呈对称性紫纹等。因同时伴有肾上腺皮质性激素（主要是雄激素）分泌增多，女性可见多毛、痤疮、月经失调，甚至男性化。

(2) 肾上腺皮质功能减退症：指慢性肾上腺皮质分泌糖皮质激素不足产生的综合征，包括原发性和继发性两种。原发性者又称为艾迪生病，是指由于自身免疫反应，结核、真菌感染，肿瘤或白血病等原因破坏了双侧肾上腺的绝大部分，引起肾上腺皮质激素分泌不足；继发性肾上腺皮质功能减退是由于下丘脑 - 垂体病变引起 ACTH 的分泌不足所致。肾上腺皮质功能低下临床上表现为心血管系统、消化系统、神经系统、生殖系统等功能低下。

（二）肾上腺髓质激素

肾上腺髓质主要分泌肾上腺素（E）、去甲肾上腺素（NE）、多巴胺（DA），三者在化学结构上均为儿茶酚胺类，故通称为儿茶酚胺。肾上腺所释放的肾上腺素大约是去甲肾上腺素的 4 倍，仅分泌微量的多巴胺。血液及尿中的肾上腺素几乎全部是肾上腺髓质分泌，去甲肾上腺素和多巴胺还可来自其他组织中的嗜铬细胞。

血液中儿茶酚胺含量很低，化学性质不稳定，目前尚无准确可靠的测定方法。尿香草扁桃酸（VMA）是儿茶酚胺的终末代谢产物，体内肾上腺素、去甲肾上腺素的代谢产物有60%是VMA，其化学性质较儿茶酚胺稳定。约63%的VMA由尿排出，故检测尿中VMA可以了解肾上腺髓质的分泌功能。

1. 儿茶酚胺的代谢

（1）儿茶酚胺的合成：体内合成儿茶酚胺的基本原料是酪氨酸，主要来源于蛋白质的分解，苯丙氨酸也可转化生成。其合成步骤是：酪氨酸在酪氨酸羟化酶的催化下生成二羟苯丙氨酸（多巴），多巴脱羧生成多巴胺，多巴胺生成去甲肾上腺素，去甲肾上腺素由S-腺苷甲硫氨酸（SAM）提供甲基生成肾上腺素，因此肾上腺髓质是产生肾上腺素的主要场所。合成的儿茶酚胺在嗜铬细胞的囊泡中储存。

（2）儿茶酚胺的分解：肝脏是儿茶酚胺分解的主要场所，在单胺氧化酶（MAO）和儿茶酚-O-甲基转移酶（COMT）及其他一些酶类的共同作用下，儿茶酚胺变成多种醇类和醛类的中间产物，并进一步生成以有机酸类为主的终末产物。肾上腺素和去甲肾上腺素的主要终产物是3-甲氧基-4-羟苦杏仁酸（即香草扁桃酸）。多巴胺的主要终产物是3-甲基-4-羟基乙酸（即高香草酸，HVA）。大部分VMA和HVA与葡糖醛酸或硫酸结合后，随尿排出体外。

2. 儿茶酚胺的生理功能 儿茶酚胺既是肾上腺髓质分泌的激素，又是肾上腺素能神经元释放的神经递质，所以儿茶酚胺的生理功能广泛而复杂。正常情况下，儿茶酚胺以一定量分泌并迅速被组织利用，必要时释放入血。肾上腺素和去甲肾上腺素都可直接作用于心脏，使心脏收缩力增强，心跳加快，心排出量增加；去甲肾上腺素对血管的收缩作用较为广泛；多巴胺在增加内脏和肾血流量的同时，使血压下降。

3. 儿茶酚胺的代谢异常 儿茶酚胺代谢异常导致的主要疾病是嗜铬细胞瘤。因细胞内的嗜铬颗粒遇重铬酸盐被染成褐色而得名，嗜铬细胞瘤约有90%发生在肾上腺髓质，一般是良性。临床表现主要是阵发性或持续性高血压，患者基础代谢率高，产热增多，体温升高。另外，肾上腺素有拮抗胰岛素的作用，可致血糖过高或糖尿。

二、肾上腺皮质功能测定

（一）血、尿中的糖皮质激素及其代谢产物测定

血液中的皮质醇浓度直接反映肾上腺糖皮质激素分泌情况，尿中的皮质醇是由血中的游离型经肾小球滤过而来，其反映血中有生物活性的糖皮质激素水平。

皮质醇的测定方法有放射免疫法（RIA）、电化学发光法（ECLIA）等。

1. 放射免疫法 该方法快速，简便，灵敏，是目前常用的方法之一，血中皮质醇测定是检测总的皮质醇浓度包括与血浆蛋白结合及游离的皮质醇，不能排除CBG浓度的影响。正常人皮质醇的分泌存在昼夜节律，皮质醇增多症时节律消失。

2. 化学发光法 本法原理是待测抗原（F）与过量的碱性磷酸酶标记抗原（ALP-F）在反应体系中竞争性地结合特异性抗F抗体（Ab）的结合位点，检测样本中F和ALP-F与Ab进行竞争性结合反应的量，由于ALP-F和Ab为一定量的，检测样本中F的量越多，ALP-F-Ab的量就越少。当反应达到平衡时，反应系统中光子的产出量与ALP-F-Ab的量成正比，而与F的含量成反比。

【参考范围】 放射免疫法：血浆（清）皮质醇：138～635nmol/L（8～10AM），83～359nmol/L（4～6PM）；24h 尿皮质醇：成人 55～276nmol/24h 尿（RIA 法）。化学发光法：血浆（清）皮质醇：0.17～0.44μmol/L（8AM）；0.06～0.25μmol/L（4PM）。

【临床意义】 血中皮质醇浓度增高主要见于肾上腺皮质功能亢进、肾上腺肿瘤、应激状态等；降低主要见于肾上腺皮质功能减退，Graves 病、垂体功能减退等。

（二）类固醇激素及其代谢产物的测定

1. 尿 17- 酮类固醇的测定 类固醇激素及其代谢产物中，凡在 C17 上没有侧链而仅有一个酮基者，即为 17- 酮类固醇（17-KS）。实际测定中，17-KS 包括雄酮、异雄酮、脱氢异雄酮及其代谢物。

常规 17-KS 测定采用的是 Zimmermann 比色法，该方法的原理是尿中 17-KS 多以葡糖醛酸或硫酸酯的结合形式存在，测定时取 24 小时尿标本加酸水解，释放游离的 17-KS。将其提取后，在碱性介质中，酮 - 亚甲基与间 - 二硝基苯作用，生成紫色的化合物，于 515nm 波长处比色测定。测定结果可受很多因素影响。尿样采用浓盐酸防腐。测定前患者应停服中药和四环素、维生素 B_2 等带色素的药物。某些降压药、安定药对测定也有影响。

【参考范围】 男性：28.5～61.8μmol/24h 尿；女性：20.8～52.1μmol/24h 尿。

【临床意义】 尿 17-KS 测定主要反映睾丸功能和肾上腺皮质分泌功能，尿 17-KS 增多见于肾上腺皮质功能亢进、腺垂体功能亢进、睾丸间质细胞瘤、甲亢以及应用 ACTH、雄激素和皮质激素之后。尿 17-KS 减少见于肾上腺皮质功能减退、腺垂体功能减退、睾丸功能减退以及甲减等。

2. 尿 17- 羟皮质类固醇测定 尿中 17- 羟皮质类固醇是指尿中 C17 上有羟基的所有类固醇物质，这类内源性物质在人类体内主要为肾上腺皮质所分泌的糖皮质激素，包括皮质醇、皮质酮、17- 羟孕酮、11- 脱氧皮质醇等代谢物的总称。尿中 17-OHCS 有 80% 来自皮质醇途径，因此 17-OHCS 的浓度可反映血中皮质醇的含量。

17-OHCS 测定多采用传统的 Porter-Silber 比色测定法，留样前应停止中药、四环素和维生素 B_2 等药物，以防干扰。尿样收集器内放 5～10ml 浓盐酸防腐。影响本试验的因素较多，如应激状态、营养不良、慢性消耗性疾病、肝硬化、肾功能不良以及多种可以干扰试验药物和食物，应加以注意。本试验所需条件简单，但特异性较差。

【参考范围】 男性：（27.88±6.60）μmol/24h 尿；女性：（23.74±4.47）μmol/24h 尿。

【临床意义】 17-OHCS 主要反映肾上腺皮质分泌功能。当肾上腺皮质功能亢进（如 Cushing 综合征）时 17-OHCS 增高；甲亢、应激状态、肥胖症、胰腺炎等可见升高。17-OHCS 含量减少见于肾上腺皮质功能减退、腺垂体功能低下、肾上腺切除术后及甲减等。

（三）下丘脑 - 垂体 - 肾上腺皮质轴功能检测

下丘脑 - 垂体 - 肾上腺皮质轴功能检测及必要的动态功能试验有助于肾上腺皮质功能紊乱病变部位的确定及病变性质的判定。

1. 血浆 ACTH 测定 ACTH 是腺垂体分泌的微量多肽激素。正常 ACTH 分泌存在着与皮质醇相同的昼夜节律，在肾上腺皮质功能紊乱时，ACTH 的分泌节律大多消失。

【参考范围】 早上 8 点 <26pmol/L；午夜 10 点 <2.2pmol/L（RIA 法）。

【临床意义】 先天性肾上腺皮质增多症、下丘脑垂体性皮质醇增多症时，午夜 ACTH 明显增多，昼夜节律消失；在继发性肾上腺皮质功能减退症、原发性皮质醇增多症的患者，早上 8 点血浆 ACTH 明显降低，昼夜节律也消失。

2. ACTH 兴奋试验　ACTH 可刺激肾上腺皮质合成、释放皮质醇。试验时，用 0.25mg 合成的 ACTH 肌内或静脉注射，分别在注射前和注射后 0.5 小时、1 小时采血，测定并观察血浆皮质醇的浓度变化。正常人注射 ACTH 后，峰值在 0.5 小时出现，血皮质醇较注射前的基础值至少增加 157nmol/L 以上。Addison 病时，皮质醇基础值低，对 ACTH 刺激无反应；继发性肾上腺皮质功能低下者，基础值也低，但对 ACTH 可有延迟反应；肾上腺肿瘤时，皮质醇基础值升高，但对 ACTH 刺激多无反应；下丘脑垂体性皮质醇增多症则出现强阳性反应。

3. 地塞米松抑制试验　地塞米松是人工合成的强效糖皮质激素类药物，对下丘脑 - 垂体 - 肾上腺轴可产生强烈的皮质醇样的抑制作用，主要是抑制腺垂体释放 ACTH，进而抑制肾上腺皮质激素的合成和释放，用于判断病变部位。

三、肾上腺髓质功能测定

临床检测儿茶酚胺的主要标本是血清（浆）和尿。采血时应在患者情绪稳定和安静状态下进行，收集的尿液应及时检测或加防腐剂后置冰箱暂时保存。试验前两天应限用茶、咖啡等兴奋性饮料。

（一）肾上腺素和去甲肾上腺素测定

1. HPLC- 电化学检测法　采用高灵敏度的 HPLC- 电化学检测法直接分离测定血浆中的肾上腺素和去甲肾上腺素。

【参考范围】　肾上腺素：109～437pmol/L；去甲肾上腺素：0.615～3.24nmol/L。

【临床意义】　嗜铬细胞瘤时，两者明显升高。如肾上腺素升高较去甲肾上腺素显著，则提示可能为肾上腺髓质嗜铬细胞瘤。原发性高血压、甲减、交感神经母细胞瘤等也可升高。降低见于甲亢、Addison 病等。

2. 荧光法　荧光法有乙二胺法和三羟吲哚法。

（1）乙二胺法：血浆中的肾上腺素和去甲肾上腺素经氧化铝吸附、阳离子交换树脂分离纯化后，在稀酸中肾上腺素氧化成肾上腺素红，后者与 1 分子乙二胺缩合，经脱水、脱氢生成荧光物质。去甲肾上腺素可与 2 分子乙二胺反应，生成荧光物质。

肾上腺素和去甲肾上腺素的反应产物均具有高于其母体的荧光强度。在最大激发波长下，去甲肾上腺素在 510nm 波长处的荧光强度比肾上腺素大 1 倍，而在 580nm 波长处则肾上腺素的荧光强度比去甲肾上腺素大。根据在同一激发光波长作用下，两种物质具有不同的荧光波长和强度，通过与已知浓度标准品比较，可算出血浆中肾上腺素和去甲肾上腺素的含量。

（2）三羟吲哚法：用酸性氧化铝分离、提纯血浆中肾上腺素和去甲肾上腺素，然后在 pH 6.0 或 pH 3.5 时用铁氰化钾使它们氧化成具有荧光的三羟吲哚，以荧光法测定其含量。

在 pH 6.0 时，因为两者均被氧化，故测出的是两者的总量。而在 pH 3.5 时，肾上腺素可被完全氧化，去甲肾上腺素仅被少量氧化，因此，测出的是肾上腺素含量。

$$去甲肾上腺素 = 总量 - 肾上腺素含量$$

【参考范围】　肾上腺素：(1.15 ± 0.16)mmol/L；去甲肾上腺素：(1.71 ± 0.18)mmol/L。

（二）尿儿茶酚胺测定

利用 HPLC 法可测定尿中游离型儿茶酚胺。将尿液去蛋白并经阳离子交换树脂处理后，在 pH 6.5 条件下，游离型儿茶酚胺可选择性吸附于层析柱上，改变洗脱条件，可将其洗脱下来。经电化学检测器测定,与标准物对比后,可根据各洗脱峰的保留时间和峰高,对儿茶酚胺进行定性、定量分析。

【参考范围】 肾上腺素:2.7～108.7nmol/24h 尿;去甲肾上腺素:82.4～470.6nmol/24h 尿;多巴胺:420～2600nmol/24h 尿。

(三)尿香草扁桃酸(VMA)测定

VMA 是儿茶酚胺的主要代谢产物,尿液 VMA 测定是内分泌试验的常规项目,因为标本来源方便,故一般实验室均可开展。VMA 测定有分光光度法和 HPLC 法。由于 HPLC 操作繁琐,临床常规测定多采用分光光度法,但分光光度法受食物和某些药物的干扰。巧克力、咖啡、茶、香蕉、柠檬、多种拟肾上腺素药品、含多巴胺成分的药品都可导致假阳性,芬氟拉明可导致假阴性,测定前应对上述饮食和药品加以限制。VMA 分光光度法测定操作步骤较多,需严格遵守操作程序。

由于昼夜 VMA 的分泌率有波动,建议收集 24 小时尿液混合送检。收集容器应用一个大的具塞洁净玻璃瓶,加入 6mol/L 盐酸 10ml 作为防腐剂。整个留尿过程中,收集器须置冰箱内,送检尿样须放入 4℃冰箱或冷冻保存。

【参考范围】 10～35μmol/24h 尿(2～7mg/24h 尿)。

【临床意义】 尿 VMA 测定可帮助了解体内儿茶酚胺的水平。主要用于嗜铬细胞瘤的诊断和高血压的鉴别诊断。增高见于嗜铬细胞瘤、交感神经母细胞瘤、原发性高血压、甲状腺功能减退等;降低见于甲亢、原发性慢性肾上腺皮质功能减退等。

 本章小结

　　本章首先概述了激素的概念、分类、作用机制及调节等,然后重点介绍了体内甲状腺、肾上腺和功能紊乱时的相关疾病及实验室诊断指标。

　　甲状腺功能紊乱(甲亢、甲减等)常用临床实验室检测指标为 T_3、T_4、rT_3 和 TSH;而 TSH 水平不受血清 TBG 浓度影响,对甲状腺功能紊乱的诊断及病变部位的判断很有价值。

　　嗜铬细胞瘤的早期诊断指标为血、尿中儿茶酚胺及尿中其主要代谢物的测定;肾上腺皮质功能紊乱(库欣病、艾迪生病等)诊断指标包括血、尿皮质醇及血中 ACTH 的浓度,地塞米松抑制试验可帮助确定病变部位。

(任丽娟)

 思考题

1. 甲亢与甲减的生物化学诊断指标变化区别是什么?
2. 儿茶酚胺的测定意义是什么?

第二十四章 妊娠和新生儿的 生物化学检验

妊娠是胚胎和胎儿在母体内发育成长的过程。卵子受精是妊娠的开始，胎儿及其附属物自母体排出是妊娠的终止。妊娠全过程平均约为 38 周，是一个非常复杂却又极为协调的生理过程。临床实验室对孕妇血液、尿液及羊水等标本进行检测，对诊断妊娠和监测胎儿生长发育具有重要的价值，也对遗传咨询、优生优育及保证母子健康具有指导意义。

第一节　妊娠的生物化学

妊娠是正常的生理现象，但并不是简单的母亲的正常代谢和胎儿生长发育过程的叠加。为适应胎儿生长发育的需要，孕妇体内各系统会发生一系列适应性变化，其中最主要的是生殖器官的局部变化及各器官相应功能、物质代谢状况与内分泌所发生的相应改变。

一、妊娠期生物化学特征

妊娠过程中母体产生大量孕酮、雌激素、催乳素和皮质类固醇激素，影响母体的生物化学代谢及各系统功能。妊娠的生物化学特征主要表现在以下几个方面。

（一）胎儿发育、胎盘及羊水

1. 胎儿的发育　妊娠通常分为 3 个时期：妊娠 12 周以前为早期妊娠；13～27 周为中期妊娠，此期的胎儿生长非常迅速，许多重要的器官开始成熟；28 周以后为晚期妊娠，是许多胎儿器官完全成熟的时期，此期胎儿生长速度减缓。正常的胎儿分娩发生于 37～42 周这段时期内。

2. 胎盘　胎盘是介于胎儿和母体之间的，维持胎儿在子宫内营养、发育的重要器官。胎盘由羊膜、叶状绒毛膜和底蜕膜构成，具有气体交换、营养物质供应、排出废物、防御、内分泌及免疫等多种功能。

3. 羊水　羊水是胎儿在子宫内生活的环境，可保护胎儿免受各种外部力量的冲击和震荡,减少胎动引起的母体不适感。随着胎儿的发育,羊水逐渐增多,在妊娠38周时达到最高峰。羊水在妊娠16周前主要是母体血浆通过胎膜进入羊膜腔的透析液,成分基本与母体血浆相似,只是蛋白质含量低,但甲胎蛋白含量高。

(二)妊娠期母体的生物化学变化

1. 血液学变化 妊娠期母体血液学的变化主要表现在血容量增加及血液成分改变。妊娠期循环血容量平均增加约45%,血浆容量平均增加1L,红细胞平均增加0.45L,血浆容量的增加多于红细胞的增加,血液相对稀释,因此尽管红细胞生成增加,但血红蛋白浓度、红细胞计数和血细胞比容在正常妊娠时反而略有下降。血红蛋白浓度在妊娠期平均为120g/L(非妊娠期则为130g/L)。白细胞计数变化范围较大,为$(5.0 \sim 12.0) \times 10^9/L$,主要为中性粒细胞增多,而单核细胞和嗜酸性粒细胞几乎无明显改变。血小板数无明显改变。

妊娠期血液处于高凝状态,妊娠晚期凝血酶原时间及活化部分凝血活酶时间轻度缩短,凝血时间无明显改变。纤维蛋白原的变化较为明显,血浆纤维蛋白原含量比非孕妇女增加约50%,于妊娠末期平均达4.5g/L(非孕妇女平均约3g/L)。妊娠期血浆纤溶酶原显著增加,优球蛋白溶解时间明显延长,表明妊娠期间纤溶活性降低。妊娠期间母体血液高凝及纤溶系统活性降低状态,至足月分娩时达高峰,这对预防分娩期失血有利,但使妊娠女性形成血栓的危险性增加。

2. 糖代谢变化 妊娠期胰岛功能旺盛,胰岛素分泌增加,妊娠早期组织对胰岛素的敏感性增强,随着孕期的进展,胎盘激素的分泌增加,抗胰岛素的作用加强,组织对胰岛素的敏感性也下降,以保证足够的葡萄糖来满足胎儿的需要。妊娠期血糖变化的特点是:孕妇空腹血糖浓度稍低于非孕女性;糖耐量试验有两种变化,一是血糖增高幅度大于非孕女性,二是出现峰值迟缓现象,即血糖达到最高值的时间推迟,这种变化利于母体源源不断的供给胎儿足够的葡萄糖。

妊娠期由于多种激素及代谢的改变,导致妊娠妇女患糖尿病的概率增高,对妊娠女性进行口服葡萄糖耐量试验已成为妊娠期糖尿病筛查的常规性试验。糖尿病患者妊娠后可使病情加重或复杂化,妊娠晚期常易发生酮症酸中毒和低血糖。

3. 脂类代谢变化 妊娠期肠道吸收脂肪能力增强,孕妇从膳食中大量的摄入饱和脂肪酸和胆固醇,血脂水平升高,血清甘油三酯、胆固醇、磷脂和游离脂肪酸增加约40%,其中以甘油三酯升高幅度最大。妊娠女性的血脂升高是一种生理适应性变化,有利于胎儿从母体血中获取脂类,作为胎儿发育所需脂类物质的合成原料,尤其是胎儿脑组织及肺泡表面活性物质的合成。母体血中游离脂肪酸合成增加,使母体减少葡萄糖的消耗,利于胎儿的正常发育。此外,妊娠前30周的脂肪蓄积,为妊娠晚期分娩和产褥期供应必要的能量储备。产后血脂逐渐下降,产后2~6周恢复至妊娠前水平。

4. 蛋白质代谢变化 妊娠期间蛋白质合成和分解代谢均明显增加,总体上是合成大于分解,呈正氮平衡。这种代谢特点有利于胎儿发育,也利于孕妇子宫及乳腺增长,为分娩消耗及产后乳汁分泌做好准备。

妊娠期血清蛋白质变化,表现为总蛋白下降,主要是清蛋白下降,而α_1、α_2及β球蛋白则缓慢升高。血清蛋白质降低的主要原因是大量的氨基酸提供给胎儿、胎盘、子宫及乳腺等组织生长发育;其次是妊娠期血容量增加,血清蛋白质被稀释。清蛋白降低,使血浆胶体渗透压下降,孕妇有形成水肿的倾向。母体球蛋白轻度升高,其中许多具有运输作用的球蛋白明显增加,包括皮质醇结合球蛋白、甲状腺素结合球蛋白、性激素结合球蛋白、铜蓝蛋白及转铁蛋白等；IgG 轻度下降，IgD 增高，IgA 与 IgM 水平基本不变。碱性磷酸酶活性升高可达 3 倍，血清胆碱酯酶活性降低，分娩时肌酸激酶水平明显增加。

5. 水、无机盐代谢与酸碱平衡　妊娠期机体总体水平均约增加 7L，水钠潴留与排泄形成适当比例而不引起水肿，妊娠末期组织间液可增加 1～2L。妊娠期血容量增加，造血功能活跃及胎儿生长发育等都需要无机盐，孕妇对钠、钾、钙、磷及铁的需要量增加。胎儿骨骼及胎盘形成需要较多的钙和磷，妊娠末期胎儿体内约含钙 25g、磷 14g，绝大多数是妊娠最后 2 个月内的积累，所以早产儿易发生缺钙。铁是血红蛋白、肌红蛋白、细胞色素酶类以及多种氧化酶的组成成分，它与血液中氧的运输和细胞内生物氧化过程有着密切的联系。胎儿造血及酶的合成需要较多的铁，妊娠女性需补充铁剂，否则会因铁缺乏导致缺铁性贫血。

正常孕妇较非孕时通气量每分钟约增加 40%、肺泡换气量约增加 65%，过度通气使动脉血 PO_2 增高至 12.3kPa（92mmHg），PCO_2 降至 4.27kPa（32mmHg），血 H_2CO_3 含量减低，可引起呼吸性碱中毒。但孕妇通过血浆碳酸氢盐的代偿性减低，使 $H_2CO_3/NaHCO_3$ 比值不变，仍保持血液 pH 正常或稍微上升。

（三）肾功能变化

肾血浆流量（RPF）及肾小球滤过率（GFR）于整个妊娠期间维持高水平，RPF 比非孕时约增加 35%，GFR 约增加 50%，使肾对尿素、尿酸、肌酐等清除增加，多数孕妇这三种物质的血清浓度会轻度下降，但是在妊娠的最后 4 周，尿素及肌酐浓度将轻度增加，同时因肾小管对尿酸的重吸收增加，使血清尿酸浓度高于非妊娠期。妊娠期由于肾血流量增加导致 GFR 加大，而肾小管对葡萄糖的重吸收能力却不能相应的增加，约 15% 的孕妇餐后可出现糖尿，应注意与真性糖尿病相鉴别。蛋白质从尿中丢失增多，每天约 30mg/L。

二、妊娠期内分泌特点

妊娠期各种激素水平有不同程度的改变，激素可来自母体，但主要来自胎盘及胎儿 - 胎盘复合体。胎盘能合成许多蛋白类激素和类固醇激素。蛋白类激素主要有人绒毛膜促性腺激素和胎盘催乳素；类固醇激素包括雌激素（雌二醇、雌酮、雌三醇）和孕激素（孕酮、孕二醇）等。合成激素的前体来源于母血供应，而大部分胎盘激素分泌入母体血液循环，仅少量到达胎儿血液循环。因此母体血液循环中的激素变化往往可以反映胎儿及胎盘的功能状态。

（一）人绒毛膜促性腺激素

人绒毛膜促性腺激素（hCG）是由合体滋养层细胞合成的糖蛋白激素，由 α 与 β 两个亚基组成，含糖量约 40%。hCG 的 α- 亚基与黄体生成素（LH）、卵泡刺激素（FSH）及促甲状腺激素（TSH）的 α- 亚基均由同一基因编码，结构大致相同，可导致交叉免疫反应。这四种激素的区别仅在于 β- 亚基结构的不同。

妊娠期间 hCG 以多种形式存在于母体的血液、尿液及其他分泌液中，hCG 的清除在肝和肾进行。hCG 从受精后的 6～8 天开始分泌，妊娠期的前 8 周，母体血清 hCG 浓度呈对数上升，妊娠 8～11 周时血清 hCG 浓度出现第一个高峰。持续 1～2 周后迅速下降，在妊娠中晚期 hCG 浓度为峰值的 10%，37 周时出现第二个高峰，分娩前又稍下降。妊娠期血清 β-hCG 的水平也呈双峰曲线，第一峰于妊娠 12 周前后，妊娠 15 周后出现生理性下降，26 周时达最低值。第二峰于妊娠 37 周时，浓度低于第一峰。

hCG 的主要功能是妊娠前几周刺激卵巢黄体分泌孕酮以维持早期胚胎发育的需要。α-

亚基的生成随妊娠期持续增加，可作为妊娠时衡量胎盘质量的一个指标。β-亚基由合体滋养层细胞产生，处于细胞滋养层产生的促性腺激素释放激素的调控之下。β-hCG峰值出现的时间和滋养层细胞数目的峰值基本一致。

（二）人类胎盘催乳素

人类胎盘催乳素（hPL）又称人类绒毛膜促乳腺生长激素（hCL）.hPL是一条单链多肽激素，其结构与生长激素有96%的同源性，与催乳素有67%的同源性，所以hPL具有很强的促进生长和催乳作用。hPL由胎盘绒毛膜合体滋养层细胞合成和分泌，胎儿不参与其合成过程。分泌后大部分从绒毛间隙和母体血窦进入母体血液循环，很少进入胎儿血液循环。hPL于受孕的第12天可在胚胎滋养层检出，妊娠5～6周时可在母血中测出，以后分泌量随妊娠进行性增加，妊娠34～35周时达高峰，并维持至分娩。分泌量与胎盘组织的增大及合体滋养层细胞的功能相关。在分娩前胎盘分泌hPL量达1～2g/24h，是所有已知人类激素中分泌量最高的激素，故测定母血的hPL浓度可直接、迅速地反映胎盘功能状况。hPL的半衰期约为22分钟，产后7小时母血中即不能检出。

hPL的主要生理功能是直接或间接与催乳素协同发挥作用，具有催乳、代谢调节、促进生长、促黄体生成、促红细胞生成和刺激醛固酮分泌等多种生理活性。hPL通过促进脂肪动员提高血中游离脂肪酸的浓度，减少母体葡萄糖的消耗，利于胎儿从母血中摄取葡萄糖。

（三）孕酮

孕激素主要有孕酮及代谢产物孕烷二醇，为卵巢和胎盘合成的类固醇激素。正常的月经周期孕酮的含量存在周期性变化，卵泡期较低（2mg/d）；排卵后卵巢黄体产生大量孕酮（25mg/d）；早期妊娠卵巢黄体在hCG的刺激下分泌足量的孕酮来维持妊娠，3个月后黄体分泌孕酮的功能基本消失，主要由胎盘供应孕酮。胎盘能利用母血中的胆固醇合成孕酮，也能从母血中获取孕酮的前身物孕烯醇酮合成孕酮。从孕期36天起胎盘即能生产足够孕酮。非孕妇血浆孕酮值在0～46.8nmol/L，孕妇于妊娠第7周时血清中的浓度为（76.4±23.7）nmol/L，到32孕周时增高到（390.0±115.0）nmol/L，到37孕周达到最高峰为（630.2±146.6）nmol/L，一直保持到临产前才稍降。待胎盘娩出后迅速将至31～62nmol/L。

妊娠期孕酮的主要作用是促进子宫内膜增厚，使其中的血管和腺体增生，对受精卵的着床和为早期胚胎提供营养有重要意义，且能抑制子宫收缩防止流产。若妊娠3个月胎盘还不能分泌足够的孕酮，会发生母体对胎儿的免疫排斥反应，有早期流产的危险。胎盘分泌的孕酮大部分进入母体和胎儿代谢，代谢产物为孕烷二醇，在肝经生物转化后随尿排出。

三、妊娠的生物化学检验

孕妇体内多种激素的含量随妊娠的进展而变化，妊娠的生物化学检验对诊断妊娠、监测胎盘功能和胎儿发育有重要作用，可判断孕妇和胎儿是否安全和健康，为是否终止妊娠提供了选择性依据。

（一）人绒毛膜促性腺激素（hCG）的测定

【检测方法】 目前多采用免疫学方法对hCG进行定性或定量检测。

1. hCG定性试验　目前应用最广泛的hCG定性试验是胶体金免疫层析测定法（GICA）即金标抗体法。金标抗体法有两种抗人β-hCG单克隆抗体，一种抗体吸附于硝酸纤维素膜（NC膜）上，另一抗体结合于金溶胶颗粒表面（即金标抗体）。尿液中hCG先与NC膜上的抗体结合,然后再与金标单抗溶液反应,于是形成抗体 -hCG- 金标抗体夹心式复合物,显现出红色的金斑点或线条。GICA 具有快速、敏感和操作简便的特点,可作为家庭监测受孕应用,目前是尿液 hCG 的首选检测方法,但该方法也存在缺点,不易开展质量控制,易出现假阳性和假阴性结果。

2. hCG 定量检测 主要有放射性免疫测定法(RIA)、酶联免疫吸附测定法(ELISA)和电化学发光免疫分析法(ECLIA)等。RIA 需要专用设备,而且存在放射性核素污染问题,其使用受到一定限制,不适用于临床常规检测;ELISA 可对 hCG 进行半定量检测,其酶促反应受温度、时间、pH、底物浓度、酶浓度及质量等因素的影响,故试验过程中应严格标准化操作;ECLIA 法能灵敏、特异、快速和准确地测定血液中各种激素的浓度,不但无核素污染,而且可应用于自动分析仪进行批量测定,是先进、理想的测定方法。

【参考范围】 ECLIA 法:正常情况下血清 hCG 浓度:<6U/L,不同孕周孕妇的血清 hCG 浓度见表 24-1。

表 24-1 不同孕周孕妇的血清 hCG 浓度

孕周	参考区间(U/L)	孕周	参考区间(U/L)
4	0.04～4.48	14	14.3～75.8
5	0.27～28.7	15	12.3～60.3
6	3.7～84.9	16	8.8～54.5
7	9.7～120.0	17	8.1～51.3
8	31.1～184.0	18	3.9～49.4
9	61.2～152.0	19	3.6～56.5
10	22.0～143.0		

【临床意义】

(1)作为早期妊娠诊断及判断胎盘功能的依据,确定妊娠最重要的标志是定量血液或尿液 hCG,正常妊娠血清 hCG 浓度的"双峰"曲线反映了胎盘的功能状态,双胎妊娠血清 hCG 值比单胎增加一倍以上。

(2)是异位妊娠的诊断及孕期的监护观察指标,异位妊娠时 hCG 值低于同期正常妊娠值;若孕妇血中 hCG 水平低或连续测定呈下降趋势,预示先兆流产。

(3)β-hCG 与 AFP、游离的雌三醇联合应用是筛查胎儿先天性异常的主要指标。另外,也可用于葡萄胎、绒毛膜上皮细胞癌及合体滋养叶细胞坏死等的辅助诊断及治疗后随访的观察指标。

(二)血清胎盘催乳素测定

【检测方法】 目前,胎盘催乳素(hPL)的测定方法主要有放射免疫分析法、固相酶联免疫法和化学发光免疫分析法等。

【参考区间】 非孕时<0.5mg/L;22 孕周:1.0～3.8mg/L;30 孕周:2.8～5.8mg/L;42 孕周:2.8～5.8mg/L。

【临床意义】

1. 血清 hPL 在正常妊娠 5～6 周后开始缓慢上升,自 15～30 周时迅速升高,34 周达到最高峰,峰值可达 7.7～10.6mg/L,以后维持此水平直到分娩;双胎妊娠比单胎妊娠水平高;宫外孕、葡萄胎比正常妊娠低。

2. 连续测定妊娠中后期血清 hPL 含量,若明显低于正常妊娠或出现持续下降趋势,则提示胎盘功能不良、先兆子痫、胎儿宫内窒息、死胎及早产等情况。

(三)雌激素测定

【检测方法】 E_3 测定的主要方法有放射免疫法,酶联免疫吸附法,化学发光免疫分析法和荧光免疫分析法。血、尿、唾液及羊水均可作为检测雌激素的标本,检测孕妇不同体液及排泄物中 E_3 的含量是临床产前监护胎儿 - 胎盘单位功能的有效手段之一。由于血液及尿中 E_3 水平有一定波动,故主张连续 3 次测定孕妇血 E_3 含量取平均值。

【参考区间】 见表 24-2。

表 24-2 CLIA 法检测孕妇不同孕周血 E_3 水平($\mu g/L$)

孕周	血 E_3 水平	孕周	血 E_3 水平
26～28	4.1～7.3	36～38	16.7～23.7
29～31	7.4～8.5	39～40	17.7～25.4
32～35	9.3～13.7	>40	19.3～30

【临床意义】 妊娠期 E_3 水平的检测是胎盘完善性的监测指标,对观察胎儿宫内状况、高危妊娠的处理及病理妊娠的诊断具有十分重要的意义。母体血清或尿 E_3 水平超过正常范围的上限提示双胞胎可能;下降多见于胎儿先天性肾上腺发育不全或胎儿畸形(如无脑儿)影响肾上腺功能者,此类患者母体 E_3 值仅为正常量的 1/10;胎儿宫内生长迟缓、孕妇营养不良、吸烟过多而影响胎儿发育者,E_3 值下降;若有胎盘功能不良、死胎、妊娠高血压综合征及糖尿病妊娠的情况,则 E_3 值显著下降;过期妊娠 E_3 值逐步下降;若 E_3 值明显降低则提示胎儿宫内窘迫。

(四)孕酮的测定

【检测方法】 孕酮是维持妊娠所必需的激素之一,其测定主要用于早期妊娠状况的评价,孕酮的检测通常采用 RIA、CLIA 和 ECLIA 法。

【参考范围】 ECLIA 法:女性:卵泡期:0.6～4.7nmol/L,排卵期:2.4～9.4nmol/L,黄体期:5.3～86.6nmol/L,绝经期:0.3～2.5nmol/L;成年男性:0.7～4.3nmol/L。

【临床意义】 妊娠期孕酮主要来源于胎盘,血浆孕酮水平监测可用来观察胎盘功能,评价妊娠状况。异位妊娠时孕酮水平较低,如孕酮>78nmol/L 时,基本可排除异位妊娠;先兆流产、胎儿发育迟缓、死胎、严重的妊娠高血压综合征等患者血中孕酮水平降低,单次血清孕酮水平≤15.6nmol/L 提示死胎;先兆流产时,孕酮持续下降常提示有流产可能。孕酮增高可见于轻度的妊娠高血压综合征、糖尿病孕妇、多胎妊娠、葡萄胎等。

(五)胎儿肺成熟度检测

胎儿肺成熟度测定能帮助判断围生期胎儿是否能获得最佳生存状态,对选择分娩时机,降低新生儿特发性呼吸窘迫综合征,提高早产儿生存率有重要意义。常用于:①预产期不确定,需进行剖宫产术前;②内科或妇科检查有提早分娩迹象的孕妇。

检测胎儿肺成熟度的主要指标有磷脂酰胆碱 / 鞘磷脂比值(L/S),双饱和磷脂酰胆碱(DSPC)测定,磷脂酰甘油(PG)测定,泡沫稳定性指数测定(FSI)等。测定方法主要有荧光偏振法(FPA)和薄层小体计数。

(六)胎儿先天性疾病筛查

常见的胎儿先天性缺陷主要有神经管缺陷、唐氏综合征(21- 三体综合征)及 18- 三体综合征。测定母体血清 AFP、hCG、游离 E_3 是胎儿先天性缺陷筛查最常用的 3 个指标,根据 3 种物质浓度计算胎儿先天性缺陷的危险性。85%～95% 的开放性神经管缺陷畸形胎儿的母体血液 AFP 浓度升高,唐氏综合征胎儿的母体血清 AFP 及游离 E_3 水平较低,而 hCG 水平则较高。母体血清三联筛查诊断的准确性为 60%,假阳性率为 5%。

上述生物化学检验对胎儿先天性缺陷仅为早期筛查或风险评估,神经管缺陷畸形的确诊需依靠影像学发现,而唐氏综合征及 18- 三体综合征通过羊水细胞染色体检查可获得确诊。

第二节 妊娠期相关疾病及生物化学检验

一、异位妊娠

受精卵在子宫体腔以外着床称为异位妊娠,常习惯称为宫外孕。大多数着床异常发生于输卵管,而腹腔罕见。内分泌不平衡,输卵管感染尤其是复发性输卵管炎,胚胎从子宫逆向移动至输卵管均可导致异位妊娠。异位妊娠常见的严重并发症是输卵管破裂出血。异位妊娠妇女与同孕龄妇女相比,hCG 水平较低,只有 50% 的异位妊娠妇女尿妊娠试验阳性。因此,尿妊娠试验阴性不能排除异位妊娠的可能性。异位妊娠早期发现并及时终止妊娠是降低母体大出血和病死率,保持生育能力的有效办法。

二、胎盘紊乱

有关胎盘异常的疾病很少,葡萄胎是少见的胎盘疾病之一,系胎盘发育畸形并具有恶性生长的潜能,并可进展为绒毛膜癌。由于葡萄胎起源于胎盘绒毛滋养细胞,故同样能产生 hCG。如果在妊娠后特定时间检测尿 hCG,其值超过一定水平就可怀疑为葡萄胎。还可以通过检测血 hCG 来评价葡萄胎的治疗效果。

三、妊娠期高血压综合征

妊娠期高血压综合征(PIH)是妊娠妇女所特有的疾病。表现为妊娠 20 周后出现高血压、水肿和蛋白尿,严重者有头晕、头痛、视物模糊等自觉症状,甚至出现抽搐、昏迷、多器官损害、严重危害孕妇和胎儿生命的安全。PIH 分为轻、中、重三型,重型 PIH 又包括先兆子痫和子痫。先兆子痫的特征是在妊娠 20 周后血压≥21.3/14.6kPa(160/110mmHg)、蛋白尿伴水肿,在先兆子痫的基础上有抽搐及昏迷即为子痫。

四、早产

早产是指妊娠满 28 周至不满 37 周的分娩者。早产婴儿容易发生严重的并发症,包括肺不成熟所导致的呼吸窘迫综合征、脑室内出血等。此外,羊膜早破可增加胎儿感染的可能性。早产及胎膜早破的发生原因有母体因素、胎儿因素及感染因素等。主要的临床症状包括:阴道出血和流水、腹部痉挛和背痛。目前有两种手段用于早产的预测,一是用超声检查宫颈长度,如果宫颈长度<1.5cm,则早产的可能性增加;另一种方法是检测宫颈、阴道分泌物的胎儿连接蛋白(fFN)。fFN 由绒毛膜产生,存在于胎膜、蜕膜及羊水中,检测阴道液体中的 fFN 可反映羊膜的完整性,具有较高的阳性预测值。

第三节　新生儿代谢性疾病

一、新生儿代谢性疾病概述

先天性代谢性疾病又称遗传代谢性疾病,是指编码维持机体正常代谢所必需的酶或蛋白质的基因突变而导致酶或蛋白的生物合成、结构及功能的改变而引起的一系列疾病。先天性代谢性疾病的种类繁多,涉及多种物质在体内的合成、代谢、转运和储存等方面的先天性缺陷,根据所累及的代谢物的不同,可分为以下几类。

1. 糖代谢缺陷　糖原贮积症、半乳糖血症、果糖不耐症、蔗糖和异麦芽糖不耐症、乳糖及丙酮酸中毒等。

2. 氨基酸代谢缺陷　苯丙酮尿症、酪氨酸血症、黑酸尿症、白化病等。

3. 脂类代谢缺陷　如肾上腺脑白质营养不良、GM_1 神经节苷脂病、GM_2 神经节苷脂病、尼曼匹克病和戈谢病等。

4. 金属代谢病　如肝豆状核变性等。

二、新生儿代谢性疾病的筛选

代谢性疾病大多是单基因病,多属于常染色体隐性遗传。此类疾病误诊率高,医治难度大,早期易累及神经系统并留下后遗症,甚至危及生命。目前国内对其中少数可以治疗的代谢性疾病已广泛进行新生儿期的筛查,以便早期发现、早期诊断和治疗,降低出生缺陷率、提高人口素质。

(一)先天性甲状腺功能减退症

先天性甲状腺功能减退症是因为先天性甲状腺发育不良或因甲状腺激素合成途径中的酶缺陷造成的,大多数为散发,少数有家族史,国内发病率约为 1/5000,是遗传代谢性疾病中发病率最高的,我国于 1995 年 6 月颁布的《母婴保护法》已将其列入筛查疾病之一。

1. 病因和发病机制

(1)甲状腺不发育或发育不全:亦称为原发性甲低,约 90% 先天性甲状腺功能低下症是由于甲状腺发育障碍所致,多见于女孩,1/3 病例甲状腺完全缺如。患儿甲状腺可在宫内阶段发育不全;或在下移过程中形成异位甲状腺。这类发育不全的甲状腺大都部分或完全丧失了其分泌功能,多数患儿在出生时即存在甲状腺素缺乏。发生原因可能与相关遗传基因缺陷有关。

(2)甲状腺激素合成途径缺陷:亦称家族性甲状腺激素生成障碍,其发病率仅次于甲状腺发育缺陷,多为常染色体隐性遗传。甲状腺激素的合成需要多种酶参与(如过氧化物酶、偶联酶、脱碘酶及甲状腺球蛋白合成酶等),任何酶缺乏均可引起先天性甲状腺激素水平低下。

(3)促甲状腺激素(TSH)缺乏:因垂体分泌 TSH 障碍而造成的甲状腺功能低下症,常见于特发性垂体功能低下或下丘脑、垂体发育缺陷,其中因 TRH 分泌不足引起的较为多见。

(4)甲状腺或靶器官反应性低下。

(5)新生儿暂时性甲状腺功能减退症。

2. 实验室检查　由于先天性甲状腺功能减退症在生命早期会严重损害小儿神经系统

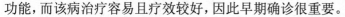

功能,而该病治疗容易且疗效较好,因此早期确诊很重要。

(1)新生儿筛查:目前多采用出生后2～3天的新生儿外周毛细血管血至特制纸片检测TSH作为初筛,TSH>20mU/L时,再采集血清标本检测T_4、TSH以确诊。该法采集标本简便,假阳性和假阴性较低,费用低廉,是早期确诊患儿、避免神经系统发育严重缺陷、减轻家庭和社会负担的极佳防治措施。

(2)甲状腺功能检查:检测外周血T_4、T_3和TSH。推荐方法为ELISA、EFIA和时间分辨免疫荧光分析法。新生儿可采用滤纸血斑法,出生后2～3天取足跟毛细血管测定。参考区间:TSH<10mU/L,T_4 38.6～154nmol/L。血TSH增高,FT_4降低,可诊断为先天性甲状腺功能减退症,包括永久性甲状腺功能减退症和暂时性甲状腺功能减退症。血TSH增高,FT_4正常者,为代偿性甲状腺功能减退症或高TSH血症,应定期随访。

(3)TRH刺激试验:若血清T_4、TSH均低,则疑有TSH或TRH分泌不足,应进一步做TRH刺激试验:可按$7\mu g/kg$静注TRH,正常者在注射后20～30分钟出现TSH上升峰,90分钟后回至基础值。若不出现反应峰应考虑垂体病变;相反,TSH反应峰很高或持续时间延长,则指示下丘脑病变。

(二)苯丙酮尿症

苯丙酮尿症(PKU)又称高苯丙氨酸血症(HPA),是一种较常见的遗传性氨基酸代谢病,是由于苯丙氨酸代谢异常导致苯丙氨酸及苯丙酮酸蓄积,并从尿中大量排出苯丙酮酸而得名。临床主要表现为智力低下,惊厥发作和色素减少。PKU是一种单基因遗传病,属常染色体隐性遗传,其发病率随种族而异,美国约为1/14 000,日本1/60 000,我国约为1/16 500。低苯丙氨酸饮食疗法是目前治疗经典型PKU的唯一方法,目的是预防脑损伤。对于非典型苯丙酮尿症,除了饮食治疗以外,还应补充多种神经介质,如多巴胺、5-羟色胺、叶酸等。

1. 发病机制 正常人每日对苯丙氨酸需要的摄入量为200～500mg,其中1/3供合成蛋白,2/3则通过肝细胞中的苯丙氨酸羟化酶转化为酪氨酸,以合成甲状腺素、肾上腺素和黑色素等。苯丙氨酸转化为酪氨酸的过程中,需要一系列酶的参与,这些酶的编码基因位于不同的染色体上,其中任一编码基因的突变都有可能造成相关酶的活性缺陷,致使苯丙氨酸发生异常蓄积。

2. 实验室检查

(1)血苯丙氨酸浓度检查:新生儿喂奶3日后,采集足跟末梢血,吸收于特定滤纸上,采用细菌生长抑制试验半定量测定。原理是苯丙氨酸能促进已被抑制的枯草杆菌重新生长,以生长圈的范围测定血中苯丙氨酸的含量;亦可在苯丙氨酸脱氢酶的作用下进行比色定量测定。血苯丙氨酸含量>0.12mmol/L诊断为高苯丙氨酸血症。当苯丙氨酸含量>0.24mmol/L即两倍于正常参考值时,应复查或采静脉血定量测定苯丙氨酸和酪氨酸,患儿血浆苯丙氨酸可高达1.2mmol/L以上。

(2)尿三氯化铁试验:用于较大婴儿和儿童的筛查。将三氯化铁滴入尿液,如立即出现绿色反应则为阳性,表明尿中苯丙氨酸浓度增高。此外,二硝基苯肼试验也可以测尿中苯丙氨酸,黄色沉淀为阳性。

(3)血浆氨基酸和尿液有机酸分析:可为本病提供生化诊断依据,同时,也可鉴别其他的氨基酸,有机酸代谢病。

(4)尿嘌呤分析:应用高压液相色谱测定尿液中新嘌呤和生物嘌呤的含量,用于鉴别各型PKU。

（三）半乳糖血症

半乳糖血症是一种由于半乳糖代谢途径中的酶先天性缺陷导致的糖代谢紊乱性疾病，属常染色体隐性遗传，其发病率约为 1/60 000。临床表现多样化，新生儿出生时可正常，喂奶后的 2~3 天即出现呕吐、黄疸、肝大，在婴幼儿期逐渐呈现生长停滞、智力障碍、肝硬化和白内障等征象。某些病例可因肝衰竭在新生儿期夭折。

1. 病因与发病机制　半乳糖代谢过程中所需的任何一种酶发生缺陷，均可导致半乳糖的代谢障碍，直接引起血中半乳糖及 1- 磷酸半乳糖浓度的升高。后者主要沉积于肝、肾、脑等组织，特别是高浓度的半乳糖沉积于晶状体内，在醛糖还原酶作用下变成半乳糖醇，被认为是引起白内障和脑水肿的原因。

2. 实验室检查

（1）新生儿期筛查：喂奶后的 1 小时内取血于特定滤纸上制备滤纸血片，可检测滤纸血片的半乳糖 -1- 磷酸尿苷酶活性，或滤纸血片上半乳糖和 1- 磷酸半乳糖的含量，前者的缺点是假阳性率过高，后者优点是很少假阳性，并且 3 种酶缺陷都可被检出，应用双质谱联用仪进行筛查尤为便捷、准确。

（2）尿液中还原糖测定：喂奶后的 1 小时用班氏试剂测定尿液还原糖，如果显示强阳性，葡萄糖氧化酶法尿葡萄糖阴性，支持半乳糖血症的诊断。对定性试验阳性的患儿，可进一步采用滤纸或薄层色谱法进行鉴定。

（3）酶活性测定：采用外周血红细胞、白细胞或培养皮肤成纤维细胞，测定半乳糖 -1- 磷酸尿苷酰转移酶活性。

（4）DNA 分析：取外周血白细胞 DNA 进行半乳糖 -1- 磷酸尿苷酰转移酶基因分析。

（四）新生儿黄疸

新生儿黄疸是由于胆红素代谢异常造成血中胆红素水平升高引起皮肤或其他器官黄染的现象，可分为生理性黄疸和病理性黄疸。

 本章小结

在妊娠的过程中，随着胎儿的生长发育，羊水的体积和化学组成控制在一个动态的范围内，胎盘为胎儿和母亲提供了相互作用而又恒定的生活环境，以及妊娠期及新生儿相关疾病的生理及生化机制，为妊娠及新生儿相关疾病的实验诊断提供了许多敏感性及特异性均较好的诊断指标。在胎盘合成的许多蛋白质和类固醇激素中，最重要的是 hCG，而母体血清筛查 AFP、hCG、游离 E3 是孕中期诊断胎儿先天缺陷的重要的 3 个指标。常以 hCG 为基础，组合二联试验（AFP 和 hCG）或三联试验（AFP、hCG 和游离 E3）。因此，临床实验室检测在妊娠早期诊断、胎儿异常的早期发现、母体及胎儿监护等方面均发挥了重要作用。

（任丽娟）

思考题

胎盘催乳素检测在临床上有哪些实用价值？

参 考 文 献

[1] 李秋月. 生物化学[M]. 2版. 北京：人民卫生出版社, 2008.

[2] 艾旭光, 王春梅. 生物化学基础[M]. 3版. 北京：人民卫生出版社, 2015.

[3] 姚文兵. 生物化学[M]. 7版. 北京：人民卫生出版社, 2012.

[4] 查锡良, 药立波. 生物化学与分子生物学[M]. 8版. 北京：人民卫生出版社, 2013.

[5] 潘文干. 生物化学[M]. 6版. 北京：人民卫生出版社, 2010.

[6] 陈明雄, 方敏. 生物化学[M]. 北京：中国医药科技出版社, 2013.

[7] 何旭辉. 生物化学[M]. 2版. 北京：人民卫生出版社, 2011.

[8] 沈岳奋. 生物化学检验技术[M]. 2版. 北京：人民卫生出版社, 2008.

[9] 刘观昌, 马少宁. 生物化学检验[M]. 4版. 北京：人民卫生出版社, 2015.

[10] 段满乐. 生物化学检验[M]. 3版. 北京：人民卫生出版社, 2012.

[11] 府伟灵, 徐克前. 临床生物化学检验[M]. 5版. 北京：人民卫生出版社, 2012.

[12] 侯振江, 郭桂平. 生物化学检验技术[M]. 2版. 北京：人民军医出版社, 2012.

[13] 钟其军, 张淑芳. 生物化学检验技术[M]. 武汉：华中科技大学出版社, 2012.

[14] 吕建新, 樊绮诗. 临床分子生物学检验[M]. 3版. 北京：人民卫生出版社, 2012.

[15] 钱士匀, 李艳. 生物化学检验[M]. 2版. 北京：人民卫生出版社, 2013.

[16] 叶应妩, 王毓三, 申子瑜. 全国临床检验操作规程[M]. 3版. 北京：人民卫生出版社, 2006.

[17] 段满乐. 生物化学检验[M]. 3版. 北京：人民卫生出版社, 2010.

[18] 张纯洁. 生物化学检验[M]. 北京：高等教育出版社, 2007.

[19] 曾照芳, 洪秀华. 临床检验仪器[M]. 北京：人民卫生出版社, 2010.

[20] 李萍. 生物化学检验[M]. 2版. 北京：人民卫生出版社, 2006.

[21] 吴佳学, 刘观昌. 生物化学检验实验指导[M]. 2版. 北京：人民卫生出版社, 2015.

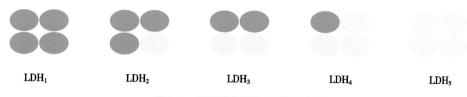

LDH₁   LDH₂   LDH₃   LDH₄   LDH₅

图 3-3　乳酸脱氢酶同工酶示意图

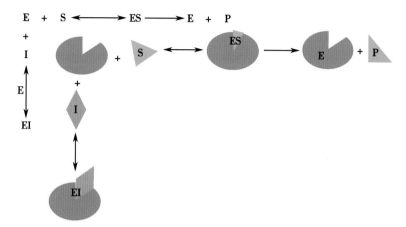

图 3-12　竞争性抑制的机制

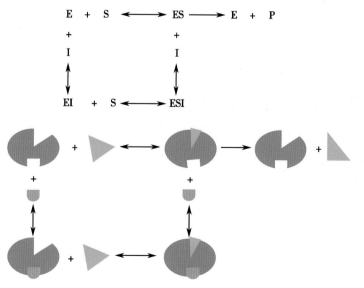

图 3-13　非竞争性抑制的机制

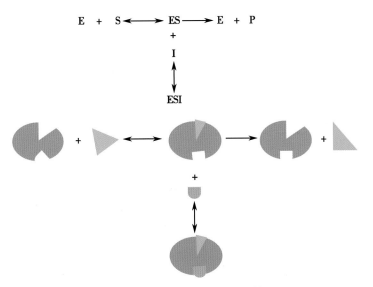

图 3-14　反竞争性抑制的机制

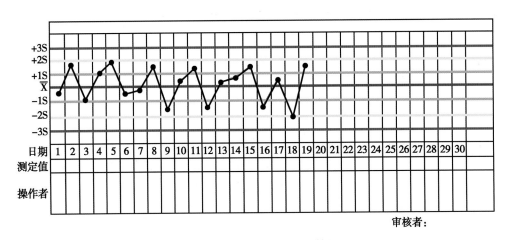

图 11-1　Levey-Jennings 质控图

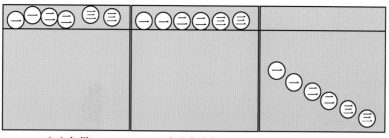

（1）加样　　　　　　　（2）加电场　　　　　　　（3）电泳结束

（A：分离胶为均匀胶）

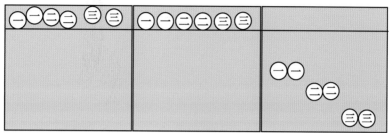

（1）加样　　　　　　　（2）加电场　　　　　　　（3）电泳结束

（B：分离胶为梯度胶）

图 12-19　连续与不连续电泳系统示意图

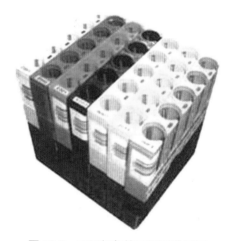

图 13-2　不同颜色的可识别样品架

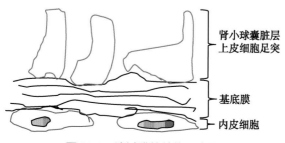

图 21-2　滤过膜的结构示意图